鍼灸・漢方の名医になるための
気血弁証論治学

編著：神野英明

たにぐち書店

凡 例

1. 本書における字体は、古典の表記ではできるだけ繁体字（旧字体）、解説などの現代文では当用漢字（新字体）を中心に用いている。例えば、引用文献、文献選録では「氣」を用い、解説などでは「気」を用いた。

2. 「臓」・「腑」は現代文においても基本的に「藏」・「府」と表記した。（その理由は付記を参照のこと）。

3. 総論の「気血病の弁証論治の源流」において、中国の一般的歴史区分を用いた。

4. 気の思想に関するもの、湯液・方剤に関するもの、鍼灸に関するもの、日本の漢方・鍼灸に関するものを合わせて、その歴史区分に沿って一つの大きな流れとして捉えられるようにした。

5. 歴史区分のそれぞれの末尾に、その区分に沿った形で日本の漢方・鍼灸の事項を【参考】という項目で記載した。

6. 必要に応じて私見なども【参考】という項目で記載した。

7. 総論においては、気の生理、血の生理、気と血の関係、気血と津液・精神の関係、気血病の発病の法則および病因学の特徴、気の病理変化、血の病理変化の順にまとめた。

8. 各論においては、証ごとに、概説、本証弁析、類証鑑別、文献選録の順に記載した。

9. 概説では、概念、別名、病機、主証候、随伴証候、舌象、脈象、診断基準、治法、参考方剤、常見疾病、鑑別証の順に記載した。

10. 本証弁析では次のように記載した。

（1）各証の特徴

　　性別、年齢、体質の違い、季節、昼夜の変化の違い、地域や環境の違いなどにまとめた。

（2）各種疾病に見られる各証

— 3 —

疾病別に、それぞれの病機、証候、証候分析、治法、方剤（出典、構成、分析）、古今配穴（出典、用法、解説）の順に記載した。

11. 類証鑑別

病因、病機、主症状、随伴症状、脈、舌などを重点において、擬似証候間の鑑別の要点をまとめた。

12. 文献選録では、各証の鑑別に意義のある内容や、一家言の内容を持つものを中心に引用した。また、あえて原文をそのまま引用した。

13. 末尾に参考文献、人名・書籍名索引、方剤索引、経穴索引を記載した。

【付記】「藏」「府」という表記について

1. 「臓」「腑」という文字には肉づき（月）がついているため、現代西洋医学を修めた人たちは、どうしても形あるものとしての臓腑、実質的な臓腑だけをイメージしてしまいやすい。

2. 中医学用語の「藏」「府」は藏象学説に基づいた概念である。

3. 藏象の「象」は現象の「象」であり、中医学における「藏」には形ある「臓」だけでなくその働きとして現れる「現象」としての「象」も含まれている。

4. 藏象にはそれぞれの藏府の生理的効能も含まれる。例えば、「肝は昇発を主る」「肺は粛降を主る」「脾は昇清を主る」「胃は降濁を主る」などの生理的効能である。

5. 種々の症状、脈象、舌象、腹部や経絡経穴に現れる反応なども「藏府」の病理的現象の一つである。

6. 「藏」の中には、「五藏（肝、心、脾、肺、腎）」だけでなく中医学では「心包」も含まれる。

7. 中医学の「府」には本来、「伝化の府」と「奇恒の府」の区分がある。

「伝化の府」は「胃、小腸、大腸、魄門（肛門）、膀胱、三焦」の六府を指す。

「奇恒の府」は「脳、髄、骨、脉、胆、女子胞」の六府を指す。

8. つまり「藏府」とはいえば、五藏（肝、心、脾、肺、腎）＋心包＋

「伝化の府」としての「胃、小腸、大腸、魄門（肛門）、膀胱、三焦」
＋「奇恒の府」としての「脳、髄、骨、脉、胆、女子胞」が含まれ
ていることになる。

9．また五藏が主るところとして「肺主皮」「心主脉」「脾主肌肉」「肝主筋」
「腎主骨」があり、つまり内臓や脳髄だけでなく体表部の皮膚から
皮下組織、脉、筋肉、骨もすべて五藏と関わるのである。

10．人体の各部は五藏に配当される。すなわちそれぞれの藏に内含され
ている。

　　・五官：目（肝）、舌（心）、口（脾）、鼻（肺）、耳（腎）

　　また、魂魄や感情も五藏に含まれる。

　　・五精：魂（肝）、神（心）、意智（脾）、魄（肺）、精志（腎）

　　・五志：怒（肝）、笑（心）、思（脾）、憂（肺）、恐（腎）

11．「藏府」と「経絡」は密接に繋がっており、「経絡」を抜きに「藏府」
を論じることはできないし、「経絡」もまた「藏府」を抜きに論じ
ることはできない。そして「経絡」には十二の正経脈・経別・経筋、
十五絡脈、奇経八脈などが含まれている。

『霊枢』海論

> 「夫十二經脉者、内屬于府藏、外絡于肢節」

十二経脈は内においては藏府に属し、外においては体幹・手足を絡
うのである。したがって藏府といえば、広い意味で経絡もその中に
含まれるのである。

14．以上のことから、現代西洋医学的な概念をイメージしやすい「臓」「腑」
を避け、中医学的用語として「藏」「府」と表記した。

目　次

総　論

1．気血病の弁証論治の源流 ……………………………………… 41

〔1〕『内経』の「気」の概念は「精気学説」が基礎 ………………… 41

〔『内経』の気血〕… 45

〔気血の不和が疾病発生の基本〕… 46

〔気血病の診断〕… 46

〔気血病の治療〕… 47

【参考】中国の戦国末期頃の気に関する思想 ……………………… 43

【参考】舘野正美『中国医学と日本漢方　医学思想の立場から』… 45

【参考】「血気」と「気血」は同じ？…………………………………… 47

〔2〕『難経』 ………………………………………………………… 48

〔原気と元気、原気と原穴〕… 48

〔『霊枢』の十二原と『難経』の十二原〕… 50

〔衝脈と四海と臍下腎間の動氣〕… 51

【参考】董仲舒 …………………………………………………………… 53

〔3〕漢代　張 仲 景『傷寒論』『金匱要略』 ……………………… 54

〔脈象と気血との関係〕… 54

— 7 —

〔4〕隋代　巣元方『諸病源候論』……………………………………… 55
　　〔気病の四大基本病機（気虚、気滞、気逆、気陥）を包括〕… 55

〔5〕唐代　藺道人『仙授理傷続断秘方』………………………… 56
　　〔骨傷科学の方面から、気血学説を発展〕… 56

〔6〕宋代　楊士瀛『仁齋直指方論』…………………………………… 57
　　〔気血の流れが順調であることこそ病気を防ぐ〕… 58

【参考】丹波康頼『醫心方』…………………………………………… 59
　　〔『醫心方』の中で気血の病〕… 59

〔7〕金元時代 ……………………………………………………………… 60
（1）張従正『儒門事親』………………………………………………… 60
　　〔流れるを貴しとし、滞るを貴しとせず〕… 60
　　〔血実に刺絡〕… 62
（2）李東垣『脾胃論』…………………………………………………… 63
　　〔元気を益す〕… 63
　　〔「陰火論」の建立に大きな影響〕… 64
（3）朱丹溪『格致餘論』………………………………………………… 64
　　〔気機の鬱滞が気、血、熱、食、湿、痰の六つの鬱を引き起こす〕… 64

【参考】梶原性全『頓醫抄』50 巻、『萬安方』62 巻 ………………… 66
　　〔『頓醫抄』は現存する和文の医書の最古のもの〕… 66
　　〔『萬安方』は鎌倉時代における最大の医学全書〕… 66
　　〔『頓醫抄』の「五藏六府形」「十二経脈図」〕… 67
　　〔『頓醫抄』『萬安方』の気の病〕… 68
　　〔『萬安方』「瘀血」〕… 70

〔『萬安方』「諸気の要穴」〕… 70

【参考】禅僧医の有隣著『有隣福田方』 …………………………… 72

〔8〕明代 ……………………………………………………………… 73
（1）李梴『醫学入門』 ………………………………………………… 73
　　〔脾胃と気血との関係〕… 73
（2）張 介賓『景岳全書』 …………………………………………… 74
　　〔各種の疾病の発生は、気機の失調〕… 74
　　〔気血と体質〕… 75
　　〔癥痕や癥塊、班疹、痺痛などの証を血病に帰属〕… 76
　　〔出血性の病機と治法〕… 76

【参考】張介賓『類經附翼』醫易義 ………………………………… 77
【参考】曲直瀬道三『啓迪集』………………………………………… 78
　　〔田代三喜は、気・血・痰、曲直瀬道三は、気・血・痰・鬱〕… 78

〔9〕清代 ……………………………………………………………… 79
（1）李用粹『證治匯補』……………………………………………… 79
　　〔気病の範疇〕… 79
　　〔血病の範疇〕… 80
　　〔男女による気病の罹り易さの違い〕… 81
　　〔治気と治血の関係〕… 81

【参考】『鍼道秘訣集』………………………………………………… 82
　　〔心軽く持ちて更更と針すべし〕… 82
【参考】岡本爲竹一抱子撰『醫方大成論和語鈔』 ………………… 83
　　〔七情の不和が病の原因〕… 83

— 9 —

〔過労が七情五臓を傷る〕… 84

〔局部の瘀血が全身に影響〕… 85

【参考】岡本為竹一抱子『醫學三藏辨解』 ………………………………… 86

〔月経と妊娠と瘀血〕… 86

〔神と心血の関係〕… 87

〔心と腎と気血の易学的関係〕… 88

【参考】後藤艮山「一気留滞説」 ………………………………………… 88

1．生理 … 89

（1）自然界に充満する気は人体にも充満すること … 89

（2）一元気は体の各藏府の働きを概括すること … 89

（3）生命活動の本質は気の運動であること … 89

2．病因 … 89

3．病理 … 90

（1）積気は内傷病の共通の病理変化である … 90

（2）積気と藏府の間の関係 … 90

（3）積気の進展と変化 … 91

4．診断 … 91

（1）寸口の脈診での藏府分配説に反対する … 91

（2）気血瘀液の弁証を藏府弁証に取って代える … 91

5．治療 … 92

（1）順気法 … 92

（2）養気法 … 92

【参考】吉益東洞「万病一毒説」 ………………………………………… 93

〔外因性の因子である毒が理論の基底〕… 93

〔万病一毒説と『呂氏春秋』〕… 94

【参考】吉益南涯「気血水説」 ………………………………………… 95

〔気血水は毒と証との媒体的な存在〕… 95

〔太極と気血水〕… 96

（2）王清任『醫林改錯』……………………………………………… 96

〔元気を重視〕… 96

〔人身の区分による血瘀の代表方剤〕… 97

【参考】稲葉文礼『腹證奇覧』和久田叔虎『腹證奇覧翼』…… 98

〔腹診の重要性〕… 98

〔気の充実度を診断するのは腹証〕… 99

【参考】丹波（多紀）元堅『傷寒廣要』『藥治通義』…………………100

〔気虚、気実、血虚、血瘀の治法〕… 101

（3）唐宗海『血證論』………………………………………………102

1．陰陽は相つながっており、水火気血を詳しく弁じている … 102

（1）気と水は相互に生じ変化する … 102

（2）血と火は相互に生じて変化する … 103

（3）気血水火は相互に維持する … 104

2．血証の治療の四つの要：治法はすべて治気 … 105

（1）止血治気 … 108

（2）消瘀治気 … 109

（3）寧血治気 … 110

（4）補血治気 … 111

【参考】湯本求眞『皇漢醫学』…………………………………………112

〔腹証、腹診法の重要性〕… 112

〔婦人の月経障害、産後悪露による瘀血〕… 113

〔男子の瘀血の原因は遺伝、打撲外傷、熱性病の三つ〕… 114

〔瘀血の腹証〕… 115

（1）血塞が一定以上の多きさになると
腹診時の目標（腹証）となる … 115

— 11 —

（2）門脈の血塞 … 116

　　　（3）月経血の停滞、悪露停滞 … 117

　　〔瘀血は左側に停滞することが多い〕… 117

　　〔瘀血の脈証〕… 117

　　　（1）大黄牡丹皮湯方の脈遅緊 … 117

　　　（2）抵當湯の脈微沈 … 118

　　〔瘀血の外証〕… 118

　　　（1）舌青、自覚症状としての腹満 … 118

　　　（2）甲錯 … 119

　　　（3）瘀血の外証としての顔面、
　　　　　口唇の暗紫黒色あるいは暗紅色の例 … 119

　　　（4）瘀血の外証としての紫斑、出血、疼痛、瘙痒の例 … 121

　　　（5）瘀血の外証としての頭部湿疹、疼痛、瘙痒の例 … 122

　　　（6）瘀血による不正出血の例 … 122

　　　（7）舌の鮮紅および紫斑点、
　　　　　眼球結膜に右斑点（紫青色）は瘀血の外証 … 123

　　　（8）瘀血による喘息、
　　　　　胸痛、肩背痛、吐血、脳出血も多い … 124

【参考】現代 …………………………………………………………… 124

　　　（1）『中医証候鑑別診断学』… 124

　　　（2）『気血病論治学』… 124

　　　（3）『中医瘀血証診療大全』… 125

　　　（4）『症例から学ぶ　和漢診療学　第3版』… 125

【参考】気血病スコア（付：水毒スコア）……………………………… 126

　　　〔1〕気虚スコア … 126

　　　〔2〕気鬱スコア … 126

　　　〔3〕気逆スコア … 127

　　　〔4〕血虚スコア … 127

　　　〔5〕瘀血スコア … 128

（1）瘀血証診断主要基準：広州会議基準 … 128

（2）血瘀証診断参考基準：北京会議基準 … 129

（3）寺澤捷年氏瘀血証スコア … 130

（4）国際瘀血診断基準試案 … 131

〔6〕水滞スコア … 133

【参考】立川昭二「気」の日本人 ……………………………………… 134

2．気の生理 ……………………………………… 135

1 気の基本概念 ……………………………………… 135

〔1〕気は宇宙万物の根元 ……………………………………… 135

〔2〕広義の「気」の概念は「精気学説」の気の範疇 ………… 137

（1）各種の微細なものの共有概念としての「気」… 137

（2）気は人体を構成する基本 … 137

（3）気は人体維持、活動の基本 … 138

2 気の生成 ……………………………………… 139

〔1〕先天の精気 ……………………………………… 140

〔2〕水穀の精気 ……………………………………… 140

〔3〕自然界の清気 ……………………………………… 141

〔4〕気の生成過程と肺、脾胃、腎 ……………………………… 142

（1）気の生成には、肺、脾胃、胃が密接に関係する … 142

（2）気の生成過程中では、脾胃の運化作用がとりわけ重要 … 143

（3）営衛の気は肺より生成される … 144

3 気の運動と運動形式 ……………………………………… 146

（1）呼気　147　　（2）吸気　147

— 13 —

〔1〕藏府には固有の気機運動法則がある …………………………… 148

〔2〕藏府の気機の昇降出入は、
　　　相互協調、相互配合、昇降相因の関係あり ………………… 149

4　気の分類 ……………………………………………………………… 150

〔1〕元気 ………………………………………………………………… 151

　（1）元気は生命活動の原動力 … 151

　（2）元気は先天の気より授かり、後天の気から滋養されている … 151

　（3）元気は藏府機能活動を維持する基本 … 152

　（4）元気充足であれば健康長寿、
　　　　元気不足であれば病気になりやすい … 152

〔2〕宗気（または大気）………………………………………………… 153

　（1）宗気とは … 153

　（2）宗気＝呼吸による清気＋水穀の精気 … 153

　（3）宗気の分布と運行 … 154

　（4）宗気の生理機能 … 155
　　　　①宗気は息道を走り呼吸を主る … 155
　　　　②心脈を貫き気血を行らす … 155

〔3〕営気 ………………………………………………………………… 156

　（1）営気とは … 156

　（2）営気と衛気 … 156

　（3）営気の運行と分布 … 157

　（4）営気の主要機能 … 158
　　　　①営気は血液の主要成分の一つで血液を化成する … 158
　　　　②営気は全身を栄養する … 158

〔4〕衛気 ………………………………………………………………… 159

　（1）衛気とは … 159

　（2）衛気は水穀の悍気 … 160

（3）営気と衛気 … 160

（4）衛気の運行 … 160

①衛気は営気に随行する … 161

②昼は陽を行り夜は陰を行る … 161

③衛気は全身に散行する … 162

（5）衛気の生理機能 … 163

①肌表を護り、外邪の侵入を防ぐ … 163

②全身を充養する … 163

③腠理の開閉、汗の排泄を制御する … 164

〔5〕藏府の気と経絡の気 …………………………………………… 165

| 5 | 気の生理機能 | ………………………… 166 |

〔1〕推動作用 ……………………………………………………… 167

（1）人体の成長発育に対する気の推動作用 … 167

（2）各藏府経絡などの組織器官の生理活動 … 168

（3）血の生成と運行、津液の生成、輸布と排泄 … 169

（4）まとめ … 169

〔2〕温煦作用 ……………………………………………………… 170

（1）気の温煦作用について … 170

（2）気の温煦作用の失調 … 170

〔3〕防御作用 ……………………………………………………… 171

（1）外邪の侵入を防御 … 171

（2）防御作用は衛気の作用 … 172

（3）防御作用の減弱 … 172

（4）防御作用は正気の抗病機能 … 172

〔4〕固摂作用 ……………………………………………………… 173

（1）固摂とは … 173

（2）具体例 … 173

（3）固摂作用の減弱 … 173

（4）固摂作用と推動作用 … 174

〔5〕気化作用 ……………………………………………………………… 175

（1）気化とは … 175

（2）気の運動における発生と変化 … 175

（3）精、血、津液の新陳代謝、相互転化と気化作用 … 176

（4）気と気機 … 177

3．血の生理 …………………………………………………………… 179

| 1 | 血の基本概念 ……………………………………………………… 179

| 2 | 血の生成 ……………………………………………………………… 180

〔1〕脾胃は気血化生の源 ………………………………………………… 180

〔2〕腎精骨髄が化して血となる ………………………………………… 181

〔3〕肝は蔵血と生血を主る ……………………………………………… 182

〔4〕心の血生成の作用 …………………………………………………… 183

〔5〕肺の血生成の作用 …………………………………………………… 184

| 3 | 血の循行 ……………………………………………………………… 185

〔1〕血の循行流動の特徴 ………………………………………………… 185

（1）脈絡 … 185

（2）循環 … 186

（3）動力 … 186

（4）規律性 … 186

（5）走行法則 … 187

〔2〕血の循環に参与する蔵 ……………………………………………… 188

— 16 —

（1）心は血脈を主る … 188

（2）肺は百脈を朝す … 188

（3）肝は蔵血を主る … 189

（4）脾は統血を主る … 190

4 　血の生理作用 …………………………………………… 191

〔1〕全身の栄養・滋潤 ………………………………… 191

〔2〕精神活動の基礎 …………………………………… 192

4．気と血の関係 …………………… 195

〔1〕気血は相互依存する ……………………………… 197

〔2〕気は能く血を生ずる ……………………………… 198

〔3〕気は能く血を行らす ……………………………… 199

〔4〕気は能く血を固摂する …………………………… 200

〔5〕血は能く気を載せる ……………………………… 200

5．気血と津液・精神との関係 ……… 203

1 　気と津液の関係 ………………………………………… 203

〔1〕気は能く水を生ずる ……………………………… 203

〔2〕気は能く水を行らす ……………………………… 204

〔3〕気は能く津液を固摂する ………………………… 205

〔4〕水穀は能く営衛の気に化生する ………………… 206

〔5〕気は液脱に随う …………………………………… 206

| 2 | 気と精の関係 | 207

〔1〕精と気は互いに生ずる …………………………………………… 207

〔2〕気は能く精を固摂する …………………………………………… 208

| 3 | 気と神の関係 | 209

〔1〕気は能く神を生ずる ……………………………………………… 209

〔2〕神は能く気を守る ………………………………………………… 209

| 4 | 血と津液の関係 | 210

〔1〕血と津液の生成上の関係 ………………………………………… 211

〔2〕血と津液の生理上の関係 ………………………………………… 212

〔3〕血と津液の病理上の関係 ………………………………………… 212

（1）血病が津液に累を及ぼす … 213

（2）津液の病変が血液に累を及ぼす … 214

| 5 | 血と精の関係 | 214

〔1〕精は能く血を生ずる ……………………………………………… 214

〔2〕血は能く精を生ずる ……………………………………………… 216

| 6 | 血と神の関係 | 216

〔1〕血液は神の活動の物質的基礎 …………………………………… 216

〔2〕神は経脈の運動と血液の流行を主宰 …………………………… 217

— 18 —

６．気血病の発病の法則および病因学の特徴…219

1 七情による病は気より血に及ぶ ……………… 219

〔１〕気鬱（気滞）が血に及ぶ……………………………………… 221

〔２〕気虚が血に及ぶ………………………………………………… 222

〔３〕気乱が血に及ぶ………………………………………………… 223

2 飲食労倦は気血を損傷する……………………… 224

〔１〕飲食の摂取量が少ないと化源不足を招く ………………… 224

〔２〕偏食が栄養不足を招く ……………………………………… 224

〔３〕飲酒は気を消耗し血を動ずる ……………………………… 225

〔４〕心身の過労は気を消耗し血を損傷する ………………… 226

〔５〕過剰な性交は精血を損傷する ……………………………… 228

〔６〕自堕落な生活は、正気が日に日に衰える ……………… 229

3 体質、宿疾が気血に影響する ………………… 229

4 六淫の時邪が気血を浸淫する ………………… 230

〔１〕風毒入血 ……………………………………………………… 230

〔２〕寒邪は陽気を損傷して、気血の凝滞を招く……………… 231

〔３〕暑邪は津液を損傷して、気を消耗する …………………… 231

〔４〕湿邪は陽気を抑え傷つけて、気機を阻滞する ………… 232

〔５〕火熱の邪は津液を損傷して、血を動ずる ……………… 232

〔６〕燥邪は容易に肺絡を損傷して、衄血、喀血を引き起こす …233

| 5 | 内生五邪は気血に損害を与える | 233

〔1〕血虚生風 233

〔2〕寒従中生 234

〔3〕内湿停聚 234

〔4〕血虚生燥 234

〔5〕火熱内生 235

（1）気虚発熱 … 235

（2）気鬱発熱 … 236

（3）血虚発熱 … 236

（4）瘀血発熱 … 236

7．気の病理変化 237

| 1 | 気虚 237

〔1〕推動無力 238

〔2〕温煦不足 238

〔3〕防御減退 238

〔4〕固摂無権 238

（1）気不摂血 … 239

（2）津液失摂 … 239

（3）気不摂精 … 239

〔5〕気化無力 240

（1）生血不足 … 240

（2）気不生精 … 240

（3）気不化水 … 240

〔6〕藏府機能減退 ……………………………………………………… 241

（1）肺気虚 … 241

（2）心気虚 … 242

（3）脾気虚 … 242

（4）肝気虚 … 243

（5）腎気虚 … 244

〔7〕気の神志に対する影響 ……………………………………………… 245

| 2 | 気滞（気鬱） ……………………………………………… 245

〔1〕局部病理反応 ………………………………………………………… 246

〔2〕情志抑鬱の病理反応 ………………………………………………… 246

〔3〕藏府の病理反応 ……………………………………………………… 247

〔4〕気滞の血、津液への影響 …………………………………………… 247

| 3 | 気逆 ………………………………………………………… 247

〔1〕肺気上逆 ……………………………………………………………… 247

〔2〕胃気上逆 ……………………………………………………………… 248

〔3〕衝脈はいくつかの藏府の気機昇降の機能を調節している …… 248

〔4〕肝気上逆 ……………………………………………………………… 249

（1）肝火上炎 … 249

（2）肝陽上亢 … 250

（3）肝気横逆 … 250

| 4 | 気陥 ………………………………………………………… 250

〔1〕気虚がその病理の基礎 ……………………………………………… 251

— 21 —

〔2〕脾気不昇による、中気下陥が主要病理の一つ ……………… 251

〔3〕臓器下垂がその特徴の一つ ……………………………………… 251

〔4〕気逆と気陥 …………………………………………………………… 252

| 5 | 気脱と気閉 …………………………………………………………… 252

〔1〕気脱 …………………………………………………………………… 252

〔2〕気閉 …………………………………………………………………… 252

8．血の病理変化 ……………………………………………… 255

| 1 | 血虚の病理変化 …………………………………………………… 255

〔1〕神失血養 …………………………………………………………… 255

〔2〕蔵血失司 …………………………………………………………… 257
　（1）肝血不足 … 257
　（2）血液妄行 … 257

〔3〕血不載気、気随血毀 …………………………………………… 258

〔4〕血虚傷陰 …………………………………………………………… 258

〔5〕血虚生風化燥 …………………………………………………… 259

〔6〕血虚精少 …………………………………………………………… 259

| 2 | 血瘀の病理変化 …………………………………………………… 260

〔1〕瘀血によって引き起こされる局部性病理変化 …………… 261
　（1）疼痛 … 261
　（2）局部の特徴 … 261
　（3）効能障害 … 262

〔2〕瘀血によって引き起こされる全身性病理変化 ……………… 263
　（1）瘀血が新しい血の生長を阻害して血虚となる … 263
　（2）瘀血によって引き起こされる出血 … 263
　（3）瘀血によって津液の輸布が阻害される … 264
　（4）瘀血によって引き起こされる発熱 … 265
　（5）瘀血が気滞を引き起こす … 265

| 3 | 出血が引き起こす病理変化 ……………………………… 266

〔1〕神志に対する出血の影響 ……………………………………… 266

〔2〕出血によって引き起こされる血虚 ………………………… 266

〔3〕出血によって引き起こされる瘀血 ………………………… 267

〔4〕出血によって引き起こされる気虚 ………………………… 267

| 4 | 血熱の病理変化 ……………………………………………… 268

〔1〕熱が血行に迫って出血を引き起こす ……………………… 268

〔2〕火熱煎灼のために血が凝結して瘀血となる ……………… 269

〔3〕血熱過盛によって肝風を引き起こす ……………………… 269

〔4〕血熱擾神すると昏睡譫言を発する ………………………… 270

〔5〕熱邪稽留すると真陰を焼き焦がす ………………………… 270

| 5 | 血寒の病理変化 ……………………………………………… 271

〔1〕血寒致痛 ………………………………………………………… 272

〔2〕血寒陰盛 ………………………………………………………… 272

〔3〕血寒、実なれば積を成す …………………………………… 273

〔4〕血寒、虚なれば出血す ……………………………………… 274

各　論

1．気虚証 ……………………………………………… 279

概　説 …………………………………………………… 281

本証弁析 ………………………………………………… 282

〔1〕気虚の病理変化 ……………………………… 282

（1）推動無力 … 282

（2）温煦不足 … 283

（3）防御減退 … 283

（4）固摂無権 … 283

（5）気化無力 … 284

（6）藏府機能減退 … 286

（7）神志への影響 … 287

〔2〕気虚証と体質、年齢 ……………………… 287

（1）腎気虚衰 … 287

（2）脾胃気虚 … 288

（3）まとめ … 289

〔3〕気虚証と挟雑症状 ……………………… 289

〔4〕各種疾病に見られる気虚証 ……………… 290

1．五藏気虚証 … 291

①肺気虚 … 291

②脾気虚… 292

③心気虚 … 293

④肝気虚 … 294

⑤腎気虚 … 295

2．表衛不固 … 296

3．喘証 … 297

— 24 —

（1）初期 297　　（2）中期 299　　（3）後期 302

類証鑑別……………………………………………………………… 306

　1．陽虚証と気虚証 … 306

　2．気陥証と気虚証 … 307

文献選録……………………………………………………………… 308

2．気陥証……………………………………………………… 313

概　　説……………………………………………………………… 315

本証弁析……………………………………………………………… 316

〔1〕気陥証の特徴　………………………………………… 316

　（1）気陥証は気虚証から発展 … 316

　（2）気陥証と年齢、性別 … 316

　（3）気陥証と脾胃と腎 … 316

　（4）臓器下垂がその特徴 … 317

〔2〕各種疾病に見られる気陥証　…………………… 317

　　1．久泄 … 318

　　2．胃脘痛 … 319

　　3．脱肛 … 322

　　4．子宮脱 … 326

類証鑑別……………………………………………………………… 331

　　1．気脱証と気陥証 … 331

　　2．清陽不昇証と気陥証 … 332

　　3．気虚証と気陥証 … 333

　　4．腎気不固証と気陥証 … 333

文献選録……………………………………………………………… 335

３．気脱証 ……………………………………………………………… 339

概　説 ……………………………………………………………… 341

本証弁析 …………………………………………………………… 343

〔１〕気脱証と気虚証の関係 ……………………………… 343

（１）気虚証から気脱して亡陽証 … 343

（２）気虚証から気脱して亡陰証 … 343

（３）血脱、津液の外脱から気脱証 … 344

（４）気虚が極まって気脱証 … 344

（５）気脱証を救うことを最優先 … 345

〔２〕各種疾病中にみられる気陥証 ………………… 345

１．昏迷 … 345

２．戦汗 … 348

３．中風の脱証 … 348

４．婦人科 … 350

５．眼科 … 351

６．小児科 … 351

類証鑑別 …………………………………………………………… 353

１．亡陰証と気脱証 … 353

２．亡陽証と気脱証 … 353

３．気厥証と気脱証 … 354

文献選録 …………………………………………………………… 356

４．気滞証 ……………………………………………………………… 357

概　説 ……………………………………………………………… 359

本証弁析 …………………………………………………………… 361

〔１〕気滞証の特徴 ……………………………………… 361

（1）気滞証と肝との関係 … 361

（2）局部の病理反応 … 361

（3）情志抑鬱の病理反応 … 362

（4）藏府の病理反応 … 362

（5）気滞証と婦人科 … 363

（6）気滞証と痺証 … 363

（7）気滞証と気の病 … 363

（8）気滞証と血の病 … 364

〔2〕各種疾病中に見られる気滞証 ………………… 364

　　1．胃脘痛 … 365

　　　　（1）寒邪犯胃 365　　（2）熱邪犯胃 366　　（3）肝気犯胃 370

　　2．胸痺 … 372

　　　　（1）胸陽痺阻 372　　（2）痰濁壅塞 376

　　3．腹痛 … 379

　　　　（1）寒凝腹痛 379　　（2）熱結腹痛 382

　　　　（3）食滞腸胃 384　　（4）肝気鬱滞 386

　　4．脇痛 … 388

　　5．気滞腰痛 … 392

　　6．鬱証 … 394

類証鑑別……………………………………………………… 396

　　1．気逆証と気滞証 … 396

　　2．気滞血瘀証と気滞証 … 396

　　3．気滞下痢証と気滞証 … 397

　　4．痰気互結証と気滞証 … 398

文献選録………………………………………………………… 399

5．気逆証 ………………………………………………………… 403

概　説 ………………………………………………………………… 405

本証弁析 ……………………………………………………………… 407

〔1〕気逆証の特徴 ……………………………………… 407

（1）降りるべきものが降りない … 407

（2）昇挙に節度がなくなり、昇りすぎてしまう … 408

①肝火上炎 … 408

②肝陽上亢 … 409

③肝気横逆 … 409

（3）血が気逆に随う … 410

（4）気逆証と季節 … 410

（5）気逆証と情緒 … 411

（6）気逆証と飲食 … 411

（7）気逆証と気滞および気虚 … 412

（8）気逆証の発展 … 412

〔2〕各種疾病に見られる気逆証 ………………… 412

1．咳嗽 … 412

〔A〕外感咳嗽の肺気上逆 … 412

（1）風寒咳嗽 413　（2）風熱咳嗽 417

〔B〕内傷咳嗽の肺気上逆 … 419

（1）脾虚累肺（痰湿犯肺）419　（2）肝火犯肺 421

（3）腎不納気 423

2．喘証 … 426

〔A〕実喘 … 426

（1）風寒 426　（2）風熱 428　（3）痰熱壅肺 430

（4）肝気昇発過多 433

〔B〕虚喘 … 436

（1）肺虚を主とする気喘 436

— 28 —

（2）脾虚を主とする気喘 440

（3）腎虚を主とする気喘 442

（4）虚実挾雑 445

3．呃逆 … 448

4．嘔吐 … 452

〔A〕実証 … 452

（1）外邪犯胃 452 　（2）胃熱熏蒸 454

（3）痰濁中阻 456 　（4）宿食内停、有食傷史 458

（5）肝気犯胃 460

〔B〕虚証 … 463

（1）脾胃虚弱 463 　（2）胃陰不足 465

（3）胃中虚寒 466

5．翻胃（反胃）… 468

類証鑑別··470

1．中風水逆証と気逆証 … 470

2．病後虚羸気逆証と気逆証 … 471

3．気滞証と気逆証 … 472

4．気閉証と気逆証 … 473

文献選録··474

6．気閉証 ··479

概　説··481

本証弁析··482

〔1〕気閉証の特徴 ······································· 482

（1）気閉証になりやすい性格 … 482

（2）小児の気閉証 … 482

（3）気閉証の発展 … 482

— 29 —

（4）気閉証の挾雑症状 … 483

〔2〕**各種疾病に見られる気閉証** ……………………… 483

   1．中風（閉証）… 483

   2．昏迷（閉証）… 488

   3．癃閉（肺熱気壅）… 489

   4．便秘（気秘）… 491

   5．耳聾（肝胆火盛）… 494

類証鑑別………………………………………………………… 497

   1．気逆証と気閉証 … 497

   2．熱入心包証と気閉証 … 497

   3．熱結腸胃証と気閉証 … 498

   4．痰火上蒙証と気閉証 … 499

文献選録………………………………………………………… 500

7．血虚証 …………………………………………… 501

概　説………………………………………………………… 503

本証弁析………………………………………………………… 505

〔1〕**血虚証の特徴** ………………………………… 505

  （1）血虚の病理変化 … 505

    ①神失血養 … 505

    ②蔵血作用の失調 … 506

     ⅰ.肝血不足　506　　ⅱ.血液妄行　507

    ③血虚傷陰 … 507

    ④血虚生風化燥 … 507

    ⑤血虚精少 … 508

  （2）血虚証と婦人 … 508

  （3）血虚証と年齢 … 508

（4）血と気の関係 … 508

 ①気血両虚証 … 509

 ②血脱証 … 509

 ⅰ. 血脱証 509　　ⅱ. 気随血脱証 509

〔2〕**各種疾病中に見られる血虚証** ………………… 510

 1．心悸 … 510

 2．虚労 … 513

 （1）心血虚 513　　（2）肝血虚 514

 3．頭痛 … 519

 4．便秘 … 521

 5．発熱 … 524

 6．痙証 … 527

 7．月経後期 … 531

 8．不妊症 … 533

類証鑑別 ………………………………………………… 536

 1．陰虚証と血虚証 … 536

 2．血脱証と血虚証 … 537

文献選録 ………………………………………………… 538

8．血瘀証 ……………………………………………… 543

概　　説 ………………………………………………… 545

本証弁析 ………………………………………………… 547

〔1〕**血瘀証の特徴** ……………………………………… 547

 （1）瘀血の形成原因 … 547

 （1）六淫が瘀血を引き起こす 549

  ①寒邪 549　　②熱邪 552　　③湿濁の邪 553　　④風邪 554

  ⑤暑邪 554

— 31 —

（2）七情が瘀血を引き起こす 555

　　　①怒 557　　②思 558　　③喜、悲、驚、恐、憂 560

（3）飲食が瘀血を引き起こす 560

（4）労倦が瘀血を引き起こす 564

（5）内外の損傷が瘀血を引き起こす 566

（6）出血が瘀血を引き起こす 567

（２）高齢の弱者に多く発生 … 569

（３）婦人の血瘀証 … 569

（４）血瘀証の病理変化 … 569

〔２〕各種疾病中に見られる血瘀証 ……………… 570

　　1．発熱 … 570

　　2．胃脘痛 … 572

　　3．腹痛 … 575

　　4．噎膈 … 577

　　5．脇痛 … 580

　　6．黄疸 … 584

　　7．鼓脹 … 587

　　8．腰痛 … 590

　　9．心悸怔忡 … 595

　10．胸痛 … 597

　11．頭痛 … 600

　12．中風後遺症 … 601

　13．癲狂 … 604

　14．痛経 … 608

　　（1）気滞血瘀 608　　（2）寒凝血瘀 610

　15．無月経 … 612

　　（1）気滞血瘀 612　　（2）寒凝血瘀 615

類証鑑別………………………………………………………… 618

― 32 ―

　　　　１．血熱血瘀証と血瘀証 … 618

　　　　２．血寒血瘀証と血瘀証 … 619

　　　　３．気滞血瘀証と血瘀証 … 619

　　　　４．気虚血瘀証と血瘀証 … 620

文献選録 ……………………………………………………………… 621

９．血熱証 ……………………………………………… 625

概　　説 ………………………………………………………… 627

本証弁析 ………………………………………………………… 629

〔１〕血熱証の特徴 ……………………………………… 629

　（１）血熱証は女性に多い … 629

　（２）温熱病中における血分証 … 629

　　　①肝血腎精の消耗による津液の枯渇 … 629

　　　②亡陰から亡陽 … 630

〔２〕各種疾病に見られる血熱証 …………………… 630

　　１．温熱病 … 630

　　　　（１）営分証 631　　（２）血分証 631

　　２．血証 … 634

　　　　（１）咳血 635

　　　　（２）鼻衄 636

　　　　　　①肺経熱盛 636　　②胃熱熾盛 637　　③肝火上逆 638

　　　　　　④肝腎陰虚 639

　　　　（３）吐血（胃火熾盛）640

　　　　（４）血尿 642

　　　　　　①膀胱湿熱 642　　②肝胆湿熱 643　　③心火亢盛 644

　　　　　　④腎陰虚 645

　　　　（５）血便 645

― 33 ―

①火熱下迫 646　　②大腸湿熱 646

　　3．疔瘡走黄（敗血症）… 648

類証鑑別……………………………………………………… 650

　　1．血燥証と血熱証 … 650

　　2．血熱血瘀証と血熱証 … 651

文献選録……………………………………………………… 653

10.　血寒証 ……………………………………… 657

概　　説……………………………………………………… 659

本証弁析……………………………………………………… 662

〔1〕**血寒証の特徴** ……………………………… 662

　（1）病理変化の特徴 … 662

　　　①血寒が疼痛を引き起こす … 662

　　　②血寒陰盛 … 663

　　　③血寒実が積を成す … 664

　　　④血寒虚して出血 … 664

　（2）弁証の要点 … 665

　　　①寒象を弁じる … 665

　　　②病位を弁じる … 665

　（3）高齢者に多発 … 666

　（4）女性の血寒証 … 666

〔2〕**各種疾病中に見られる血寒証** ………………… 667

　　1．凍傷 … 667

　　2．中寒 … 667

　　3．脱疽 … 668

　　4．腹痛 … 669

類証鑑別……………………………………………………… 671

◆血瘀証と血寒証 … 671

文献選録……………………………………………………………672

11．血脱証 ……………………………………673

概　　説………………………………………………………………675

本証弁析………………………………………………………………677

〔1〕**血脱証の特徴** ……………………………… 677

〔2〕**各種疾病中に見られる血脱証** ……………… 677

　　1．出血性疾病 … 677

　　2．虚労病 … 678

類証鑑別………………………………………………………………681

　　◆血脱証と血虚証 … 681

文献選録………………………………………………………………682

12．血燥証 ……………………………………683

概　　説………………………………………………………………685

本証弁析………………………………………………………………687

〔1〕**血燥証の特徴** ……………………………… 687

〔2〕**各種疾病中に見られる血燥証** ……………… 687

　　1．虚労病 … 687

　　2．噎膈病 … 688

　　3．積聚病 … 689

　　4．便秘 … 690

　　5．湿疹、乾癬など慢性の皮膚病 … 690

類証鑑別………………………………………………………………692

— 35 —

1．血虚証と血燥証 … 692

　　　2．陰虚証と血燥証 … 692

　　　3．血熱証と血燥証 … 693

文献選録……………………………………………………………694

13. 気血両虚証 ………………………695

概　　説…………………………………………………………697

本証弁析…………………………………………………………699

〔1〕気血両虚証の特徴 ………………………………… 699

　（1）各科の特徴 … 699

　　　〈婦人科〉699　　〈外科〉700　　〈小児科〉700

　（2）主要な病変部位は脾胃 … 700

　（3）体質の違いによる寒熱の転化 … 701

　　　1．熱に転化 701　　2．寒に転化 701

〔2〕各種疾病中に見られる気血両虚証 …………… 702

　　　1．虚労 … 702

　　　2．眩暈 … 703

　　　3．心悸怔忡 … 704

　　　4．不寐 … 705

　　　5．痿証 … 706

　　　6．血便 … 707

　　　7．頭痛 … 707

類証鑑別…………………………………………………………708

　　　1．気陰両虚証と気血両虚証 … 708

　　　2．気虚血瘀証と気血両虚証 … 708

文献選録…………………………………………………………710

— 36 —

あとがき	715
参考文献	719
人名・書籍名索引	725
方剤索引	737
経穴索引	741

総　論

1. 気血病の弁証論治の源流

〔1〕『内経』の「気」の概念は「精気学説」が基礎

　気血病としての認識、そしてその論治に関するものは、『内経』が著される以前からすでに記載されてはいる。例えば、馬王堆三号墓より出土の『五十二病方』の中には、癰疽（腫瘍、膿腫、瘤）のうち疽病の中に血疽、氣疽と分類されている。

『五十二病方』

> 「はじめて血疽を発症すると、急に熱をもち、痛みがあって心地よくなく……黄耆・黄芩・白蘞をともに三日間おき、……濃い酒半斗、煮て三升に仕上げる。……汗が出て足に達するようになれば治る」
> 「はじめて氣疽を発症すると、ずきんずきんと……小さい束を三つ、こまかく切って、濃い酒一斗で……出たら治る」

　『内経』の「気」の概念は、元来は中国哲学の範疇であり、その中でも「精気学説」が基礎となってる。

　春秋戦国時代の老子、宗銒、尹文などの哲学者が提唱した「精気学説」では、気は天地万物を構成する原始なものと認識していた。

『老子』第四十二章

> 「道は一を生じ、一は二を生じ、二は三を生じ、三は萬物を生ず。萬物は陰を負うて陽を抱き、沖気以て和を爲す」

　これは、『老子』を語る上で必ずといっていいほど取り上げられる有名なフレーズである。『老子』は「道」から万物の生成する過程を陰陽二気の沖和で説明している。その『老子』が捉えた陰陽の沖和が、中医

— 41 —

学の気血論の中核をなすのである。

『荘子』

> 「氣變じて形有り、形變じて生有り」

「精気学説」において『老子』とともに『荘子』も重要な書である。一般に日本では「老荘思想」として紹介されている。

その『荘子』の中には、呼吸調整法や「導引」の術に関する記述（刻意篇）などがある。呼吸調整法や「導引」の法などは、人間の身体を構成する「気」と密接な関係がある。

そのほか『荘子』によれば、人間の病気は「陰陽の気のたがう」（大宗師篇）こと、すなわち陰陽二気の体内における調和が失われることによるものであり、「邪気が襲う」ことによるもの（刻意篇）であることも記載されている。

『管子』内業篇

> 「精とは、氣の精なるものなり」

『管子』

> 「凡そ物の精、これ則ち精を爲し、下は五穀を生じ、上は列星を爲す。天地の間に流行し………是故に此れ氣となすなり」

精とは、もと純粋な、優れたものの意味である。だから「気」の内でも生命のもと、心の内でも魂の意味を表す語として使われている。また、『管子』では、気の問題を天地まで拡大して説いている。

総論—1．気血病の弁証論治の源流

【参考】中国の戦国末期頃の気に関する思想[1]

1．万物は全て〈気〉から成り立ち、ことに人の生死は〈気の聚散〉であると考えられた。

2．自然界の気は主として〈陰陽〉とか〈天地の気〉と表現され、天地の気や陰陽の気の交流消長などによって、四季の推移や気象上その他のさまざまな変化が惹起されると考えられていた。

3．人における気は主として〈血気〉〈精気〉〈精〉などと表現され、血気は精神的なものと関係するより身体的なものに密接だと考えられているのに対して、精気・精は知的なものと身体的なものとの中間的なものと考えられ、ほぼ生命活動ないし知的活動の基盤・源泉をなすものと考えられていた。

4．精は一般の知的伝達手段を超えた伝達可能な神秘的な感応能力があると考えられていた。

『荀子』

気は万物の基礎となるという意味では不可欠だと考えるが、人為中心の立場から、人の人たる所以は義にあるとし、人の本質が気にあるとは認めない。また人にある気を主として血気として把え、統制すべき対象と考え、自然の気についてはそれ自体自律的なもので、人間界との神秘的な交流は無いと考える。

『呂氏春秋』

人における気は主として精として把え、精を通じて人間相互の神秘的な感応が可能だとし、また自然界の気と人間界との交流は事令を通して行われると考え、気というものの人における役割を大きく認めている。

---

[1] 小野沢精一、福永光司、山井湧編『気の思想　中国における自然観と人間観の展開』P99 ～ 100、東京大学出版社、1991 年

また『呂氏春秋』の神秘的な人と人・人と自然との交流を認める考え方は、漢代の天人相関説に連関するものである。

『管子』

『管子』は、春秋時代の斉の政治家・管仲の著書だと伝えられている。世運に応じて適切有効な道を説いたもので、政治・経済・文化などが儒家、道家、法家、陰陽家など多くの思想的立場で記述されており、実は漢代までの間に多くの人の手によって記述編纂された。86編のうち、76編が現存する。法家的傾向を最も強く有している。儒家・道家など諸子の学説も交え断片的記述の集成になる編が多い。

大きくは〈経言〉〈外言〉〈内言〉〈短語〉〈区言〉〈雑篇〉〈管子解〉〈軽重〉の８種類に類別され、法理論を究明する法法・明法篇、経済を論ずる軽重の諸篇、陰陽を説く宙合・侈靡・制分篇、地理を説く地員篇、礼を説く弟子職篇、医学を説く水地篇、政治を説く牧民・形勢・正世・治国篇など、種々の分野に渡っている。

古代の医家は、この「精気学説」の理論を基礎として、医療実践及び関係各方面（天文、地理、気象など）の知識を相結合させ、中医学の特徴となる気血学の理論を形成したのである。

つまり精気学説は、『内経』の気血理論の形成に決定的な影響を与えているのである。すなわち『内経』は「精気学説」の理論を基礎に、人体の生理に対する認識と医療の実践を通じて、気血学説を形成していったのである。

このように、中医学は中国哲学に裏打ちされたものであり、哲学は医学的側面を持つものである。医学と哲学は、学問的には両極端に位置するものであると見られがちであるが、実際は一枚のコインの裏表のごとく繋がったものであり、相互に他を待ちつつ存立するものである。

総論—1. 気血病の弁証論治の源流

【参考】舘野正美『中国医学と日本漢方　医学思想の立場から』

「哲学的背景を持たない医学は単なる小手先の手技に陥り、医学的実技を伴わない哲学は空虚な理論に走ってしまう」

「この思想的背景なくして中医学はありえない。したがって、この思想的背景の正しい理解なくして中医学の正しい理解もありえないのである」

〔『内経』の気血〕

『内経』の精気に関する記述は 120 ヶ所にのぼり、80 種類以上の「気」が示されている。例えば真気、宗気、衛気、営気、経絡の気、藏府の気、正気、邪気、四時の気などである。

『素問』八正神明論

「血氣なる者は、人の神なり。謹んで養わざること不可なり」

（営衛血気の働きこそ人の神気（精気・真気・正気とも称す）であり、医者たるものは謹んで患者の精気を営養してやらねばならない）。

『靈枢』營衛生會

「夫れ血これと氣とは、異名同類なり」

（血と気とは名称は異なっているが、その実質は同類である）。

『内経』においては、気血の生成、循環、生理的機能などは比較的深く認識されている。

— 45 —

〔気血の不和が疾病発生の基本〕

　そして気血の不和が疾病発生の基本的な病機であるという認識である。同時に気血病の診断と治療に関しても比較的深く論述されている。気血の不和が疾病発生の基本的な病機であるという認識は、例えば下記の文に見ることができる。

『素問』調経論

> 「五藏の道、皆れも経の隙に出で、以て血気を行らす。血気和せざれば、百病乃ち変化して生ず」

　（五藏の間を相互に連絡している通路は、すべて血気が流れる経脈によっている。この血気が調和しえなければ、各種の疾病が生じる）。

『素問』挙痛論

> 「百病は気より生ずるを知るなり。怒るときはすなわち気は上がり、喜ぶときはすなわち気は緩み、悲しむときはすなわち気が消え、恐れるときはすなわち気は下がり、………驚くときはすなわち気は乱れ、………思うときはすなわち気は結ばれる」

　（多くの疾病は気の異常によって発生することを知っている。例えば、激しく怒れば気は上逆し、大いに喜べば気は弛緩し、悲しめば気は消沈し、恐れれば気は下降する。………驚けば気は乱れるし、………思慮すれば気は鬱結する）。

〔気血病の診断〕

　気血病の診断に関しては、例えば下記の文に見ることができる。

総論―1. 気血病の弁証論治の源流

『霊枢』逆順

「脉の盛衰は、血氣の虚實、有餘・不足を候う所以なり」

（脈の盛衰によって、血気の虚実、有余不足などをうかがうことができる）。

〔気血病の治療〕

気血病の治療に関しては、例えば下記の文に見ることができる。

『素問』陰陽應象大論

「血實は宜しく之を決すべし。氣虚は宜しく之を掣引すべし」

（血絡に瘀血が充溢しているときは、刺絡によってその瘀血を除くべきである。気虚の場合は導引や鍼で精気を引き寄せるべきである）。

【参考】「血気」と「気血」は同じ？

　『素問』『霊枢』では「血気」と表現され、現代中医学では「気血」と表現されている。どちらも「気」と「血」の文字で構成されているが、「血」が前なのか「気」が前なのかによって主と従の違いができる。早期には「血気」と呼ばれており、血が気より先に来る。血には形があり具体的で人々に判りやすい。気は形がなくて抽象的だから理解しにくい。後期には中医理論の発達に伴って、「気」の重要性と多様性が注目されるようになって「気血」と呼ばれるようになったのである。後に「気は血の帥、血は気の母」と両者の関係をはっきりさせたのである。したがって初期の書物では「血気」があり、やがて「気血」となったのである。重点を置いている部分に違いはあるだけで意味は全く同じである。

〔2〕『難経』（秦越人：前5世紀）

　『難経』において「原気」という概念が提出される。これは『内経』の気血学説を補充発展させたものである。さらにいえば気血の作用に対して高度に概括したのである。そして気血の運行がのびやかでなくなった事が疾病に至る原因としている。

『難經』二十二難

> 「氣は之を煦めることを主り、血は之を濡すことを主る。氣留りて行らざる者は、氣が先ず病と爲すなり。血壅りて濡さざる者は、血が後に病と爲すなり」

　（気にはこれを温める作用があり、血にはこれを潤す作用がある。気が停滞してめぐらなくなると、先に気が病んでくる。その結果、血も動けず塞がってしまうことになり、気の病の後に血の病となる）。

〔原気と元気、原気と原穴〕

『難經』八難

> 「諸の十二經脉は、皆生氣の原に係る。所謂生氣の原とは、十二經の根本を謂うなり。腎間の動氣を謂うなり。此れ五藏六府の本、十二經脉の根、呼吸の門、三焦の原、一つは守邪の神と名づく」

『難經』三十六難

> 「命門は、神精の舍る所、原氣の繋る所を謂うなり」

『難經』六十六難

> 「臍下腎間の動氣は、人の生命なり。十二經の根本なり。故に名づけて原と曰う。三焦とは、原氣の別使なり。主に三氣を通行し、五藏六

— 48 —

府に經歴す。原は、三焦の尊號なり。故に止まる所をすなわち原と爲す。五藏六府、之れ病有るは、皆其の原を取るなり」

『難経』でいう「原気」は、その当時の「元気」の思想を受けて、『内経』に記載された原穴の本源が見つかったとして「原気」と呼び、それは「生気の原」を意味するとしたのである。

「元気」という言葉は漢代・董 仲舒『春 秋 繁露』に初めて登場する。それから徐々に使われるようになり、「元気」は天地の間に存在する元始の気を意味する。

『春 秋 繁露』王道篇（前漢・董 仲舒）

「元氣和順」

『鶡冠子』泰錄（戦国時代）

「天地は元氣より成す」

『太玄』解嘲（楊雄：前53～18年）

「大いなるものは元氣を含み、細なるものは無間に入る」

『論衡』論死篇（王充：27－101？）

「人未だ生まれざるときは，元氣の中に在り。既に死すれば、復た元氣に歸す。元氣は荒忽たり、人の氣は其の中に在り」

王充の元気は、具体的個物に変じた気や、人や生物の体躯・精神などに化した気の本来の元素のすがたとしての、自然の気（大気）を指すものである。

― 49 ―

〔『霊枢』の十二原と『難経』の十二原〕

『靈樞』九鍼十二原

> 「五藏に疾有れば、當に之れ十二原に取るべし。……五藏に疾有るなり、應は十二原に出づ……明らかに其の原を知り、其の應を覩て、五藏の害を知る。……凡そ此の十二原なる者は、五藏六府の疾有る者を主治するなり」

　五藏六府の疾患の反応は十二原に現れ、また十二原に現れる反応を見て疾患の五藏六府における所在を知り、そしてその穴に治療を施すことができるのである。したがって、十二原は診断にも治療にも極めて重要となる。

『靈樞』九鍼十二原

> 「陽中の少陰は肺なり。其の原は太淵に出づ。太淵は二つ。
> 　陽中の太陽は心なり。其の原は大陵に出づ。大陵は二つ。
> 　陰中の少陽は肝なり。其の原は太衝に出づ。太衝は二つ。
> 　陰中の至陰は脾なり。其の原は太白に出づ。太白は二つ。
> 　陰中の太陰は腎なり。其の原は太谿に出づ。太谿は二つ。
> 膏の原は鳩尾に出づ。鳩尾は一つ。
> 肓の原は脖胦（気海穴）に出づ。脖胦は一つ」

　『靈樞』九鍼十二原では、五藏の原としてそれぞれの穴が左右二つ、そして膏の原の鳩尾一つと肓の原の脖胦（気海穴）一つで合計十二原となる。

『難經』六十六難

> 「肺の原は太淵に出づ。心の原は大陵に出づ。肝の原は太衝に出づ。脾の原は太白に出づ。腎の原は太谿に出づ。少陰の原は兌骨（神門）

総論—1．気血病の弁証論治の源流

に出づ。膽の原は丘墟に出づ。胃の原は衝陽に出づ。三焦の原は陽池
に出づ。膀胱の原は京骨に出づ。大腸の原は合谷に出づ。小腸の原は
腕骨に出づ」

　ここでの「心の原は太陵に出づ」であるから、「心の原」は手の厥陰
心包経のことである。また「少陰の原は兌骨に出づ」であり、兌骨は神
門穴であるから、この「少陰」は手の少陰心経のことである。
　このように『難経』での十二原は、十二経絡の原穴であり、『霊枢』
との共通点は五藏の原穴であり、それ以外は異なっている。

〔衝脈と四海と臍下腎間の動氣〕

『霊枢』海論

　「人に髓海有り、血海有り、氣海有り、水穀の海有り。凡そ此の四
つの者は、以て四海に應ずるなり。胃なる者は、水穀の海なり、……
衝脉なる者は、十二經の海と爲し、……膻中なる者は、氣の海と爲し、
……脳は髓の海と爲す……」

『霊枢』五音五味

　「衝脉任脉は皆れも胞中に起こり、上りて背裏を循り、經絡の海と爲
す」

　『霊枢』海論によれば、衝脈は「十二經の海」であり「血海」である。
　『霊枢』五音五味では、衝脈は「胞中に起」こることから、衝脈は下
腹部に位置する。つまり臍下丹田の部となる。
　『霊枢』九鍼十二原では、「肓の原は脖胦（気海穴）に出づ」とある。
　『難経』八難には、「諸の十二經脉は、皆生氣の原に係る」とあり、こ
れが臍下「腎間の動氣」で、「十二經の根本」、「五藏六府の本」、「十二
經脉の根」、「呼吸の門」、「三焦の原」などと呼ばれている。『難経』は

— 51 —

ここを本源としたのである。部位からすると「臍下」、臓器からすると「腎間」、機能からすると「動氣」となるのである。

　また精や血が男女の生殖機能と関係することから、「血海」を月経と関係した子宮のある下腹部とした。上腹部は胃を重視して「水穀の海」とし、胸（膻中）は肺の宗気が集まる気海、脳と深く関係するのは髄海であわせて四海となる。

　『内経』、『難経』の記載を合わせてみると次のようになる。

　衝脈は血海であることから、血を管理する作用がある。

　衝脈は下腹部に位置して『難経』でいう「腎間の動気」という重要な作用もあることになる。

　下腹部は気血ともに重要な部位となり、この下腹部の状態から気血の盛衰を診ることができるのである。

　これが日本において難経腹診、夢分流腹診術（『鍼道秘訣集』）、『腹證奇覧』、『腹證奇覧翼』などから日本漢方の腹診術へと発展していく。

　『難経』によって明らかにされた下腹部と血海と腎間の動気、原気と原穴との関連性は後世に大きな影響を与え、今述べたように腹診術の発展だけでなく、原穴診の発達にも繋がっている。

　十二経絡の原穴は、図1に示す通りである。この原穴が原気の虚実に重要な関係を持っている。五藏六府に病変があると必ずその反応がこの十二原穴に出てくるので、鍼灸医学では、原穴診として発展した。原穴診に関しては、『体表観察学―日本鍼灸の叡智』（藤本蓮風著、緑書房）に詳しい。

総論―1. 気血病の弁証論治の源流

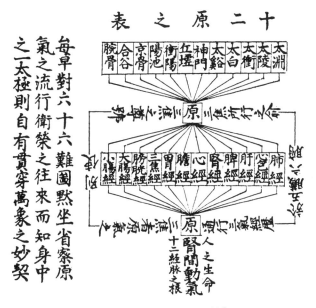

【沢田　健　先生　筆】

図1. 十二原の表

【参考】董 仲舒(とうちゅうじょ)（前176～前104年）

　万物は、すべて気によって形成されていて、本質的には無限定の一気に還元される存在である。世界を一気の具体的形体として解釈していくこの認識と取り組み、それを自覚的に自己の哲学的課題に捉えて思索を積み上げた、思想史上最初の個人として董仲舒があげられる。
　董仲舒は、陰陽五行についても独自の考察を加えている。

〔3〕漢　代
張仲景（151 ～ 219年）『傷寒論』『金匱要略』

　張仲景の『傷寒論』と『金匱要略』は、中医学において最も早くから「理・法・方・薬」が完備された書であり、雑病及び外感熱病の弁証論治を研究する上で重要な専門書でもある。

　書中に気血病の論治を単独で専門的に取り上げている文は無いけれども、気血理論は各種の病証中のいたるところに貫通している。

　桂枝茯苓丸（『金匱要略』）、桃核承気湯（『傷寒論』）、抵当丸（『傷寒論』）、鱉甲煎丸（『金匱要略』）などは現在でも駆瘀血剤として活用されている。

〔脈象と気血との関係〕

『傷寒論』辨脈法

> 「曰く、何を陰不足と謂う。答えて曰く、尺の脉弱、名づけて陰不足と日う。陽氣下陥して陰中に入れば、則ち發熱するなり。陽の脉浮にして陰の脉弱なる者は、則ち血虚なり。血虚なれば則ち筋急するなり。其の脉沈なる者は、榮氣微なり。其の脉浮にして汗、流珠の如く出づる者は、衞氣の衰えなり。榮氣微なる者に、燒鍼を加えれば則ち血留り行らず、更に發熱して躁煩するなり」

『傷寒論』辨不可下病脈證并治

> 「脉浮にして大なるは、浮は氣實と爲し、大は血虚と爲し、血虚は陰無しと爲す」

　脈象と気血との関係を重視している。気血の衰微がわかるためには脈象が重要である。

総論―1. 気血病の弁証論治の源流

『傷寒論』辨陽明病 脉 證 并治

> 「陽明證、其の人喜忘の者は、必ず畜血有り。屎鞕しと雖も、大便反って易く、其の色は必ず黒し者は、抵當湯に宜し、之を下せ」

　蓄血（瘀血）によって健忘症になり、大便が固くて色が黒い場合でもスムースに出る時は、抵當湯で下せという。

〔4〕隋　代
巣元方（約550～630年）『諸病源候論』

〔気病の四大基本病機（気虚、気滞、気逆、気陥）を包括〕

　『諸病源候論』では、気血病を専門に列挙している。
　「気病諸候」では、上気候、奔気候、結気候、冷気候、短気候、逆気候、乏気候など二十五候を列挙し、気病の四大基本病機（気虚、気滞、気逆、気陥）を包括しており、肺だけでなく心・胃・肝・腎などの藏府の病変にまで及んでいる。

『諸病源候論』卒上氣候（610年）

> 「肺は氣を主とす。若し肺氣、虚實調わず、或いは暴に爲して風邪の乗せる所なるときには府藏利せず、經絡 痞 滯り気宣しく和せず、卒に上氣するなり。又怒る所有るに因るときは氣卒に逆上し、甚しいときは變じて嘔血し、氣血倶に傷う」

　（肺は気を主るから、もし肺気の虚実が不調な時は、風邪がそれに乗じて侵入して藏府の働きが不利となり、経絡の流れも滞り、急に上気することになる。また怒りがあると、気も急に逆上して、それが甚だしいと気逆が変じて血を嘔吐してしまう。気血共に損傷してしまうのである）。

― 55 ―

『諸病源候論』嘔血候

> 「夫れ心は血を主り、肝は血を蔵す。愁憂思慮するときは心を傷り、恚怒は氣逆し、上りて下らざるときは肝を傷る。肝心の二藏傷るが故に血流散じて止まらず、氣逆するときは嘔して出血す」

　（心は血を主り、肝は血を蔵する働きがある。感情面で憂愁することや思慮することが過度になると、心を損傷することになる。激しい怒りは気逆してしまって下がらなくなり肝を損傷してしまう。このように肝心の二つの藏が損傷されると血流は散じて止まらなくなり、気逆とともに吐血することになる）。

　「血病諸候」では、いくつかの常見される出血性の病の病因病機について論述されている。しかし血虚、血瘀などの証候にまでは及んでいない。

〔5〕唐　代

　交通の発達と文化貿易などの方面での交流を通じて、外国からも多くの薬物がもたらされた。延胡索、沈香、降香、紅花、琥珀、乳香、没薬などの薬物は、気血病に比較的有効な薬物である。

藺道人 (750 ～ 850年？)

〔骨傷科学の方面から、気血学説を発展〕

　骨傷科学では藺道人が、骨折や骨の損傷部の局部的処置と同時に、全身の気血と藏府の効能を調節することを強調している。彼は人を有機的整体として捉え、一つの所に病があれば必ず全身に影響を及ぼし、筋肉の損傷や骨折もまた全身の気血の作用を乱して瘀血が停滞してしまうと

総論―1．気血病の弁証論治の源流

している。

『仙授理傷続断秘方』（841 ～ 846 年）

> 「腫は是れ血より作す」
> 「瘀血留滞し、外は腫れ内は痛み、肢体は痛み倦くとなす」

（瘀血が手足や体の腫脹を引き起こす）。

（骨折などで瘀血が停滞すると外側は腫れ、内側は痛くなり、手足や体も痛くだるくなる）。

『仙授理傷続断秘方』

> 「瘀血散らず、腹肚膨張し、大小便不通し、上は心腹を攻め、悶乱して死に至る」

（瘀血が解消されないと、腹部の膨張が起こり、大便、小便ともに不通となって、上がって心腹を攻めると悶え苦しんで死んでしまう）。

　以上のように、骨折が身体の効能を障害して、廃用を引き起こすことを指摘し、また瘀血によって死に至ることを強調している。
　気血を重視することこそが人体の生命活動にとっても重要なことである。このように骨傷科学の方面から、気血学説を発展させたのである。

〔6〕宋　代

楊士瀛（出生は不詳）

　南宋の楊士瀛は、気血病の治療を研究し、臨床上需要な指導意義のある言葉を残している。

〔気血の流れが順調であることこそ病気を防ぐ〕

『仁齋直指方論』巻之一 總論 血營氣衛論

> 「人の一身、調氣を上と為し、調血は之に次ぐ。是れ亦た先に陽、後に陰の意なり」

（人の身体は気を調えることが先ず大事で、血を調えるのはその次となる。これは先に陽、後に陰の意味である）。

『仁齋直指方論』巻之一 總論 血營氣衛論

> 「人の一身、其の性命の全きを得る所以は、氣と血なり。蓋し氣は諸陽に取り、血は諸陰に取る。人生の初め、此の陰陽具るならば則ち亦た此の血氣具わる。血氣なる者は、其の人身の根本なり。血は何を以て營と爲すや？營は脉中を行き、滋營の義なり。氣は何を以て衛と爲すや？衛は脉外に行き、護衛の意なり」

（人の一身において、その性命を全うできるのは、気と血のお蔭である。気は諸々の陽であり、血は諸々の陰である。人は生まれたときに初めから陰陽が具わっているというのは、この血気が具わっているということである。血気はその人の根本である。「血が営をなす」とはどう言うことかといえば、血は脈中をめぐり、滋養営養するということである。「気は衛をなす」とはどう言うことかといえば、気は脈外をめぐり、護衛するという意味である）。

『仁齋直指方論』巻之一 總論 血營氣衛論

> 「それただ血は営い氣は衛り、常に相流通すれば則ち人は何の病、これあらんや？一つ窒礙すれば、百病これにより生ずるなり」

気血の流通が順調であれば病気にはならない。しかしそれが一度閉塞

— 58 —

総論―1. 気血病の弁証論治の源流

されると、多種多様な病を引き起こすのである。

　気血の流れが順調であることこそ病気を防ぐうえ大切なことであるとしている。

【参考】丹波康頼『醫心方』(984年)

　『醫心方』は、現存する日本最古の医学全書である。丹波康頼が、紀元前から隋・唐代までのさまざまな文献を撰集したものである。中国医学だけでなく、中国語に翻訳された古代オリエント医学をも含む集大成である。薬物も、アフリカクロサイの角や、モルッカ諸島産の沈香、インド原産シクンシ科喬木ミロバランの果実訶梨勒、仏典に見える万能薬など、広域な国々のものが記載されている。

〔『醫心方』の中で気血の病〕

　その『醫心方』の中で気血の病に関しての記載は次の通りである。

『醫心方』巻六・五臓六腑氣脈骨皮篇[2]

　「氣の病を治する方、第二十一。千金方　氣虚にして寒極まれば、皮毛を焦がし、津液通ぜず、虚労し、百病あり。氣の損ぜるを治する黄耆湯の方。……又云う。理氣丸にて氣の足らざるを治する方」

　(『千金方』に次のようにある。気が虚損労傷されると、代謝機能が低下する。そのため陰寒の症候が現れる。それが極度に達すると、皮膚や毛髪が憔悴してパサパサになり、津液がめぐらなくなる。そのために虚労し、あらゆる病気にかかる。このように気が損傷したものを治す「黄耆湯」の処方)。……またいう。「理気丸」で気の不足を治す処方)

---

[2] 槇佐知子『医心方　巻六　五臓六腑気脈骨皮篇』p219 ～ 227、筑摩書房、2001年。

― 59 ―

気の虚損労傷による症状と、その治療薬および気虚による病はあらゆる病気へと発展することが示されている。

『醫心方』巻六・五臓六腑氣脉骨皮篇

　「脉の病を治する方、第二十二。千金方　脉、虚なれば驚跳^{きょうちょう}して定まらず、乍^{あるとき}は来たり、乍^{あるとき}は去るを治し、小腸の腑の塞するを主り、補い調中^{ちゅう}する、防風丸^{ぼうふうがん}の方……又云う、脉、實にして洪満せるを治し、心熱の病を主る、升麻湯^{しょうまとう}の方」

　虚脉の症状と、その治療薬の処方、実脉の治療薬が記載されている。虚脉は気虚、血虚、失血、脱水などの場合の脉象で、脉の打ち方が大きいが力強さがなく、空虚で途切れる。実脉は押さえ方に関係なく力強く充実している。

〔7〕金元時代

　金元^{きんげん}の時代には、気血病論治はさらに一歩発展していった。

（1）張従正^{ちょうじゅうせい}（約 1156 ～ 1228 年）金元四大医家の一人

〔流れるを貴^{とうと}しとし、滞^{とどこお}るを貴しとせず〕

　『内経』の生理、病理および治療は、気血の流通の重要性を明らかにしている。張従正^{ちょうじゅうせい}は、その『内経』を尊重し、気血の流通を重視している。

『儒門事親^{じゅもんじしん}』（1222 年前後）

　「内經の一書、惟だ氣血の通流を以て貴しと爲^たす」

総論―1．気血病の弁証論治の源流

> 「君子は流れるを貴しとし、滞るを貴しとせず、平を貴とし強を貴と
> せず」

（『内経』に記載されているのは、気血の流通こそが重要であるという
ことである）。

（知識ある人は、気血の流れが順調であることが貴く、気血の流れが
滞ることは貴いものではないことを知っている人である。また気血の偏
りのないのが貴いのである）。

　人体の正常な生理的状況下では、気血の流通こそその根本である。一
旦、血気が不通となってしまったものを彼は邪気として捉え、治療上、
その邪を取り除くことこそ大事であるとする。邪を取り除く手段として
汗法・吐法・下法の三つの法を用い、気血の流通をはかることを目的と
した。

『儒門事親』

> 「水溼は、人身中の寒なる物なり。寒去れば則ち血行り、血行れば則
> ち氣和し、氣和すれば則ち愈ゆ」

　寒邪を例にとると、彼は気血の流行を充満させて、病を引き起こして
いる寒邪を取り除くことが必要であるとしている。

『儒門事親』

> 「大人、小兒、風寒濕の三氣合せて痺を爲す」
> 「風濕散じて氣血自ずと和すなり」

　気血の痺阻によって起こる疼痛は、その原因となっている風寒湿の邪
を散ずればよく、そうして気血が和すると疼痛が自然と止まるのである。

『儒門事親』

「五鬱中、木鬱、之に達する者は、之を吐せば其れ條達せしむなり
……下す者は是れ推して陳きを新しきに致すなり」

鬱証の治療でも、「吐法」「下法」の二つの治法を強調している。

以上をまとめてみると、張従正は汗法を用いて営衛の疏通をはかり、吐法を用いて条達させしめ、下法を用いて新陳代謝を促して、気血の流通を妨げないようにすれば、血気の流通をはかることができるとしている。

〔血実に刺絡〕

張従正は、「血實は宜しくこれを決すべし」（『素問』陰陽應象大論）の原則を根拠に、汗法・吐法・下法の三法のほかに、今でいう刺絡を用いて気血の流動がスムースでなくなったものに治療をしている。

『儒門事親』

「出血之與發汗、名は異ると雖も而して實は同じ」

これは、『靈樞』営衛生會の「奪血する者は無汗、奪汗する者は無血」を根拠に、出血と発汗は相似するところがあるとしている。発汗も出血も発泄散邪の作用を引き起こすことができるものであり、「血實は、宜しくこれを決すべし」の治療原則に符合するものである。

『儒門事親』

「大抵は喉療を治するに鍼を用いて出血するを最も上策と為す」
「内經に火鬱は之を發すと。發とは發汗を謂う。然るに咽喉の中は、豈に能く發汗させんや。故に出血は乃ち發汗の一端なり」

（緊急を要する喉瘡には、鍼を用いて出血させることが最上策である）。

　（『素問』六元正紀大論に「火鬱は之を發す」とあるけれども、この發というのは発汗のことである。しかし咽喉中より発汗することはできないから出血させるのである。つまり出血は発汗の一端なのである）。

（2）李東垣 （1180 ～ 1251 年） 金元四大医家の一人

〔元気を益す〕

　李東垣は脾胃を重視し、「元気を益す」ことの重要性を強調し、補中益気湯などの方剤を創り出して、気虚や気陥の認識および治療に対して多大なる貢献を果たしている。

『脾胃論』大腸小腸五臟皆屬於胃胃虚則倶病論（1249 年）

　　「眞氣は又の名を元氣という。乃ち先ず身の精氣なり」

『脾胃論』脾胃虚則九竅不通論

　　「胃の一つ府、病となれば則ち十二經の元氣、皆不足するなり」

『脾胃論』脾胃虚實傳變論

　　「元氣これ充足すれば、みな脾胃の氣、傷る所無きが由に、その後、能く元氣を滋養す。若し胃氣の本、弱く、飲食自から倍せば則ち脾胃の氣、既に傷りて元氣また充ること能わず。而して諸病の生ずる由とする所也」

　（元気が充足していれば、脾胃の気が損傷を受けることもないので、全身に元気が滋養される。もし胃気の本が弱く、飲食を十分に摂取することができなければ、脾胃の気が損なわれ元気を充足することができなくなって諸々の病を生じる原因となる）。

— 63 —

『脾胃論』省言箴

> 「氣は乃ち神の祖、精は乃ち氣の子なり。氣なる者は、精神の根蒂なり。
> 大いなるかな氣積りて以て精と成し精積りて以て神を全うす」

〔「陰火論」の建立に大きな影響〕

　李東垣は、「陰火論」を創立し、「陰火」が発生する主要なメカニズムとして、情志鬱結が化火して起こるものだけでなく、気虚や血虚からも化火を引き起こすことを取り上げ、中医学理論の「陰火論」の建立に大きな影響を与えている。

　「陰火」の臨床的症状は、主に脾胃の虚弱を反映し、気血陰陽の不足と藏府機能の失調であり、熱症状であっても、その原因は正気の虚弱からくるものである。この論は、固定化された単純な陰陽消長の理論を突破して、陰陽失調の病機の不足を補充したものとなっている。

（3）朱丹溪（1281 ～ 1358 年）金元四大医家の一人

〔気機の鬱滞が気、血、熱、食、湿、痰の六つの鬱を引き起こす〕

　朱丹溪は、気血の鬱滞が多くの病の重要な病理変化であるとことを強調しており、気機の鬱滞が気、血、熱、食、湿、痰の六つの鬱を引き起こすとしている。そして、六鬱湯、越鞠丸などの方剤を創りだしている。

『格致餘論』六鬱（1347 年）

> 「鬱なる者は、結聚して發越を得ざるなり。當に升なる者が升を得ず、當に降なる者が降を得ず、當に變化なる者が變化を得ざるなり。此れ傳化失常と爲し、六鬱、これ病見る。
> 氣鬱なる者は、胸脅痛み、脉は沉濇。

— 64 —

総論—1. 気血病の弁証論治の源流

　濕鬱なる者は、周身走痛し、或いは關節痛み、陰寒に遇えば則ち發し、脉は沈細。

　痰鬱なる者は、動ずれば則ち即喘ぎ、寸口の脉は沈滑。

　熱鬱なる者は、瞽く、小便赤く、脉は沈數。

　血鬱なる者は、四肢無力にして、能く食し便紅く、脉は沈。

　食鬱なる者は、噯酸し、腹は飽して食すること能わず。人迎の脉は平にして和し、氣口の脉は緊盛なる者はこれなり。

　氣血中和すれば萬病生ぜず、一つ怫鬱有れば、諸の病、生ず」

（鬱という病は、気血が結集して気血の昇降出入の働きが順調でないために起こるものである。本来昇るべき気（脾の運化作用）が昇らず、本来下がるべき気（例えば肺の粛降作用、胃の下降作用）が下がらない、また変化すべきものが変化しないものなどである。

　このように本来の働きが失われると、六つの鬱の病が現れる。

　気鬱という病になると、胸脇が痛み、脈は沈渋となる。

　湿鬱という病になると、全身に痛みが走ったり関節が痛んだりし、寒さに遭遇するとに痛みが悪化し、脈は沈細である。

　痰鬱という病になると、痰が動ずれば喘ぎ、寸口の脈は沈滑である。

　熱鬱という病になると、目が暗く見えにくくなり、小便は赤く、脈は沈数となる。

　血鬱という病になると、手足に力が入らなくなり、よく食べ便は紅く、脈は沈となる。

　食鬱という病になると、胃酸をげっぷで戻しそうになり、腹は膨満して食することができなくなり、人迎の脈は平にして和しているけれども、気口の脈は緊盛となる。

　気血が中和していれば万病は生ぜず、一つでも怫鬱が有れば、諸の病を生ずるのである）。

— 65 —

【参考】梶原性全『頓醫抄』50巻（1302年）
『萬安方』62巻（1315年）

〔『頓醫抄』は、現存する和文の医書の最古のもの〕

　『頓醫抄』は、現存する和文の医書の最古のものであり、鎌倉時代の医学の特色を現している医学全書である。『諸病源候論』の目によって部門を立てているが、主たる処方の引用書は『太平聖恵方』である。

　『太平聖恵方』は宋の太宗が自ら妙効ある処方一千有余首を集め、さらに978年に医官院に令して、天下の効験ある家伝の秘方一万有余を献ぜしめ、分類編次せしめた方書である。992年に、太宗自ら序を附し、『太平聖恵方』と題して刊行したものである。およそ一百巻1670門16834首の処方を有する、大部の宋の国定処方集である。

　『頓醫抄』は、『太平聖恵方』を主にして、在来の医学の上に新しい知識を加え、梶原性全自ら見聞したあらゆる系統の医学、時には民間に伝わる俗方や僧侶・陰陽師などの行う呪術的療法までも普く取り入れ、自らの意見を加えて折衷し、新しい体系を作ろうと企画されたもののようである。

〔『萬安方』は鎌倉時代における最大の医学全書〕

　『萬安方』62巻は、鎌倉時代における最大の医学全書で、その主な内容は、中国の唐代、宋代の医書および医書ではない書物からも方証と治療をまとめたものである。また幾人かの臨床経験とその観点も記録されている。

　本書の特点は、広範囲から引用されており、そこに記入されている書名や人名の中には、中国では失われたものもある。

　『萬安方』に記されている書物は331種類に及ぶが、根底としたのは『聖濟總録』であることが高橋真太郎氏によって指摘されている。『聖濟

— 66 —

総論―1．気血病の弁証論治の源流

總録』は、全200巻目録1巻、収載処方約2万という膨大な方書で、宋の国定処方集である。

また『萬安方』は『頓醫抄』と異なって、秘伝書として他見を禁じ家学の定本として、梶原性全の一子、冬景に伝えるために撰述されたものである。

『頓醫抄』と『萬安方』は、鎌倉時代の代表医書として、平安時代の『医心方』にも比せられるものでありながら、数百年もの間かつて刊行されたこともない（但し、『頓醫抄』の婦人門のみ江戸初期に抽出され印刷されたことがある）。数十巻の巨冊であるため伝写本も少なく、その内容の一片が『日本医学史』その他に部分的に紹介されているにすぎないため、あまり日本では知られていなかったようである。

〔『頓醫抄』の「五藏六府形」「十二経脈図」〕

『頓醫抄』巻四十四には「五藏六府形」と「十二経脈図」が記されている。また『萬安方』巻五十四にも「五藏六府形併十二経脈図」として、五藏六府の形と十二経脈の図が着彩図で掲載されている。この藏府の図は、『道蔵籍字号太玄部』第668冊所収の「黄帝八十一難経注義図序論」の内境図からの引用だそうである。この書は宋の李子桂が1269年に著した医書で、道蔵に編入されるに及んで道教書として扱われ、現在に伝えられているものである。しかし、その内容は立派な医書である。

― 67 ―

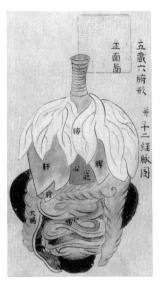
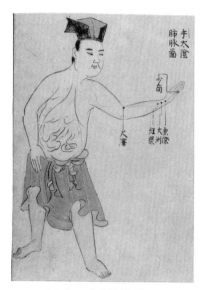

図２．五蔵六腑形　正面図　　　図３．手太陰肺脉図
　　　（『萬安方』）　　　　　　　　（『萬安方』）

〔『頓醫抄』『萬安方』の気の病〕

　気の病に関するものでは、『頓醫抄』では「諸氣上、諸氣中、諸氣下」、『萬安方』では「氣諸病」として取り上げている。

『頓醫抄』巻第十二　諸氣下
　「夫(そ)れ人は天地陰陽をうけて生ず。蓋し天地に六氣(けだ)あり、故に人に三陰三陽ありて是れに應(おう)ず。地に五行あり、人に五臓五腑あり、是れに應ず。ここに或は四百四病と稱(しょう)す。其のうち巣元が病源論には千八百の門を立て、一門の下に各衆病をあかせり。然(しかり)といえども病万□（←判読不明）にしてなおつくすこと不能。
　ここに陳言無擇(ちんげんむたく)が三因方に三つの因と云うは一に内因、二に外因、三には不内外因是(これ)れなり。内因とは七氣の病なり。いはく喜(よろこび)　怒(いかり)　憂(うれい)　思(おもい)　悲(かなしみ)　恐(おそれ)　驚(おどろき)の七氣は、内心より生ずる病なる故に内因と名づく。……

総論―1．気血病の弁証論治の源流

　三毒煩悩の病も心より起こる。心の外に惑いなし。この七氣不調の煩いも心より起こる。心を離れて病も無きなり。如此く心得て喜び来たるとも恣に喜ぶことなかれ。憂い来たるとも深く憂ることなし。喜怒愛楽にうごかされても憂思悲恐にうごかさせずば、血氣調和にして身心安楽ならん。……

　此の三因の中に一切の病は皆収まり尽くせるなり。今の一切の氣と云うは内因の病を指すなり」

　病の数は計り知れないけれども、一切の病は心の内、内因、すなわち七情の過不足から来ることを理解して、感情を落ち着かせ平静でいることこそが病を防ぐことを強調している。

『萬安方』巻第十三上　氣諸病

　「論に曰く、"夫れ百病は皆氣より生ず。故に怒るときには氣上り、喜ぶときには氣緩ふ、勞するときには気耗る、悲しむときには氣消ゆ、恐るるときには氣下る、寒なるときには氣収まり聚る、熱するときには腠理開きて氣泄る、憂うときには氣乱る、思うときには氣結ぶること有り。九氣同じからず。"

　怒るときには氣逆す。甚だしきときには、血及び食を嘔いて氣逆上するなり。喜ぶときには氣和み、営衛行り通利す、故に氣緩ふ。悲しむときには心系急し、肺葉を布て挙げて上焦を通ぜしめ、営衛散ぜず、熱氣内に在り、故に氣消ゆなり。恐るときには精却く、精却くときには上焦閉ず、閉ずるときは氣還る、還るときには下焦脹れる、故に氣行せず寒なるときは経絡滞り渋る、故に氣収聚するなり。熱するときには腠理竅を開いて営衛通ず、故に汗大いに泄るなり。憂うときには心寄る所無く、神帰る所無く、慮るときには宅する所無く、氣乱なり。勞するときには喘いで且つ汗たり。内外迅し、故に氣耗るなり。思うときに身心止まる所有り、氣留まりて行せず、故に氣結ほるなり。

　また肺は気を主とす。若し肺の氣、虚實調わず、或いは暴に爲して風

― 69 ―

邪の乗せる所なるときには府藏利せず、經絡痞澁し気宣和せずして諸の<ruby>氣<rt>もろもろ</rt></ruby>の病を<ruby>作<rt>な</rt></ruby>すなり」

　『素問』擧痛論篇の神志の活動が異常になったり激しく偏ったりすると各種の病理変化が出現することを取り上げて気の諸々の病を解説している。
　また『諸病源候論』卒上氣候を取り上げ、肺気が調っていないと、風邪を感受して藏府の働きが失われ経絡の気もスムースに流れなくなり色々な病を引き起こすとしている。

〔『萬安方』「瘀血」〕

　血の病に関しては、『萬安方』巻第三十一　婦人通論総療に「瘀血」の記載がある。また「血疾門」では出血性の病についての記載されている。

『萬安方』巻第三十一　瘀血
　「論に曰く、瘀血なる者は、<ruby>經水蓄聚<rt>けいすいちくしゅう</rt></ruby>或いは産後<ruby>悪露<rt>おろ</rt></ruby>盡きざるに<ruby>由<rt>よ</rt></ruby>る。皆も衝任氣虚を本に風冷乗せらる所、氣宣ぶる<ruby>能<rt>あた</rt></ruby>わず、故に血瘀となり、瘀血去らざれば<ruby>結癰<rt>けつこ</rt></ruby>し積と成するときは、人をして<ruby>面<rt>めん</rt></ruby>黄ばみ、肌は痩せ、<ruby>煩渇<rt>はんかつ</rt></ruby>し、<ruby>憎寒<rt>ぞうかん</rt></ruby>し、腰腹重痛せしめ、久しくして<ruby>癥瘕<rt>ちょうか</rt></ruby>に變ず」
　瘀血の原因は衝脈、任脈の気が虚しているところに、風寒の邪が乗じるために、気が伸びやかでなくなって、血も滞ってしまうためである。瘀血が長引くと顔面が黄ばんで痩せてきて、煩渇や寒さを嫌がり、腰やお腹が重く痛んでくる。瘀血がさらに久しくなると<ruby>癥瘕<rt>ちょうか</rt></ruby>を引き起こすのである。

〔『萬安方』「諸気の要穴」〕

総論―1. 気血病の弁証論治の源流

また『萬安方』には、「諸気の要穴」として次のような記載がある。

『萬安方』巻十三下　諸氣の要穴
「百會、卒谷左右、風池左右、大堆、門風（原文のママ）左右、膏肓、七堆左右、
亶中、巨闕、胃脘、水分、氣海、肩井、血盆、足三里、湧泉。

右諸穴、次第に常に之を灸すべし。最前に或は三十一壮、五十一壮、
後後には壮数を増して百壮、二百壮に至すべし。諸病須らく灸すべし。
前後に用いるときは、壮数を同じくすれば其の験無なり。是れ予が用い
試したる所なり。譬えば茶を服しめ眠を除くが如し」

『萬安方』眼目門には、巻末に肝虚のために見えにくくなったものに
肝兪に灸をすえることが記載されている。
「肝兪二穴、第九椎の左右 傍 去ること各一寸五分、資生 経云く、肝
虚し目明らかならず、肝兪に二百壮灸す。小児は斟酌して一二七壮或い
は二三十壮」

その他、下記の穴処もそれぞれの部位と主治と鍼灸の方法が記載され
ている。「大椎、三里、崑崙、風池、丘墟、至陰、後谿、小澤、前谷、
大淵、解谿、中渚」

『萬安方』耳門では、灸穴として「後谿、商陽、百會、浮白、上関、
耳門、風池、腎兪、液門、四瀆、足三里、缺盆」が同じように主治と鍼
灸の方法が記載されている。
また、『萬安方』巻五十七には王執中『鍼灸資生經』（1026 年）や王惟
一『銅人腧穴鍼 灸圖經』（1027 年）を参考にして、身体の部位ごとに各
穴処の主治と鍼灸の方法をまとめて記載している。穴処の名前のみを下
に記す。
「〔頭部諸穴〕神庭、上星、顖會、前頂、百會、五処、風池、卒谷。
〔肩手臂部〕肩井、臂臑、曲池、三里、上廉、下廉
〔脚足部〕風市、膝眼、犢鼻、三里、上廉、条口、下廉、陽輔、漏

― 71 ―

谷、三陰交、商丘、復溜、太谿、湧泉、委中、合陽、承筋

〔膺部〕缺盆、天突、璇璣、華蓋、玉堂、膻中、俞府、或中

〔腹部〕鳩尾、巨闕、上脘、中脘、建里、下脘、水分、神闕、陰交、
気海、石門、関元、中極、曲骨、會陰、幽門、肓俞、四満、氣穴、不
容、承満、天枢、期門、日月、章門、京門

〔背腧部〕大椎、陶道、身柱、神道、霊臺、至陽、筋縮、脊中、懸
枢、命門、腰腧

〔背腧部第二行〕大杼、風門、肺腧、心腧、膈腧、肝腧、膽腧、脾
腧、胃腧、三焦腧、腎腧、大腸腧、小腸腧、膀胱腧

〔背腧部第三行〕魄戸、膏肓腧、神堂、譩譆、膈関」

【参考】禅僧医の有隣著『有隣福田方』(1363年)

『素問』『鍼経』『黄帝内経太素』『明堂』『難経』『脈経』『諸病源候論』
『備急千金要方』『千金翼方』『太平聖恵方』『太平恵民和剤局方』など唐、
宋以前の医書百余種から収録しており、それぞれに分析を加え、個人の
経験も附録されている。

このころの日本の医学は、中国医学の基礎を理解した上で、中国医学
を取捨選択して追随し、独自の医学思想が萌芽していく時期である。

『有隣福田方』巻五　四氣眩暈論
「直指方に云う　風は則ち汗あり、寒は則ち掣痛す（引き裂く如く痛
し）。暑は則ち熱悶し、湿は則ち重滞す。又七情の虚を攻めて眩暈する
あり。又揺欲に過度にして奔上（はしりあがる）あり、腎家の病なり。
又失血に依る者は亦血虚なり」

経絡についての記載もあり、「十二経脈略図」「奇経八脉」と目して簡
単に記載されている。経穴については、「明堂灸穴略要」「五臓六腑俞穴」
「背人正中一行」（督脈の穴）、「胸腹一行」（任脈の穴）、「側人手足穴等」、

総論―1．気血病の弁証論治の源流

「頭上諸穴」と部位別にその穴の位置と主治、それに灸を施すことが簡略に記されている。

『有隣福田方』五臓六腑兪穴
　「心兪　第五椎の下、両傍各一寸半にあり。此の穴は諸風と心疼と痰嗽、吐血等に灸すべし。ことに癲病の要穴なり」

〔8〕明　代

（1）李梃（約十六世紀に生存）

〔脾胃と気血との関係〕

『醫學入門』（1575 年）
　「脾胃は能く氣血を統べる」
　「胃藥を以て功を収める毎に、胃氣一たび復し、その血自ずと止す」

　（脾胃が気血を統率しているのである）。
　（胃薬で効果を上げるごとに、胃気がその都度回復して、気血が整うのである）。

　脾胃と気血との関係の重要性を認識している。

『醫學入門』
　「血は氣に随って行り、氣が行れば血も行り、氣が止まれば血も止まり、氣が温まれば血も滑らかとなり、氣が寒れば血も凝滞す」

　（血は気の推動作用によってめぐるものであり、気がめぐることで血

― 73 ―

もめぐる。気のめぐりが止まってしまえば血も止まってしまう。気が温まれば血も滑らかに流れ、気が冷えてしまうと血の流れも凝滞する）。

　この気血の特性を根拠にして、また次のように論を展開している。

『醫學入門』

> 「血を涼すには必ず先に氣を清し、血がその經を出ることを知れば、即ちその經を用いて氣を清す薬を用い、氣涼めば、血も自ずとその經に歸す。もし瘀血凝滞有れば、先に瘀血を去り後に氣を調えれば、すなわち血は立ちどころに止す」

　（血熱している場合は、まず気を清すことである。血が経絡を離れて出血している場合は、その経絡の気を清す薬を用いて、気が涼めば血も自然とその経絡に戻り出血も止まる。瘀血凝滞がある場合は、先に瘀血を取り去り、その後に気を調えるようにすると、血もたちどころにスムースに流れるようになる）。

（２）張介賓（1563 ～ 1640 年）

　張介賓は歴史上著名な医学家であり、その書は気血病の論治に関しても豊富な内容となっている。

〔各種の疾病の発生は、気機の失調〕

　張介賓は、各種の疾病の発生は、気機の失調が必ずその原因となっていることを認識し指摘している。

『景岳全書』（1640 年）

> 「夫れ百病は皆、氣より生じ、正に氣を以て之を用と爲し、至らざる

— 74 —

総論―1．気血病の弁証論治の源流

所無く、一に不調有るときは、則ち病ざる所無し。故に其れ外に在る
ときは則ち六氣の侵有り、内に在るときは則ち九氣の亂有り。而して
凡そ病の虚と爲し實と爲し、熱と爲し寒と爲し、其れ變態に至れば、
名状すべからず。其の本を求めんと欲すれば、則ち一に氣の字に止し
て足り以て之を盡す。蓋し氣に不調の處有れば、即ち病の本の所在の
處なり」

　（諸々の病は全て気より生じる。気の働きが及ばないところは無いか
ら、気に不調が生じると病となるのである。外因の病は六淫の邪の侵襲
によるものであり、内因の病は感情の気の乱れによるものである。そし
て病になると正気の虚であったり邪気の実であったり、熱証であったり
寒証であったりする。そしてそれらが変化するとその病態はさまざまに
変化して言い尽くせないものとなる。しかし、その根本を求めるとすれ
ば「気」の変調にすぎない。すなわち気の変調のあるところが病の本質
である）。

〔気血と体質〕

　病機の分析に「気」に着目するだけでなく、体質の分類上でも「気」
より論じている。例えば、肥満の人の多くは気虚体質であることを次の
ように論じている。

『景岳全書』

「蓋し人の形體、骨は君と爲すなり。肉は臣と爲すなり。肥えた人は、
柔が剛に勝り、陰が陽に勝る者なり。且つ肉は血を以て成す。總て皆
も陰の類、故に肥えた人の多くは氣虚の證有り」

　（人体には、骨と肉とある。骨は君臣で分ければ君主であり、肉は臣
下である。肥えた人というのは、柔が剛に勝り、陰が陽に勝っている人

― 75 ―

である。つまり肉の容積が大きくなるため骨との比率が変化して骨より
も筋肉のほうが大きくなる。剛柔の陰陽でいえば、陰が陽に勝っている
ことになる。なおかつ肉は血よりその栄養分を得て成り立っている。肉
も血も陰に分類されるから、肥えた人というのは気血の陰陽でいえば陰
である血が勝ることになり、そうすると相対的に陽である気が虚となり、
気虚の証となるのである）。

〔癰疽や癥塊、斑疹、瘀痛などの証を血病に帰属〕

　血病の論治でも出血による諸々の証の論治を重視しているだけでな
く、癰疽や癥塊、斑疹、瘀痛などの証を血病に帰属している。

『景岳全書』

> 「上に妄行すれば、則ち七つの竅に見わる。下に流れ注げば、則ち二
> 陰に出づ。或いは經絡を壅ぎ瘀すれば、則ち發して癰疽膿血を爲す。
> 或いは腸臟に鬱結すれば、則ち留りて血塊血癥を爲す。或いは風熱に
> 乘ずれば、則ち斑と爲し疹を爲す。或いは陰寒に滯れば、則ち痛と爲
> し瘀と爲す。此れ皆も血病の證なり」

　（〈動血が〉上に妄行すれば、目・鼻・耳・口に症状が現れる。下に流
注すれば、小便や大便に症状が現れる。経絡を塞ぐように停滞すれば癰
疽膿血となる。腸臟に鬱結すれば、そこに留まることになるから血塊血
癥となる。風熱に乗じれば皮膚に斑疹を生じる。陰寒として滞ると、疼
痛を引き起こす。これらはいずれも血病の証である）。

〔出血性の病機と治法〕

　出血性の病機に対しては、次のように指摘している。

— 76 —

総論―1. 気血病の弁証論治の源流

『景岳全書』

> 「血の本は陰精にして、宜しく動ぜざるものなり。而して動ずれば則ち病を爲す。……蓋し動ずる者は多くは火に由り、火盛んなれば則ち血に逼りて妄りに行く。損する者は多くは氣に由り、氣傷らるれば則ち血以て存すること無し」

（血の本体は陰精である。つまり動静でいえば、気が「動」で血は「静」が本来の性質である。したがって本来「静」のものが「動」じると病を引き起こすことになる。そして「動」くというのは火によって起こるものであるから、火が盛んとなると血にまで迫って血を妄行させてしまう。損傷があると気も一緒に損なわれることとなり、気が損なわれると血を統べることができなくなって血はその居場所を失って出血してしまう）。

治療上では、補法、清法の二法が治血の根本的な法則となっている。

【参考】張介賓『類經附翼』醫易義

張介賓は、医学にとって易学（易の哲学）が重要であるとして、『類經附翼』にて「醫易義」を著している。易学とはつまり中国哲学の根本となる思想であり、医学を学ぶものは易の哲学を学ばなければならないと強調している。そして、易学は『周易』の哲学思想だけでなく、宋の時代に発展した易学とその易図（周氏太極五層図、先天八卦図、後天八卦図、河図、洛書、伏犧六十四卦方円図、文王八卦次序図など）を理解することも大事であることを提示している。易図の中に、陰陽の対待（対立するものの統一）、循環、平衡などの相互関係が示されており、その相互関係を理解することが重要である。

すなわち気血に関しても、その根本思想である陰陽論の理解が必須であり、その陰陽論を理解する上で、易の哲学が重要となるのである。

『類經図翼』醫易義や太極・陰陽論・五行論などは、拙著『鍼灸・漢方の名医になるための秘訣─張景岳先生の医易学入門─』（たにぐち書店）を参照。

【参考】曲直瀬道三『啓迪集』（1574年）

曲直瀬道三（1507 ～ 1594 年）は、日本の室町時代末期から安土桃山時代の著名な医家である。10 歳で出家して僧になり、12 歳で足利学校に游学している。田代三喜（1465 ～ 1544 年）から李東垣、朱丹溪の医学を学んで、1545 年京都に帰り医者となって、室町幕府将軍の足利義輝の病を治して有名になっている。1546 年に啓迪院を創設し、李朱医学を標準にして、20 数年間に 800 人以上に教授し、李朱医学を日本各地に広めた。1574 年には『啓迪集』を著している。

『啓迪集』では、気血の病として、「諸気門」「鬱門」「血証門」「衄血門」「嘔血吐血門」「咳血門、痰血門」「下血門」「尿血門」として『三因極一病證方論』や『玉機微義』、『丹溪心法』などの理論、方剤が記載されている。

〔田代三喜は、気・血・痰、曲直瀬道三は、気・血・痰・鬱〕

曲直瀬道三の師、田代三喜は、外因となるべき六気のうち、特に風と湿を重視し、体内にあってこれを受け入れ、影響を受けるべきものとして気・血のほかに、もう一つ「痰」という要因を設定している。

痰は淡に通じ、体内の水分（とくに病的なもの）を指したものである。病は気の病、血の病、痰（水毒）の病の三つに分けることができるとしたのである。

この田代三喜の医方を受け継いだ曲直瀬道三は、気・血・痰のほかに「鬱」という状態を重視し、これが気、血、痰に影響して病気を生ずる

という説を立てている。したがって、気を重視したわけである。

　鬱を重視したのは、中国では本書においても紹介している金元四大家の一人朱丹溪である。

　このような病理思想は、後述する後藤艮山の一気留滞説に結集され、また吉益南涯の気血水に発展していくのである。

『啓迪集』諸氣門

　「○九氣之變　《擧痛論》曰く、百病は氣より生ずるなり。氣の本は一なり、触する所に因り九と為す」

〔9〕清　代

　清代になると、気血病の論治はさらに一歩発展していくこととなる。

（1）李用粹（1662 ～ 1722）

〔気病の範疇〕

　気病の範疇を次のように帰納している。

『證治匯補』氣證・外候（1687 年）

　「氣これ病と爲すは、痰を生じて火を動じ、昇降は窮り無し、中外を燔灼し、血液を稽留し、積を爲し聚を爲し、腫を爲し毒を爲し、瘡を爲し瘍を爲し、嘔を爲し咳を爲し、痞塞を爲し、関格を爲し、脹満を爲し、喘いで呼を爲し、淋瀝を爲し、便閉を爲し、胸脇脹疼を爲し、周身刺痛を爲し、久しければ則ち凝結して散らず。或いは梅核の如き、咽喉の間に窒碍し、咯咽して下らず、或いは積塊の如し。心腹の内を攻衝し、発すれば則ち痛み絶ゆ」

（気が病むと、痰を生じたり火を動じたりする。気機の昇降が失調し昇りすぎたり降りすぎたりする。体の中からも外からも燔灼して、血液を稽留し、積聚の病や、腫脹、中毒、瘡や潰瘍、嘔吐や咳、痞塞、大小便不通、脹満、呼吸困難、喘息発作、淋瀝、便秘、胸脇脹疼、全身の刺すような痛みを引き起こす。それが長引くと、凝結してしまい、梅核のようになったり、咽喉の間を障害して、飲食物が飲み下せなかったりする。あるいは積塊のようになったりする。心腹の内を攻めると、痛みに困窮する）。

〔血病の範疇〕

血病の範疇も次のように帰納している。

『證治匯補』血證・外候

> 「上に妄行すれば則ち吐衄し、内に衰涸すれば則ち虚労し、下に流滲すれば則ち便血し、膀胱に熱蓄すれば則ち溺血し、腸間に滲入すれば痔血と爲す。陰虚陽搏すれば崩中を爲す。湿蒸熱瘀すれば血痢を爲す。熱極腐化すれば膿血を爲す。火極れば水に似て、色は紫黒となる。熱が陰に勝れば瘡瘍と爲す。湿が血に滞れば癮疹と爲す。熱が極まり沸騰すれば斑を發す。上に在りて蓄すれば、人をして喜く忘る。下に在りて蓄すれば、人をして狂うが如く、堕恐跌僕すれば則ち瘀悪凝結し、内に痰濁滞れば則ち痞積塊と爲す」

（喀血は血が上に妄行して起こる。虚労は内で衰退し枯れ果てた結果である。下に滲み渡れば血便となり、膀胱に蓄熱すると血尿となり、腸の間に滲入すると痔出血となる。陰虚陽搏すると崩漏となる。湿蒸熱瘀となると血痢となる。熱が極まり腐る程になると膿血となる。火が極まると水に転化するので、膿血の色は紫黒となる。瘡瘍は熱が陰に勝るからである。癮疹は湿が血に滞るからである。斑を発するのは、熱が極ま

— 80 —

り沸騰するからである。上で蓄血すると健忘症になる。下に蓄血すると
狂ったようになり、恐怖に落ち込んで前に倒れ臥したりすると、それは
瘀血が凝結したものであり、内に痰濁が滞ると癥瘕、積塊などになる）。

〔男女による気病の罹り易さの違い〕

　また男女によって気病の罹り易さの違いがあると指摘している。

『證治匯補』氣證・女人多氣

> 「男子は陽に属するがゆえに、氣を得れば安じ易し。女子は陰に属す
> るがゆえに、氣を得れば多くは鬱す。故に男子には氣病少なく、女子
> には氣病多し」

〔治気と治血の関係〕

　李用粋は、治気と治血の関係を楊士瀛の「調気を上と爲し、調血は之
に次ぐ」の観点に基づいて、次のように記載している。

『證治匯補』血證・調氣

> 「氣血は、出を同じくして名を異とするなり。故に血は氣の行りに随
> い、氣行れば則ち行り、氣止まれば則ち止まり、氣温まれば則ち滑らか、
> 氣寒えれば則ち凝る。凡そ涼血するには必ず先に清氣すべし。氣涼め
> ば則ち血自ら歸經す。活血するには必ず先ず順氣すべし。氣降りて血
> 自ら下に行る。温血するには必ず先に温氣すべし。氣温まりて血自ら
> 運動す。養血するには必ず先に養氣すべし。氣旺んにして血自ら生を
> 滋う」

　（気血は本来一つのもので、生理や病理をわかりやすくするためにす

る一応名前を区別しているだけである。したがって血は気に従って全身にめぐるのである。つまり気がめぐるから血もめぐり、気の停滞があると血も停滞する。気が温まれば血も滑らかに流れ、気が冷えれば血も凝滞する。

だから治療上では、涼血をするためには必ず気を清すことが先決となる。気が涼まれば血は自然と経脈の中に収まる。

活血するためには必ず順気することが先決となる。気が順調に降れば血も自然と下にめぐる。

血を温めるには必ず気を温めることが先決となる。気が温まれば血も自然と運動する。

血を養うには必ず気を養うことが先決となる。気が盛んになれば血は生命を滋養することができる)。

【参考】『鍼道秘訣集』(1684年刊行)

夢分流は、十六世紀初頭の頃の御薗夢分斎によって創設されたとされる日本独自の打鍼術で、『鍼道秘訣集』はその夢分流打鍼術の唯一の伝書である。

〔心軽く持ちて更更と針すべし〕

『鍼道秘訣集』散針

「處定まらず、大風吹き来て浮雲を佛が如く滞ること無くサラサラと立てる。是の日の心持、成程心軽く、重氣成事無く立つべし。萬病皆以て気血の順らずして滞るに依て病を生ずるなり。しかれば滞る気血を解く針なれば此の方の心軽く持ちて更更と針すべし。諸病共に用いる針なり」

総論—1．気血病の弁証論治の源流

　夢分流は、「五藏六府に心眼を付け、枝葉には構わず」とあるように、全ての病の根本は五藏六府にあり、五藏六府の気血がめぐらないこと、すなわち五藏六府の気血の滞りに主眼をおいて、その滞りが腹部に現れるから、それをめぐらせるように打鍼（ここでは散ずる針）をするのである。その時、治療する側も、心持ちを軽やかにすることが重要であると述べている。

　患者の気血をのびやかにするには、単に打鍼の技術だけでなく、治療する側の心持ちの重要性を説いているところが、独創的である。ここに日本人の気の捉え方と中国医学・中国哲学の気との差が垣間見える。日本人の気の捉え方は、立川昭二氏の『「気」の日本人』が解りやすい。

【参考】岡本爲竹一抱子撰『醫方大成論和語鈔』(1702年)

　岡本一抱（1654 ～ 1716 年）は、後世派の医師・味岡三伯に入門しその医学を学び、多くの著作を残している。

　岡本一抱の著書の多くは医学についての「諺解書」となっている。当時の医学書は漢字漢文で記されており、諺解書はそれを仮名交じりにして解説したものである。

　室町時代より江戸初期にかけて、明の熊宗立が編纂した『醫書大全』の中から病論だけを抜き出して一書とした『醫方大成論』という病証学書が刊行され、非常に広く読まれてきた。本書はその序文と本文について、和文で逐語的に解説を加えたもので、風寒湿をはじめとする東洋医学の病証について、その切要を述べ、初学者にとっても極めて理解しやすいものとなっている。

〔七情の不和が病の原因〕

『醫方大成論和語鈔』發端之辨
　「余もとより謂く、人生の一身六氣の干す所、七情の感ずる所、疾無

きこと能わず」

『醫方大成論和語鈔』氣

「喜怒憂思悲恐驚是なり。喜んで心を傷る者は其の氣散ず。怒って肝を傷る者は其の氣撃す。憂いて肺を傷る者は其の氣聚る。思いて脾を傷る者は其の氣結ぶ。悲しんで心包を傷る者は其の氣急なり。恐れて腎を傷る者は其の氣怯える。驚いて胆を傷る者は其の氣乱る」

『醫方大成論和語鈔』脾胃

「七情の爲に傷る所とならざれば、是の如くなるときは、氣體自然に充實して百病生ぜず。将理（養生の義）宜しきを失い、或いは六淫七情の爲に、相干さるれば、嘔（嘔吐）を爲し、泄（大便泄瀉）を爲し、喘（喘息）を爲し、變りて諸證を生ず」

　感情の動かし方が不適当であるために病を発するその機序を説明し、病の発する原因としての感情の不適当な動かし方を挙げている。

〔過労が七情五臓を傷る〕

『醫方大成論和語鈔』翻胃

「五噎五膈は喜怒常ならず、憂思労役驚恐時無く、七情脾胃を傷り、鬱して痰を生じ、痰と氣と搏って升りて降らず、飲食下らず。蓋し氣咽嗌（のど）に留まる者は五噎（からえずき）となし、胸膈に結ほる者を五膈（吐きもどす）となす。治療の法は、氣を順らし、痰を化し、脾を温め、胃を養ふ。久しくして治せざるときは氣體虚弱し、脾胃冷絶して翻胃となること致す。食し罷めばすなわち反（もど）す。或いは一日二日にして反す。此に至りて亦甚だ危し」

　これは胃癌の症状を言っているものとされている。五噎五膈とは五労

によって食道が塞がり食べれば嘔吐する症状である。

　五労とは肝労、心労、脾労、肺労、腎労をいい、五臓が疲労し損なわれる疾病のことである。『醫學綱目』には「何を五労と謂うのか？心労は血が損なわれ、肝労は精神が損なわれ、脾労は食が損なわれ、肺労は氣が損なわれ、腎労は精が損なわれる」とある。

『醫方大成論和語鈔』諸虚
　「勞極（つかれ）は、七情五藏を傷るなり。力を盡くして謀慮し、勞して肝を傷れば筋極に應ず。神機を曲運して勞して心を傷れば脉極に應ず。意外に思いを過ごして勞して脾を傷れば肉極に應ず。事に預かりて憂へ勞して肺を傷れば氣極に應ず。志節を矜持（つとめにたもつ）して勞して腎を傷れば骨極に應ず。此の五勞、五極に應ずる者なり。精氣を勞極すれば變じて諸證を生ず」

　感情の異常亢奮が五藏を損ない、それが五極すなわち筋脈肉気骨に病が出るのである。

〔局部の瘀血が全身に影響〕

『醫方大成論和語鈔』折傷
　「折傷は、其の身體を傷る所有る者を謂うなり。或は刀斧の爲に刃せらる所、或は險地より墜堕し、身體を打撲して、皆能く血を出すこと止まらざらしめ、又おそらくは瘀血、藏府に停積して結して散ぜざる。之を去ること早からざるときは恐らく腹に入りて心を攻めるの患へ有らん。治療の法は、須らく外には敷貼の藥を用いて、其の血を散じ其の痛みを止め、内には華藥石散の類を用いて瘀血を化利して、然して後、欸欸（漸々）に調理して肌を生せしむ。或は折傷に因りて其の氣を停鬱せば又當に之を順すべし」

骨折や打撲損傷、刀などによる切り傷で出血した場合、出血が止まらない場合がある。そうすると瘀血が藏府に停滞鬱積してしまう恐れがある。これはできるだけ早く適切な処置をするべきである。そうしないと腹から心藏の病にまで発展してしまう恐れがある。局部の瘀血が全身に影響することを危惧している。

【参考】岡本為竹一抱子『醫學三藏辨解』(1716年)

〔月経と妊娠と瘀血〕

『醫學三藏辨解』胎中留血非瘀血
　「婦人懷姙するときは、必ず經水閉て下らざるときは、これまた瘀血に属するものか？凡そ孕婦の經閉は、瘀血に非ず。如何んとなれば孕婦經閉して留血ありと雖も、これ胎を養う所の留血にして、無用の畜血に非ず。故に姙婦は經閉すれども、腹痛等の患なき者は、瘀血に非ざるに由てなり。已に生産し終わるの後に、古血を下すこと、未だ盡さざるときは、瘀血となりて腹痛などの患を致す」

　（妊娠すれば月経が止まるけれども、これは瘀血によるものではない。なぜなら胎児を養うために血が留まっているのであって、無用に蓄血ではない。妊娠中の月経が止まっても腹痛などの患いがなければ瘀血ではない。出産して悪露などで古血を全て下さなかったら瘀血となって腹痛などの患いを引き起こす）。

　現在のように妊娠していることが検査などで、早期から分かる時代ではない。したがって、妊娠適齢期の女性が閉経を起こしても腹痛などの症状がなければ、瘀血によるものではなく、妊娠の可能性を考慮しなさいということである。

総論―1. 気血病の弁証論治の源流

『醫學三藏辨解』經水非瘀血

「婦人毎月の經水は、瘀悪の血たるや？凡そ婦人毎月の經水は、一身順流有餘の血液、子宮に流れ聚りて下るものなり。なんぞ瘀悪の血に属せんや。經水もし悪血にしてこの如く月々にたまる所のものたらば、必ず常に病患いを致すべし。しかれば經水に下す所の血は悪血に非ざるを以て月々にこの如く所の血ありと雖も常に病患いを致さず」

（婦人の月経による下血は瘀血・悪血であろうか？婦人の月経時の下血は全身を巡る血の余った血液である。子宮に流れて集まったものが降っているのである。どうして悪血に属するのであろうか。悪血だとしたら、何らかの病になっているはずである。月経時の下血は悪血ではないから、毎月下血しても病気にならないのである）。

　月経時の下血を生理的なものであり、瘀血や悪血などではないことを強調している。逆に言えば、それを瘀血・悪血と勘違いする輩がいたからこそ、わざわざ敢えて妊娠中に月経が止まることも、毎月の月経時に下血が起こる事も生理的なものであると記載する必要があったのであろう。

〔神と心血の関係〕

『醫學三藏辨解』心血

「神は無形の氣なり。無形は獨り持つこと能わざる故に心蔵の象り、赤蓮華の未だ敷かざるが如く、其の中、常に血液ありて神氣を含蔵す。譬えば神は燈火の如し。心血は油汁の如し。油汁ありて燈火の明をなす。油汁なき時は、燈火の光明なきに同じ」

　神と心血の関係を油と火で譬えて分かりやすく伝えようとしている。

〔心と腎と気血の易学的関係〕

「心は南方の離火の象。腎は北方の坎水の象りなり。南方の離火は陽
極て一陰生ずるの始めにして、北方の坎水は陰極て一陽生ずるの始めた
り。故に心の陽中に一陰の血あり。腎の陰中に一陽の氣あり。また天人
の一理の自然なり」

　八卦を五臓に配当すると心は離卦で方位では南になり、腎は坎卦で方
位では北になる。これは文王八卦方位図の配当である。張介賓が力説し
ている易学による藏府の役割の分析が日本においてもこの時代にすでに
取り入れられているのである。

【参考】後藤艮山 (1659 〜 1733 年)「一気留滞説」

　後藤艮山の「一気留滞説」は、吉益東洞の「万病一毒説」とともに、
日本人による病因論として日本医学史上に不滅の光を放っている。百病
は一気の留滞によって生じると主張し、順気をもって治療の綱領とした
のである。
　後藤艮山は、儒学の伊藤仁斎に深く影響を受けており、艮山の医学は
仁斎の「一元気」の自然観に基づいて作られたと言われている。そして、
疾病発生の解釈をする際に「一気留滞説」を打ち出したが、実は病因の
みならず、一元気の思想は艮山医学の生理、病理、治療および養生の各
方面に体現されている。
　この一元気説を中心とする医学には、全体を通じて二つの主題が一貫
している。すなわち全体観念と気の流動観念である。

　艮山の身体と病気に対する認識を、梁嶸氏の「後藤艮山の医学につい
て」（山田慶児、栗山茂久共編『歴史の中の病と医学』p169 〜 193、思
文閣出版、2001 年）を参考にまとめると次のようになる。

1. 生理
（1）自然界に充満する気は人体にも充満すること

　艮山は「天人一理」の観点から人体の生命活動中における気主導の役割を示している。

（2）一元気は体の各藏府の働きを概括すること

　一元気は分割できないから、身体各部の生理機能も分割できない。身体各部位の区分と各藏府の働きの分配は意味を持たず、具体的な藏府と比べて「一体の気」こそもっとも根源的なものであり、各藏府の働きを総括するものである。

（3）生命活動の本質は気の運動であること

　艮山は自然界の気の働きは「風」の形で現れるという現象に基づいて、藏府の働きも気の運動に依存すると説明した。

　「凡そ人の身中身外悉く皆風なり。呼吸、気息も是風なり。物を執て動かせばすなわち風を生ず」

　人体の正常な気の様子は、自然界の気の「不動なるが如く、清あるが如く濁れるが如く、盈ちるが如く虚しきが如く、ただ生々する者」の状態と同じく、「身体にある不寒不熱、不湿不燥、温温活動の熱あるものなり」なのである。このように一元気に統率されて、活発に運動する身体生理図が艮山よって描き出されたのである。

2. 病因

　艮山の医説は平和を繁栄した元禄時代を背景として生み出されたもので、その病因説には二つの特徴がある。

　疾病の分類から見れば、一般的に病気は外感病と内傷病の２種類に分けられるが、艮山は平和の時代に内傷病が多くなったと指摘している。

　病因から見れば、「乱世は脾胆の気鬱すると云うことなし、治世は皆肝胆の気鬱す」という観点を持って、平和な時代には元気の働きが足り

ないことにあるとみて「百病は一気の留滞より生ずる」という病因説を打ち出したのである。

この病因説は、中医学の「三因説」を改造したものである。

「凡そ病の生ずる、風、寒、湿によれば、其の気滞（とどこお）り、飲食によるものも滞りなり。七情によるも滞りなり。皆元気の鬱滞するよりなるなり」

風寒湿などの外因による病であっても、飲食による不内外因の病であっても、七情による内因の病であっても、全て元気の鬱滞によって起こるものである。

艮山の病因説の構造には「本」「末」の二層の区別が含まれている。

「本」は基本病因と称すべきもので、これが病気を起こす鍵であり、身体の内部に「藏府の気、すなわち恬活（てんかつ）ならずして自ら留滞することを為す」を指す。

「末」は三因説の六淫の外因、七情の内因、飲食と労倦の不内外因など具体的な病因を指す。

基本病因が存在するからこそ、具体的な病因がいろいろな具体的病気を引き起こすのである。

艮山の病因説は、具体的な藏府経絡、営衛気血を乗り越えており、できるだけ藏府の総合機能、すなわち全体にわたって原因を探ろうとしているのである。

３．病理

（１）積気は内傷病の共通の病理変化である

一気留滞によって起こった病理変化を、艮山は「積気」あるいは「積」と称する。内傷病の共通の病理変化は積気として捉えている。

（２）積気と藏府の間の関係

艮山は藏府の機能を分割することを強く反対する一方で、一元気の運行・充養に果たす肝胆と脾胃の役割を強調している。

肝胆の気の昇発作用が一元気の正常な運行にとって非常に重要な役割

総論―1．気血病の弁証論治の源流

を果たしているとして、その肝胆の気の働きに異常を引き起こす原因の一つは心因性であるとしている。

　もう一つの積気を起こしやすい藏府は脾胃である。積気が胃の中に積もると飲食の減少が必ず起こる。飲食の減少と味覚の鈍化が脾胃積気のポイントであるとしている。

　肝胆と脾胃が積気をよく起こすのは、肝胆は気の昇発、すなわち気の運行を主宰し、脾胃は気の生成の源であるからだとしている。

（3）積気の進展と変化

　積気はすべての病気の基本的な病理変化である。積気が出来た後、その進展と変化は以下の通りである。

　積気が軽い場合、あるいは治療が適切であれば、「自ら快活になり」「自ら融化すること」により「気は遂に一新し、留滞はにわかに開く」のである。

　積気が解消されないと、瘀血、積気化熱などの病理変化によって百病を引き起こすのである。

４．診断

（1）寸口の脈診での藏府分配説に反対する。

　体の気は一元気に帰属するのであるから藏府分配説を批判している。

（2）気血瘀液の弁証を藏府弁証に取って代える

　陰陽五行説が中国医学の理論の根本である。張元素が藏府弁証を提唱して以来、医家に重視され、医家達は八綱弁証、気血津液弁証、病因弁証の内容を可能な限り藏府弁証に融合させて、藏府弁証を核心とする弁証体系に力を入れてきた。艮山は、弁証の時に無理に藏府を分配することには意味がないと考え、空気（気と血とは一緒に運ばなければ、空気になる。空気とは病気により体内から発する聞こえる音を指す。たとえば、噫、噦、屁、欠伸、腸鳴など）、瘀血と瘀液の弁別を中心にして、さらに虚実、寒熱、表裏と結びつけて、新しい診断法を作り上げることになる。

― 91 ―

5．治療

　艮山の治療は気を調えることを中心とする。その方法は順気法と養気法の二つに分かれる。二つの方法は常に配合されて使用される。

（1）順気法

　積気を散らすための方法。温めて散らす作用や理気作用のある灸、温泉、食物、薬物などによって一元気の運行を活発にして積気や瘀血などを温化させようとする。

（2）養気法

　一元気を養ったり補ったりするための方法。各種の動物性蛋白質の摂取などの食事療法によって、気血の生成を助け、脾胃を守ろうとする。

　艮山の順気法と養気法には次のような特色がある。

（1）温陽温散を重視すること

　温散法を具体的に応用するときは、必ず養生法と同じく穏やかに、ゆっくり続ける方式を採用する。例えば、温泉で病気を治す時は、つねに何週間もの長い間続けて治療し、灸をするときは「柱小さく壮多く」、「日を積み月を累ね、漸く時年に至る」方法を使っている。

（2）いつも脾胃の気を守ること

　治療の時に、いつも脾胃の気を守ることを注意し、外来の邪気を治す以外に、内傷病はできるだけ薬物の使用を避けて、食餌療法を使用する。

（3）民間療法の普及により「人への医を知る」の理想を実現すること

　灸と湯治は当時民間に流行した保健と治療の方法であり、それらを民衆医療に奉仕させようとした。

　艮山は温泉療法の創始者とも言われている。「温泉は大概灸治と同意なり」（『師説筆記』）として、温泉には医学的見地から病気の治癒に効果があることを繰り返し庶民に教えてきた結果、日本で本格的な湯治ブームが巻き起こり、伊勢参り、善光寺詣でなどの信仰の旅と並んで、湯治の際にも簡単に通行手形が発行されるようになる。

　灸法を世に広めたのも艮山である。そして灸法を内科の分野まで広め、

総論―1．気血病の弁証論治の源流

その地位を高めている。

【参考】吉益東洞 (1702 ～ 1773)「万病一毒説」

　吉益東洞は、江戸時代におけるいわゆる「古医方」最大の医家である。万病一毒説は東洞の諸著書、とりわけ『醫斷』『醫事或問』『薬徴』などに繰返し力説されている。

〔外因性の因子である毒が理論の基底〕

『古書醫言』
「邪は毒の名なり」

　ここで毒が意味しているのは、生体に侵襲を与える外因性因子であり、それが腹内に留滞して、ある条件下で生体内の各所にさまざまの変化をおこすものである。そしてその変化が証となるのである。

　従って後藤艮山の一気留滞説の場合、内因、外因、不内外因などにより生体の生理因子である気の留滞が生ずることに疾病発生の焦点をあわせているのとは類似しているようでありながら、実は根本的な点で相異がある。

　東洞にあっては、毒は毒薬を以てこれを攻めて除かねばならないのに対し、艮山にあっては、順気剤を用いて、気の循環を正常化することが治療の原則である。つまり東洞は外因性の因子である毒を、艮山は内因性の因子である気をその因としておいているのである。

『醫斷』（吉益東洞の門人、鶴田元逸：1759 年）
「留滞すれば則ち毒と為り、百病焉に繋る」

― 93 ―

〔万病一毒説と『呂氏春秋』〕

　彼の万病一毒説は、その処方についても臨床的な観点からの研究はすでにいくつも存在する。その医学思想について、中国古代医学思想との関連から見た思想史的・医史学的なものとしては、舘野正美氏による研究がある。

　その研究によれば、吉益東洞の「萬病一毒説」は、中国古代医学思想の『呂氏春秋』に強く影響を受けているとする[3]。

　その根拠は次の通りである。

　吉益東洞の『古書醫言』は、既に周知の如く、その書名の通り、『黄帝内経』や『傷寒論』はもとより、『周易』や『尚書』等の、いわゆる"経書"をはじめとして『荀子』や『文子』等といった"諸子"の書物にまで及ぶ、総計37種類の中国の古典文献を広く渉猟（書物を広くあさって読むこと）し、それらの中に散見する中国古代の医学思想について、彼のその独自の観点から、これを分析して記述するものであるが、特にその『呂氏春秋』の項目については、東洞みずから認める通り、彼のその独自の病理学説の展開において―――『傷寒論』や『史記』の「扁鵲倉公列伝」等は、もとより別格のものとして―――最も根幹をなすところの、中国の古典文献であったと考えられるのである。

　要するに、この『呂氏春秋』一書（の中に見出される諸章句）こそが、『黄帝内経』や『傷寒論』等の、一定の体系を伴った中国古代の医学思想の、更に原初的な淵源形態を保有し、その万病一毒説の、いわば"源流"をなすものであったということを、東洞の炯眼は、つとに見抜いていたのである

　東洞の子、南涯もこの論は『呂氏春秋』の精鬱論に起源するという。

---

[3] 舘野正美著『吉益東洞『古書醫言』の研究―その書誌と医学思想―』
　P324、汲古書院、平成16年（2004年）。

吉益南涯 『續醫斷』

　「万病唯一毒の説、之れ『呂氏春秋』精鬱の論に本づき、焉を為す所有り……一は万に対するの称、諸病は皆な唯だ毒のみの謂いにして、其の帰する所一なるを示すなり。各の病に各の毒有るに非ざるなり。病は必ず性を害し、故に之を毒と謂う」

【参考】吉益南涯 (1750〜1813)「気血水説」

　吉益南涯の気血水説は、父東洞の万病一毒説を敷衍したものとして説明されている。

　南涯は、毒を無形、物（気・血・水）を有形とし、無形の毒は有形の物を借りて発病し、気毒・血毒・水毒に分かれると考えた。

〔気血水は毒と証との媒体的な存在〕

『醫範』

　「人の身、陰陽和平をなして春の如く、これを常体となす。もし偏勝する所あれば、これその病患、病必ず性を害す。これをもってこれを毒という」

　「氣は陽にして形なく、水血は陰にて形あり」

『續醫斷』

　「毒は無形の者、物は有形なり。毒は必ず有形に乗ず。既に有形に乗ずれば、然る後、其の證見る。乗ずる所は一、而して變ずる所は三物なり。故に一毒と曰い、三物と曰う。病せしむるは毒、而して病む所は即ち氣血水なり」

　「物は何ぞや。氣血水、是れなり。体中の物。斯の三有るのみ。其の状知るべし、其の形見るべし」

有形物としての三物である気血水は毒と証との媒体的な存在としている。

〔太極と気血水〕

『續醫斷』一毒
　「一毒は猶お易に太極有るがごとし。太極は事に非ざるなり、法に非ざるなり。然らば陰陽の義、事物の理、咸く此に由らずして出づる莫し。太極は両儀を生じ、既に陰陽有らば、陰陽の外、更に太極有るに非ざるなり。太極は物に従いて分かれ、故に一は二を生じ、二は三を生じ、然る後に妙用言うべし。気血有りて水有らば、一毒必ず之に乗ず。故に三物は、三極の道なり」

　太極説をも応用して解説している。

（２）王清任（1768 ～ 1831 年）

〔元気を重視〕

　王清任は、古人の「気血」理論の基礎上、さらに一歩発展させた「気血」理論を展開している。特に「気」を非常に重視している。

『醫林改錯』（1830 年）
　「人の行、坐、動揺は、全て元氣に杖る。もし元氣足りれば則ち有力。元氣衰えれば則ち無力。元氣絶えれば則ち死す」

　（人が行動したり座ったり、動き回ったりするのは、元気に頼っているのである。元気が充分に足りていれば全身に力が漲る。元気が衰えて

— 96 —

総論―1．気血病の弁証論治の源流

しまうと全身に力が入らなくなる。また元気そのものが絶えてしまうと
死んでしまう）。

『醫林改錯』

「元氣既に虚せば、必ず血管に達すること能わず。血管氣無ければ、
必ず停留して瘀る」

（元気が虚となってしまうと、血管に達することができなくなり、血
管に元気が達しないと、必ず血は停留してしまう瘀血となる）。

〔人身の区分による血瘀の代表方剤〕

王清任は、片麻痺の成因に対する分析を通じて、後世に多大なる影響
を残している。彼の気血に対する認識および方剤は、医療の実践の中で
広範囲に応用されている。

血瘀の治療では、内科、外科、婦人科、小児科、伝染病、精神科など
で多用されている。

王清任は、人身を大きく区分して次のように方剤を用いている。

1．頭および手足には、通竅活血湯。

2．心胸の疾病、打撲損傷が内部に及んでいるものには、血府逐瘀
湯。

3．膈、下腹部の瘀熱作痛で、痛む部位が固定化されているか積塊の
ある場合は、膈下逐瘀湯。

4．少腹の疾病、積塊作痛、婦人の多種の疾病には、少腹逐瘀湯。

5．肩や腕、腰や大腿、全身の瘀証による疼痛には、身痛逐瘀湯。

この5つの方剤の応用範囲は広く、全身の内外にまで及んでいる。

― 97 ―

『醫林改錯』

> 「病を治するの要訣は明白にして氣血にあり、外感、内傷において無論、初めての病、人を傷つけるは何物かを知る要は、藏府を傷ること能わず、筋骨を傷ること能わず、皮肉を傷ること能わず、傷るところは、氣血に非ざること無し」

（病を治す要訣は気血にある。外感病であっても、内傷病であっても、病の初めに人を傷つけているのは何かと知る要は、気血である。藏府や筋骨、皮肉を傷るのでは無いのである）。

【参考】稲葉文礼『腹證奇覧』(1800 年)
　　　　和久田叔虎『腹證奇覧翼』(1809 年)

『腹證奇覧　全』（医道の日本社）矢数道明
「日中漢方医学の歴史的経過を顧みると、中国においては脈診法がよく発達し、多くの著述が遺されている。ところが腹診法の研究は、ひとり日本において独自の発展を遂げ、数多くの腹診書が次々と著された。その中でももっとも有名で、その筆頭に挙げられるのが本書である」

〔腹診の重要性〕

弁証するうえで、証候や脈だけでなく、腹診の重要性を説いている。また現在では本章末の瘀血スコアで示したように、腹診所見が瘀血証を診断する上で重要な決め手になっている。『腹證奇覧』『腹證奇覧翼』が与えた影響の大きさを知ることができる。また日本漢方の特徴としての腹診はこれらの書によって確立されていったのである。

『腹證奇覧』桃核承氣湯の證
「小腹に急結ありて上衝し悪血深し。諸々の久病を患うる者に此の證

— 98 —

総論―1. 気血病の弁証論治の源流

多くあり。数多の病名に拘らず、只、此の腹證を眼として此の方を本劑と極め、小腹急結の病毒を攻るなり」

　病名に拘らず、この腹証が出ていれば、桃核承気湯を用いなさいと強調している。つまり弁証の決め手を腹診に置いているのである。

〔気の充実度を診断するのは腹証〕

『腹證奇覧翼』初編上冊　腎間動の説・并に図
　「此の氣の道を通ずるや、上は鼻口に開け、咽喉に至りて氣管の一路となり、下は腎間に達し、氣形相結んで呼吸に往来す。而して其の相い結ぶ処、一つは血脈に分れ、一つは動脈に分れて上下に運行し、一身に周流し四体を温む。故に、神明の舍る所も此に在り。思慮の発する所も此に在り。嗜欲の動く所も此に在り。驚くときは則ち此の動は跳々とし、憂るときは則ち此の氣冲々（たれさがる）たり。君子は養いて以て浩然たらしめ、小人は暴して以て禍を致す。吾が聖人の道より、仏老諸子及び凡百の技芸に至るまで、是の物を知りて自ら省察せざれば、其の徳を成し、其の術を達すること能わず。且つ、人、常を得るときは、此の氣、四肢に旺じ、百骸に充ち、臍下実して力あり。若し病篤く、若しくは年老いて、神まさに其の舍を去らんとするときは、此の動、心胸に逼りて、四肢に旺せず臍下空虚、之を按すに絮（わた）の如し」

　気は動脈血管の中を流通していると考え、肺において外界の気と交流するとしている。そして孟子の浩然の気の思想を持ち込んで、気を調えることで仏教、老子、諸子百家の思想を理解することができるし、凡百の技芸もものにすることができるという。そして修養によって気を体全体に満遍なくめぐらし、身体の隅々に至るまで充満させることによって、健康になるという。そしてこの気の充実度を診断するのは腹証によるとしている。

― 99 ―

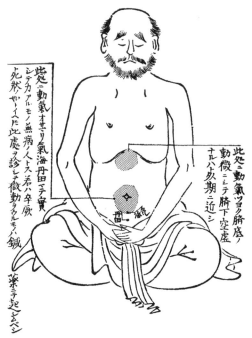

図4．動氣旺衰死生診察図
（『腹證奇覽翼』）

【参考】丹波（多紀）元堅『傷寒廣要』(1825年)
　　　　　　　　　　　『藥治通義』(1836年)

　中国の歴代の150以上の医家達の傷寒論の論述を収集し、それらを選びだして詳しくまとめたのが『傷寒廣要』である。綱領、診察、弁証、太陽病、少陽病、陽明病、太陰病、少陰病、厥陰病、兼変諸証、余証、別証、婦児、雑病など14篇に分類して、それぞれの篇ごとに各門に分けて、諸説を収録しそれに対して論説を加えており、『傷寒論』の学習と研究する上で、非常に参考価値あるものとなっている。

　気血病に関するものとしては、『傷寒廣要』に「瘀血」についての記載、『藥治通義』に「氣血調治」と「補氣補血」の記載がある。

総論―1. 気血病の弁証論治の源流

『傷寒廣要』巻七・兼變諸證上・瘀血」

「衝脉は血の海と為す。即ち血室なり。男女均しくこの血氣有り。

また均しくこの衝脉有り。衝これ熱を得れば、血は必ず妄行す。……凡そ病は皆、先ず調氣す。而して血の一字は、念うに到らず。その間一二、また理血を知る」

〔気虚、気実、血虚、血瘀の治法〕

『藥治通義』巻三　氣血調治

「繆仲淳曰く、一は補氣なり。氣虚はこれを補うに宜し。……二は降氣調氣なり。降氣は、即ち氣を下すなり。虚するときは氣昇す。故に法は宜しく降ろすべし。……調とは和なり。逆するときは宜しく和すべし。和すれば調うなり。……三は破氣なり。破とは損なり。実するときは宜しく破すべし。……血虚は宜しく補すべし。……血熱は宜しくこれを清しこれを涼すべし。……血瘀は宜しくこれを通ずべし。瘀は必ず発熱發黄し、痛を作し腫を作し、結塊癖積を作すに及ぶ」

『藥治通義』巻七　補氣補血

「李東垣曰く、肺は諸氣を主る。氣旺んなるときは精は自ずと生じ、形も自ずと盛んとなり、血氣は以て平となす。故に曰く、陽生じるときは陰長ずる。これこれを謂うなり。血自ずと生ぜざれば、須らく陽気を生ずる藥を得るべし。血自ずと旺んとなる。これ陽が生を主るなり。陰虚に単に補血するは、血由るところ無く生じ、陽の故無しが若きなり。仲景以て人参を補血の藥と爲す、それ以てこれなり。すなわち補氣補血の大略なり」

これは唐宗海の『内経』の気血相関の理論を根拠に、気血においては気がその主導的地位を占有しているという認識のもと「陽気は陰血を統率するから、治血するには必ず調気すべきである」と一致している。

― 101 ―

（3）唐宗海（1846 ～ 1897 年）

　唐宗海は、血病の論治に対する発展において、非常に大きな影響を及ぼしている。そして『血證論』において血病に関して専門的に論述している。

　『血證論』には、各種の出血性の病の証治について詳細に記載されている。同時に出血および血瘀の病機、その相互関係については、簡潔明瞭である。

『血證論』陰陽水火氣血論（1884 年）

> 「人の一身は、陰陽に外ならず。而して陰陽の二字は、即ちこれ水火なり。水火の二字は、即ちこれ氣血なり。水は即ち氣を化し、火は即ち血を化す」

　気血を水火の概念の中に組み入れ、水火気血に対して相互に資生、相互に制約するという弁証法を作り出し詳細に説明しており、後世に与えた影響は甚大なものとなっている。

１．陰陽は相つながっており、水火気血を詳しく弁じている
（1）気と水は相互に生じ変化する

　「気化」の概念が最も早く見られるのは『素問』靈蘭祕典論である。

『素問』靈蘭秘典論

> 「膀胱は、州都の官、津液焉を藏す。氣化すれば則ち能く出づ」

　張介賓は『類經』の注で次のように記している。

— 102 —

総論―1. 気血病の弁証論治の源流

『類經』（明・張介賓：1624年）

> 「衛氣は陽に属す、乃ち下焦に出づ。下は必ず昇る。故にその氣は自ずと下りて上がる。また猶、地氣上がって雲となる」

　これを受けて唐宗海は、『氣は賢水より生ず』の命題を次のように明確に提出している。

『血證論』

> 「蓋し人身の氣は、臍下丹田氣海の中に生ず。臍下とは腎と膀胱の水、歸宿する所の地なり。……其の水を蒸し化せしめて氣と爲す。易の坎卦の如く、一陽が水中に生じ、而して生氣の根と爲す。氣既に生ずれば則ち太陽經脉に隨い外を布護すると爲す。是れ衛氣と爲す」

　（人身の気というのは、臍下丹田の気海の中より生じるものである。臍下というのは、腎と膀胱の水が溜るところである。……その水が蒸されて気となるのである。『周易』の坎卦が象徴するように、水の中には一陽があり、それが正気の根本となるのである。そして気が生じると手足の太陽経にしたがって身体の外に分布して護る働きをする。これが衛気である）。

(2) 血と火は相互に生じて変化する

　血が生じて変化することに対する『内経』の記載は、比較的詳細である。また歴代の医家らもまた多くの見解を明らかにしている。

　血液の生化の源は、中焦の脾胃にあり、営気は血中の気より作られるということは、血液を化生する効能を具有しているということである。

　「変化して赤」「化して血と為す」に対して、歴代の医家らは明確にすることがでなかった。それに対して、唐氏は次のように明確にしている。

― 103 ―

『血證論』欬嗽

> 「血なる者は火化の陰汁なり」

『血證論』陰陽水火氣血論

> 「食氣は胃に入り、脾を經て汁と化し、上りて心火に奉じ、心火はこれを得て、變化して赤くなる。是れこれを血と謂う」

(3) 気血水火は相互に維持する

　唐氏は、気血水火の間に存在する相互生化と相互制約の関係について、水気は同病、同治、火血も同病、同治の関係にあることを重ねて論じている。さらに一歩進んだ整体に対する観点を発揮したものとなっている。

　気と水、火と血は生理上、相互に依存しており、病理上は相互に制約している。

　（例1）太陽経の気が十分に達していないと、外にあっては汗が出なくなるし内にあっては津液が生じなくなり、痰飲が交わり動く状態になる。

　（例2）肺気がめぐらないと腎だけの働きでは降ろすことができず、癃閉を引き起こす。

　（例3）腎陽が不足すると、水を鎮めることができなくなり、飲食するとすぐに下してしまうという症状を引き起こす。

　生理的に火は陰血を生化することができるが、病理的には火は陰血を損傷することになる。ゆえに「血と火は原一家」というのである。

　治療上では、唐氏は次のように記している。

『血證論』陰陽水火氣血論

> 「氣と水は本は一家に属す。氣を治すは即ち是れ水を治す。水を治すは即ち是れ氣を治す」

— 104 —

総論―1. 気血病の弁証論治の源流

　この道理を明らかにすれば、調気のポイントを掌握したことになる。

　ゆえに人参は補気すると同時に生津することができる。小柴胡湯は胃気を和して津液を生じることができるのである。気水同治の臨床原則を説明したものである。

『血證論』陰陽水火氣血論

┌─────────────────────────────────────
「血は心火より生じ、而して下りて肝に蔵す。氣は賢水より生じ、而して上りて肺に注ぐ。其の間の運行上下する者は脾なり」
└─────────────────────────────────────

　このように人体の生命活動の基本的規律は、『周易』の水火既済（すいかきさい）、上下相召（あいめし）、一昇一降、絶え間なく運動することなどから、気血の生化に尽きるのであることを強調している。

2．血証の治療の四つの要：治法はすべて治気

　唐氏は、『内経』の気血相関の理論を根拠に、気血においては気がその主導的地位を占有しているという認識である。

　すなわち陽気は陰血を統率するから、治血するには必ず調気すべきである。

『血證論』産血

┌─────────────────────────────────────
「天地之れ大にして、總（すべ）て是れ陽を以て陰を統（すべ）る、人身の生、總て是れ氣を以て血を統る」
└─────────────────────────────────────

　（天地は大いになるものにして、すべてこれ陽を以て陰を統率している。人身の生も、すべて気で以て血を統率している）。

『血證論』脉證死生論

┌─────────────────────────────────────
「人の生なるや、全て氣に賴る。血脱して氣脱せざれば、危うしと雖

も猶生く、一線の氣絶えざれば、則ち血は徐に生く可し、復た其の故に還り、血未だ傷らずして氣先に脱すは、安と雖ども必ず死す」

（人の生は、全て気に頼っている。血脱してもその程度が気脱を起こすほどでなければ、生命の危機であっても命はまだある。気が絶えてしまうという一線を越えなければ、血によって生命を伸ばすことができる。だからこそ、逆に血の損傷がひどくなくても気が先に脱してしまうと、安泰に見えて実は必ず死んでしまうものである）。

『血證論』吐血

「其の氣、沖和なるときは則ち氣は血の帥と爲し、血之に隨いて運行し、血は氣の守と爲す。氣之を得て靜謐となり、氣結すれば則ち血凝り、氣虚すれば則ち血脱し、氣迫すれば則ち血走り、氣止まらずして血止を欲するを得ること不可なり」

（気が穏やかであれば、気は血を統率し、血は気に従って運行し、血は気の守りであり、気が血を得れば静謐となる。気が結ばれる状態になると血も凝滞し、気が不足すれば血も脱し、気が急迫すると血も早く動き、気の運行が止まらなければ血も止まろうとはしない）。

『血證論』脉證死生論

「定血證の死生なるは、全て氣の平か否かに在るを觀る」

（血が固定されてしまったものが死ぬか生きるかは、すべて気機の昇降出入が順調であるかどうかにかかっている）。

『血證論』産血

「一切血證を治するは皆も宜しく治氣すべし」

総論―1．気血病の弁証論治の源流

（血証を治すには、気を治す以外にない）。

『血證論』便膿

> 「凡そ血を治する者は、必ず氣を調うべし。氣を使いて血の病と爲さず、而して血これ用と爲す。斯にこれを得る」

（血を治療しようとすれば必ず気を調えるようにしなければならない。気と関係しない血の病というものはない。血がその作用を成し遂げるには気の働きがなければならない）。

　唐氏は、吐血を例に挙げて、止血、消瘀、寧血、補血の血証の四大治法を示し、後世においてもその方法は尊重されている。

『血證論』吐血

> 「仲景、治血は以て治衝することを要と爲す。衝脉は陽明に麗き、陽明を治すとは即ち衝を治することなり。陽明の氣は、下行するを順と爲す。今、乃ち逆吐するは、其の下行の令を失うなり。急いで其の胃を調え、氣を使いて順しめ吐を止めれば則ち血は奔脱するに致らず。此の時、血を原に委れば、治を究めること暇とせず。惟れ以て止血の第一要法と爲す。
> 　血止まりし之の後、其の離經して未だ吐出せざる者は、是れ瘀血を爲す。既に好血と相合せず、反って好血と相能わざる。或いは壅して成熱をなす。或いは變じて癆を爲す。或いは結瘕す。或いは刺痛す。日久しければ變證し、未だ料を預く可からず。必ず亟やかに消除と爲すべし。以て後に諸もろの患いを來すのを免がれる。故に以て消瘀を第二法と爲す。
> 　止吐、消瘀の後、また血再び潮動する恐れあるときは則ち須らく之を安ずる藥を用いるべし。故に以て甯血を第三法と爲す。
> 　邪の轄る所、其の正は必ず虚す。去血既に多く、陰無く不虚に有る

者なり。陰なる者は陽に寸き、陰虚すれば則ち陽は附く所無く、久しければ且つ陽隨いて亡ぶ。故にまた以て補虚を收功の法と為す。四者は乃ち通治血證の大綱なり」

（1）止血治気

　突然の吐血はまず止血することが第一の要である。唐氏はその止血をはかるためには、陽明の気を利用することを提示している。陽明の気は下行することが本来の働きである。その陽明の気が逆上すると、その気に従って血も上逆して吐血となるのである。

『金匱要略』驚悸吐衄下血胸満瘀血病脉證治（張仲景：219 年）

　「心氣不足、吐血、衄血するは、瀉心湯これを主る。瀉心湯の方（また、霍乱を治す）、大黄二両、黄蓮、黄芩各一両」

　大黄の降気作用が降血させているとして、瀉心湯の中でも大黄が「将軍」的な役割を果しているのであるとしている。

『血證論』鼻衄（清・唐宗海：1884 年）

　「血、久して止らず、去血太いに多く、熱は血に隨いて減じ、氣も亦血に隨いて亡ぶ。此れ刀傷にて、血出止ざれば、則ち氣も亦隨いて亡び、而して血も盡きれば則ち死するが如くなり。急いで獨參湯を用いて之を救うべし。手足冷え、氣喘促すれば、再に附子を加えて以て氣を引きて歸根すべし」

　（出血が長引いて止まらなくなると、出血過多となって体温まで血液とともに奪われてしまい、気もまた血液とともに失われてしまう。例えば刀傷のように出血が止まらなくなると気もまた失われ、血が尽きてし

— 108 —

まうと死んでしまう。急いで独参湯でもってこれを救わなければならない。手足が冷えてきて、喘ぐようになってしまったら、附子を追加して気を引き締め根本に帰すようにしなければならない）。

　このように止血するということは、調気寧血の意味も含まれているのである。

(2) 消瘀治気

『血證論』吐血（清・唐宗海：1884 年）

「凡そ治血する者は、必ず先に以て瘀を祛うことを要と爲す」

　（治血する場合は、必ず先に瘀血を取り去るようにすることが重要である）。

『血證論』吐血

「凡そ瘀を有する所は、氣道を壅塞し、生機も沮滯せざることなし」

　（瘀血の有るところは、必ず気道は塞がり、生気も停滞している）。

　瘀血は気機を閉塞し、気機が閉塞されるとさらに血瘀が重ねられる。二者は互いに因果関係にあり、悪循環に陥ってしまう。

『血證論』瘀血

「散氣を以て解血の法と爲す」
「氣散るときは則ち血も隨いて散る」

　（集まった気を散らすことが瘀血を解く方法である）。
　（集まった気が散ると血もそれに従って散ってしまう）。

臨床においては、瘀血を消す方剤を配合する時には、必ず行気利気の薬品、例えば桔梗、枳実、瓜蔞、青皮、厚朴、川楝子などを加える必要がある。

『血證論』吐血

> 「益小柴胡、原是從巾上疏達肝氣之藥、使肝氣不鬱、則暢行肌腠、而榮衛調和。今加去瘀之品、則偏於去瘀。凡瘀血阻滯榮衛者、用之立驗」

（小柴胡湯を益すると、元来は上を覆うことで肝気を疏通上達する薬となり、肝気が鬱せず肌や腠理が伸びやかになり、営衛が調和する。瘀血を取り去る薬品を加えると瘀血を取り去ることだけに偏ってしまう。瘀血は営衛を阻滞するので、その場合に小柴胡湯を用いると立ち所に効果がある）。

人身の気機は、常に休まず運行しているものであるから、一つでも鬱するところがあると、いろいろな病を引き起こす。
唐氏が小柴胡湯を運用して大きな効果を得ている血証の種類は60種類以上である。

(3) 寧血治気

止血消瘀の後に、その血がまた潮動する恐れがある。

『血證論』吐血

> 「血これ不安なる所以は、皆氣の不安による故なり」

血を安らかにするには必ず気を安らかにする必要がある。そして気を安らかにする上で重要なのが、衝脈である。衝脈の気が落ち着いていれば、血海も安寧となり、血が潮動することはない。これに反して、衝脈

の気が上逆すると、血も気に従って昇ってしまい、血証を繰り返す。衝脈の気を治療するには、胃を治し腎を治す必要がある。そして血証に「調納逆気の妙法」として四磨湯を用いている。

(4) 補血治気

補血の法においては、「陽が陰を生じる」「気が血を生じる」などが以前からも強調されていた。

『霊枢』 決氣

> 「中焦、氣を受け汁を取り、變化して赤となる。これを血と謂う」

唐氏はこの『霊枢』の理論を根拠に、健脾益気をはかることが生血の源を培補することであるとして、補血法の鍵とした。帰脾湯、炙甘草湯、人参養栄湯などは気血双補、益気生血の方剤であると説いて用いている。
そして、吐血などで血を失った場合、多くは陰虚陽亢に属するとした。
唐氏は血証を治療する上で、陽乗陰に着眼して気が血を干かすという方面を主とした。根本的治療法則は気血を調えることであるが、陰陽を調和するには、不足を補い、有余を損ずることも重要であるとした。

『血證論』 便血

> 「血これ不寧なる所以は、多くは是れ之を火擾するに有り」

（血が安らかでいられない理由は、多くは血が火によって動ずるからである）。

【参考】湯本求眞（1876 ～ 1941）『皇漢醫学』（第一巻1927年、第二巻第三巻1928年）

　『皇漢醫学』は中国語にも訳され出版されている。中国においても漢方医が法律的に弾圧されようとした時、現代医学を修めた医師によって再現化され、立派に医学としての体系を具えた証拠であるとして"中医"の身分が保障された有力な資料になったそうである。
　数百部に及ぶ先人の著述を忠実に引用しており、日本において漢方医学を志す者にとって、必読の書となっている。

　湯本求眞は、瘀血・水毒・食毒の三毒説の食毒を除き、気の鬱滞と気の上衝を加えて、日本漢方の気血水説を発展させた。

〔腹証、腹診法の重要性〕

　腹証、腹診法の重要性を『皇漢醫学』に記しており、漢方医学の中でもっとも重要な位置にあることを強調している。そして、腹証と脈証、舌証、外証を参照すれば直にその治療法、すなわち用いるべき用方剤を確定することができ、腹証と方剤とは形と影のように常に相随伴すべきもので離割することはできないとする。
　そして、腹証、腹診法の尊重すべき理由を次のように述べている。

『皇漢醫学』第壹巻　腹證、腹診法の尊重すべき所以
　「腹は生あるの本なり。故に百病は此に根ざす。是を以て病を診するには必ず其腹を候うとの東洞翁の一言は、實に漢方腹證腹診法の大綱を喝破せしものにして、之を科學に立脚する洋方の原理に照らすも亦多大の真理を含蓄するを知り得るべし」
　（腹は生命の根本である。したがって百病はこの腹に根ざしているのである。だから吉益東洞先生が病を診察するには必ず腹診をするべきで

— 112 —

あると漢方の腹証腹診法の大綱を喝破しているのである。いずれ西洋の
科学もその真理を証明するすることになるであろう）。

「何となれば腹腔は身体中最大なる腔洞にして、胃、腸、肝、胆嚢、
輸胆管、脾、膵、腎、副腎、輸尿管、膀胱、摂護腺を収め、女子にあり
ては更に卵巣、輸卵管、子宮を納むれば、頭蓋腔の脳、五感器を、脊柱
管腔の脊髄を、胸腔の気管、気管支、肺、心、食道を蔵するに過ぎざる
とは、その個数に於て比倫すべきにあらざれば、少数臓器を有する体部
に比し、多数臓器の存する腹部は臓器の障碍即ち疾病を発すること頻繁
にして、此部の病症が他體部疾病の原因を爲すの多かるべきは必然の理
なり。而己ならず此腔中の胃腸は全身の栄養を主宰するものなれば、若
し一朝此臓器に障碍を来せば直に全身に影響を及ぼすこと恰も兵站部の
缺陥が忽ち全軍の興敗に関すると均しを以て特に重要なり」

（どうして重要かといえば、腹腔というのは人体の中で最大の空洞で
あり、胃腸、肝胆、脾臓、膵臓、腎臓、副腎、尿管、膀胱、前立腺を収
めている。女性の場合、更に卵巣、卵管、子宮をも収めている。頭蓋腔
は脳と五感器だけである。脊柱管腔は脊髄だけである。胸腔は気管、気
管支、肺、心、食道を蔵するに過ぎない。少数の臓器しか収まっていな
い他の空洞に比べて、多数の臓器が存在する腹腔において臓器の障害、
すなわち疾病が頻繁に発生するのは必然であり、またこの部の病症が他
の部の疾病の原因となることも当然である。特に胃腸は全身の栄養を主
宰するものであるからこの臓器に障害があれば直ちに全身に影響を及ぼ
すのである）。

〔婦人の月経障害、産後悪露による瘀血〕

婦人において、月経障害によって月経血の排出が妨げられ、また閉止
すると、非生理的血液である月経血は瘀血となる。これは毒性を有し、

抗菌力を失ったものであるから細菌の寄生繁殖をも容易にする。

『皇漢醫学』瘀血の害毒
　「月經血にして、もし排泄障碍せられ、或は全く閉止することあらんか。その毒力は能く人をして病ましるに足るのみならず、既に抗菌性を失い、且つ血液培養基に等しき瘀血は細菌の寄生繁殖に好適なる理なれば、容易に各種の細菌を誘致し、諸般の炎性病を成立せしむ」

　この瘀血が久しく停滞して高度になると、子宮及びその隣接器官の血管内に沈着するばかりでなく、全身に循環して、各種の臓器組織内に沈着して、血塞を生じ、心臓、血管壁に沈着して諸病症を誘発するようになる。

『皇漢醫学』瘀血の害毒
　「而已ならず瘀血の停滞久しく、且つ高度なるときは、生殖器は勿論これに隣接せる腸管・腸間膜淋巴腺等の血管内に付着するのみならず、その一部は生理的血液と共に全身に循環し、各種の臓器組織内に沈着して血塞を生じ肺、肝、脾、腎には出血性硬塞を來し、脳、肺には血栓を發し、心臓、血管壁に凝着して、心臓瓣膜病、狭心症、動静脈瘤、血管硬變等を起こし、尚、是等の疾病より諸般の病症を續發せしむ」

『皇漢醫学』瘀血の害毒
　「婦人の瘀血は獨り月經障碍によるのみならず、産後悪露排泄不全によることまた少なからず」

〔男子の瘀血の原因は遺伝、打撲外傷、熱性病の三つ〕

　男子に瘀血があるのは、遺伝のほかに、打撲などの外傷による溢血が、漸次血管内に吸収されて生理的血液とともに体内を循環して各種疾病の

総論―1. 気血病の弁証論治の源流

源泉となること、および熱性病によって起こる溶血症のため生じた溶血は非生理的血液で、将来各種の病症を誘発すること、などによるものである。

「この瘀血は獨り婦人の専有にあらず。男子にもまた頗る多き……月經、妊娠等の係累なく男子に瘀血を有するは何故なるか？……三個の原因によるものにして、先づ其第一因として、遺傳を擧げざるべからず。……其の第二因は、打撲等の外傷による溢血なり。……其の第三の原因は、熱性病における熱溶血症なり。……」

〔瘀血の腹証〕

　湯本氏の説は、瘀血を非生理的血液と定義し、瘀血の腹証（瘀血塊）の本態を血塞とみなすことに基づいている。
　瘀血の腹証（下腹部に現れる特定の徴候）の発現理由を大きく三つに分類している。

（１）血塞が一定以上の多きさになると腹診時の目標（腹証）となる

　腹腔は、身体中最大の空洞で、多量の血液を受容しており、最下位の骨盤内に沈着しやすく、血塞を形成しやすい。血塞が一定以上の多きさになると腹診時の目標（腹証）となる。

『皇漢醫学』瘀血の腹證
　「腹腔は身體中最大なる腔洞にして最多量の血液を受容する關係上、瘀血あるに際しては他體部に比し其の最も多かるべき理にして而も其一部をなせる骨盤腔は身體中最下位の腔洞にして運動を缺如するにより、若し瘀血あるに會するときは、此部に最も沈墜し易ければ血塞の形成容易なるべき理にして、此形成せられたる血塞にして、若し一定以上の容

― 115 ―

積に達するときは、腹診時に當り能く瘀血診断の目標たり得るべし。是れ師が瘀血治劑應用の目的を下腹部に需めし第一理由なり」

（2）門脈の血塞

門脈（腹腔内諸臓器組織の静脈血と腸管より吸収された乳糜とを肝臓に輸送する任務をもった静脈）に基因するもので、この静脈は弁膜装置がなく、下流の肝内静脈は多数の分支があり、また肝實質内を通過して抵抗が大きいため血圧が微弱で逆流しやすい。

もし瘀血があればこの血圧がなくなり、また陰圧を生じて逆流するようになり、静脈の本源である腹腔内諸臓器組織の血管内に瘀血が沈着し、血塞をつくる。とくにその本流の観ある下腸間膜静脈の起始部（下腹部）は、もっとも血塞を生じやすいことになる。

「第二の理由は門脈の存在によりて生ずるものなり。解剖、生理學の教ゆる處によれば、此静脈は腹腔内諸臓器組織の静脈血と腸管より吸収せられし乳糜とを肝臓に輸送する任務を有す。然るに此静脈には他静脈に於けるが如き、瓣膜装置を缺如するにより血液の前進を促し難きのみならず、其逆流を阻止するを得ざると尚、此静脈の下流たる肝内静脈は無數に分岐して充實せる肝實質内を通過するが爲め、其抵抗面甚大なる關係とにより、此静脈の血壓は極て僅微にして動もすれば其起始部に逆流せんとする情勢あるものなれば、若し瘀血あるに際し、此血壓を絶無ならしむるか又は陰壓を生ぜしむることあらんか。忽ち逆流し此静脈の本源たる腹内諸臓器、組織の血管内に瘀血沈着して血塞を成すべき理にして、就中此静脈の經路と殆んど一直線をなし、恰も基本流たるの観ある下腸間幕静脈の起始部、即ち下腹部は最も頻繁に且強度に血塞を生ずべき理なり。故に若し此部の血塞にして或限度以上に増大するときは復能く瘀血治劑應用の目標たり得るべし」

総論―1．気血病の弁証論治の源流

（3）月経血の停滞、悪露停滞

　婦人においては、前述の通り、月経血の停滞、悪露停滞などによって起こる。

〔瘀血は左側に停滞することが多い〕

　瘀血が左側に停滞することが多いという傾向に対して、湯本氏は、総頸動脈、腹部大動脈、子宮動脈などの解剖学的走向の左右不同の点を挙げて「身体の左半身は右半身に比較して血量が多くなる傾向があるので瘀血も多くなる」と論じている。

〔瘀血の脈証〕

　瘀血が一定以上に増悪すると、血液循環に影響を与え、それが「脈に血液不流行の象形」を程するようになるのである。

『皇漢醫学』瘀血の脈證
　「瘀血一定以上に増劇するときは血流を阻碍し、其應徴として、脈に血液不流行の象形を呈するものなりとの結論を得るべし」

　瘀血の脈証として、『金匱要略』から「腸癰」の大黄牡丹皮湯方の脈遅緊と、『傷寒論』の抵当湯、桃仁承気湯の脈を取り上げ、それぞれ次のように分析している。

（1）大黄牡丹皮湯方の脈遅緊

　腸癰の患者で、膿がまだ形成されていない場合に、脈が遅緊になる理由は、盲腸部の腫脹硬結による障害物が、血流を障害するためである。

― 117 ―

『皇漢醫学』瘀血の脈證

「"腸癰なる者は、少腹腫痞し、之を按ずれば則ち痛み淋の如く、小便自調し、時々發熱、自汗出で、復悪寒す。其脈、遲緊なるもの膿未だ成らず。之を下すべし、當に血あるべし。脈洪數なるものは、膿已に成る。下すべからざるなり。大黄牡丹皮湯之を主る"と。……凡そ發熱悪寒するときは、脈必ず浮數ならざるべからざるに、今之に反して遲緊なる所以は、一つは疼痛による反射作用によるならんも、其過半は少腹腫痞即ち盲腸部の腫脹硬結なる障碍物、血流の中間に嵌在するにより、之が血流を阻碍したる結果と認むべきものなり」

（２）抵當湯の脈微沈

　本来、表証があって悪寒発熱の症状があるのであれば、脈は浮数になるはずなのに、それに反して脈が微沈となる理由は、瘀血の一つの変形である少腹鞕満が血液循環に介在して、血液の流れに支障をきたすからである。

『皇漢醫学』瘀血の脈證

「"太陽病六七日、表證仍在り、脈微にして沈、反て結胸せず、其人狂を發するは、熱下焦に在るを以てなり。小腹は當に鞕満すべし……抵當湯之を主る"と。表證仍在りと曰えば、悪寒發熱等の症あるものなれば、脈は當に浮數なるべきに反て微にして沈（此沈は陰證に於ける沈と異なり、沈にして結するなり）なる所以は、瘀血の一變形たる少腹鞕満の血液循路中に介在し、血液を支障するによるなり」

〔瘀血の外証〕

（１）舌青、自覚症状としての腹満

総論—1．気血病の弁証論治の源流

『金匱要略』の「瘀血の証・治」を取り上げて、舌青、外見上腹満はないが、患者が自覚症状として腹満を訴えるときは、瘀血があることの確証となるとしている。

『皇漢醫学』瘀血の外證

「仲景曰く、"病人胸満、唇痿え、舌青く、口燥き、ただ水を漱ぐことを欲して、嚥むことを欲せず、寒熱なく、脈微大にして來ること遅く、腹満たず、其人我が満を言う者は、瘀血ありと爲す"（註）但水を漱ぐことを欲し嚥むことを欲せざるは、瘀血家に屢見る處なれども其確徴となし難し。舌青きは舌に鬱血あるによるものなれば瘀血たるの證左なり。又腹満更に無きに拘らず病者之を訴ふるときは瘀血あるの確證なり。但し此腹満は下腹満なりと知るべし」

（2）甲錯

甲錯は瘀血を診断する上で重要な徴候であり、甲錯があれば瘀血の存在は確実である。

『皇漢醫学』瘀血の外證

「仲景又別に瘀血の外證を診察するの法あり。曰く、其身甲錯、曰く、胸中甲錯（胸中は蓋し心胸の上なり）、曰く肌膚甲錯。（註）甲錯とは皮膚魚鱗の如く龜甲の皺紋の如きを云う。是れ恐らくは瘀血あるが爲、生理的血液の灌漑乏しく皮膚営養良好ならざるによるならん。此徴候あるときは瘀血の存在は確實なり」

（3）瘀血の外証としての顔面、口唇の暗紫黒色あるいは暗紅色の例

中神琴渓（1743 - 1833）が郭有陶の『痧脹玉衡』（1675 年）を例にあげ、また中神琴渓自身の症例を提示して毒血に鈹鍼が効果あることを賞賛し

— 119 —

ている。中神琴溪は瘀血以外に郭有陶が『痧脹玉衡』で提示する痧病というものがあるとしているが、湯本求真は、「痧病論」はすなわち「瘀血論」であると断じている。

『痧脹玉衡』は、我国の江戸時代の刺絡家に影響を与えた書物である（『刺絡編』の荻野台州や、『刺絡聞見録』の伊藤大助、刺絡も多用した中神琴溪など）。しかし、その内容については、あまり知られていない。

中神琴溪『生々堂醫譚』（1796年）鈹鍼

「内經にも鈹鍼を以て毒血を取る事、數多見えたり。又、明の龔廷賢が萬病回春に青筋症、北人多く之を患うと云へり、即ち痧病なり。また清の郭志邃（郭有陶）が痧脹玉衡も皆、同症にして古より有る處の術なり」

（『内経』には鈹鍼で毒血を取った治験例が数多く記載されている。また明の龔廷賢は『万病回春』で「青筋症　北人が多くこれを患う」と言っている。これは痧病のことだ。また、郭志邃の『痧脹玉衡』も同じ症で、昔からある治療法なのだ）。

「然れども本朝にては其吟味粗にして専らに心を付けたる醫未だあらず。山脇東門、此術を行ひしと聞く」

（しかし、わが国では、鈹鍼についての研究がお粗末で、これに力を入れた医者はまだいない。山脇東門はこの治療法を行なったと聞いている）。

「吾門は郭有陶の論も方も取ねども鈹鍼を以て毒血を抜く事は専に行ひ、此術にて効を取る事、甚だ多し」

（我々は郭有陶の理論も処方も無視して、鈹鍼で毒血を抜くことだけを行うが、この治療法で効果を上げることがとても多い）。

「郭有陶は大概、脈證對せぬを以て痧病とすれども、是も全く信ずべからず。吾門は、先づ血色を見て其れと定め、次に委中、尺澤の細絡

— 120 —

総論―1．気血病の弁証論治の源流

を見て定むるなり」

　（郭有陶は脈と身体の症状が早退しない場合を瘀病としているが、これも信じすぎてはいけない。我々は、まず血色を見て大体の見当をつけ、次に委中、尺澤などの経穴の細絡を見て決めるのだ）。

　ここで、中神琴溪が見ている血色というのは、湯本求眞は瘀血を病んでいる人の顔面の色のことであると次のように指摘している。

『皇漢醫学』瘀血の外證

　「余曰く、瘀病なる病名は古來慣用せられたるも其實は潜伏瘀血の發動したるを誤認せしに外ならず、流石の中神氏も茲に着眼せず瘀血以外に瘀病ありとなせしは、千慮の一失にして氏の瘀病論は即ち瘀血論なれば、瘀病の外證を以て瘀血の外證となすべし。余の實驗によれば瘀血家の面色は、概して暗紫黒色或は暗赤色にして、就中口唇に於て甚し。中神氏が先づ血色を見て其れと定めと云えるは蓋し之を云ならん」

（4）瘀血の外証としての紫斑、出血、疼痛、瘙痒の例

『生々堂治験』（中神琴溪：1804 年）

　「京師　油小路　五條の北、近江屋甚助の妻
　總身發斑し大なるものは錢の如く、小なるものは豆の如し。色紫黒にして日晡所必ず痛痒を發し、又牙齦常に血を出す。先生之を診するに臍下拘急して腰に徹す。桃核承氣湯を與え坐藥を兼ぬ。前陰より膿血を出し数日ならずして乃ち瘥ゆ」

　（全身に吹き出物が出た。大きなもので錢のようで、小さいものは豆のようだった。色はみな紫黒色で、夕方になると必ず痛みと痒みがあり、歯茎からいつも出血していた。先生が診察すると、臍の下の方に、何かでつかまれたような痛みがあり腰に響いた。そこで桃核承氣湯を与え坐藥を兼用した。すると数日の間、前陰部から濃い血を出してたちまち治っ

― 121 ―

た）。

　この病人の紫斑、出血、疼痛、瘙痒は、瘀血の一部が内部、裏より表に出た症状であるとする。

『皇漢醫学』瘀血の外證
　「余曰く、此症は瘀血の一部、内及び裏より表に出したるものにして、紫斑、出血、疼痛、瘙痒が其外證なり」

（5）瘀血の外証としての頭部湿疹、疼痛、瘙痒の例

『生々堂治験』（中神琴溪：1804 年）
　「一婦人、年三十、久しく頭瘡を患う。臭濃滴滴として流れて止まず、或は髪粘結して梳べからず。醫因りて黴毒と爲し、之を攻めて愈えず。痛痒止むことなし。之を先生に請う。其脉弦細にして小腹急痛し、腰腿に引く。曰く、瘀血なりと。桂枝茯苓丸加大黄湯を投じ兼ぬるに坐藥を以てす。月を出ずして全く瘳ゆ。後一夜腹痛すること二三陣大に畜血を下すと云う」

『皇漢醫学』瘀血の外證
　「余曰く、此症も亦瘀血の一部、内及び裏より表に出したるものにして、頭部湿疹、疼痛、瘙痒が其外證なり」

（6）瘀血による不正出血の例

『方伎雑誌』（尾台榕堂：1871 年）
　「（上略）然れども余、七歳の女兒の經行を療せしことあり。服藥十餘日にして治せり。此女は其後、十四五歳にて又經行になり。それより滞りなく十七歳の時、初めて一子を産せり。また二歳の女子の經行ありし

— 122 —

をも療せり。初めは小便血かと疑へり。因て牝戸を検視するに經水なり。洵に希代のことなり。二人共、格別異なる症もなし。因て但血の妄行と見て桂枝茯苓丸を煎湯にして用ひ不日にして愈たり（下略）」

　これに対して、湯本氏は、これは真実の月経ではなく、瘀血による子宮の不正出血であるとして、出血もまた瘀血の外証となるとしている。

『皇漢醫学』瘀血の外證

　「余曰く、是れ真の月経にあらず。瘀血に因る子宮出血たりしなり。故に出血もまた瘀血の外證たるを知るべし」

（7）舌の鮮紅および紫斑点、眼球結膜に右斑点（紫青色）は瘀血の外証

『橘窓書影』（浅田宗伯：1886 年・明治 19 年）

　「余数年心を潜めて蓄血の證を診するに、舌上格別の胎もなく、一面赤く紫斑點ある者あり。蓄血の證にて大患なり。……外邪に限らず雑病にても舌上此候ある人は蓄血症と思うべし」

　浅田宗伯（1815 − 1894）は、幕末から明治にかけて活躍し、漢方界の発展に大きく寄与した医家であり、日本漢方界の泰斗である。宗伯は将軍家茂、慶喜を診察し、維新以後は皇室の侍医として診療にあたってもいる。『橘窓書影』は、浅田宗伯の約 50 年間の診療治験録である。その内容は、ただ単に治験例を提示するだけでなく、各疾患や治療法に関して自説や先哲諸家の説の引用を加え、臨床上の注意事項、教訓を補足し、さらにはうまく治せなかった難治例も掲載されている。

『皇漢醫学』瘀血の外證

　「余曰く、浅田氏が瘀血の外證として、舌の鮮紅及び紫斑點を挙げたるは確説なれども、眼球結膜に右斑點あるが如くは、紫青色を呈すれば

復瘀血の徴なるを附加するの要あり」

（浅田氏が瘀血の外証として、舌の鮮紅及び紫斑点を取り上げているのは確かな説であるけれども、眼球結膜に右斑点があって紫青色であればそれもまた瘀血の徴候であると追加する必要がある）。

（8）瘀血による喘息、胸痛、肩背痛、吐血、脳出血も多い

『橘窓書影』

「又喘息、胸痛、肩背痛、皆蓄血に因て血、他竅より洩るる者は愈、胃中を攻撃する者は吐血上奔して蓄血上に衝き上達することあたわず」

「余聞く、長崎吉益耕作七十餘にして、中風す。手足不遂に因て誤りて倒れ頭上を石にて破り出血數合して、その後不遂愈たりと」

『皇漢醫学』瘀血の外證

「喘息、胸痛、肩背痛、吐血、脳出血の瘀血に因るものの多きは余も亦同感なり」

【参考】現代

（1）『中医証候鑑別診断学』（人民衛生出版社、1987年）

中医学の証候を、大きく全身証候、藏府証候、温病証候、傷寒証候、婦人科証候、小児科証候、外科証候、耳鼻咽喉科証候、眼科証候に分類し、気血弁証は全身証候の中で詳しく論じられている。本書の構成に大いに参考にした書籍である。

また弁証する上での要点や注意点、よく似た証候との鑑別点が纏められているのが特徴である。

（2）『気血病論治学』（北京化学技術出版社、1990年）

総論—1．気血病の弁証論治の源流

　気血病の理論指導篇として、気血の生理、気血津液の相互関係、気血の病理、弁証の要点などが詳しく纏められている。また、気血病の論治篇では具体的な弁証と症例が紹介されている。

（3）『中医瘀血証診療大全』（中国中医薬出版社、1996年）

　瘀血証に関する専門書である。現代医学的疾患に対する中医学の応用として纏められている。
　内科疾患では、呼吸器系統、循環器系統、消化器系統、泌尿器系統、血液系統、内分泌系統、神経系統、精神病と各系統別の瘀血証とその論治、そのほか、外科、産婦人科、小児科、眼科、耳鼻咽喉科、口腔外科と全科に渡って、疾患別に中医学的病因病理、弁証論治の要点が具体的に記載されている。

（4）『症例から学ぶ　和漢診療学　第3版』（寺澤捷年著、医学書院、2012年）

　この書は、1990年に初版が出版され、1998年に改訂第2版が刊行、そして第3版が2012年に刊行されている。漢方医学のパラダイムと西洋医学のパラダイムはまったく異なっている。その全く異なったパラダイムを理解していくための入門書となっている。
　特徴的なのは気虚、気鬱、気逆、血虚、瘀血、水滞、そして陰陽、虚実の診断基準をスコアとして示した事である。

— 125 —

【参考】気血病スコア（付：水毒スコア）

〔1〕気虚スコア

症　候	配点	症　候	配点
身体がだるい	10	眼光、音声に力がない	6
気力がない	10	舌が淡白紅、肥大	8
疲れやすい	10	脈が弱い	8
日中の眠気	6	腹力が軟弱	8
食欲不振	4	内臓のアトニー[1]	10
風邪を引きやすい	8	小腹不仁[2]	6
物事に驚きやすい	4	下痢傾向	6

合計点 気虚 ≧ 30 点*

　*いずれも顕著に認められるものに該当するスコアを全点与え、程度の軽いものは当該スコアの1/2を与える。

　　1）胃下垂、腎下垂、子宮脱、脱肛などをいう。

　　2）臍下部の腹壁トーヌスの低下をいう。

〔2〕気鬱スコア

症　候	配点	症　候	配点
抑鬱傾向[1]	18	時間により症状が動く[1]	8
頭重／頭冒感	8	朝起きにくく調子が出ない	8
喉のつかえ感	12	排ガスが多い	6
胸のつまった感じ	8	ゲップ	4
季肋部のつかえた感じ	8	残尿感	4
腹部膨満感	8	腹部の鼓音	8

合計点 気鬱 ≧ 30 点*

　*程度の軽いものは当該スコアの1/2を与える。

　　1）抑うつ気分、物事に興味がわかない、食欲がない、食物が砂を嚙むようで美味しくないなどの諸症状

　　2）主訴となる症状が変動すること。

総論―1. 気血病の弁証論治の源流

〔3〕気逆スコア

症　候	配点	症　候	配点
冷えのぼせ[1]	14	物事に驚きやすい	6
動悸発作	8	焦燥感に襲われる	8
発作性の頭痛	8	顔面紅潮 （足の冷えはない）	10
嘔吐（悪心は少ない）	8	臍上悸[2]	14
怒責を伴う咳嗽	10	下肢・四肢の冷え	4
腹痛発作	6	手掌足蹠の発汗	4

合計点 気逆 ≧ 30 *

＊程度の軽いものは当該スコアの1/2を与える。

1）上半身に熱感があり、同時に下肢の冷感を覚えるもの。暖房の効い
た部屋に入ると誘発されるものがあり、これも14点を与えてよい。

2）正中部の腹壁に軽く手掌を当てた際に触知する腹部大動脈の拍動を
いう。

〔4〕血虚スコア

症　候	配点	症　候	配点
集中力低下	6	顔色不良	10
不眠, 睡眠障害	6	頭髪が抜けやすい[1]	8
眼精疲労	12	皮膚の乾燥と荒れ、あか ぎれ	14
めまい感	8	爪の異常[2]	8
こむらがえり	10	知覚異常[3]	6
過少月経、月経不順	6	腹直筋急痙	6

合計点 血虚 ≧ 30 *

＊程度の軽いものは当該スコアの1/2を与える。

1）頭部のフケの多いのも同等とする。

2）爪がもろい、爪がひび割れる、爪床部の皮膚が荒れてササクレるな
どの症状

― 127 ―

3）ピリピリ、ズーズーなどのしびれ感、ひと皮被った感じ、知覚低下等

〔5〕瘀血スコア

（1）瘀血証診断主要基準：広州会議基準（1986年）

1．主要所見

（1）舌質紫暗、あるいは舌体に瘀点、舌下静脈怒張

（2）固定性疼痛、あるいは絞痛、あるいは腹痛拒按

（3）病理的腫瘤、内臓腫大を包む、新生物、炎症性或いは非炎症性腫瘤組織増生変性を含む

（4）血管痙攣、口唇及び四肢末端のチアノーゼ、血栓形成、血管阻害

（5）血液が循環せず，停滞および出血後に引き起こされた瘀血、黒い便、皮下瘀斑など、あるいは血性腹水

（6）月経異常、経期腹痛、色は黒く血塊あり、少腹急結など

（7）顔面部、唇、歯齦および眼瞼周囲の紫黒

（8）脈渋、あるいは結、代、無脈

2．そのほかの所見

（1）皮膚の甲錯

（2）手足や体幹部のシビレあるいは片麻痺

（3）血管凝固性の増加あるいは繊溶活性の低下

（4）口蓋粘膜徴陽性（血管怒張、色調暗紫）

3．検査所見

（1）微細循環障害

（2）血液流変性異常

（3）血液凝固性増加あるいは繊溶性低下

（4）血小板収集性増加あるいは釈放機能亢進

（5）血流動力学障害

（6）病理切片に瘀血表現あり

（7）特異性新技術顕示血管障害

4．判断基準

— 128 —

総論—1．気血病の弁証論治の源流

以下の条件に符合する場合、血瘀証と診断できる。

1．主要症候を二項目以上当てはまる

2．主要症候は一項目、生化学検査の項目が二つあるいはその他の症
　候が二項目。

3．その他の症候が二項目以上、生化学検査の項目が一つ。

臨床においては、血瘀証には必ず兼証がある。例えば、気虚血瘀、気
滞血瘀、痰阻血瘀証、寒凝血瘀証など。臨床では、中医理論およびその
他の関連する基準なども考慮して弁証を進めていく必要がある。

（2）血瘀証診断参考基準：北京会議基準（1988年）

広州会議基準をさらに発展させたもの。

1．舌紫暗あるいは瘀斑、瘀点。

2．典型的に脈渋あるいは無脈。

3．疼痛部位が固定（あるいは慢性化、錐で刺すような痛み）

4．瘀血腹症。

5．癥積

6．出血あるは外傷瘀血。

7．皮膚粘膜瘀血斑、脈絡異常。

8．月経痛に伴い黒っぽい血塊あるいは閉経。

9．皮膚の甲錯

10．片麻痺、しびれ

11．瘀血、狂躁。

12．検査所見で血液循環の瘀滞。

説明

（1）いずれかの項目一つでもあれば血瘀証と診断できる。

（2）各科の血瘀証診断基準を制定するべきである。

（3）兼証に注意して弁証論治すべきである。

— 129 —

(3) 寺澤捷年氏瘀血証スコア

症候	男	女	得点	症候	男	女	得点
眼輪部の色素沈着	10	10	( )	左臍傍圧痛抵抗感	5	5	( )
顔面の色素沈着	2	2	( )	右臍傍圧痛抵抗感	10	10	( )
皮膚の甲錯[1]	2	5	( )	正中臍傍圧痛抵抗感	5	5	( )
歯肉の暗紅化	10	5	( )	回盲部圧痛・抵抗感	5	2	( )
口唇の暗紅化	2	2	( )	S状部圧痛・抵抗感	5	5	( )
舌質の暗紅紫化	10	10	( )	季肋部圧痛・抵抗感	5	2	( )
細絡[2]		5	5	( )			
皮膚溢血	2	10	( )	痔疾患	10	5	( )
手掌紅斑	2	5	( )	月経障害		10	( )

瘀血スコア（総計）（　　）

<u>判定基準</u>
20点以下、非瘀血病態。21点以上、瘀血病態。40点以上　重症の瘀血病態
スコアはいずれも明らかに認められるものに当該スコアを与え、軽度のものには各々1/2を与える
　注1）皮膚の荒れ、ざらつき、皸裂（きれつ）。
　注2）毛細血管の拡張、くも状血管腫など。

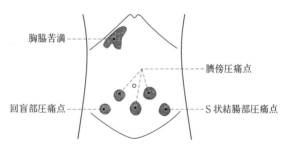

・寺澤捷年ほか：瘀血証の症候解析と診断基準の提唱, 日東洋医誌, 34：1, 1983

図5．瘀血の腹部症候

総論―1．気血病の弁証論治の源流

（4）国際瘀血診断基準試案（1985年 小川新）

■**必須項目**：瘀血の腹証

●**一般項目**

1. 皮膚：甲錯・粗糙・色素異常（顔面及び体表全体）

2. 舌：紫暗色

3. 固定性疼痛：心・肺・脾・脳・腰・臀・背・四肢

4. 病理的腫瘤：内臓腫大・新生物・炎症性或いは非炎症性腫瘤組織増生変性を含む

5. 血管異常

　　⑴舌下・下肢・腹壁・静脈拡張

　　⑵毛細血管の拡張（細絡・手掌紅斑）

　　⑶口唇及び四肢末端のチアノーゼ

　　⑷血管の閉塞

　　⑸手・足（少陰）の脈、渋・弦・結・無脈

6. 出血傾向、出血後瘀血（外傷性瘀血を含む）

7. 月経異常（女）、排尿異常（男）

8. 四肢体幹のしびれ、片麻痺

9. 躁状態或いは健忘症、自律神経失調症

10. 精神異常（鬱病、癲癇を含む）

11. 口乾、手足煩熱

■**検査所見**

　⒜微循環障害

　⒝レオロジー的異常

　⒞血小板凝集能の増大

　⒟血液粘度：β―トロンボ、グロブリン値

　⒠脳及び心血管造影、或いはCT・心筋シンチグラフィによる血管塞栓の証明

　⒡骨盤腰椎X線異常所見

― 131 ―

【説明】

1. 瘀血の腹証は必須である。

2. 11項目のうちいずれでも1つ以上あれば瘀血は更に確実となる。

3. 未病の段階では腹証のみのこと多し。

4. 検査所見で早くから異常所見の出現するものは骨盤のX線像である。

5. その他の検査所見の異常は早期の未病には出現しないが、瘀血による特定の疾患が発生する直前に出易い。 瘀血による疾患の経過観察に役立つ。

6. 手の脈の渋は客観性を要求することも困難であるし他の場合にも出現するので確実ではない。芤の出ることもある。 むしろ足の後脛骨動脈の沈・弱・伏・無脈の方が瘀血の腹証として一致しているので足脈（少陰の脈）を診た方がよい。

7. 女性の血の道ばかりでなく、男子、前立腺微症状を排尿異常という風に表現した。

8. 皮膚は顔面のみならず、全身の体表に現れる異常である。

9. 中国の腹水は省いた。これは瘀血の結果である。これを入れれば無限に拡がる可能性がある。

総論―1．気血病の弁証論治の源流

〔5〕水滞スコア

症　候	配点	症　候	配点
身体が重い感じ	3	悪心・嘔吐	3
拍動性の頭痛	4	腸のグル音の亢進	3
頭重感	3	朝のこわばり	7
車酔いしやすい	5	浮腫傾向、胃部振水音	15
めまい	5	胸水、心嚢水、腹水	15
立ちくらみ	5	臍上悸 [1]	5
水様性鼻汁	3	水瀉性下痢	5
唾液分泌過多	3	尿量減少	7
泡沫状の喀痰	4	多尿	5

合計点 水滞 ≧ 13 *

＊程度の軽いものは当該スコアの1/2を与える。

1）臍部を軽按して触知する腹部大動脈の拍動亢進

【注意】実際の臨床においては、症候からのみ弁証するだけでなく、気虚や気滞、瘀血などに至った病因病理を詳細に構築する必要がある。なぜなら気滞から気虚になる場合もあれば、血虚になる場合もある。そのためには症候だけでなく、時系列の詳しい問診、体表観察（顔面の望診、腹診、背候診、舌診、脈診、穴処の反応など）が重要となってくる。

【参考】立川昭二『「気」の日本人』

〈はじめに〉より

　これほど「気」のついた言葉が多いということは、日本人は「気」という言葉がよほど好きな国民といえます。……
　「気」という言葉には日本人特有の使われ方があり、しかも多義的に使われました。こうした「気」のつく熟語や慣用語がたくさんあり、古くから広く使われて今日に及んでいるということは、「気」というものが日本人のメンタリティ（心性）の基層に深く根ざし、文化の核心を形づくり、目に見えないところで生活と社会を支配していることを物語っているといえます。
　「気」というと、近頃は健康志向を背景に気功とか東洋医学とすぐに結びつけられがちですが、ここでは、そうした健康法あるいは医学的な「気」について取りあげるのではなく、あくまでも日本人の心性と文化と社会に古来より生きつづけ、今日も日常的に現に生きている「気」の諸相をたどってみたいのです。

　立川氏が指摘するように、東洋医学用語としての「気」と、日本人の心性の基層に深く根ざし、文化の核心を形づくり、目に見えないところで生活と社会を支配している日本人の「気」との違いを理解しておく必要がある。
　東洋医学用語としての「気」は、中国哲学、「精気学説」、陰陽論を基盤とする「気」である。専門用語としての「気」、そして専門用語としての「血」を扱ったのが本書である。
　立川氏は日常生活の中で何気なくつかっている「気」のつく言葉を「気と心」「気と体」「気と社会」「気とコスモロジー」と分類して、日本人の心性をみごとにわれわれに紹介してくれている。
　同じ「気」という言葉を使ってはいても、中国哲学に基づいた東洋医学用語としての「気」と、日本人の心性に基づいた「気」は、意味するところが違っているということを気づかせてくれた書である。

2. 気 の 生 理

1 気の基本概念

　気とは、自然現象に対する一つの認識である。元来は中国哲学の範疇に属するものである。その中でも「精気学説」が基礎となってる。気は目でみることは出来ない。「無形」といわれる。

　しかし気の活動力はたいへんに強く、絶えず運動している。故に事物の運動変化中に気の存在を感知することが出来るのである。

　中国哲学では、気は宇宙万物の最も基本的なものとしている。

　その気の概念が医学の領域に導入されてからは、気は人体の最も基本的なものであり、人体生命活動を維持する最も基本的なものであると認識されるようになったのである。

『周易』繋辞下伝

> 「天地氤氳して、萬物化醇す」

　天地の陰陽の気が氤氳（相交）して、万物生成の作用をなす、つまり天地の陰陽の二気が、互いに密接に交わることで万物が発生醇化する。

〔1〕気は宇宙万物の根元

　精気学説では、気はものの世界の総ての根元であり、宇宙にある一切の事物は全て、気より構成されているのである。

『荘子』知地游篇

> 「生や死の徒、死や生の始め、孰かその紀を知らん。人の生や、氣の聚れるなり、聚まれば則ち精と爲り、散ずれば則ち死と爲る。若し死

生を徒と爲せば、吾れ又何か患えん。故に萬物は一なり、是その美と
する所の物を神奇と爲し、その悪とする所の者を臭腐と爲すも、臭腐
は復た化して神奇となり、神奇は復た化して臭腐と爲る。故に曰く、
天下を通じて一氣のみと、聖人は故に一を貴ぶ」

『素問』寶命全形論

「人生れて形有りて、陰陽を離れず。天と地は氣を合せて、別れて九
野と為り、分れて四時と爲す。月に小大有り、日に短長有り、萬物並
び至り、勝て量るべからず」

（人が生まれて肉体を保持するには、陰陽の変化と無関係ではありえ
ない。天地の気は相い合し、地理上からいえば、これを九候に分かつ
ことができ、気候上からいえば、これを四時に分かつことができる。月
に大小があり、日に長短があるのがその表れである。かくして、万物一
つ一つが生じたのであり、とうていその尽くを数え上げることはできな
い）。

『醫門法律』（清・喩嘉言：1658 年）

「氣聚まれば則ち形有り、形散ずれば則ち形亡し」

つまり気は宇宙に存在するが、一つには、拡散して「無形」の状態で
直接見ることは出来ないものと、もう一つは聚り集中した状態で、見る
ことが出来る「形質」と呼ばれる実体のあるものに分けられる。
　習慣上無形のものを「気」といい、有形のものを「形」といっている。
宇宙を構成しているので、気の運動変化は、宇宙の運動変化を引き起こ
す。そして、宇宙上の一切の運動変化は、全ての気の具体的運動変化の
現れなのである。

総論―2．気の生理

〔2〕広義の「気」の概念は「精気学説」の気の範疇

（1）各種の微細なものの共有概念としての「気」

中医学における「気」に関する理論では、各種の微細なものの共有概念として「気」を用いている。

　　（例）　自然現象：天地の気、四時の気、五行の気など
　　　　　精神意識：神気
　　　　　人体生理：心気、肝気など
　　　　　病因病機：六淫の気、胃気上逆など
　　　　　　　　　　<ruby>りくいん<rt></rt></ruby>
　　　　　臨床診断：耳目の気、血脈の気など
　　　　　鍼薬治療：四気五味、得気など

（2）気は人体を構成する基本

『素問』寶命全形論
ほうめいぜんけいろん

> 「人は天地の氣を以て生じ、四時の法、以て成る」

（人は天地の大気と水穀の精気に依拠して生存し、四時の生長収蔵の規律に順応して成長している）。

『素問』寶命全形論

> 「夫れ人は地より生じ、天より命を懸ける。天と地、氣を合する、命じて之を人と曰う。人、能く四時に應ずる者は、天と地、之が父母と爲す」

（一個の人間の生活は、自然界と密接な関係を持っている。もしも四時の変遷によく順応して生活するならば、自然界の一切の事物は、すべてその人の生命の源泉となる）。

― 137 ―

人は天地の気によって生じ、四時の規律によって成長する。天地の気は人体を構成する基本となる。

　人体を形成する気は一つは、人体の藏府、形体、九竅（目、鼻、口、耳、二陰部）、精血津液などの「形」あるものである。もう一つに「無形」の人体内の元気、宗気、営衛の気などがある。

　一般的に有形の気は気の範疇には入れていない。

（３）気は人体維持、活動の基本

　人は全て自然界より「清気」を摂取して、生命を維持している。

　人の生命活動は、実質上、人体の運動と変化によるものであり、気の運動と変化が停止すれば、生命を維持することはできない。

『素問』六節藏象論

> 「天は人を食うのに五氣を以てし、地は人を食うのに五味を以てす。五気は鼻より入り、心肺に蔵す。上は五色をして明を修めし、音声をして能く彰ならしむ。五味は口より入り、腸胃に蔵す。味に蔵する所ありて、以て五氣を養う。氣和して生じ、津液相成りて神乃ち自ら生ず」

　（天は上にあって陽となり気となり、人に五気を供給する。地は下にあって陰となり味となって、人に五味を供給する。五気は鼻より吸入され、心肺に貯蔵される。心は顔色を艶やかにすることを主り、肺は音声を主るので、顔色の五色は潤ってはっきりし、音声は大きく通るようになる。五味は食物として口より入り、腸胃に貯蔵される。消化されて、その精気が吸収され、五藏の気が養われる。五藏と五味の穀気が再び相い合わさると、津液を生じ、藏府を補うことができるようになるので、神気も自然に盛んになってくる）。

　天は人に五気を供給し、鼻より人体に吸入される。地は人に五味（各

— 138 —

種の食物）を供給し、口より胃腸に摂取される。五気と五味は人体生命活動を維持する欠くことのできない基本となる。

人の生命活動中で、気の運動は根本的なもので、清気を吸入し、濁気を呼出することにより自然界と気の交流を行い、生命を維持している。

また、人は水分や穀物を飲食し、胃腸での消化後、その精微なものを吸収し、糟粕を排出する。

その精微なものはさらに化成して津液、営気、衛気などになり全身に行きわたってゆく。

体内の精微なものの転輸と運行、糟粕の排出、血液の流行、津液の輸布など、物質の運動は全て気の推動作用によるもので、人の生命活動をなすものである。

気の昇降出入の運動の作用によって、血、津液、水穀の精微は全身をめぐることが出来る。

2 気の生成

人体の気は、父母から受けた先天の精気、飲食物中の水穀の精気（穀気と呼び、栄養物をいう）と、自然界に存在する清気を起源としている。

肺、脾胃と腎などの藏府の生理機能の総合作用によって、これら三者が結合し生成されていく。

『醫門法律』先哲格言（清・喩嘉言：1658 年）

「真氣の所在、その義、三つあり。曰く上、中、下なり。上なる者は天を受ける所、以て呼吸に通ずる者なり。中なる者は水穀に生じ、以て営衛を養うものなり。下なる者は氣、精に化し、命門に蔵し、以て三焦の根本をなす者なり。故に上は氣海にあり、曰く膻中なり、その治は肺にあり。中は水穀の氣血の海にあり、曰く中氣なり、その治は脾胃にあり。下にも氣海あり、曰く丹田なり、その治は腎にあり。人

の頼る所、惟だ此の氣のみ。氣聚りて生き、氣散じて死す」

〔1〕先天の精気

『靈樞』決氣

「両神相い搏り、合して形を成す。常に身に先んじて生ずるを、是れ精と謂う」

（男女が交わり和合して新しい肉体ができる。新しい肉体が生まれる前の物質を精という）。

先天の精気は、父母の先天の精気より受け、胚胎を形成する原始的なもので、腎に蔵され、先天の気と呼ばれる。

「先天の精」は、人体の構成と生命活動の本源である。逆からに言えば、先天の精がなければ、人体およびその生命活動を生産することは不可能である。

人の出生以後「先天の精」は、腎に貯蔵され、腎中の精気の主要部分を為し、これが人体の成長、発育と生殖の根本になる。

『素問』金匱眞言論

「夫れ精なる者は、身の本なり」

〔2〕水穀の精気

水穀の精気は、飲食物の摂取による。水穀の精気、すなわち水穀の精微、略して穀気という。

総論—2．気の生理

　人体が飲食物を摂取して後、脾胃の運化機能により、飲食物中の栄養成分を人体に必要な精微なものに変化させ、全身に輸布し、人体の生命活動を維持する栄養物と気血などの重要なものを作り出す。

　水穀の精微の吸収作用は、主に胃の受納作用と脾の運化作用によっている。

『素問』陰陽應象大論

> 「穀氣は脾に通ず」

『靈樞』五味

> 「穀、半日入らざるときは則ち氣衰え、一日のときは則ち氣少しなり」

　（半日食事をしないと、気が衰えたようになり、一日何も食事を採らないと、気が少なくなる）。

　穀気の人体に対する重要性を強調している。

『靈樞』營衛生會

> 「人は氣を穀より受け、穀は胃に入り、以て肺に傳え与え、五藏六府、皆以て氣を受く」

　（人体の精気は、飲食物が源である。飲食物は胃に入って消化され、脾の作用によってその精微の気が吸収され、上って肺に行き、そこから五藏六府に栄養として供給される）。

〔3〕自然界の清気

　肺の呼吸機能により、人は自然の清気を吸入する。これは人体の気の重要な源泉の一つである。

— 141 —

自然界の新鮮な空気は天の気と呼ばれている。

『素問』陰陽應象大論

> 「天の氣は肺に通ず」

清気の吸入は、肺が主っていることを明確にしている。

『類經』（明・張介賓：1624 年）

> 「天の氣は清氣なり、呼吸の氣という。清氣は五藏に通入し、喉嚨より先ず肺に入る」

人が生きている間は肺の呼吸運動を停止することはない。だから古人は自然界の清気が人の生命活動に重要な意味を持っていると認識したのである。

〔４〕気の生成過程と肺、脾胃、腎

（１）気の生成には、肺、脾胃、腎が密接に関係する

人体の気の主要な源は、「先天の精気」「水穀の精気」「自然界の清気」である。

人体の気の生成過程には、先天の稟賦、後天の飲食からの栄養、及び自然環境の状況と関係する。それだけでなく、脾胃、肺、腎の藏府機能と密接な関係がある。すなわち気の生成には、脾、肺、腎の藏府機能が正常であることが必要である。

腎、脾胃、肺などの生理機能が異常であったり、相互の協調関係に異常があったりすると、必ず気の生成に影響を及ぼす。あるいは気の生理的機能が正常に発揮することができなくなる。

例えば、腎の閉蔵の機能が減退すると、腎中の精気が充分なだけ盛ん

総論―2．気の生理

となることが難しくなり、先天の精気もまたその生理的機能を十分に発揮することが難しくなる。

　脾胃の運化作用が失調すると、飲食物を水穀の精気に化する作用が減弱することとなり、病理的産物としての痰湿を生じることとなる。

　肺の呼吸機能が失調すると自然界の清気を十分に吸入すること（吸気）が難しくなり、体内の濁気を外に排出すること（呼気）が難しくなる。

　このように、気の生成の根源に影響すると、気の正常な生成活動が妨害され、気虚などの病理変化を引き起こすこととなる。

（２）気の生成過程中では、脾胃の運化作用がとりわけ重要

　気の生成過程中において、脾胃の運化作用はとりわけ重要である。

　人は生まれてから後は、飲食物からの栄養があってはじめて生命を維持できるのである。飲食物の中の栄養素を摂取するためには、脾胃の受納、腐熟、運化作用が正常に働いてこそであり、そうすることで消化吸収され、水穀の精気となって全身に運ばれ、体内では五藏六府を養い、体の外では皮膚、脈、肉、筋、骨を充実させ、上では清竅を潤すのである。

　同時に、脾胃の運化によって生成された水穀の精微は、一つは肺に運ばれて、そのことによって肺の宣発粛降が正常なものとなる。一つは腎中の先天の精気もまた水穀の精気からの充養が必要であり、水穀の精気が充分に満たされてこそ、腎中の精気もまた十分にその生理的機能を果たすことができるのである。

『霊枢』五味

　「穀、半日入らざるときは則ち氣衰え、一日のときは則ち氣少しなり」

　（半日食事をしないと、気が衰えたようになり、一日何も食事を採らないと、気が少なくなる）。

― 143 ―

『脾胃論』脾胃虚則九竅不通論（金・李東垣：1249 年）

> 「真氣は、又の名を元氣という。すなわち先ず身生の精氣なり。胃氣これを滋わざること非らず」

『張氏醫通』（清・張潞：1695 年）

> 「氣の源頭（水源地）は脾にあり」

（3）営衛の気は肺より生成される

　『内経』以降、多くの医家たちは、営衛の気の生成を論じる時に『霊枢』営衛生會の説を用いている。

『靈樞』營衛生會

> 「營は中焦より出で、衛は下焦より出づ」

　「衛は下焦より出づ」に対しては歴代の医家の中には異なった見方をするものもいるけれども、「営は中焦より出づ」に関して異論はなかった。
　これに対して、1987 年に陳明氏が『河南中医』で「営衛の気は肺より生成される」の説を提出したのである。彼の説は次の通りである。

『河南中医』陳明氏説

> 「営気と衛気はいずれも肺より生成されるものである。なぜなら営衛の気は、水穀の精微と自然界の清気が肺気の作用の下で化合されて生成されたものであり、脾胃の化生によって出来る水穀の精微は、営衛の原料に過ぎないのであって、肺気の化合を経なければ、営気、衛気と称することができないのである。したがって営衛の気は肺より生成されるのであり、中焦の脾胃の中に生成されるものではない」

— 144 —

総論—2. 気の生理

営気、衛気の生成と会合は、従来は次のように説明されている。

『霊枢』営衛生會

> 「人は穀より氣を受け、穀は胃に入り、以て肺に傳え与え、五藏六府、皆以て氣を受く。その清なる者は営となし、濁なる者は衛となす」

これは営衛の気の生成過程に対して最もよく説明している。

飲食はまず「胃に入り」、そして脾の運化作用によって水穀の精微として化生される。

その水穀の精微には、栄養成分が多く含まれてはいるけれども、未だ気、血、津液の形には分かれてはいない。だからまとめて「精微」と称するのである。そして、水穀の精微が脾によって肺に伝えられ、肺内において自然界の清気と結集し、肺気の化合を経ることによって営気と衛気が造成されるのである。

営気は、精微の清なる部分と清気が結合したものである。

衛気は、精微の濁なる部分と清気が結合したものである。

そこで水穀の精微の「清は営となし、濁は衛となす」と称するのでる。

つまり営衛の気は、その来源が二つあるということである。その一つは水穀の精微であり、もう一つは自然界の清気である。そしてその生成器官は肺なのである。

しかし営衛の生成に肺が関係することは、『内経』には直接論述したものは見当たらない。例えば、『素問』『霊枢』には次のように記されている。

『霊枢』営氣

> 「營氣の道、内穀實と爲し、穀は胃に入り、乃ち之れ肺に傳わり、中を流溢し、外に布散し、精の專らなる者は、經の隧を行き、常に營して已り無し」

— 145 —

『素問』調經論

> 「陽は氣を上焦に受け、以て皮膚分肉の間を温む」

『素問』調經論篇の記載には、「衛気」の文字は見られないけれども、「皮膚分肉の間を温める」とあることから、これは間違いなく衛気の働きである。

後世になると張璐が次のように指摘している。

『張氏醫通』（清・張璐：1695 年）

> 「肺は氣の主なり、腎は氣の根なり」

ここで、営衛は肺によって生成されるということを肯定したからといって、そのほかの臓腑と営衛の関係を否定するものではない。つまり営衛の気は、脾胃、腎陽などとも大いに関係するものである。

3　気の運動と運動形式

人体の気は、強力な活力を持ち、なおかつ絶えざる運動をするという特性を持つ精微なものであり、藏府、経絡、形体、もろもろの竅（目、耳、口、鼻、二陰部）など全身に行き渡り、人体の各種の生理活動を推進させている。

中医学では、この気の運動を称して「気機」という。

気機は、気の種類、運動方式により色々とあるが、基本的には昇・降・出・入の四つに分けられる。

気の昇降出入の運動にも色々とある。

— 146 —

総論―2．気の生理

〔例〕肺の呼吸

清気を吸入し（これは「入」）、濁気を排出する（これは「出」）。

（1）呼気

　肺より上に向かい、咽喉、鼻孔を通り対外に排出される。

　気の流れの方向から上に向かって出すから「出」であり「昇」である。

（2）吸気

　逆に「入」であり「降」である。

　故に呼吸における気は昇降出入を行っている。

　藏府の生理活動においても、藏府の気機の昇降出入は、例えば、脾胃では飲食物が胃に入って消化され、精華と糟粕に分けられる。精華は吸収され脾の運化作用により全身に輸布される。糟粕は大腸の伝導作用により排出される。

輸布の過程（李東垣の説）

『脾胃論』脾胃勝衰論（金・李東垣：1249 年）

> 「飲食は胃に入り、先ず陽道を行く。陽氣は昇る。浮なり。浮いて陽氣散りて皮毛に満つ。昇りて頭頂に充塞すれば、則ち九竅を通利するなり」

　これより脾気の運行は主に「昇」と「散」であることがわかる。

　胃気の運動方向は飲食物を消化し、その糟粕を肛門から排出することであるから、胃気のはたらきは「降」である。したがって胃腸の気機は「降」が順となる。

　気の「昇降出入」の運動形式は、藏府の気化運動の重要な表現方法であり、気化運動は、生命運動の基本的特性であり、人体の生命活動になくてはならないものである。

『素問』六微旨大論

> 「出入廃されれば則ち神機は化して滅し、昇降息やめば則ち氣立ち孤
> にして危うし。ゆえに出入するにあらざれば則ち以て生・長・壮・老
> すること無く、昇降するにあらざれば則ち以て生・長・化・収・蔵す
> ること無し。ここをもって昇降出入は、器としてあらざるなし。故に
> 器は生化の宇れものにして、器散ずれば、則ち之を分かち、生化息まん。
> 故に出入せざる無く、昇降せざるなし」

　（進退や出入がなくなれば活動の主宰は壊滅してしまい、上昇や下降
がなくなれば気の勢いも崩れ去ってしまう。このゆえに進退や出入がな
ければ、生まれ、成長し、強壮になり、老衰し、そして死ぬという生命
現象は存在することができず、また気の昇降がなくなれば、生まれ、成
長し、花が咲き、実を結び、そして潜伏するという生命現象もなくなっ
てしまう。いかなる形体もすべて気の昇降や出入をもっており、それゆ
えに形体はとりもなおさず一つの生成化育の世界である。もし形体が崩
壊してしまえば、生成化育もやはり停止してしまう。だから、形体を具
えたいかなる物も、気が出たり入ったり昇ったり降ったりしていないも
のはないのである）。

〔1〕藏府には固有の気機運動法則がある

　気の昇降出入は、藏府の機能活動の外に現れた表現方法であり、藏府
の生理活動は、気の昇降出入の運動に反映されている。それは大きく分
けて三つの特色を持っている。
　それは気機の運動方向と、循行部位、昇降範囲などに分けられる。

①気機の運動方向
　肝主昇発（肝は昇発を主る）
　肺主粛降（肺は粛降を主る）

— 148 —

総論―2. 気の生理

心火下煦（心火は下って煦（あたた）める）

腎水上奉（腎水は上って奉（やしな）う）

脾主昇清（脾は昇清を主る）

胃主降濁（胃は降濁を主る）

昇らなければならないのに昇らず、かえって下降したり、その逆に降らなければならないのに昇ったりするのが病態である。例えば脾気下陥、久瀉脱肛はこの種の病変になる。

②気機の循行部位

営気は脈中を行き、衛気は脈外を行くなど。

気の運動が固有の循行部位に基づかないと、すぐに病理的異常が生じる。

③気機の昇降範囲

昇降の過不足は、それに伴う病理変化を引き起こす。例えば、肝陽上亢は、肝気の昇発が過度になった病理表現である。

〔２〕藏府の気機の昇降出入は、相互協調、相互配合、昇降相因の関係あり

〔五　藏〕

五藏は精気を貯蔵し、一般的には昇に適している。

ただし五藏にも昇降あり、肝は左で昇発を主り、肺は右で粛降を主り、心火は下って腎水を煦（あたた）め、腎水は上がって心火を奉（やしな）う。

脾胃は中焦にいて、上下に連（つらな）り通じ、精気を昇らせ、濁気を降し、気機昇降の中枢を為す。

（注）五行論では、五藏の方位の配当は、肝は東、肺は西、心は南、腎は北、脾は中央に配される。太陽の動きを観察する時は、南を向いて観察するので、南を向くと、東は左側になり西は右側となる。太陽は東すなわち左から昇り、西すなわち右に降り沈む。だから「肝は左で昇発、肺は右

— 149 —

で粛降」と表現されるのである。

〔六　府〕

　六府は、水穀の腐熟、糟粕を伝導し、通ずるを以て用を為し、「降」が適している。

　ただし中には「昇」の場合もある。例えば小腸などの精微の吸収、津液の作用などは「昇」のはたらきである。

〔一つの藏〕

　一つの藏についていえば、肝は昇発と疏泄を主る。これは昇降の相因によるものである。

　これらのことから、人体の藏府組織の気機の昇降出入は、相互に関係し、相互に配合、相互協調しながら、体の内外環境の統一をはかり、体の物質代謝とエネルギーの転換を行い、動態平衡を保っている。

　この気機のはたらきがバランスを失うとき、気鬱、気滞、気逆、気陥、肺失宣降、胃気上逆、脾気下陥、腎不納気、心腎不交、肝気横逆、肝気鬱結などの気の昇降出入の平衡が失調した病理状態が出現する。

　4　　気の分類

　人体の気は、腎中の精気と、脾胃の運化生成の水穀の精気と、肺から吸入する清気によって成り立っており、腎、脾胃、肺などの藏府生理機能の総合的作用により生成されている。

　気は全身に循り、到らない所はない。人体の気は多種多様であり、その組成成分や分布部位や機能などから次のように色々な名前で呼ばれている。

　（1）「元気」下焦に聚在し、腎より発源する。原気ともいう

— 150 —

総論―2．気の生理

（2）「宗気」上焦（胸中）に聚在する。大気ともいう

（3）「営気」血脈中を運行する。

（4）「衛気」皮膚、腠理に宣発する。

※（1）先天の気、（2）（3）（4）後天の気

〔1〕元　気

『内経』には、元気という概念は明確に現れていない。

漢代にかけて、万物生成論の発達と共に、精、神、形、質などを生み出すものとして、先天の大本の意味で、元気と呼ばれるようになり、陰陽、五行とも関連されて用いられるようになった。

『難經』十四難（秦越人：前５世紀）

「脉に根本あれば、人には元氣あり。故に死せざることを知る」

（脈に根本があれば、人の体には元気があるということだから、死に至ることはないことがわかる）。

（1）元気は生命活動の原動力

元気は原気、真気、真元の気、生気とも呼ばれ、人体の最も根本で重要な気であり、生命活動の原動力をなしている。

（2）元気は先天の気より授かり、後天の気から滋養されている

元気は先天の気より授かったものである。すなわち先天の精が化生したものであり、腎藏に蔵される。元陰、元陽の気（腎陰、腎陽の気）を包括する。

そして後天の水穀の精気から絶えず滋養されている。

― 151 ―

稟賦不足または病が久しくなって腎にまで及ぶもの、あるいは水穀の精微の滋養補充不足などはすべて元気虚弱を引き起こす。

先天の気が不足している場合は、水穀精微の後天の気がそれを充足する。

『景岳全書』卷之十七　理集雜證謨　脾胃（明・張介賓：1624 年）

「人、これ生より老に至るとき、凡そ先天、これ不足有る者は、但だ後天培養の力を得れば、則ち天の功を補う。赤た其の強半に居るべく、此れ脾胃の氣、人の生に關わる所は小なからず」

（３）元気は藏府機能活動を維持する基本

元気は先天より稟受し、腎の精の中に秘蔵され、三焦を通過し、全身に分布し、内は藏府、外は肌表・腠理に行き渡り、到らないところはない。藏府組織の機能活動を維持する最も基本的なもので、五藏六府、四肢百骸を滋養する。

『難經』八難（秦越人：前 5 世紀）

「諸々の十二経脉は、皆生氣の原に係る。いわゆる生氣の原は十二経脉の根本を謂うなり。腎間の動氣を謂うなり。これは五藏六府の本・十二經脉の根・呼吸の門・三焦の原なり。一つには守邪の神と名づく。故に氣は人の根本なり。根絶するときは茎葉枯るるべし。寸口の脉平にして死する者は、生氣獨り内に絶ゆればなり」

（４）元気充足であれば健康長寿、元気不足であれば病気になりやすい

— 152 —

総論―2．気の生理

　もし元気が充足していれば、藏府の機能が旺盛となり、病に対する力
は強く、健康で長寿である。
　これに反してもし元気不足であれば藏府の機能が低下し、病になりや
すく長生きできない。

〔2〕宗気（または大気）

（1）宗気とは

　胸中の気であり、胸中は膻中とも称し、全身の気が最も集中する場所
である。故に「気海」とも言う。
　宗気の「宗」とは、『広雅釈話』によると「本」または「聚」という
意味である。

『霊樞』五味

> 「それ大氣の搏えて行らざる者は、胸中に積もる。命じて氣海という」

（大気は胸中に集まり、気海と呼ばれる）。

（2）宗気＝呼吸による清気＋水穀の精気

　宗気は肺によって自然界より吸入した清気と、脾胃の飲食物の運化作
用により生成した水穀の精気が結合してできたものである。

『霊樞』邪客

> 「五穀、胃に入るや、それ糟粕、津液、宗氣に分かれ三隧と爲す」

（五穀からなる食物は胃に入って、大小便である糟粕と、津液と、宗
気の三者に分けられる）。

『霊樞』五味

> 「穀は始めに胃より入り、その精微は、先ず胃より出で、両焦（上、中焦）にゆき、以て五藏に漑ぐ。別れて両つ營衛の道に出づ。それ大気の搏えて行らざる者は、胸中に積もる。命じて氣海という」

（五穀からなる飲食物はまず胃に入り、そこで消化吸収された精微は、胃を出て上焦と中焦に行き、それから五藏に注ぐ。上焦からは衛気、中焦からは営気として別々に行く。また消化吸収された精微からは宗気が生じ、宗気は全身にめぐることなく、胸中に集まる。その集まるところを気海といい、膻中がこれにあたる）。

　肺の呼吸機能と脾の運化作用によって、宗気の生成と盛衰が直接影響を受けるのである。

（3）宗気の分布と運行

『霊樞』邪客

> 「宗氣は胸中に積み、喉嚨に出で、以て心脉を貫き、而して呼吸を行う」

（宗気は胸中に積聚し、気管に出て、心脈を貫通し、呼吸を行う）。

　宗気は形成後に胸中に分布し、心肺を貫中し、然る後に二方面に分かれて運行する。

　一方面としては心藏を経過して経脈に入る。

『霊樞』刺節眞邪

> 「宗氣は海に留まり、其の下る者は氣街に注ぎ、其の上がる者は、息道に走る」

— 154 —

総論―2. 気の生理

（宗気は胸中の気海に留まり、下降する者は気街穴へ注ぎ、上行する者は呼吸の道、気管へと向かう）。

気街とは、足の陽明胃経の穴（気衝穴）で、腹と股の間にある。
もう一つは、肺を通過し、気管を経て、喉に進み呼吸を行う。

『霊枢』五味

> 「肺より出でて、喉嚨を循り、故に呼けば則ち出で、吸えば則ち入る」

（肺より出た宗気は気管に沿って、息を吐くと外に出て、息を吸えば内に入る）。

（4）宗気の生理機能

次の二種に分けられる。

①宗気は息道を走り呼吸を主る
言語、音声、呼吸の強弱は宗気の盛衰に関係する。よって言語不清、声音微弱、呼吸短促は、宗気不足の兆候である。

②心脈を貫き気血を行らす
気血の運行、経脈の拍動、手足や体の寒温と活動能力などは宗気に関係する。

『素問』平人氣象論

> 「胃の大絡、名づけて虚里という。鬲を貫き肺を絡い、左の乳の下に出づ。その動きは手に應ず。脈の宗氣なり。盛んにして喘ぎ數絶する者は、すなわち病は中にあり。……絶えて至らざるは死という。乳の下、その動き衣に應ずるは宗氣の泄れるなり」

― 155 ―

（胃の大絡は虚里という。宗気の存在が外から分かるところである。経脈上ではないので絡といい、生命に大きな意義を持っているので大という。その脈系は胃から横隔膜を貫き、胸中に入り、上行して肺を絡った後、左乳の下に現れ、その搏動は手で触れて感じ取ることができる。呼吸という生命の存在に関わる重要な気で宗気と呼ばれる。その搏動が非常に激しく、まるで喘ぐときのようにセカセカとして、しかもしばしば途切れるような時は、病が腹中にある。……その搏動が途絶えて感じられない時は、間も無く死亡する。虚里の搏動が衣服の上から識別できるようなものは、宗気が内に蓄積されず、外に泄れていることを意味し、病的である）。

虚里は肺と宗気の関係が密接で、もしその拍動が正常ならば、宗気は病んでおらず、拍動無ければ宗気は絶えている。拍動躁急ならば、衣を引いて拍動しており、宗気は大いに虚している。

〔3〕営　気

（1）営気とは

営気は脈中の気を行（めぐ）らし、昼夜を休まず営周するので、営気と名づけ、また栄養によく富んでいるので栄気とも称する。
営気は脈中を行き、血と分けることが出来るが、関係が深いので営血という。

（2）営気と衛気

営気と衛気は相対するもので、陰陽の属性を分かち、営は陰に属し、衛は陽に属し、衛陽営陰ともいう。

総論―2. 気の生理

（3）営気の運行と分布

　営気は水穀の気により化成した精微部分で、脈中を行き、血液の組成成分を為す。血脈を軌道とし、昼夜休まず運行し、上下表裏各部、五藏六府、四肢百骸を滋養している。

『素問』痺論

　「榮なる者は水穀の精氣なり。和して五藏を調え、六府を灑陳（散布）して、乃ち能く脉に入るなり。故に脉に循いて上下し、五藏を貫き、六府を絡うなり」

　（営気は水穀が化成した精気であり、伸びやかに五藏を協調させ、六府に散布され、そのあと、脈中に入って経脈に沿って上下に循環し、五藏を貫通して六府と連絡している）。

『靈樞』營衞生會

　「人は穀より氣を受け、穀は胃に入り、以て肺に傳え与え、五藏六府、皆以て氣を受く。その清なる者は營となし、濁なる者は衞となす。營は脉中にあり、衞は脉の外にあり。營は周りて休まず」

　（人体の精気は飲食物が源である。飲食物は胃に入って消化され、脾の作用によってその精微の気が吸収され、上がって肺に行き、そこから五藏六府に栄養として供給される。これらの精気の内、精粋な部分を「営」といい、濁って素早く荒々しい気を「衛」という。営気は経脈の中を運行し、衛気は経脈の外を運行し、休むことなく周流する）。

『靈樞』營衞生會

　「營は中焦より生ず」

― 157 ―

営気の主要部分は、水穀の精微中の「精専」の化したもので、営気となった後は、脈中に入り、脈を循り全身に運行し、内は藏府に入り、外は手足の節々まで達し、隈なくめぐり休むことが無い。

（4）営気の主要機能

　営気の主要な機能は、次の二つである。

①営気は血液の主要成分の一つで血液を化成する

『靈樞』癰疽

> 「中焦、氣を出だすこと露の如し。上りて谿谷に注ぎ、孫脉に滲り、津液を和して調え、變化して赤となり血と爲す」

　（中焦では変化して営気になり、霧露のように上から下へ、肌肉の会合する渓谷へ注ぎ、孫脈に滲入し、津液と合わさり、変化して赤い血液となる）。

　営気は孫脈に浸入して、津液と結合し、血液を形成する。

『靈樞』邪客

> 「營氣なる者は、その津液を泌し、これを脉に注ぎ、化して以て血と爲し、以て四末を栄い、内は五藏六府に注ぐ………」

　（営気は津液を分泌して、脈中に注ぎ、変化して血液になり、身体外部では四肢を栄養し、内部では五藏六府に注ぐ）。

②営気は全身を栄養する
　五藏六府、四肢百骸はすべて、営気の滋養作用によっている。

— 158 —

総論―2．気の生理

営気の栄養作用は人の生命活動中で非常に重要なもので、生理活動の主要なものの基礎を成している。

『婦人大全良方』養生必用論病（宋・陳自明：1237年）

> 「営は水穀の精、五藏を調和し六府を灑陳しよく脉に入るなり。源源として来たり、脾より化成し、心により総統し、肝により蔵受し、肺により重ねて布し、腎により泄を施し、一身を灌漑す。目は之を得てよく視え、耳は之を得てよく聴き、手は之を得てよく握り、足は之を得てよく歩き、藏は之を得てよく液し、府は之を得てよく氣を出し、脉に注入し、少なければ澁り、充すれば即ち實し、常に飲食を以て滋養すれば、即ち陽を生じ、陰を長じ、變化して血と成す」

〔4〕衛　気

（1）衛気とは

衛気は脉外を運行する気で、外邪を侵入から防ぐ作用があるので、衛気という。衛気は営気に対して、陽に属しまた衛陽ともいう。

『靈樞』五味

> 「穀は始めて胃に入り、その精微なる者は、先ず胃より出でて、両焦（上、中焦）にゆき、以て五藏に漑ぐ。別れて両つ営衛の道に出づ」

（水穀が胃に入ると、生成変化した精微なものは、胃から出て中焦、上焦に至り、肺を経て五藏に流入する。そしてそれが全身に送られる時、二つの道に分かれる。清浄なものは分かれて営気となり、濁なるなるものは変化して衛気となる）。

― 159 ―

（2）衛気は水穀の悍気

衛気は水穀の悍気（すばやく早い気）である。脾胃は水穀の運化し、水穀の精微を化成する。精微中の「慓疾滑利の気」、これを衛気という。

『霊枢』邪客

> 「衛氣なる者は、其れ悍氣にして之慓疾に出づ」

（衛気は水穀が変化した悍気であり、その流動は猛烈で迅速である）。

『素問』痺論

> 「衞なる者は、水穀の悍氣なり。其の氣、慓疾滑利にして、脉に入ること能わざるなり。故に皮膚の中、分肉の間を循り、肓膜を熏じ、胸腹に散ず」

（衛気は水穀が化成した剽悍の気であり、この気は非常に速くて滑らかなために、脈中に入ることができず、皮膚の中や肌肉を循行し、肓膜を温め、胸腹に行き渡っている）。

（3）営気と衛気

営気と衛気はどちらも水穀の精微から化成したものであるが、その性質は異なる。
営気の性質は従順であるために、脈中を運行する。
衛気の性質は慓疾（はやい、すばやい）にして滑利であるので、脈管の束縛を受けられず、脈外をめぐる。

（4）衛気の運行

総論―2．気の生理

①衛気は営気に随行する

『難經』三十難（秦越人：前5世紀）

> 「榮気の行りは、常に衛気と相随うやいなや？然るなり、經に言わく、『人は氣を穀に受く。穀は胃に入り、乃ち五藏六府に傳與す。五藏六府皆気を受け、その清める者は榮となり、濁れる者は衛となす。榮は脉中を行き、衛は脉外を行き、榮周りして息まず、五十にして復た大會す。陰陽相い貫くこと、環の端無きが如し』と。故に榮衛相い随うことを知るなり」

　衛気は、営気の循行路線に応じているものである。営気は単に脈中を走り、衛気は脈外を行くのみである。

『類經』營衛三焦（明・張介賓：1624年）

> 「衛は氣を主り外にあるけれども、然れども、亦どうして無血であろうか。營は血を主り内にあるが然れども、亦どうして無氣であろうか。故に営中に必ずしも無衛でなく、衛中に必ずしも無営でない。但し、内を行くものは、便ちこれを營といい、外を行くものは便ちこれを衛という。これ人身の陰陽交感の道であり、これを分かつに即ち二つ、これを合するに即ち一つ」

②昼は陽を行り夜は陰を行る

　衛気は、昼間は陽経が主で二十五周し、夜は内に入り、腎、心、肺、肝、脾、腎と二十五周する。

『靈樞』衛氣行

> 「故に衛氣の行りは、一日一夜にして身を五十周す。晝日に陽を行ること二十五周、夜に陰を行ること二十五周、五藏を周る。是れ故に平

― 161 ―

旦は、陰盡きて、陽氣目に出でず。目張るときは則ち気は上りて頭に行り、項を循りて、足の太陽に下り、背を循り下りて、小趾の端外側に至る」

（衛気の運行は、一昼夜のうちに、全身を五十周し、昼間は陽分を二十五周し、夜間は陰分を二十五周し、ならびに五藏の間を周行する。夜明けの平旦の時になると、衛気は陰分を二十五周し終わり、目に出る。目が開くと、衛気は目の内眥（睛明穴）から頭部へ上行し、項の後ろの足の太陽経の経路に沿って下行し、さらに背部に沿って下へ向かい、足の小指の外側端（至陰穴）に至る）。

『靈樞』衛氣行

「其の始めは陰より入り、常に足少陰に従いて腎に注ぎ、腎は心に注ぎ、心は肺に注ぎ、肺は肝に注ぎ、肝は脾に注ぎ、脾は復た腎に注ぎ、周りを爲す」

③衛気は全身に散行する

衛気は右記で述べた運行以外に全身に散行する。

『素問』痺論

「衞なる者は、水穀の悍氣なり。其の氣、慓疾滑利にして、脉に入ること能わざるなり。故に皮膚の中、分肉の間を循り、肓膜を熏じ、胸腹に散ず」

（衛気は水穀が化成した剽悍の気であり、この気は非常に速くて滑らかなために、脈中に入ることができず、皮膚の中や肌肉を循行し、肓膜を温め、胸腹に行き渡っている）。

総論―2. 気の生理

（5）衛気の生理機能

①肌表を護り、外邪の侵入を防ぐ

衛気は肌表を護り、外邪の侵入を防ぐ。

衛気は、藏府、肌肉、皮毛等を温養する。衛気は全身を温煦し、内は内臓を温めて、外は肌肉、皮毛を温める。

衛気和すれば、人体内外の温度を相対的に正常範囲に保ち、藏府、形体、九竅の生理活動を正常に運行させる。

衛気が不足すれば、温煦の力が減弱し、寒象が出現する。

これに反して、衛気が鬱聚して散らなければ、暢達出来ずに、熱と化し、熱象が出現する。

『讀醫随筆』氣血精神論（清・周学海：1891 年）

> 「衛氣は熱氣なり。凡そ肌肉の温める所以は、水穀の化するなり。衛氣の功養なり。虚すれば寒を病み、實すれば熱を病む」

②全身を充養する

衛気は、水穀の精微が化して生じたもので、全身に対して充養する作用を持っている。

『靈樞』本藏

> 「衛氣和するときは則ち分肉は解利し、皮膚は調い柔らかくして、腠理は緻密なり」

（衛気の機能が正常であれば、肌肉を潤滑にして弾力性のあるものにし、皮膚をしなやかにして潤わせ、腠理をきめ細かにする）。

― 163 ―

③腠理の開閉、汗の排泄を制御する

　衛気は腠理の開閉、汗の排泄の制御をする。

『景岳全書』汗證（明・張介賓：1624 年）

> 「然るに汗は陰に發して陽より出づる。此れ其の根本は、則ち陰中の營氣による。而して其の啟閉は、則ち陽中の衛氣による」

　営血と津液が汗の源である。汗液の調整は、衛気の制御と、調節作用にある。
　例えば外邪が人体の肌表を襲うと、腠理は閉塞し、衛気は発泄出来ない。すなわち無汗で身熱する。衛気が虚すれば、固摂作用が無力になり、自汗となる。

『景岳全書』汗證

> 「人、衛氣を以て其の表を固め、衛氣固めざるときは則ち表虚して自汗す。津液、之發泄を爲すなり」

　前述のように、それぞれ関連し協調している。

『靈樞』本藏

> 「衛氣なる者は、分肉を温め、皮膚を充し、腠理を肥すが所以により、開闔を司る者なり」

　（衛気は、分肉を温め、皮膚を充して栄養し、腠理を潤して、汗腺の開閉を主るものである）。

　衛気と営気を比較すると、どちらも水穀の精微から出来ており、脾胃の水穀の運化により成り立っている。

— 164 —

総論─2. 気の生理

営気は脈中を行り静であり守であり陰に属す。

衛気は脈外を行り、慓疾滑利にして温煦作用があり陽に属す。

営衛の間では必ず協調しあい、人体の汗液の正常化の調節をしている。もし営衛不和になれば、病態が出現し発汗する。

『傷寒論』辨太陽病 脉 證 并治（漢・張仲景：219 年）

> 「太陽病、發熱、汗出づるは、これ營弱衛強なり、故に汗出でしむ」

〔5〕藏府の気と経絡の気

人体の気は、前述の四種の気（元気、宗気、営気、衛気）以外に、藏府の気と経絡の気がある。

これらの気は、先天の気と、自然界の清気、脾胃の化成した水穀の精気などが、有機的に結びついて、ある特定の藏府や経絡に分布したもので、その中で水穀の精気が主要成分を成す。

例えば、心気、肺気、脾気、胃気、肝気、腎気などの藏府の気と、経気、絡気などの経絡の気となる。

『靈樞』五味

> 「胃なる者は、五藏六府の海なり。水穀、皆胃に入り、五藏六府、皆氣を胃より稟く。五味、各おの其の喜ばしむ所に走る。穀味の酸は先ず肝に走る。穀味の苦は先ず心に走る。穀味の甘は先ず脾に走る。穀味の辛は先ず肺に走る。穀味の鹹は先ず腎に走る」

（すべての飲食物はまず胃に入り、五藏六府はすべて胃が消化した精微なものを受け取って、機能活動を維持する。したがって、五藏六府はすべて気を胃から受けており、胃は五藏六府の栄養が集まる場所となる。飲食物の五味が五藏に帰属するのは、飲食物の本性、味の特徴が異なっ

— 165 —

ていて、それぞれ適応する場所があるからである。穀物が酸の味であれば、胃に入ってからまず肝に入る。苦い味であればまず心に入る。甘い味であればまず脾に入る。辛い味であればまず肺に入る。鹹からい味であれば先ず腎に入る）。

藏府経絡の気は、藏府経絡を構成する最も基本的なものである。また藏府の推動と維持、生理活動の機能の根本でもある。

例えば、心気の血の運行、脾気の運化統血、胃気の水穀の腐熟作用などはこれらの気の作用による。

5　気の生理機能

気は人体を構成し、生命活動を維持する最も基本的なものであり、人体の生命活動にとって、非常に重要な多種の生理機能を持っている。

『難經』八難（秦越人：前5世紀）

> 「氣は人の根本なり」

『類經』摂生類（明・張介賓：1624年）

> 「人の生有るは、全てこの氣に頼る」

『醫方集解』考氣門（清・汪昂：1682年）

> 「氣、化すれば物も生じ、氣變ずれば物も易る、氣、盛んなれば物も壮ん、氣、弱ければ物も衰え、氣、正であれば物も和し、氣、絶えれば物も死す」

気の基本的な生理機能には
（1）推動作用、（2）温煦作用、（3）防御作用、（4）固摂作用、
（5）気化作用などがある。

— 166 —

総論—2．気の生理

〔1〕推動作用

気の推動作用は、主に気自身の活力と運動により次のようにはたらく。

（1）人体の成長発育
（2）温煦作用
（3）血の生成と運行、津液の生成、輸布と排泄など

これらに対して推動と促進を行って、全身に栄養物を輸布し、人体の正常な生理活動を維持している。

（1）人体の成長発育に対する気の推動作用

『素問』上古天眞論

> 「帝曰く、其の年すでに老いて而も子ある者は、何ぞや。岐伯曰く、此れ其の天壽度を過ぎて、（精）氣（の流注する經）脉常に通じ、而も腎氣餘り有るなり。此れ子有りと雖も、男は八八を尽くすに過ぎず、女は七七を尽くすに過ぎず、而して天地の氣、皆竭く」

（黄帝がいう。年老いてもなお子供ができる人がいるが何故なのか．

岐伯がいう。その人は天から授かった寿命は標準を超えているが、精気の通路は若い時と同じようにいつも通じており、腎の精気にはゆとりがあるからである。この種の人は子供ができるというものの、それでも普通には、男子は六十四歳、女子は四十九歳が限度である。その年齢になれば男女の精気は皆竭てしまう）。

人が誕生してから以後、腎の精気が人体の生成発育を推し動かす作用があることを説明している。人は中年以後、腎の精気が徐々に衰え、それに従って身体は徐々に老衰してゆく。

— 167 —

『素問』陰陽應象大論

「年四十にして、陰氣、自ずから半ばなり。起居衰う。年五十にして、體重く、耳目、聰明ならず。年六十にして、陰は萎え、氣は大いに衰え、九竅は利せず、下は虚して上は實し、涕泣倶に出づ」

（四十歳では、陰気（精力の生成と生殖の力）衰えて最盛期の半分になる。日常の立ち振る舞いもその起居動作も軽快にはいかなくなる。五十歳になると、身体が重くて若者のように活発に動かず、耳は遠くなり、目も老眼などで見えにくくなる。六十歳になると、陰気は萎えて弱くなり、精力の生成も性器の勃起力も衰える。五藏の働きが大いに衰えると、五藏は上の七竅と連携しているので、上の七竅すなわち耳目口鼻もその働きが悪くなる。陰虚して下の二竅すなわち尿道と肛門の働きは衰えて漏れやすくなり、上の七竅も邪気が実して、精気が弱って鼻水や涙が一緒になって出るようになる）。

（２）各藏府経絡などの組織器官の生理活動

人体の生命活動の主要な部分であり、中医学の理論上、人体藏府経絡など、組織器官の生理活動は全て、気の推動と血の濡養、気血の調和の作用に依存している。

『素問』調經論

「五藏の道、皆れも経の隧に出で、以て血氣を行らす。血氣和せざれば、百病乃ち變化して生ず。」

（五藏の間を相互に連絡している通路は、すべて血気が流れる経脈によっている。この気血が調和しえなければ、各種の疾病が生じる）。

気それ自身の活力と気の昇降出入の運動は、藏府経絡などの組織器官

総論―2．気の生理

の生理活動と深い関係にある。

『素問』六節蔵象論

「脾胃・大腸・小腸・三焦・膀胱なる者は、倉廩の本、營の居なり。名づけて器と曰う」

（脾胃・大腸・小腸・三焦・膀胱は物を入れたり出したりする倉庫である。中焦は営気が生成される場所である。これらの藏器は物を入れる空間を持つ器という名前が付いている）。

『素問』六微旨大論

「器は生化の宇なり」

これは生化の大きな容れ物という意味。生気を包蔵するものは皆、生化の器という。この「生化」の作用は気の昇降出入によって行われる。例えば肺の呼吸は、肺気の宣発と粛降作用により、また脾胃の運化は脾気の昇清と胃気の降濁によって行われる。

（3）血の生成と運行、津液の生成、輸布と排泄

気と血、津液の関係は、気はよく血と津液の生成を促進する。故に気能生血、気能生津の説がある。

気は血と津液を推動して、全身に運行し、巡らす作用がある。故に気能行血、気能行津液の説がある。

（4）まとめ

気は、それ自身の活力と、昇降出入の運動により、各方面の生理活動を推動する。もし、気の不足或いは、気の活力と運動が減弱すると、気

— 169 —

の推動作用が減弱し、身体の各方面の生理活動は、これによって衰退してゆく。

気の推動作用は、身体の一切の栄養物を全身に輸布し、人の正常な生理活動を維持している。

もし気虚になれば、推動作用が減弱して、人体の成長発育は、遅く緩やかになり、藏府のはたらきは減退し、同時に気虚は気滞を発生し、甚だしければ、血行の凝滞を起こし、瘀血を生じたり、津液の運行に影響を与え、津液停滞して、痰、湿、水陰などを形成し、各種の病変を引き起こす。

〔2〕温煦作用

（1）気の温煦作用について

『難經』二十二難（秦越人：前5世紀）

> 「氣は之を煦めることを主る」

すなわち、気は藏府、経絡、皮膚、筋骨など組織器官と血・津液に対して、温煦する作用をもっている。これは気自身の絶えず運動する作用と、気の藏府経絡などの組織器官の生理活動を推動し、熱量を生み出す力によっている。

人の体温は、気の温煦作用によるものであり、気の温煦作用により、藏府経絡組織器官は、正常な生理活動が出来る。また血と津液などは、気の温煦作用によって凝滞せず全身に循環することが出来る。

（2）気の温煦作用の失調

温煦不足は寒を生じる。

多くは気虚により熱量が発生せず、畏寒喜熱、四肢不温、体温低下、

総論―2. 気の生理

血と津液の運行遅緩などの寒証が出現する。

『諸病源候論』冷氣候（隋・巣元方：610 年）

> 「それ臓、氣虚するときは則ち内に寒を生じるなり」

『讀醫随筆』氣血精神論（清・周学海：1891 年）

> 「衛氣は熱気なり。凡そ肌肉の温むるゆえん………衛氣の効用なり。虚するときは則ち寒を病み、実するときは則ち熱を病む」

　気鬱は熱と化す。

　ある種の原因により、気の流通が影響を受け、気の鬱滞が身体の一局部に起き、聚まって散らず、鬱滞して熱と化す。

『丹渓心法』火（元・朱震亨：1347 年）

> 「氣有餘、便ち是火なり」

『素問』刺志論

> 「氣実は熱なり、氣虚は寒なり」

〔3〕防御作用

（1）外邪の侵入を防御

　人体の多方面に渡る複雑な生理活動の防御作用は、気、血、津液と各藏府経絡などの、生理作用によるもので、特に気の作用は重要である。気の防御作用は、主として、外邪の侵入を防御することである。外邪が人体に侵入するのは、一般に皮毛と口鼻の経絡による。

― 171 ―

（２）防御作用は衛気の作用

　気の外邪の侵入に対する防御作用は、主に衛気が全身の肌表を護り、腠理の開閉、外邪が皮毛より人体に侵入するのを防ぐ作用である。

『醫旨緒餘』（明・孫一奎：1573 年）

「衛氣は、周身を護衛すると言い、分肉を温め、腠理を肥し、外邪を侵犯せしめず」

（３）防御作用の減弱

　外邪が人体に侵入すれば、多くは、気の防御作用が減弱して病になる。

『素問』評熱病論

「邪の聚まる所、其の氣、必ず虚す」

（邪気に冒されるものは、その正気が必ず虚して弱くなっている）。

　気の防御作用が減弱すれば、全身の抗病能力は、それにともなって下降し、外邪は侵入しやすくなり病になる。

（４）防御作用は正気の抗病機能

　気の防御作用は、外邪に対して言うならば正気である。疾病の過程では、正気は絶えず抗病機能を発揮して邪正の闘争を表し、病邪を消滅して健康を回復させることが出来る。

総論―2. 気の生理

〔4〕固摂作用

（1）固摂とは

固摂とは、制御するという意味である。

気の固摂作用は、主に血津液精液等の液体物が、異常な形で流出するのを防止する作用である。

（2）具体例

脈管中を流れている血液が、脈外に流出するのを防いだり、汗、尿、唾液、胃液、腸液などが正常な分泌、排泄、排出が出来るように制御することである。

（3）固摂作用の減弱

気の固摂作用が減弱すると、体内の液体が大量に失われる危険性もある。

気が血を固摂しなければ、各種の出血病症が起こる。

『景岳全書』血證（明・張介賓：1624 年）

> 「蓋し、脾は血を統る。脾氣虚するときは則ち収攝すること能わず。脾血を化す。脾氣虚するときは則ち運化すること能わず。これ皆氣血の注ぐところ無く、因て脱陥し妄行す」

気が津液を固摂しなければ、自汗、大汗が起こる。

『景岳全書』汗證

> 「人は衛氣を以て其の表を固め、衛氣が固まらざるときは則ち表虚し

— 173 —

て自汗す。津液は發攝を爲す」

　気が精を固摂出来なければ、小便失禁、多尿などの症状が起こる。

『醫學入門』小便不禁（明・李梴：1575 年）

　「腎と膀胱、氣虚す」

　気が精を固摂出来なければ、遺精、早泄、滑精などの症を引き起こす。

『景岳全書』遺精（明・張介賓：1624 年）

　「滑精は、腎氣守らざるは無し」

（4）固摂作用と推動作用

　気の固摂作用と推動作用は、相反する面を持っている。
　一方では、気は血の循環と津液の輸布と排泄を推動し、多方では、液体物の固摂作用を行い、液体物の過度の流出を防止している。

①気の血に対する作用
　一方では血の流れを推動し、他方では血を統摂し、血を脈中に運行させている。
　もし気が推動作用を怠れば、血流は遅緩となり血行不良を生じる。もし気が統摂を怠れば、血は経を循らず脈外に溢れ失血が生じる。

②気の津液に対する作用
　一方では気は、津液の輸布を推動し、汗と尿の形成と排出を促進し、他方では、腠理と膀胱の固摂作用を持っており、汗と尿の大量排泄を制御している。

総論—2. 気の生理

もし気の推動作用が減弱すると、尿閉または無汗が起こり、もし気の固摂作用が減弱すれば、自汗、大汗、多尿などが起こる。

③気の推動と固摂作用の相互協調

気の推動と固摂作用の相互協調により、体内の液体物の運行、分泌、排泄の調節と制御が可能になり、人体の正常な血液循環と、水液代謝の平衡が可能となる。

〔5〕気化作用

（1）気化とは

気の運動と、それによって生じる各種の変化を指している。

身体的に言うと、気の運動中の、気の発生変化、例えば、各種の気の生成、その代謝、精、血、津液などの生成と代謝、及び其の相互転化などの変化は、気化の範疇に属す。機体の新陳代謝は、実際上は気化作用の具体的な現れである。

（2）気の運動における発生と変化

気それ自体の運動における発生と変化には次の二種類がある。

①気の化生

例えば、脾胃の飲食物の運化と、水穀の精気の生成により、営気と衛気の分化、生成が出来る。

また肺が吸入した清気と相結合して、宗気を生成することが出来る。

腎の「先天の精」は、水穀の精気に養われて、元気を生成することが出来る。

②清気が変化して濁気になる

　気は活力の非常に強い精微なもので、機体組織中で転化してエネルギーになり、組織で使用後すぐ濁気に転化し、呼気を通してまたは皮膚の汗孔から対外へ排出される。

（3）精、血、津液の新陳代謝、相互転化と気化作用

　例えば、飲食物が胃に入り、脾胃の気の作用のもとで水穀の精華と糟粕に分化し、糟粕は糞便に変わり、体外に排出され、精華は水穀の精気に生成され吸収され、気化作用のもとで水穀の精気は化成して、気、血になる。

　水液の精は、脾胃に吸収され津液となり、気化作用により転化して汗、または尿となり体外に排出される。

『素問』靈蘭秘典論

> 「膀胱は州都の官、津液焉に藏す。氣化するときは即ち能く出づ」

　（膀胱は水の集まる場所を管理する役目である。滴滴として流れる水を集めて貯蔵する役目である。膀胱の排泄機能によって小便を出すことができる）。

　ここでの気化とは、膀胱の排泄機能であり、腎の気化、三焦の気化は、膀胱三焦の水液の代謝調節機能を指している。

『素問』天元紀大論

> 「物が生じるのを化といい、物が極まるを變という」

　気化とは、人体藏府器官に対して、人体の物とエネルギー代謝過程で、体内物が引き起こす生成、転化、加工、改造などの活動を言う。

総論―2．気の生理

化は変であり変化、転化、化生の意味である。

　簡単に言えば、気化は生化代謝であり、人体の基本生理機能のことを言う。したがって、広義には、気化には先天の気化過程と、後天の気化過程の二種類に分けられるが、一般的には後天の気化過程を取り上げる。

（4）気化と気機

①気機とは

　人体藏府形態と組織器官の持っている機能活動を指し、人体全体の生理機能活動の総括的なものである。

　例えば、心の行血、肺の呼吸、宣発・粛降、肝の疏泄、脾胃の昇清濁降、大腸の伝導、膀胱の貯蔵排泄、気の流行・温煦、陰津営血の潅漑濡潤、腠理の開闔、目の視覚、耳の聴覚、鼻の嗅覚、掌の握り、足の歩みなどは気機の範疇に入る。

②気化とは

　主に藏府器官のさらに複雑な微細な化生機能で心の血を赤く化すこと、脾の飲食した水穀を精微に化すこと、腎と三焦の気化、胆の余気の胆汁化、気血津液営衛精髄と形味、形気の化生と転化など人体の一切の生命活動（内側では、循環、消化、吸収、成長発育、外側では、視、聴、言、動など）を指す。

— 177 —

3. 血 の 生 理

1　血の基本概念

　血は飲食による精微から変化発生したもので、脈管の中を循行する紅色の物である。

『血證論』陰陽水火氣血論（清・唐宗海：1884 年）

> 「食氣は胃に入り、脾の汁に化するを經て、上りて心火に奉ず。火はこれを得て、變化して赤となる。これを血となす」

　血は人体を構成し人体の生命活動を維持する基本的な物の一つであり、営養と滋潤の作用を備えている。

　中医学においては「心血」「肝血」の概念がよく使われている。このような名称は、病理状態を指す場合に多く用いられている。例えば、心血不足、肝血虧虚、大腸血枯、心血瘀阻など。このことから臨床において正常の血の概念と混淆しないように注意が必要である。

　その他よく用いられる「血分」という言葉があるけれども、これは血の基本的概念と異なり、次の三つの意味がある。

１．病理的名詞

　病が血分にあることを指したもので、「気分」と相対する言葉である。

２．温病弁証の一つの段階あるいは病位を表示したもの

　すなわち衛気営血弁証の血分の段階のこと。血分は衛気営血弁証の中で最も深い段階あるいは病位であり、心・肝・腎などの臓に病を受けたことを包括している。

３．病症名

婦人で経水不通が先にあり、その後水気病に致るものを指す。

『金匱要略』水氣病脈證併治（後漢・張仲景：219 年）

> 「婦人、則ち經水通ぜず。經は血と爲す。血利せざるときは則ち水と爲す。名づけて血分と曰う」

［2］　血の生成

〔1〕脾胃は気血化生の源

『靈樞』決氣

> 「中焦、氣を受け汁を取り、變化して赤きを、是れ血と謂う」

（飲食物は中焦で消化吸収され、その精微な部分はさらに気化作用を経て、赤い液体に変化する。これを血と呼ぶ）。

血を生成する基本的な物は、脾胃によって化生された水穀の精微である。

『景岳全書』（明・張介賓：1624 年）

> 「血なる者は水穀の精なり。源源として來す。而して實に脾に生化す」

営気が血と化す。

『靈樞』邪客

> 「營氣なる者は、その津液を泌し、これを脈に注ぎ、化して以て血と爲し、以て四末を榮い、内は五藏六府に注ぐ………」

総論—3．血の生理

（営気は津液を分泌して、脈中に注ぎ、変化して血液になり、身体外部では四肢を栄養し、内部では五藏六府に注ぐ）。

『金匱要略心典』（清・尤怡^{ゆう い}：1729 年）

> 「營は血の源なり」

この外、津液が血となることを論じたものがある。

『讀醫随筆』（清・周学海^{しゅうがっかい}：1891 年）

> 「津もまた水穀の化する所、その濁は血となし、清は津となす」

営気と津液はいずれも水穀の精微を源としている。すなわち脾胃の化生によるものであり、そして「営血併称」「津血同源」と称されている。

『濟陰綱目』（明・武之望^{ぶ し ぼう}：1626 年）

> 「血は脾より生ず」とあり、いわゆる「脾胃はすなわち氣血の源」

以上のように、中医学において早くから栄養物と血の生成には脾胃の造血作用が関与していることを認識していた。

〔2〕腎精骨髄が化して血となる

『素問』宣明五氣篇

> 「腎は骨を主る」

『素問』脉要精微論

> 「骨なる者は髄の府なり」

（骨は髄の機能の現れるところである）。

— 181 —

『素問』生氣通天論

「骨髄は堅固にして、氣血は皆從う」

（骨髄は堅固であれば、起立・歩行も健全であり、血液循環も神経支配も順調に維持される）。

腎精骨髄は化血の源である。腎は精を藏し、骨を主り髄を生じる作用と血と関係することを述べたものである。

『病機沙篆』（明・李中梓：1667年）

「血の源は腎にあり」

『景岳全書』巻之三十　貫集雑證謨　血證（明・張介賓：1624年）

「血は即ち精之に屬す也。但だ精は腎に藏し、蘊める所多からず、血、衝きに富み、至る所、皆是なり」

精髄は血を化生する原料であり、骨は血の化生の基礎であり、精が足りれば血も盛んとなり、髄が充分であれば血が不足することはない。

これらの蔵精生髄から精髄化血に至る論述から、腎は血の生成を保証する重要な藏であることが分かる。

〔3〕肝は蔵血と生血を主る

『素問』六節藏象論

「肝なる者は、罷極の本、魂の居なり。其の華は爪に在り、其の充は筋に在り、以て血氣を生ず」

（身体の中心にあって、植物の幹に相当する位置を占める肝は、エネルギー（血）の貯蔵と供給を通して、身体の活動と疲労を担当する機関

総論—3．血の生理

である。魂の宿るところである。その機能が外に華やかに映えるところ
は爪である。その充実した力が現れる場所は筋である。また血気の働き
を育成する）。

　これは肝藏が「藏血（血を貯蔵する）」だけでなく、生血にも関係があり、
造血器官の一つであることを説明したものである。
　肝はそのほかの臓器と相互に密接に協調して、血を生成することがで
きる。

『張氏醫通』（清・張璐：1695年）

> 「氣、耗せず、反って腎に精して精となし、精、泄せず、反って肝に
> 精して清血を化す」

　これは肝腎のはたらきによって精が化して血を生じることを述べたも
のである。

〔4〕心の血生成の作用

『素問』陰陽應象大論

> 「心は血を生じる」

（心は血の働きを助ける）。

『素問』六節藏象論

> 「心は生の本、神の処なり」

（血管によって血液を体の隅々にまで浸透させる働きを持つ心は生命
の根源である。精神の宿るところである）。

— 183 —

『素問』五藏生成篇

「諸血なる者は、皆心に屬す」

（全身に循環する諸々の血は、皆心に帰属する）。

『中藏経』（漢・華陀撰）

「心は血を生じ、血は肉の母と爲す」

（心は血が全身に浸透する働きを助け、血によって筋肉は養われるの
で、例えれば生命を生み出す母のようである）

　心は五藏六府の大主であり、血の生成上において主導作用があること
を述べたものである。
　心は神を藏し、心神は血の生成にもまた調節制約の作用もある。
　たとえば心藏が一度、損傷を受けると、神明の統一調節制約のはたら
きが失調して、血の生成に影響を与える。
　ゆえに情志の不和は心神の不調を招き、血が毀虚すると説かれている
のである。

〔5〕肺の血生成の作用

『霊枢』營衛生會

「中焦は亦た胃中に並び、上焦の後に出で、此の氣を受くる所の者、
糟粕を泌し、津液を蒸し、其の精微を化し、上って肺脉に注ぐ。乃ち
化して血と爲す」

（中焦の気が出る部位もやはり胃と並列していて、上焦の後ろにある。
その機能は精気を吸収し、糟粕を分泌して津液を蒸し出して、精微なも
のを生成する。その後、上に向かって肺経に伝注し、再び変化して血と

総論―3. 血の生理

なる)。

　これは水穀が胃に受納消化されたあと、化成して水穀の精微となり、脾の運化作用と肺の気化作用によって、蒸され変化し昇ったり降りたりして、その精微と津液が合わさって血をなすことを述べたものである。

3　血の循行

　正常の状況においては、血は脈中に循行し、全身に流れる脈管に沿って、絶えず循環、運行している。

　血の運行は全身の各藏府組織に豊富な栄養を供給し、その供給によって各種の効能が充分に発揮できる。

〔1〕血の循行流動の特徴

（1）脈絡

　血と営気は一つの相対的に密閉された脈道系統である「脈管」の中を循行流動しており、その中でも細小のものを「絡」と呼んでいる。

『靈樞』決氣

> 「營氣を壅遏し、避ける所無からしむ。是れ脉と謂う」

　（営気が避けたり迂回したりせず、その中を通ることができるようにさせるものを脈という）。

　脈絡の中にあって、その効能は、正常な状況下では血が経から離れることはない。外に溢れた場合、各種の出血を引き起こす。

― 185 ―

（2）循環

血は人の生命活動中において留まることなく循環している。

『素問』舉痛論
_{きょつうろん}

> 「經脉、流行して止まず、環周して休まず」

またこの種の循環は、次のようにも称されている。

『霊枢』邪氣藏府 病形
_{じゃ き ぞう ふ びょうけい}

> 「經絡之相い貫き、環りて端なしが如し」
> _{これ}　　　　　　　_{めぐ}

（3）動力

血の循行にはそれを動かす動力が必要であり、その動力は主に心気と心を助けて血をめぐらせる宗気である。

（4）規律性

血の循行には規律がある。

『素問』平人氣象論

> 「人、一つ呼けば脉再つ動ず。一つ吸えば脉また再つ動ず。呼吸定息
> _は　　　　_{ふた}
> なれど、脉五動するは、閏するに太息を以てす。命じて平人と曰う」
> _{じゅん}

（人の脈拍は、一回息を吐く間に拍を二回打ち、一回息を吸う間にまた搏を二回打つ。一呼吸の間に脈を四回打つ。呼吸と呼吸の間に息を休む時間がある。この間に脈を一回打つ。一呼吸と一休みで合計五回打つ。

規則正しい呼吸の間に時々ため息をつく。このような脈拍をしている人は健康な人である)。

　血の循環には規律性があり、呼吸のリズムにあわせて多かったり少なかったりを計算する。

（5）走行法則

　血の循行には一定の走行がある。

『素問』經脉別論

> 「食氣、胃に入れば、濁氣は心に歸し、精を脉に淫す。脉氣は経を流れ、経氣は肺に歸す。肺は百脉に朝し、精を皮毛に輸ぶ。毛脉は精を合し、氣を府に行らす。府の精、神明、四藏に留まり、氣は權衡に歸す。權衡以て平らかなれば、氣口、寸を成し、以て死生を決す」

　（食物が胃に入ると、別の一部分の濃厚な精気は心藏に注ぎ入り、そこで浸み込こみ溢れた精気は血脈に輸送される。血気は経脈の中を流れ、経脈の中の血気は肺に戻る。肺はまた全身の百脈に血気を送り、精気を皮毛に行き渡らせる。皮毛と経脈の精気は合して、また戻って脈に流入する。脈中の精気が循環し、四藏にあまねく行り流れ、精気が全身に行き渡るには、平衡を維持する必要がある。精気の輸布が平衡を保っているかどうかは、気口部位の脈象に現れ、それによって疾病の死生を判断することができる）。

　これは水穀の精気の運行を論述したもので、水穀の精微が血に入って循環することを明確にしている。
　現代解剖学の認識と異なるところもあるが、心肺と脈が血循環系統を構成し、心～脈～肺の走行法則を示している。

〔2〕血の循環に参与する藏

（1）心は血脈を主る

　心気は血循環を推動する基本的な動力であり、心藏の拍動によって血の運行を推動している。

『素問』痿論
> 「心は身の血脉を主る」

（心は全身の血脈の循環を主導している）。

『醫學入門』（明・李梃：1575 年）
> 「人、心動ずるときは則ち血は諸々の経を行る」

　血は正常では脈管中において一定の方向に循行しており、それは心気の推動作用に依存している。
　したがって、心気虚の患者では血の運行が無力となって血行が遅滞して、「心脈瘀阻証」を発症し、瘀血の症状以外に、心悸、乏力、少気、自汗などの心気虚の証候を表す。

（2）肺は百脈を朝す

『素問』經脉別論
> 「食氣、胃に入れば、濁氣は心に歸し、精を脉に淫す。脉氣は經を流れ、經氣は肺に歸す。肺は百脉に朝し、精を皮毛に輸ぶ。毛脉は精を合し、氣を府に行らす。府の精、神明、四藏に留まり、氣は權衡に歸す。權衡以て平らかなれば、氣口、寸を成し、以て死生を決す」

総論―3. 血の生理

（食物が胃に入ると、別の一部分の濃厚な精気は、心藏に注ぎ入り、そこで浸み込み溢れた精気は血脈に輸送される。血気は経脈の中を流れ、経脈の中の血気は肺に戻る。肺はまた全身の百脈に血気を送り、精気を皮毛に行き渡らせる。皮毛と経脈の精気は合して、またもどって脈に流入する。脈中の精気が循環し、四藏にあまねくめぐり流れ、精気が全身に行き渡るには、平衡を維持する必要がある。精気の輸布が平衡を保っているかどうかは、気口部位の脈象に現れ、それによって疾病の死生を判断することができる）。

『丹溪心法附余』咳嗽（明・方広類：1536 年）

> 「肺は氣を主り血液を運行し、一身を周流す」

これには二つの意味がある。

一つは全身の十二経脈（百脈）を循行し、その終始が肺にあること。

一つは血が全身の百脈中に運ばれ分布するのには、肺気の作用が必要であることを意味する。

肺は呼吸を司り、一身の気を主り、宗気の生成には必要不可欠の条件であり、宗気の作用の一つに、心脈を貫き血気を行らす作用がある。

血が正常に運行するためには、肺藏の作用が重要な鍵を握っていることを示している。

（3）肝は蔵血を主る

『素問』五藏生成篇

> 「人は臥するときは、血は肝に歸す。肝（目）は血を受けて能く視、足は血を受けて能く歩む。掌は血を受けて能く握る。指は血を受けて能く攝む」

（一般に人が横臥すると血は肝に帰還する。肝（目）は血を受けて見

— 189 —

ることができる。足は血を受けて歩くことができる。掌は血を受けて握ることができる。指は血を受けてつまむことができる）。

『霊枢』本神

> 「肝は血を藏す」

肝藏には血を貯蔵するはたらきと、血量を調節するはたらきがある。

人体の動静の状況の違いによって、脈管中の血の流量を調節して、一定の恒常性を保っている。

その他、肝は疏泄を主り気機を調節し、一方では肝自身の藏血作用を保障し、もう一方では血の流れを流暢にする作用がある。

（4）脾は統血を主る

『女科證治準縄』巻一（明・王肯堂：1602 年）

> 「蓋（けだ）し血は脾土より生じ、故に脾は血を統るという」

『血證論』唾血（清・唐宗海：1884 年）

> 「脾は能く血を統り、則ち血は自ら經を循り、而して妄りに動ぜず」

脾気の統摂がうまくはたらくと、血を制御して脈管の外に溢れさせない。したがって、脾の統血作用が失調すると、便血、崩漏（ほうろう）、鼻衄（びじく）などの出血の病症を現す。

以上のことから、血の循環には心、肺、肝、脾の臓器が相互に関っていることが分かる。したがって、その中の一つの臓器のはたらきが失調しても、血行失調の病変を引き起こすのである。

総論―3. 血の生理

　4　　血の生理作用

〔1〕全身の栄養・滋潤

　血には全身の組織器官を栄養し滋潤するという生理作用がある。血が脈管中を循行して、内では五藏六府、外では皮肉筋骨に達して、途切れることなく休むことなく循行して、絶えず全身の各藏府組織器官に対して充分な栄養と滋潤作用を発揮して、正常の生理活動を維持している。

『難經』二十二難（秦越人：前5世紀）

> 「血は之を濡すを主る」

　血の栄養と滋潤作用を高度に概括している。

　明代の張介賓は血の生理作用に対して『景岳全書』の中で次のように論述している。

『景岳全書』（明・張介賓：1640年）

> 「故に凡そ七竅の靈を爲し、四肢の用を爲し、筋骨の和柔を爲し、肌肉の豊盛を爲し、以て藏府を滋すに至り、神魂を安じ、顔色を潤し、營衛を充たし、津液は以て通行を得、二陰は以て通暢を得、凡そ形質は在する所、血の用にあらざるは無し。これ以て人にこの形あり。惟だこの血に頼るのみ」

　このことから、血は人体の生命を維持する活動には非常に重要な意義があることが分かる。

　具体的に説明すると、血は上に上がって顔面を養うと、顔色に紅と潤いと光沢を与え、髪の毛を滋養するから、「髪は血の余」といわれている。

　また血は目を滋養し潤いを与える。

― 191 ―

『素問』五藏生成篇

「肝は血を受けてよく視る」

　血は肌肉を養うので、肉体を豊満壮健に発達させることができる。

　このように血の栄養と滋潤作用によって全身の皮膚の感覚が良好となり、全身の運動が充分にできるようになる。

　骨髄を滋潤することで、関節がスムースに動かせることができる。このように例をあげると枚挙に暇が無い。

　しかも、特殊な作用としては、血は精神活動の物質の基礎となるものであり、その盛衰多少は人体の精神活動に極めて重大な影響を及ぼしている。

〔2〕精神活動の基礎

『素問』八正神明論

「血氣なる者は、人の神、謹みて養わざるべからず」

　（人の血気というものはまことに貴いもので、謹んで養い調えないわけにはいかないからである）。

　人の精神の充実度、神志の明瞭さ、感覚の鋭敏さ、活動の活発さはいずれも血気の充盛と、血脈の調和によるものである。

『靈樞』平人絶穀

「五藏安定し、血脈和利し、精神乃ち居す」

　（五藏は正常に働き、血脈は滞りなく通り、精神が内を守って安定する）。

— 192 —

総論—3．血の生理

　血と神志の活動には密接な関係があり、血が充満であるかそうでない
かで直接神志の変化に影響を与えるのである。

『平治枡萃』（朱震亨：1281 ～ 1358 年：金元四大家の一人）

> 「血は神の氣なり、これを持てば則ち存し、これを失えば則ち亡ぶ」

　いかなる原因によるものであっても、血虚、血熱、瘀血、出血などの
血の病理状態は、しずれも精神衰弱、不眠、健忘、多夢、煩躁、甚だし
い場合は神志恍惚、驚悸不安、癲狂、混迷などの神志の失調などの多く
の症状を引き起こす。

— 193 —

4．気と血の関係

　気と血は人体を構成し、人体の生命活動を維持する上で最も基本となるものである。

　ここで中医学の一般的なテキストでは、気・血ともに生命活動をするうえで基本となる「物質」と説明されることが多い。特に気の説明では基本的な最小物質という表現がされていることがある。これは唯物論に基づく説明である。

　自然界のものはすべて陰陽関係にあり、「気」と「血」も陰陽関係で言えば、「気」は陽、「血」は陰となる。

　陰陽関係はあくまで相対的なものであり、本来一つのものを説明する上で陰と陽に分けているのに過ぎないのであって、陰だけ、陽だけでも存在しない。気血も同じで、気だけで存在しえないし、血だけでも存在しえないのである。説明する上で分けているだけである。

　よく鍼をして「昂っている肝気を下げた」いう表現がされるが、この場合、気だけが下がるわけではない。気血ともに下がるのである。なぜなら同じものを違う角度から見たに過ぎないからである。

　気血を陰陽に分ける基準は、眼に見えるか見えないかである。また形あるものか形のないものかである。「目に見えるもの」を「血」と表現し、「目に見えないもの」を「気」と表現している。また「形」あるものを血、「形」ないものを気と表現している。

　陰陽はあくまで相対的なものである。その相対化する上での基準も含めての陰陽なのである。これが鄒学熹教授の説く「太極含三為一」の論である。（拙著『鍼灸・漢方の名医になるための秘訣』参照）

　気、血は生理的な状況下では、相互に深い関係にあり、両者を本来分割することは出来ない。また病理状況下でも相互に影響し、相互に因果関係がある。

『靈樞』營衞生會

> 「血これと氣、異名同類なり」

『血證論』（清・唐宗海：1884 年）

> 「それ載氣は血なり、血を運ぶものは、氣なり。人の生なるは、全て
> 氣に頼る。血脱して氣脱せず、死すといえどもなお生き、一銭の氣絶
> えざれば、則ち血徐に生くべく、またその故に還る、血未だ傷られず
> して氣先ず脱すれば、安ずるといえども必ず死す」

　気血の性情とその効能には、いずれもそれぞれ特徴がある。

　気血ともにその生成には脾胃の運化によって生じた水穀の精微と不即
不離の関係にある。

　属性より述べると、気は陽に属し、血は陰に属する。

　効能より論じると「気はこれを煦（あたた）めるを主り、血はこれを濡（うるお）すを主る」
（『難經』二十二難）である。

　その生成、属性、効能、運行などの方面の特徴より、気血間には相互
に依存し、相互に用となり、相互に制約するといった密接な関係にある
ことが分かる。

　例えば、血は陰に属し静を主り、自らめぐることはできない。気の推
動作用によって初めて絶えず運行し、休むことなく循環できるのである。
これを「気よく血行らす」というのである。

　また、気もまた必ず血による栄養物の提供に依存することで初めて、
その生理作用を発揮することができるのである。ゆえに「血は気の母」
というのである。

　血は脈管中に運行するものであり、脈の外に溢れることは無い。それ
は気の固摂作用に依存したものである。もし気虚して血液の固摂作用が
減弱すると、各種の出血の病症を招く。

気の活力が非常に強ければ血が逸脱することはなく、血と津液は体内に存在することができる。しかし気がその作用を失うと、浮散して無根となり気虚、気脱の症状が現れる。気虚はまた血虚を招く。

血の組成とその生成過程において、気の気化作用とは不即不離であるから、古人は「気よく血を生じる」と述べているのである。

概括すると、気血の間の関係は次の五つの方面にまとめることができる。

1）気血は相互依存する。
2）気は能く血を生ずる。
3）気は能く血を行（めぐ）らす。
4）気は能く血を固摂する。
5）血は能く気を載せる。

〔1〕気血は相互依存する

気は陽に属し、動を主（つかさ）る。血は陰に属し、静を主る。

『難經』二十二難（しんえつじん）（秦越人：前5世紀）

> 「氣はこれを煦（あたた）めるを主り、血はこれを濡（うるお）すを主る」

これは、気と血の属性と生理作用上の区別を述べたもので、両者はいずれも脾胃の化生による水穀の精微と腎中の精気を源とし、生成、輸送分布にあっては、密接な関係にある。

『讀醫随筆』（清・周学海：1891年）

> 「それ生血の氣は營氣なり。營盛んなれば血盛ん、營衰えれば血も衰える。相依して命となし、分離すべからざるものなり」

病理状況下では、気が損なわれると血もまた不足し、血虚すれば気の運行も無力となり、血脱すれば気もまたこれに従って脱する。

『難經本義』（元・滑寿：1366 年）

> 「氣中に血あり、血中に氣あり。氣と血は須らく相離すべからずして、乃ち陰陽互根にして、自然の理なり」

〔2〕気は能く血を生ずる

　「気は能く血を生ず」とは、気と血の生化の関係を述べたものである。

　血の組成とその生成過程において、気とその運動変化とは不即不離の関係にあり、気と気化作用の結果によるものである。

　営気と津液は血の主要な組成部分である。

　脾胃の運化作用から水穀の精気が化生される。すなわち飲食物の摂取によって、水穀の精気に転じ、その水穀の精気が転じて営気と津液とに化生するのである。

　営気と津液は脾、心、肺などの藏の共同作用によって変化して血を生成する。

　いずれも転化の過程中においては気化作用と不即不離の関係にある。気化の能力が弱ければ、藏府の機能が低下し、血液を化生する能力もまた弱まってしまう。

　このことから、臨床において血虚の病症を治療する時には、補気の薬物を配合しなければならないし、そうすることでより高い効果を得ることができる。

　例えば、当帰補血湯は黄芪を重用しており、帰脾湯では黄芪、白朮、陳皮などを用いているのは、気能生血の理論を臨床において具体的に応用したものである。

総論─4．気と血の関係

〔3〕気は能く血を行らす

「気は能く血を行らす」とは、気の推動作用を指したもので、血液の循行の動力である。血は陰に属し静を主とするから、自らの力ではめぐらず、ゆえに気の推動作用に依存している。

一つは、気は直接血液の運行を推動していることを意味する。例えば宗気は心脈を貫き気血を行らせている。

もう一つは、気は藏府の効能活動を通じて血液の運行を推動する目的を達する意味がある。例えば心気の推動、肺気の宣散作用、肝気の疏泄条達作用などである。

このことから、気虚すれば推動が無力となり、気滞すれば血行が不利となり、血行が遅滞すると瘀を形成し、甚だしければ脈絡を阻滞して瘀血を形成する。

気機が逆乱すると、血のめぐりも気の昇降出入に従って異常となり逆乱する。例えば、血が気逆にしたがうと、顔面紅潮、目の充血、頭痛、甚だしければ吐血する。血が気陥にしたがうと、脘腹が下に落ち込むように張ってきて、甚だしければ下血、崩漏などの症状が現れる。

臨床において血行が不調となった病症を治療する時には、常に補気、行気、降気などの薬物を使い分けて配合することである。そうすれば多くは比較的良好な結果を得ることができる。例えば、気虚血瘀の治療に用いられる補陽還五湯では黄芪を重用したり、気滞血瘀に用いられる血府逐瘀湯には必ず柴胡、枳殻が用いられているとおりである。吐血を治療する時には降気の作用のある代赭石などが常用される。

このことから、血証の治療中には、気薬の応用が非常に重要となっている。

『血證論』吐血（清・唐宗海：1884 年）

「その氣沖和するときは則ち氣は血の帥となし、血はこれに随いて運

行す。血は氣の守となし、氣はこれを得て静謐なり。氣結すれば則ち血凝し、氣虚すれば則ち血脱し、氣迫れば則ち血走り、氣止まらずして血止めるを欲すは、得るべからず」

〔4〕気は能く血を固摂する

『仁齋直指方論』巻之一 總論　血營氣衛論（宋・楊士瀛：1264 年）

「氣は、血の帥也，氣行れば則ち血行り、氣止れば則ち血止り、氣温まれば則ち血滑らか、氣寒えれば則ち血凝り、氣に一息の不運有れば、則ち血一息の不行有り」

　これは、「気は能く血を生ず」「気は能く血を行らす」を包括しているだけでなく、「気は能く血を固摂する」ことも含まれている。摂血とは気の固摂作用の具体的な表現である。

　血液が脈管中において絶えまず運行し、休み無く循環して全身の各藏府組織器官に栄養物を提供して、脈外に溢れないようにしているのは、気の固摂作用によるものである。

　だから気虚して血液を固摂する作用が減弱すると、血液は常道を失って脈の外に溢れ出して、各種の出血の病症を引き起こすのである。例えば、便血、崩漏、鼻衄などである。このとき、必ず補気摂血の方法をとるべきであり、そうすることによって初めて止血の目的を達することができるのである。脾不統血による尿血には帰脾湯で治療したり、気随血脱の崩漏に独参湯あるいは参附湯などを用いるのはこのことからである。

〔5〕血は能く気を載せる

　血は気を載せる本体であり、もし気が血中に附着しなければ漂浪して

定まらず帰るところが無くなる。故に「血は気の舎」といわれている。

　このことのほかに「血は気の母なり」で、血もまた気の作用や活動を絶えず受けて栄養物を提供しているのである。ゆえに、血が盛んとなれば気も盛んとなり、血が衰えると気も衰える。血が脱すると気もそれに従って脱する。

　治療上においては、血虚にして気虚のものには、多くは養血益気の法を採用する。例えば八珍湯、人参養栄湯、大出血時には益気固脱の法を常に用いる。独参湯などのメカニズムもこのとおりである。

５．気血と津液・精神との関係

1　気と津液の関係

　津液は人体の正常な水液の総称であり、人体を構成し、人体の生命活動の維持の基本な物である。津液の生成、輸送、分布、排泄にはいずれも藏府の気化作用に依存するものであり、故に津液の増減流失には藏府の気の盛衰が影響する。このように気と津液との関係は密接である。

〔1〕気は能く水を生ずる

　津液の生成は、水穀の精気がその主要な源である。

『素問』經脉別論

> 「飲、胃に入れば、精氣を遊溢し、上りて脾に輸ぶ。脾氣は精を散じ、上りて肺に歸む。水道を通調し、下りては膀胱に輸ぶ。水の精を四に布き、五經、並びて行る」

　（水液が胃に入ると、流動する精気はさらに脾に送られる。脾気は精を行き渡らせ、上昇して肺に送る。肺気は体内を行る水の経路を通じ調え、下降して膀胱に注ぎ行る。水液の精は四方に輸布され、五藏の経脈を流れる）。

　津液の生成、輸送分布、排泄過程を概括したものである。
　津液の生成は、胃気の受納作用、脾気の運化作用、肺気の宣散作用、腎気の開闔作用、三焦の気の決瀆などの気化作用と不即不離の関係にある。
　これらの藏府が正常にはたらいてこそ、津液もまた生成され代謝され

るのである。したがって、元気不足や穀気不充は心気の毀損、血の減少
などの病状が現れる。

〔2〕気は能く水を行らす

　気は水をめぐらせる動力である。それは主に気化作用によるもので、
体内の津液の上下の昇降、内外の代謝と敷布、藏府を滋潤、空竅を充填、
関節の濡養、肌膚をつやつやさせるなどは、藏府の効能が転化して精気・
津液の基礎となったのであり、気化の根本である。

『素問』六微旨大論

> 「是を以て升降・出入し、器として有らざる無し」

　（いかなる形体も全て気の昇降や出入を持っており、それゆえに形体
はとりもなおさず一つの生成化育の世界なのである）。

『素問』五常政大論

> 「木徳周行し、陽舒べ陰布き、五化は平を宣ぶ」

　（木気の徳が、周く行き渡って、陽気はのびやか、陰気はひろがり、
陰陽は調和し、季節の作用は万物を和平にする）。

　藏府は津液の代謝においてそれぞれ異なった効用がある。
　例えば胃気の受納と脾気の運化作用が合わさって、脾胃は全身の気機
の昇降の枢軸となるのであり、ゆえに「中洲」と称されている。
　肝は左より昇るというのは、少陽の昇発の気の助けを借りたものであ
り、肺は右に降るというのは、水道を通暢することで、水の源は肺にあ
ることをいう。水道は三焦の通利によるもので、だから「決瀆の官」と
称する。その府は膀胱にあり、故に州都の官という。腎は水を主り、開

総論―5．気血と津液・精神との関係

闔^{こう}を司り、胃の関となす。

（注）五行論では、五藏の方位の配当は、肝は東、肺は西、心は南、腎は北、脾は中央に配される。太陽の動きを観察する時は、南を向いて観察するので、南を向くと、東は左側になり西は右側となる。太陽は東すなわち左から昇り、西すなわち右に降り沈む。だから「肝は左で昇発、肺は右で粛降」と表現されるのである。

命門は五藏六府の本で、十二経脈の根、すなわち生命の根本である。
脳は元神の府といい、精霊の居するところであり、一身の気化を主宰する。神機と命名されており、津液の運行にも神明の主宰と命門の作用と分ける事は出来ない。
ゆえに「元気足りれば則ち運化、常あり、水道自利す」である。

『類經』藏象類（明・張介賓：1624 年）

> 「氣は水の母」

人体の気化作用が失調すると、津液の運行代謝もまた障害され、水の病を引き起こす。まず気を病み、気が停滞すると水も停滞し、癃閉^{りゅうへい}、腫脹、積水、痰飲など、気機不利から水湿汎濫の病症を引き起こすことになる。

〔3〕気は能く津液を固摂する

気の固摂作用は血を脈外に溢れ出ないようにするだけでなく、もう一つの重要な役割として、津液の固摂に対しても、汗液と尿液を制御して規則的に排泄する役割もある。故に気虚して固摂が充分に働かないと、病変を引き起こす。
例えば、脾気虚の患者は終日よだれを流したり、腎気虚の老人は関門不利となって小便遺溺になったり、肺気虚で表衛の虚の患者では、だら

― 205 ―

だらと自汗が出たり、動くと直ぐに汗が多く出て止まらないなどの症状
を現す。

　故にこのような疾病を治療するときには必ず補気を主としなければな
らない。

〔4〕水穀は能く営衛の気に化生する

　これは気と津液の相生作用を述べたもの。

『血證論』（清・唐宗海：1884 年）

> 「水は氣より化す」
> 「氣は水より生ず」

　水穀の化生によって生じた津液は、三焦の元陽の作用を通じて、各藏
府の効能や活動の配下に置かれる。
　その精専な部分は中焦より肺脈に入って営気と化す。
　その慓悍(ひょうかん)な部分は上焦より皮膚、肌肉、膝理に分布して化して衛気と
成る。そうして藏府組織の正常な活動が保証される。
　同時に気があってこそ津液の充足、精血旺盛、藏府効能正常な状況下
ではじめて化生できる。もし陰津がないと、陽気は化生されず、陰津が
充分であれば陽気もまたそれに従って旺盛となる。

〔5〕気は液脱(したが)に随う

　気と津液における病理状態を現したものである。
　正常な生理状況下では、気は必ず津液に付随して存在している。
　そうでないと、気が帰るところを失い、また付随するところを失い、
津液と気の脱離という病理変化を引き起こし、気虚、気少の症状が現れ
る。

— 206 —

総論―5. 気血と津液・精神との関係

　例えば、嘔吐下痢がひどいと、宗気がなくなってしまったり、大汗の後は、津液が損傷を受け亡陽となったり、暑病において「傷津耗気」の各種の症状を引き起こしたりするのはいずれも気随液脱の病理変化によるものである。

2　　気と精の関係

　気と精の関係は、精気互生と気能固精の二つの方面から表現できる。

〔1〕精と気は互いに生ずる

『類經』（明・張介賓：1624 年）

> 「人身の精血、氣より化す、故に氣は精に歸す」

　精の生成は人体のもろもろの気の充盛と藏府の正常の気化作用の活動に頼っている。その中で、精の生成に対する脾気と腎気のはたらきは重要であり、例えば脾が水穀の精微を輸送して腎はよくこれを蔵する。
　このことから精は脾より生じ五藏に蔵し、五藏の精気が充満することによって、はじめて腎に流れて精を蔵するのである。

『類經』

> 「精は化して氣と爲し、元氣は精より化したものなり」

　これは精もまた気より生じることを述べたもの。
　精は腎に蔵し、腎陽（命門の火）の蒸騰変化作用の下、元気と化し、三焦を通利し、上下を遊行し、全身にあまねく分布される。

― 207 ―

『景岳全書』（明・張介賓：1640 年）

「五藏の陽氣、これに非ざれば發することあたわず」

推動と促進によって藏府のはたらきがよく活動するのである。

以上をまとめると次のようになる。

精と気は互生の関係にあり、精が昇ると化して気となり、気が降りると化して精となる。精が充満すると気も盛んとなり、精が少なくなると気が衰えるのである。たとえば精を失った患者は、呼吸が微弱となって動くと息苦しくなり、倦怠感や口数が少なくなったり、口やのどが乾燥したりする。これは「元精が失われれば、元気は生じず、元陽もあらわれず」という症状が現れたものである。

〔2〕気は能く精を固摂する

これは狭義の生殖の精に対して、固摂の作用が気にはあることを指す。

気の精を固摂する作用によって、遺精や滑泄が起こらないのである。逆に精を固められなければ遺精や早漏などの症状が現れる。ゆえに気が聚れば精が充満し、気が弱まれば精がもれる。

このことから、元気が毀損したものは、失精の症状も現れるから、臨床においては脾腎の気を温補すれば早漏、滑精、夢精などの病症を治療することができるのである。

総論―5．気血と津液・精神との関係

3　気と神の関係

〔1〕気は能く神を生ずる

『霊枢』平人絶穀

「神は水穀の精氣なり」

『霊枢』小鍼解

「神は正氣なり」

　気は血を統率して経脈の中を循行し、化して精となって五藏の内に貯蔵され、人体の生理活動を維持し、それにしたがって精神意識活動が生じるのである。

『脾胃論』（金・李東垣：1249年）

「氣はすなわち神の祖、精はすなわち氣の子、氣は精神の根蒂なり、大いなるかな」

　気が充足し、精も充足し、血も旺盛となれば、神もそれに応じて生じ、身体壮健、精神充実し、俊敏に反応し、自由自在に運動ができ、顔色も良好で光沢があり、目も活き活きとしてくる。

　正気が不足すると、神も疲れて力がなくなり、驚き恐れ不安となり、心悸して怯えたり、精神がうまく働かなくなる。

　ゆえに気が盛んであれば神も旺盛となるが、気が衰えれば神も弱り、気が絶すれば神も亡ぶのである。

〔2〕神は能く気を守る

　神は全身の各藏府組織の効能活動が錯乱して病変を生じないように

― 209 ―

守っているのである。神気が安定していれば気の運行は通暢し、気機も条達し、その道をめぐり、その故郷を守ることができる。

神の活動が失調すると、正常の気を守るはたらきを発揮することができなくなり、気機錯乱、昇降出入が失調し、各藏府に病理変化が現れる。

『素問』擧痛論

「百病は氣より生ずるを知るなり。怒るときはすなわち氣は上がり、喜ぶときはすなわち氣は緩み、悲しむときはすなわち氣が消え、恐れるときはすなわち氣は下がり、………驚くときはすなわち氣は乱れ、………思うときはすなわち氣は結ばれる」

（多くの疾病は気の異常によって発生することを知っている。例えば、激しく怒れば気は上逆し、大いに喜べば気は弛緩し、悲しめば気は消沈し、恐れれば気は下降する。………驚けば気は乱れるし、………思慮すれば気は鬱結する）。

これは神志の活動が異常になったり激しく偏ったりすると、神は気を守ることができなくなって各種の病理変化が出現することを述べている。

4 血と津液の関係

血と津液は人体内における二つの異なった液状のもので、五藏六府、四肢百骸、肌肉、膝理、皮毛などの生理的なはたらきや人体の生命活動に対して、充分重要な意義を持っている。また生成上においても、生理効能と病理変化上においても非常に密接な関係にある。

総論—5．気血と津液・精神との関係

〔1〕血と津液の生成上の関係

　血と津液はもともと中焦の脾胃によって化生された水穀の精気を源にできたものである。

『霊枢』癰疽

　「腸胃は穀を受け、……中焦の氣を出だすや露の如く、上って谿谷に注ぎて孫脉に滲み、津液和調すれば、變化して赤く血と爲す」

　（胃腸に入った水穀は……中焦では変化して営気になり、霧露のように上から下へ、肌肉の会合する渓谷へ注ぎ、孫脈に滲みこみ、津液と混合した後、変化して赤い血脈となる）。

　飲食は胃に入った後、胃の腐熟消化作用を通じて、脾、肺、腎、三焦などの藏府を通じて吸収、運化、輸送分布、転変して津液あるいは血を生成することを述べたものである。

　古人は「津血同源」や、血と津液の生成上の関係を次のように述べている。

『傷寒論』（漢・張仲景：219年）

　「亡血家は發汗すべからず」

『霊枢』営衛生會

　「故に血を奪う者は汗無く、汗を奪う者は血無し」

　（したがって血を大量に失った人は、発汗量が少なく、また発汗過多の人は、その血も少ない）。

— 211 —

〔2〕血と津液の生理上の関係

　血と津液は同源であり、一体のものが別れたのであり、不可分の関係であり、相互に転化、用をなすものである。

　血液は経絡に沿ってめぐっているけれども、一定の条件下において血液の水液成分が脈外に滲みだして、脈外の津液と化合して津液の一部分となり、皮膚、肌肉、腠理を潤すのである。ゆえに血は化生して津液となる。同様に津液は必要に応じて血に転化もする。

『靈樞』邪客

> 「營氣は、泌みてそれ津液となり、脈に注ぎて、化して以て血となす」

　これは脈外の津液が脈中に滲みこみ血液の運行に加入し、血液を補充することを述べたものである。

　また血液の一部分を構成し、津液が充分にあれば血液の流れもスムースになるのである。ゆえに津液の充足は血液の充満、血液の通暢に必要条件である。

〔3〕血と津液の病理上の関係

　病理状況における、血と津液の関係は比較的複雑である。

　津液と血液は同源であり、また相互に転化するものである。したがって病理上において血中の水分が脈絡の外に滲出したものが浮腫と呼ばれるものであり、生理上の血中の水分津液が外に敷布されたものが汗である。つまり津液が脈絡の中に戻れば血となり、これが津液還流理論である。

　たとえば津液が還流されないと、肌肉、腠理に鬱して汗が絶え間なく出てしまう。このとき臨床においては滲湿利水健脾をはかることで多汗症を速やかに治めることができる。

津液が脈絡に還流したものが血であるから、大汗が出て止まらない場合、多くは血虚と津液毀損が見られる。

　血瘀と津液敷布の障害は、常に相互に影響しあい、各種の症状を形成する。

『血證論』陰陽水火氣血論（清・唐宗海：1884 年）

> 「水火氣血はこれ対子により、然るにまた互いに相維系たるゆえに水病はすなわち血を墅し………血病は水を兼ねるものなり」

（1）血病が津液に累を及ぼす

　血の病理変化は津液の病変に影響を及ぼす。

　血虚の状況下では、脈外の部分の津液が脈中に滲入して、血液不足を補充し、相対的に津液の欠乏を引き起こす。

　そして肌表を潤したり耳鼻目口などの津液が充分に足りなくなるから、血虚になると津液の毀損の一系列の症状が現れるのである。

　たとえば、皮膚の乾燥、口渇、尿量の減少、便秘などの症状が現れる。

　このほか、血液は経脈の中をスムースに運行し絶え間なく還流すること、それが津液が手足に分布されるための先決条件である。

　したがって、血液の阻滞や運行がスムースでなくなった場合、津液の分布が障害されて、随時出てくることになる。

　皮膚、肌肉、腠理への津液の分泌が障害され、潤い養いを失うと、皮膚の乾燥、脱屑、搔痒、はなはだしくなると皮膚の甲錯などが見らる。水液が上に分布されなければ、口渇を発症したりする。

　これらのことから血瘀は津液の敷布の障害を引き起こし、その結果、病理変化が現れる。

— 213 —

（２）津液の病変が血液に累を及ぼす

　津液の病変は直接血液に影響を及ぼす。これは臨床上よく見られる。

　たとえば大いに嘔吐したり大いに下痢したり、大火傷、大熱大汗など
はいずれも津液を急激に減少させる。これらは津液が外に出たものであ
る。そのほか熱毒が熾烈で津液を内で消耗する場合もある。

　いずれにしても津液を大いに損なうと血瘀の病理変化を引き起こす。
口乾、口渇、尿少および舌質紅絳、あるいは瘀斑、瘀点などの症状が現
れる。

　また久病や熱病で陰津を消耗すると、血脈は空虚となり、津枯血燥、
陰虚火旺となって、血が妄行して出血性の病症を引き起こす。

　血燥生風によって、皮膚の掻痒感、脱屑などの病症も見られる。

| 5 | 血と精の関係 |

　血と精はいずれも人体を構成する生命活動の基本的なものである。生
命活動の過程で精、血を消耗するので、いずれも中焦の脾胃によって化
生された水穀の精微からの補充を受けている。それぞれの経路を通じて
それぞれ異なった部位に分布している。

　つまり水穀の精微が変化してそれぞれ特徴ある形態と作用を持って精
と血になり、人体組織を栄養し生命活動を維持しているのである。

　したがって精と血は同源異流で、合わせれば一つで、分ければ二つと
いうことである。相互に浸透し、相互に促進し、相互に転化し、相互に
影響しあっているのである。

〔1〕精は能く血を生ずる

　精は化生して血液となる。

腎は精を蔵し、精は髄を生じ、髄は骨に充満して養い、骨髄は血液を生み出すものの一つである。

衝脈は、足少陰腎経の大絡の腎下より起こる。十二経脈の海であるから、精血がよく集まった経絡である。腎精は衝脈に進入し、血海の血と化合して血となる。衝脈は血室より起こり、また肝に属する。

『張氏醫通』血證門（清・張璐：1695年）

> 「氣、耗せず、腎に歸精して精となし、精、泄せず、肝に歸精して清血と化す」

臨床上、「精が血を生じる」という証拠は多い。たとえば、髪の毛は血の有余であり、腎の華は髪である。

『類經』（明・張介賓：1624年）

> 「精足りればすなわち血足りて髪盛んなり」

腎精が不足すると、髪の毛が必ずパサツキ、甚だしいと脱毛する。

『金匱要略』血痺虚勞病脉證并治第十六（後漢・張仲景：219年）

> 「それ失精家は、少腹弦急し、陰頭寒し、目眩髪落し……」

これは腎精不足が血虚を招くことを説明している。

産後の大量出血によって引き起こされたシーハン症候群も、血虚の証候が主となって現れる。その病機もまた腎精不足によるものである。

さらに難治性の虚労血虚タイプ（たとえば再生不良性貧血）の病人に対して腎精を補充するような処置を施すと効果を上げることができる。

〔2〕血は能く精を生ずる

　血液は腎中に流入し、腎中の精と化合して腎藏の精と変化する。

『諸病源候論』虚勞諸候（隋・巣元方 610 年）

> 「腎は精を蔵す。精は血の成なるところなり」

『血證論』男女異同論（清・唐宗海：1884 年）

> 「男子は氣を以て主となし、故に血は丹田に入り、また水に従って化し、而して變じて水となし、以てその内は血の化する所となし、故に清水に非ず、而して極めて濃にして極めて稠、これ腎精という」

> 「男子の精薄なればすなわち血虚となす」

　「血がよく精を生じる」ということから、臨床における腎虚精少、精冷不固にして子供ができない場合には、腎精を充満にする薬物と血を温養する薬剤が用いられる。

6 血と神の関係

〔1〕血液は神の活動の物質的基礎

『靈樞』営衛生會

> 「血は神氣なり」

『黄帝内經太素』（楊上善：667 年）の注

> 「血は神明の氣にして神は血にあらざるなり」

総論―5．気血と津液・精神との関係

血液は経脈中にあって絶え間なく運行し、全身をめぐって、五藏六府、手足の関節、五官九竅を濡養し、神の活動を産生し、人体組織の正常な生理活動を保証する。

『素問』五藏生成篇

> 「肝（目）は血を受けて能く視、足は血を受けて能く歩む。掌は血を受けて能く握る。指は血を受けて能く攝む」

血液が充満していれば、神も生き生きとしている。
血液が衰えて少なくなると、神も萎縮してはたらかない。
血液が尽きてしまうと神も散じて亡んでしまう。
臨床上では、血虚のため心が養うところを失うと、驚悸、怯えたり恐れたりする。
突然の大量出血では、神昏して神が滅びて身も亡んでしまう。

〔2〕神は経脈の運動と血液の流行を主宰

神は全身の各系統のはたらきを主宰統率し調節する作用がある。
経脈が全身に血気を運行するのにも、神明のはたらきに依存している。故に王冰の注で『素問』診要経終論では「脈は神の用」と記載されている。
つまり、神が経脈の運動と血流の流行を主宰しているから、神が正常であれば血流もよく、神が乱れれば血の運行も乱れるということである。

『霊枢』口問

> 「大いに驚き卒に恐れるときは、すなわち血氣、分離す」

『素問』生氣通天論

> 「大いに怒ればすなわち形氣絶し、而して血、上に菀まり、人をして薄厥せしむ」

― 217 ―

（大いに怒ると陽気が頭に集まり、肉体と精神の連係は断絶し、心身はバラバラにあり、血液は頭に上って鬱積し、急迫した昏迷状態を引き起こす）。

６．気血病の発病の法則および病因学の特徴

　気血病は内傷の疾病の範疇に属するものであるが、固有の発病の法則と病因学上の特徴を持っている。

　その特徴を概括すると次のようになる。
（１）七情による病は気より血に及ぶ。
（２）飲食労倦は気血を損傷する。
（３）体質と宿疾は気血に影響する。
（４）六淫の邪は気血を浸淫する。
（５）内生五邪は気血を損害する。

　1　　七情による病は気より血に及ぶ

　怒、喜、思、憂、悲、恐、驚などの七情の活動は正常な状況下では、喜怒哀楽の感情とその表現が適切となる。

　物事に対して充分に満たされた気持ちがあれば、肯定的ないわゆるプラス思考となって、七情の内の「喜」に満たされたものとなる。

　しかし、いろいろな事情で満足できなかったり、対人関係で思うようにいかなくなったりすると、いわゆるマイナス思考となって、憤怒、恨み、悲しみ、苦痛、失望、妬み、憎悪などの感情が出てくる。これらは怒、憂、悲、恐、驚などに概括される感情である。

　七情は人類の基本的感情を概括したものである。だから一般的に正常範囲内の感情の起伏では疾病を発生することはない。

　感情の起伏が激しくなったり、長期に亘って感情を損なったりすることがあると、生体の受容能力を超えてしまう。すなわち七情が過激な状態となって、疾病を引き起こす。

— 219 —

七情による疾病の発病には、一定の法則がある。

それは人体の正気の盛衰、邪に対する防御能力を前提としたものではなく、情志の反応の強弱と持続時間が前提となる。

一旦発病すると、まず気機の運行が失調し、その後、藏府の作用が損傷され、そうして精血・津液の変化が現れる。

『靈樞』壽夭剛柔

「憂恐忿怒は氣を傷り、氣は藏を傷り、乃ち藏を病む」

情志の変化の違いによって、人体の気機活動に対する影響も異なってくる。その症状もまた違ってくる。

『素問』擧痛論

「百病は氣より生ずるを知るなり。怒るときはすなわち氣は上がり、喜ぶときはすなわち氣は緩み、悲しむときはすなわち氣が消え、恐れるときはすなわち氣は下がり、・・・驚くときはすなわち氣は乱れ、・・・思うときはすなわち氣は結ばれる」

（多くの疾病は気の異常によって発生することを知っている。例えば、激しく怒れば気は上逆し、大いに喜べば気は弛緩し、悲しめば気は消沈し、恐れれば気は下降する。・・・驚けば気は乱れるし、・・・思慮すれば気は鬱結する）。

七情によって発病したものは、まず藏府の気を損傷して、その後肢体を淫すから裏証である。

また七情によって発病するものは、まず気機に影響し、それから気より血に及ぶ。その主なものは次の通りである。

（1）気鬱（気滞）が血に及ぶ

（2）気虚が血に及ぶ

総論―6．気血病の発病の法則および病因学の特徴

（3）気乱が血に及ぶ

〔1〕気鬱（気滞）が血に及ぶ

『素問』擧痛論

> 「思えば則ち心に存する所有りて、神に歸する所あり。正氣留まりて行らず、故に氣結するなり」

（思慮しすぎれば心はいつもなにかをその内に存し、精神も一つのところに捉われて、その結果、正気は停滞して通行できなくなる。そこで、『思慮すると気が結ばれる』というのである）。

『霊枢』本神

> 「愁に憂う者は、氣閉塞して行らず」

憂えたり思い悩んだりすることが過度になると、気機の鬱滞を招き、心肝脾肺の藏に影響する。

それぞれの藏の気鬱の段階での症状は次の通りである。
肝：精神抑鬱、脇肋脹満、ため息をよくつく
肺：懊憹（心窩部の灼熱感）、胸部満悶、短気
脾：抑鬱寡黙、食滞納呆（食欲不振）、脘腹痞満
心：悲哀慟哭、心情抑圧

そして気鬱がひどくなり、気滞となる。「不通則痛」であるから、脇肋脹痛、脘腹脹痛、心下脹痛などの症状が現れる。
さらに気滞が長引くと、必ず血分にまで影響する。

― 221 ―

『類證治裁』鬱證（清・林珮琴^{りんはいきん}：1839 年）

> 「七情内起の鬱は、始めは氣を傷り、継いて必ず血に及び、終にはす
> なわち勞を成す」

　気機の鬱滞が血分に及んだときの主な表現は、血瘀と血虚である。

　気は血の帥であり、気がめぐれば血もめぐる

　およそ藏府、経絡の気機が鬱滞すると、血液の運行が必ず障害されて、
脹満、疼痛、腫塊、拒按、舌質暗紅あるいは瘀点や瘀斑などの気滞血瘀
の症状が現れる。

　気滞が長引いてくると、熱と化して精や血を損傷したり、気滞によっ
て脾胃の化源のはたらきが障害されて、精血の生成が減少し、甚だしく
なると虚損敗病になったりする。

　このほか気鬱の後、湿鬱、食鬱、痰鬱などの諸証にもなってゆく。

〔2〕気虚が血に及ぶ

　情志によって起こった病では、気を損傷し、気を消耗して気虚を引き
起こす場合がある。

　思い悩むと脾を損傷するから、長期に亘って思い悩むと脾気の運化作
用が失調、化生のはたらきがうまくゆかず気虚となる。

　悲しめば気を消耗、悲しみが激しいと精神不振、一つのことに拘って
独り言をつぶやいたり、意気消沈し、何も食べられなくなったりするな
どの気虚の症状が現れる。それが長引くと脾肺の気が損なわれて、寒がっ
たり、自汗、少気、消化不良や腸鳴下痢、虚腫、虚瀉^{きょまん}（虚からくる憤り）
などの症状が現れる。

　気虚が長引くと、気虚によって血を生じるはたらきが衰え血虚となる。

　あるいは気が虚すると推動作用が低下して、血をめぐらすはたらきが
衰え血鬱を引き起こす。

　また気虚によって摂血作用が衰え、出血を引き起こしたり、気血両虚、

気虚血滞、気不摂血の病理的変化を現したりもする。症状としては顔に艶が無い、爪が割れやすい、唇が白い、舌は淡白、月経量が減少したり、顔面が黒ずんだり、皮膚がかさかさと乾燥したり、食が細い、心煩、月経不調、閉経などが現れたりする。

気不摂血によって崩漏、血尿、衄血などの症状も現れる。

〔3〕気乱が血に及ぶ

情志によって起こった病で、気機の逆乱にいたるものがある。

『素問』擧痛論

「怒るときはすなわち氣上がる」
「恐れるときはすなわち氣下がる」
「驚くときはすなわち気氣れる」

激しい怒りの感情に襲われると、肝気逆乱などの病理変化を生じる。怒れば気逆して、胸中に気が満ちて、呼吸が速くなり、急煩易怒、神思煩乱する。

甚だしくなると、血が気逆に随って顔面紅潮、発熱、頭が張ったようになり、さらに悪化すると「大厥」「薄厥」などの危険な状態に陥ってしまう。

大いに恐れるような状態になると、気が下焦にさがってしまい、胸中空虚となり、心が主るところを失い、恐れ慄き不安となり、全身の力が抜けたり、震えを起こしたりする。

それがさらにひどくなると、血も気にしたがって下がり、気が津液を統摂できなくなって、顔面蒼白、冷や汗、甚だしいときには手足が萎えて、二便の失禁を引き起こす。

突然の激しい驚きも気を乱し、神魂が驚愕によって揺さぶられて、突然、昏厥したり、硬直して倒れたりする。

また、夜睡眠時に突然驚いたりする。そして気の乱れが血に及ぶと、血も乱れてしまい、たとえば妊婦が強烈な驚きを受けたりすると、胎児が血の養いを受けられなくなって、堕胎早産となったりする。

2　飲食労倦は気血を損傷する

〔1〕飲食の摂取量が少ないと化源不足を招く

飲食は気血を化生し人体の生命活動を維持する源である。

『醫宗必讀』不能食（明・李中梓：1637 年）

> 「それ脾は五藏の母と爲し、土は萬物の根と爲し、穀を安ずればすなわち昌え、穀を絶すればすなわち亡ぶ」

　長期に亘って食物の摂取量が減少して栄養不足に陥ると、気血生化の源がなくなるということになり、気血が衰亡してしまう。
　気血虚となれば外邪の侵入に対して防御できなくなって、いろいろな病症を続発するようになる。

〔2〕偏食が栄養不足を招く

　飲食の嗜好の偏りがあると、ある物質の摂取過多があると同時に、必須栄養素の不足を生じる。すなわち栄養不足を引き起こし、気血の生成が阻害され、成長発育に影響を及ぼし、藏府の機能減退を招く。
　したがって、五味の調和平衡が大事で、偏食をせず、さらに大食をしないようにすることが大切である。大食すれば気血を損傷する。

総論—6. 気血病の発病の法則および病因学の特徴

『素問』生氣通天論

> 「味、酸に過ぎれば、肝氣以て津れ、脾氣乃ち絶ゆ。
>
> 　味、鹹に過ぎれば、大骨の氣、勞し、短肌し、心氣抑ぐ。
>
> 　味、甘に過ぎれば、心氣喘滿し、色黒く、腎氣衡らず。
>
> 　味、苦に過ぎれば、脾氣濡わず、胃氣乃ち厚し。
>
> 　味、辛に過ぎれば、筋脉沮け弛み、精神乃ち央る。
>
> 　是れ故に謹みて五味を和すれば、骨正しく筋柔らかく、氣血以て流れ、湊理以て密となす。是の如くなれば則ち骨氣以て精れる。道に謹むこと法の如くんば、長く天命を有たん」

（酸味のものを多食すると、肝気が大いに盛んになり、脾気は衰える。

　鹹味のものを多食すると、大骨は損なわれ、肌肉は萎縮し、心気は抑鬱する。

　甘味のものを多食すると、心気は煩悶し安定せず、顔色は黒ずみ、腎気は平衡がとれなくなる。

　苦味のものを多食すると、脾気は潤沢でなくなり、消化は悪く、胃部は膨張する。

　辛味のものを多食すると、筋脈は傷れ弛み、精神も同時に損なわれる。

　だから飲食の五味の調和に注意すれば、骨格は歪まず、筋脈は柔軟で調和し、気血は流通し、膝理は緻密でしっかりするのである。

　このようであれば骨気は剛強となる。人は必ず養生法則を慎んで厳しく守らなければならない。そうすれば天与の寿命を享受することができる）。

〔3〕飲酒は気を消耗し血を動ずる

　蒸留酒の性質は大熱大毒であるから、貪るようにして毎日飲酒を重ねると、必ず気の消耗と動血を招く。

　気が消耗すると脾胃は損傷を受け、藏府の機能が減弱して、多くの疾

病が発症する。

　動血の臨床表現では吐血、衄血、血便、血尿などの出血性の疾病を併発する。

『素問』厥論

「酒、胃に入るときは則ち絡脉満となりて經脉虚す。脾の主と爲すは、胃に其れ津液を行らす者也。陰氣虚すれば則ち陽氣入り、陽氣入れば則ち胃和せず、胃和せざるときは則ち精氣竭る。精氣竭れば則ち其れ四支を營えず也。此れ人、必らず數しば醉し飽するが若く、以て房に入れば、氣は脾中に聚り、散るを得ず、酒氣と穀氣、相薄り、熱は中に盛んなり。故に熱、身に偏り、内熱して溺赤となるなり」

　（酒が胃に入ると、脈絡が充満して経脈は空虚となる。脾の働きは、胃に命じて津液をめぐらせることである。陰気が虚すると陽気が中に入り、この陽気によって胃の働きが不調となり、胃が不調になると精気を十分に取り入れることができなくなる。精気が少なくなると手足を栄養できなくなる。たびたび飲酒して食べ過ぎて、そのあと房事に耽ると、気が脾の中で集まった状態となり、散ずることもできなくなり、酒気と食べ物の気がぶつかりあって、中に熱が盛んとなる。熱が身体にかたより、内熱となるから小便が赤くなる）。

〔4〕心身の過労は気を消耗し血を損傷する

　心身の過労はいずれも気を消耗し血を損傷して気血虚衰を引き起こす。

　肉体的過労が甚だしくて、休息が不十分であると、身体の労倦と肌肉、筋骨の損傷を引き起こす。

総論─6．気血病の発病の法則および病因学の特徴

『壽世保元』虚損門（明・龔延賢<ruby>きょうえんけん</ruby>：1615 年）

> 「人に形役労苦あり。動作して休まず、以て到りて筋縮まりて伸びず。臥床して呻吟し、挙げて歩くことあたわず。遍身疼痛し、手臂酸麻し……是れ筋を損なうゆえんなり」

　（肉体的に過剰に労働などを休息を取らずに行うと、筋肉は縮まって伸びなくなり、体を横にしても呻<ruby>うめ</ruby>いて、ひどくなると起き上がれず歩くこともできなくなる。全身に疼痛が起こり、手や上肢がしびれる……これは筋肉を損傷したためである）。

『古今醫統大全』五勞六極七傷（明・徐春甫<ruby>じょしゅんぽ</ruby>：1556 年）

> 「肝を勞するものは、すなわち怒り多くして火盛んとなり、泪外<ruby>なみだ</ruby>に泄<ruby>も</ruby>れて目昏<ruby>めくらくら</ruby>し、或いは脇肋刺痛し、痺れて久しく立ちて運行することあたわず。肺を勞するものは、……而して氣を耗し燥甚だしくして液枯れ干咳声唖し、二便秘渋す、……脾を勞するものは、勞倦して脾を傷り、發熱惡寒し、嘔吐して食せず、四肢無力、好んで臥し言うこと倦す」

　（肝に負担をかけるのは、精神的な怒りの感情で、それがひどくなると化火となって、涙が溢れ激しい眩暈を引き起こしたり、脇肋に刺すような痛みが起こったり、痺れのために長く立って動作することができなくなったりする。肺に負担をかけるのは、……気の消耗であり乾燥である。それがひどくなると津液が枯れて空咳を起こしたり、大便小便が出にくくなったりする。……脾に負担をかけるのは、労働や運動であり、それがひどくなると発熱悪寒して、食べようとしても吐いてしまい食べられず、手足に力が入らなくなり、とにかく体を横たえたくなり、そうしても体は怠くなる）。

　精神疲労が甚だしかったり、脳を過度に使ったりすると、藏府の機能

— 227 —

減退、気血の毀損消耗を引き起こすのである。

『濟生方』論五勞六極（宋・厳用和：1253 年）

> 「労力謀慮は肝勞を成し、応じて筋極となす。
> 　曲運神機は心勞を成し、応じて脈極となす。
> 　意外過思は脾勞を成し、応じて肉極となす。
> 　事を預かりて憂うは肺勞を成し、応じて氣極をなす。
> 　矜持志節は腎勞を成し、応じて骨極をなす」

　これらのことから、過労、精神疲労、過度の思慮、不眠不休の学習や研究、設計など脳を過度に使うものは、いずれも神志の過労から病変を引き起こすことがわかる。

〔5〕過剰な性交は精血を損傷する

　腎は精を蔵するを主り、先天の本である。
　精の作用は生殖発育のほかに、気を化し血を生じ、五藏六府、四肢百骸を栄養するはたらきもある。
　もし、欲望の赴くまま、性交が過ぎると、精が尽きて血を傷り、気が消耗して身体に影響を及ぼす。

『壽世保元』虚損門（明・龔延賢：1615 年）

> 「人、入房縦に欲し、保渋を知らざるは、以て形体消痩し、面色萎黄し、膝軟無力、皮毛聚りて落ち、勞を任すこと能わず、盗汗淋漓に到る。此れ精を損して勞を成すなり」

　（欲望のまま性的に耽ってしまうと、痩せてきたり、顔色が黄色味を帯びたり、膝から下が衰えて力が入らなかったり、皮膚はカサカサと荒れ、脱毛したり、体を動かすことが億劫になったり、寝汗や尿もれなど

総論—6. 気血病の発病の法則および病因学の特徴

を引き起こす。これは精を損傷したための起こるのである）。

〔6〕自堕落な生活は、正気が日に日に衰える

『顔習齋先生言行録』（明・顔習齋：1635 – 1704 年）

> 「一身動ずれば、すなわち一身強し」

　これは正常な労働や運動することで、人体の気血の運行をよくして、筋骨がたくましくし、健康長寿、病にかからないようになることを述べたものである。

　もし自堕落な生活をしてあまり働かなければ、気血の運行も悪くなり、藏府の機能も減弱して、正気が日に日に衰弱して、病に対する抵抗力も低下してしまう。

　身体が衰弱して精神にも張りがなく、食も少なく力が入らなくなり、少し動いただけで心悸気短、自汗などが現れるだけでなく、外感に感受しやすくなり、感冒やそのほかの疾病に罹患しやすくなる。

『素問』宣明五氣篇

> 「久しく臥すれば氣を傷り、久しく坐すれば肉を傷る」

　（長く寝すぎると気を損なう。長く座りすぎると肉を損なう）。

3　体質、宿疾が気血に影響する

　体質とはその人の素質である。人の成長発育の過程において、先天的に受け継いだもの、地理的環境、年齢、栄養状態、房事、疾病、鍛錬、薬物などの影響を受けて形成された代謝機能と組織上の特殊性でもある。

— 229 —

またこの種の特殊性は往々にして生体の自我の調節制御能力と外的環境に対する能力によって決定付けられるものである。生体の持っている病気の原因に対する感受性をも決定付けるものである。

同時にまた、病変の類型の傾向性を決定付けるものでもあり、たとえば肥満体質の人は、気虚の病変を起こしやすい傾向にある。

したがってよく「肥満の人には虚が多い」といわれたり、「肥満の人は多湿多痰である」といったりする。

肥満の人は余り動きたがらないという生活上の特徴が見られ、湿を生じて痰を形成しやすい。

動きが少ないと正気が日ごとに衰え、終には気血の運行が悪くなり、藏府機能の減退を招き、少し動くと心悸、気短、自汗などの症状が現れる。ゆえに肥満の患者は気虚の傾向にあることが分かる。

大病を患っている最中は、邪正の抗争が激しく、そのため気血の消耗も甚だしいものとなり、多くは気血虧虚、正気不足の傾向にある。

久病中においても、長期にわたって気血を消耗するから、藏府機能の減退、気血生化不足を招き、気血虧虚となって、正気不足の傾向性がある。

故に臨床上においては大病、久病が慢性化したものには、気血を補い調えることに注意しながら、扶正祛邪の法を採用して、気血陰陽の相対的平衡を保つように留意する必要がある。

4 六淫の時邪が気血を浸淫する

〔1〕風毒入血

風邪による病は、その去来が速く、すぐにいろいろと変化するものである。

風毒が血に入ると、血にしたがって風がめぐり、内は藏府、外は表皮に上下内外と所定まらない。故に臨床上、丘疹や斑塊の搔痒感が非常に

総論―6．気血病の発病の法則および病因学の特徴

強く、急に現れたかと思うとすぐに消えてしまったりして、場所が定まらない。あるいは皮膚の瘀斑や局部の粘膜の腫脹などが現れる。

〔2〕寒邪は陽気を損傷して、気血の凝滞を招く

寒は陰邪であり、容易に陽気を損傷する。

寒邪が侵入すると「陰勝るときは則ち陽病」であるから、身体の冷えと手足が温まらない、顔面蒼白、温めるのを喜ぶという「陰勝身寒」の現象が現れる。

治療上においては裏を温めたり寒邪を取り除いたり、陽気を高めるようにすることが大切である。これは、血は温められるとめぐりがよく、冷えると凝滞する性質のためである。

寒邪が侵入すると陽気が損傷され気血凝結、阻滞不通の病変を現す。

『素問』擧痛論

> 「寒氣、經に入れば稽遲し、泣りて行らず、脉外に客するときは血少なく、脉中に客するときは氣通ぜず。故に卒然として痛むなり」

（寒気が経脈に侵入すれば気血の循行に留滞が生じ、凝りしぶって停滞してしまう。もし寒邪が経脈の外を侵襲すれば外部の血は少なくなり、経脈の中に侵襲すれば、脈気は通じなくなって突然に痛みが出現する）。

〔3〕暑邪は津液を損傷して、気を消耗する

暑は陽邪である。その性質は昇散開泄で最も気を消耗する。

暑邪に襲われると、腠理の開泄が多くなり、大いに汗が出て、気がそれにしたがって消耗され、津液の損傷、気の消耗という状態になる。

津液が損傷されると口渇してよく水分を摂取し、小便短赤などが現れる。

― 231 ―

気を消耗すると心煩、気短、倦怠などの症状が現れる。

気と津液が同時に損傷されるので、それが甚だしくなると虚脱を引き起こし、卒然として昏倒し、人事不省となったりする。

『素問』擧痛論

> 「炅すれば則ち腠理開き、榮衞通じ、汗大いに泄し、故に氣も泄す」

（熱くなれば腠理は開き、榮衞の気は大いに流れ、汗もたくさん出る。これを『熱を受けると気が泄れる』という）。

〔4〕湿邪は陽気を抑え傷つけて、気機を阻滞する

湿は陰邪である。その性質は粘膩重濁であり、人体に侵入した後、脾陽を困らせ損傷する。

脾陽が湿邪によって抑え込まれると、運化作用がうまくはたらかなくなり、水湿が内停して、腹脹、腹瀉、水腫などを発症する。

湿邪は気機の流行を阻滞するけれども、気機が阻滞される部位の違いによって気機不利の病理を現す部位も異なってくる。たとえば、湿邪が中焦を阻滞すると、脾胃の昇降のはたらきが失調して、嘔吐、下痢、脘腹脹満、便溏などの病状が現れる。

〔5〕火熱の邪は津液を損傷して、血を動ずる

火熱の邪は容易に津液を損傷して気を消耗し、熱象の症状を引き起こし、口渇、冷飲を好む、舌が乾燥する、大便が乾燥して便秘する、小便短赤など陰津の損傷の証候が現れる。

火熱が大いに盛んであると、血分を浸淫し、脈絡を灼傷し、血に迫って妄行し、吐血、衄血、血尿、血便、月経過多、あるいは皮膚の斑疹などの各種の出血証の証候が現れる。

総論―6．気血病の発病の法則および病因学の特徴

〔6〕燥邪は容易に肺絡を損傷して、衄血、喀血を引き起こす

燥邪はもっとも肺を損傷する邪である。鼻と気管はいずれも肺系に属する。

秋燥の邪が鼻、気道より肺に入り、肺系の脈絡が津液の滋養を受けられず、容易に脈絡を傷って血が溢れて鼻衄を引き起こす。

あるいは痰の中に血が混じったりする。治療上はこの燥を潤すことが重要となる。

5 内生五邪は気血に損害を与える

いわゆる内生五邪は藏府の機能の失調、気血陰陽の失調によって産生されたものである。

六淫の邪気の中の風、寒、湿、燥、火の病理表現と類似するものであるが、内に生じたものであって外邪を感受したものではないから、その発病メカニズムも当然外邪によるものとは異なっている。したがって内生五邪というのである。

内生五邪は、本来は病機の範疇に属するものであるが、外感六淫と混同されやすいので、ここに簡単にその要点をまとめてみる。

〔1〕血虚生風

『素問』至眞要大論

> 「諸もろの風の掉眩するは、皆肝に屬す」

（およそ風気による病で、ふるえたり目まいがしたりする症状は、すべて肝藏に関連している）。

― 233 ―

肝は蔵血を主り、本体は陰であるけれどもそのはたらきは陽である。だからその性質は剛強ではあっても、陰血の濡養と不即不離の関係にある。

　産後の崩漏やその他の原因による多量出血、あるいは年老いて体が衰弱して肝血虧損となれば、血が筋を養うことができなくなる。

　肝陰が不足すれば陰が陽を制御できなくなって、風が内に生じる。そして眩暈、耳鳴り、四肢のしびれや震顫（しんせん）、甚だしい場合は瘈瘲（小児のひきつけ）、痙病となったりする。

〔2〕寒従中生

　これは気虚陽衰によって、温煦作用が不足するものである。

　顔面蒼白、倦怠無力、静臥懶言、四肢が温らず、小便清長、大便溏薄、舌淡苔白、脈沈にして遅などの虚寒の病理を主要な症状とするものである。

　気虚陽衰の病に属するもので、故に「寒従中生」と称する。いわゆる気不足による寒である。

〔3〕内湿停聚

　脾気虚弱によって脾陽のはたらきが健やかでなくなり、胃が津液をめぐらすことができず、集って湿を形成し、それが発展すると痰飲となる。つまり内湿停聚の病理の範疇に属するものである。

　その主要な病理過程は、脾胃虚弱によって湿が内に生じたことであり、ゆえに「内湿停聚」と称するのである。

〔4〕血虚生燥

　「津血同源」であるから、出血が多すぎたり、年老いて久病を患って

― 234 ―

津液と血を虧損消耗したり、あるいは汗や嘔吐、下痢などによって津液
や血を毀損消耗すると、いずれも原発病の症状のほかに、血虚して濡養
を失う、津液が毀損して滋潤を失うなどの「燥が勝れば乾」という症状
が現れてくる。

たとえば皮膚の乾燥、毛髪の潤いが無くなる、爪甲が脆弱になって折
れやすくなる、口唇が乾燥して亀裂が生じる、舌上の津液が無くなる、
口渇咽燥、目が乾燥して渋る、鼻が乾燥する、大便が硬結する、小便が
短少となるなどの症状が現れる。

六淫の燥邪によるものではないので、「内燥」とも称する。

〔5〕火熱内生

気血の失調によって内熱が生じるのは、以下の4種類である。

（1）気虚発熱

気虚発熱のメカニズム
一つは衛気が虚して虚陽が外越する場合に起こるものである。

『景岳全書』火證（明・張介賓：1640年）

> 「氣の本は陽に属し、陽氣不足するときはすなわち寒、中より生じ、寒、
> 中より生ずるときはすなわち陽は依るところ無く、而して外に浮散す。
> 是れすなわち虚火仮熱のいいなり」

二つ目は、脾胃気虚にして陰火上衝する場合に起こる。

『脾胃論』飲食勞倦所傷始爲熱中論（金・李東垣：1249年）

> 「脾胃氣虚なればすなわち腎に下流して、陰火がその土位に乗ずるを
> 以て得る」

三つ目は気虚して衛外不固となり、営衛が失和して発熱を起こす場合がある。

（2）気鬱発熱

多くは情志が抑鬱し、その結果、肝気がのびやかでなくなり、肝鬱が解けず、鬱して化火する。いわゆる「気有余これ火となす」となる。
治療上においては解鬱を「本」とし、瀉熱をその「標」とする。

（3）血虚発熱

血の本は陰であり、血虚すれば当然陰が不足することになる。陰が衰弱すれば陽が勝った状態になり、陽が勝れば熱となるから、発熱を引き起こすのである。

『證治準縄』發熱（明・王肯堂：1602年）

> 「一切の吐衄便血、産後の崩漏、血虚して陽を制することあたわずして、陽亢りて發熱するものは、治は宜しく血を養うべし」

（4）瘀血発熱

およそ瘀血が形成されると、ある場合は体内に停積、またある場合は経絡に阻滞して気血の不通、営衛の抑鬱が起こり、発熱を引き起こす。当然、瘀血の症状もまた現れていることも診断のポイントとなる。

7．気の病理変化

　気の病理変化は主に気虚と気滞である。そのほかに気陥、気脱、気逆、気閉などがあるが以下のように分類できる。

　気鬱、気逆、気閉………実
　気虚、気陥、気脱………虚

　（1）気の不足、気の機能減退………気虚（気陥、気脱）
　（2）気の運動失調、気の運行不暢あるいは気の昇降出入失調………
　　　　気機失調（気滞、気逆、気陥、気脱、気閉）

1　気　虚

　気虚の病理の基礎は元気不足、全身あるいは一藏府の機能衰退、または宗気の虚などである。気虚は気の推動、温煦、防御、固摂、気化作用などが減退し、体の生理機能、活動力が低下衰退し、抗病能力の低下など衰弱の現象である。

　証候は呼吸気短、言語低微、疲倦乏力、自汗、心悸、舌淡苔少、脈虚で無力などである。

　気虚の形成は多くは先天稟賦不足、あるいは後天失養、あるいは労傷過度、耗損（労するときは則ち気耗す）（汗、吐、下痢過度、失血など）、あるいは久病、あるいは肺脾腎など藏府機能の減退、または気の生化不足などによる。

〔1〕推動無力

　気虚になると、血の運行が十分に出来ず血行不暢にして、気虚血瘀を出現させる。

　気虚症状のとき、病邪部位に刺痛、肢体麻木、疼痛、面色紫暗、舌質に瘀点、瘀斑などの瘀血症状が出ることがある。

　小児の気虚では、推動作用の減弱が、成長発育に影響し、五軟（頭軟、行軟、四肢軟、口軟）、五遅（立遅、行遅、発遅、歯遅、語遅）などの疾病となる。

〔2〕温煦不足

『諸病源候論』冷氣候（隋・巣元方 610 年）

> 「それ藏氣虚するときは則ち内に寒を生ずるなり」

　気が虚すると温煦不足となり、面色蒼白、倦怠乏力、静臥懶言、四肢不温、小便清長、大便溏薄、舌淡苔薄、脈沈遅などの気虚陽衰の病理変化が生ずる。

〔3〕防御減退

　気は肌表を守り、外邪を防御する作用を持っている。

　正気が減弱すると防御能力が減退し、衛の気虚が起こる。衛は表を固めることが出来ず、腠理は空疏になり外邪の侵入が容易となる。

〔4〕固摂無権

　気虚すると固摂作用が無力になり、亡血失清、尿汗失控（尿汗のコントロールが出来ない）などの多種病理変化が出現する。

総論—7. 気の病理変化

（1）気不摂血

　気虚により、血液を統摂出来ず、血液は脈外に溢れ、各種の出血疾病を生じる。たとえば、鼻血、歯血、肌血、吐血、便血、尿血、崩漏など同時に心疲乏力、心悸気短、少し動くだけ汗出、面色蒼白、舌淡、脈弱などの気虚の症状が出る。

　この種の出血には、補気の剤を主として治療する。たとえば、補中益気湯、帰脾湯など健脾益気でもって摂血をはかる。

（2）津液失摂

　肺衛気虚の時、衛は表を守れず、腠理は粗で、汗孔は開闔失調になり、自汗し、動けば益々自汗する。

『證治準縄』自汗（明・王肯堂：1602年）

> 「あるいは肺氣微弱にして宜しく営衛を行こと能わずして津脱する者」

１．脾気不足の時
　水、津液の正常輸布の失調で、自然と口に溢出し、流涎が止まらない。多くは小児にみられる。
２．腎気虧虚の時
　関門不利、尿もれ、頻尿多尿、これらは老人の体弱、腎気虚の人にみられる。

（3）気不摂精

　腎気虧虚では、気が固摂作用が出来ないため、滑精頻作、面白少華、精神萎靡、畏寒肢冷、舌淡苔白、脈沈細弱など元気虧虚の症状を起こす。

〔５〕気化無力

　気化は体内物質とエネルギーの新陳代謝作用である。たとえば、気、血、津液の間の相互化生、また藏府の機能活動、例えば腎、膀胱、三焦の水液調節機能活動などであるから、気化の病理は多方面に渡る。

（１）生血不足

　気虚になると、血液の化生機能が減退し、血液の物質的基礎が欠乏して、血虚を生じる。

　臨床的には、失温煦、失濡養の気血両虚の病理変化を出現させ、短気懶言、倦怠乏力、自汗、心悸、失眠、面色蒼白または黄萎、唇舌色淡、脈細弱などの症状が出現する。

（２）気不生精

『脾胃論』省言箴（金・李東垣：1249 年）

「精はすなわち氣の子」

　精が少ないために起こる男性の不妊症の患者には、補腎填精をはかるだけでなく、多くは培補元気の薬品を加えることが大切となる。そうすることによって元気が全身に十分に行き渡り、生殖能を完全に備えた精液が充実するのである。

（３）気不化水

　もし気化無力になれば、水を化し、水を行らせる事が出来ず、津液の生成、輸布と排泄の病理異常が発生する。

　肺、脾、腎、三焦、膀胱などの藏府気化機能が衰退し、気は津液を化

— 240 —

総論―7. 気の病理変化

すことが出来ず、水は体内に停聚し、或いは痰飲、水腫などを起こす。

　もし、腎気が不足すれば、膀胱の気化不良になり、気化排尿作用が失調し、小便不利、排尿困難、癃閉などの症状を発生する。

〔6〕藏府機能減退

　気虚すれば、全身または特定の藏府機能の減退を引き起こす。各藏府にはそれぞれの効能の違いがある。それぞれ効能が減退すると、それぞれ特徴的な症状が現れる。その症状を分析すれば、その虚がいずれの藏府に属するものなのかを分析できる。

（1）肺気虚

〔主症状〕
　少し動くだけで息切れしたり喘息がでたりする、そして咳嗽は力が無くなる、自汗、声音低弱、全身倦怠、体に力が入らなくない、風や冷えを嫌がる、咳痰は希薄、舌は淡く苔は白、脈は虚弱無力。

〔病　理〕
　肺の効能は「肺は気を主る」「肺は宣発粛降を主る」「肺は呼吸を司る」である。

　肺気虚となると、宣発粛降の働きが弱くなり、少し動くだけで息切れしたり喘息がでたりする、そして咳嗽は力が無くなる。

　衛気は肌表を護っており、「肺は皮毛を主る」から、肺気虚となると、衛気の働きが弱まり、腠理のきめが粗くなるために、自汗がある。

　肺気は宗気を形成する主要な成分であるから、肺気虚となると、宗気不足となり、声音低弱となる。

　肺は諸々の気を主るから、肺気虚となると全身の機能が減退して、全身倦怠、体に力が入らなくなる。

　肺は宣発を主り、外は皮毛に合するから、肺気虚となると、衛気を宣

― 241 ―

発できなくなり、表衛を固められず、風や冷えを嫌がるようになる。

　肺気虚となると、津液を十分に全身に行きわたらせることができなくなるため、咳痰は希薄となる。

　肺気虚となると、舌は淡く苔は白、脈は虚弱無力となる。

（2）心気虚

〔主症状〕

　心悸、怔忡、心胸部に息苦しく悶える感じがする、呼吸が短くなる、少し動くだけで症状が悪化、自汗、顔面蒼白、舌淡、苔白、脈は細、結代。

〔病　理〕

　心は血脈を主るから、心気虚となると血を運ぶ力が無力となって、気虚血瘀となり、心血の流れがのびやかでなくなり、軽症では心悸、重症になると怔忡（持続性の激しい動悸）となる。あるいは、心胸部に息苦しく悶える感じが現れる。

　心気虚となると、呼吸が短くなり、少しの活動だけで過労となり気を消耗してしまうために、少し動くだけで症状が悪化したりする。

　気虚となると、表を固めることができなくなるために自汗となる。

　心気虚では、心血が上がって顔面や舌を十分に栄養することができないために、顔面蒼白、舌淡、苔白となる。

　心気虚となると、心血が少なくなり、血が少ないと脈が十分で無いため、脈は細となる。

　気虚があると、脈気がスムースに繋がらないため、脈結代となる。

（3）脾気虚

〔主症状〕

　食少納呆（食欲があまりなく食べたくない）、食後胃脘部に膨満感がある、頭暈（あたまがフッとくるくらする）、立ちくらみのような目眩

— 242 —

総論―7．気の病理変化

がする、顔色に赤みが少なく黄色っぽい、腹瀉便溏（大便が軟らかく水様便のこともある）、あまり喋りたくない、倦怠乏力（手足がなにか重くだるい、痩せてきて活力がない）、手足は体全体が浮腫む、小便不利（小便が少ない）、舌は淡く苔は白い、脈は緩弱。

〔病　理〕

　脾は運化を主るから、脾気虚弱となると、運化作用がうまくはたらかなくなり、食少納呆、食後の胃脘部の脹満感などが現れる。

　脾は昇を主り、胃は降を主るから、脾気虚弱となると、昇降のはたらきが失調する。よって上部では頭がくらくらする、目眩、顔色が黄色くなるなどが現れ、下部では腹瀉便溏が見られるのである。

　脾気不足となると宗気が生成されないので、宗気虧虚となって気短、懶言が現れる。

　脾は肌肉を主り、四肢を主るから、脾気虚によって精微の気が充分に運搬分布できなくなり、その結果、肌肉を養えなくなり肌肉の痩せが現れる。

　四肢は諸陽の本であり、脾胃より気を稟けているから、気虚になると温養することができなくなり、四肢の倦怠乏力となる。

　脾気虚弱となると、水湿不利となり、皮膚に流れ溢れて、浮腫、小便不利を引き起こす。

　舌淡苔白、脈緩弱はいずれも脾気虚の象である。

（4）肝気虚

〔主症状〕

　胸脇および少腹にかけてスッキリしない痛みがある、ため息をよくつく、頭暈（あたまがくるくらする）、立ちくらみのような目眩がする、物がはっきりと見えにくい、上腹部のあたりがなにか苦しい、手足がしびれる、精神的に暗くなって少しのことで悲しんだり怯えたりする、夢が多く驚いたりする、舌は淡で苔は少ない、脈虚弱。

― 243 ―

〔病　理〕

　肝は疏泄を主り、その疏泄の働きが順調であれば、気機ものびやかで、気血が調和していると経絡もスムースにながれる。また肝の経絡は少腹に到り、脇肋に分布する。肝気が不足すると、胸腹部の経絡が失調するために、胸脇がのびやかでなくなり、少腹がスッキリしない痛みがあったり、ため息をよくつくようになる。

　肝の経絡は頭に上がり、目に開竅しているので、肝気虚となると、精気が脈絡や目を滋養できなくなるので、頭暈（あたまがくるくらする）、立ちくらみのような目眩がする、物がはっきりと見えにくくなる。

　肝と脾の関係は、五行論でいえば木と土で、木剋土の関係である。肝の疏泄の機能がうまく働かないと脾に影響して、脾の運化の働きが衰えるために、上腹部のあたりがなにか苦しくなる。

　肝は血を蔵し筋を主るので、肝気虚となると、筋肉が十分に養われず手足の痺れが起こる。

　肝は魂を蔵するので、肝気虚となると神魂不穏となり、精神が安定せず少しのことで抑うつ状態になったりくよくよ悲しんだり怯えたり、夢が多く驚いたりする。

　気虚になると血も少なくなるので、舌は淡く脈は弱となる。

（5）腎気虚

〔主症状〕

　腰痛、腰は膝が弱ってくる、頭暈耳鳴り、精神的にも肉体的にも疲労がとれず体力が衰える、小便の回数が多かったり尿もれを起こしたりする、夜間の頻尿がある、性欲が衰えてくる、男性の場合はインポテンツあるいは遺精早漏、女性の場合は帯下が希薄、妊娠中であれば切迫流産、切迫早産になりやすい、舌は淡く苔は白い、脈は沈細。

〔病　理〕

　腰は腎の府で、腎は骨を主り髄を生じ脳を充足し、上は耳に開竅し、

— 244 —

下は二陰に開竅している。

腎気虚となるとそれらの機能が衰退し、腰痛、腰は膝が弱ってくる、頭暈耳鳴り、精神的にも肉体的にも疲労がとれず体力が衰えるなどの症状が現れる。

腎の固摂作用の減退で、頻尿、多尿などの泌尿器系の症状が現れる。

蔵精、主骨、生髄、封蔵、気化などの減退により、夢精、早漏、性欲減退などの生殖器系の症状が現れる。

〔7〕気の神志に対する影響

気はよく神を生じ、また神を損なう。気虚は神志の活動に病理的な影響を与える。

（1）心気虚………心悸、失眠、健忘、易驚。

（2）肝胆気虚……驚悸不寧（驚きわななき安らかならず）、胆驚（臆病）、善驚。

（3）肺気虚………神疲、懶言（話すのが億劫）、善悲欲哭。

（4）脾気虚………神疲、四肢倦怠、乏力、思い悩む、甚だしくなると感情の起伏が少なくなり、自分を責めるようになる。

（5）腎気虚………何をしてもただ無気力で、根気がなく飽きっぽくなる。

2　気　滞（気鬱）

気が滅入ること（鬱結＝気が塞がること）、鬱積気滞とは体の一部、またはある藏府の気機の阻滞、運行の不暢の病症である。気鬱は程度の軽い者、気滞は程度の重い者である。気滞は気鬱の一歩進展したものである。

情志不舒、飲食失調、感受外邪、用力労傷、動作挫傷などが起因して、

藏府組織気機鬱滞を起こしたものを通常、気滞という。気滞は疾病の過程では、早めに出現するので、「初病在気」と言われる。

　気滞の主な症候は、局部の疼痛と脹悶（脹って苦しい）であり、脹悶は重くなったり、軽くなったりして、部位は一定せずが精神情志の素因とも関連する。

〔1〕局部病理反応

　機体の一部分、一藏府、一経絡の気機流通に障害が起こると、気行が暢びず、甚だしければ、「不通則痛（通ぜざるときは痛む）」で局部の病理反応（脹、悶、疼、痛）が出現する。

　病理反応の特徴は、時に軽く時に重く、部位は多くの場合固定されない。

　例えば胃腸の気滞の場合、脘腹脹悶して、膨満、噯気（げっぷ）、失気（放屁）すると軽減する。胸脇の気滞の場合は胸脇痛を発生する。腹腰の気滞であれば脘腹腰痛、気滞が衝脈、任脈流行部に起これば、気滞痛経などになる。肝の経絡に気滞すると乳房脹痛、少腹の遂脹などが現れる。その他、排便時の裏急後重も気滞の一種である。

〔2〕情志抑鬱の病理反応

　怒ること、憂思することなどが気滞の直接的な誘因となる。気滞病の過程で新たな、または加重する情志の変化が気滞を強める。

　気滞気鬱は多くは肝と深く関係している。肝は性喜条達で、抑鬱を悪む。疏泄を主り、精神情志の活動を調節する。肝の気鬱気滞が発生すると、肝の疏泄機能に障害が出現し、鬱鬱として不快、疑い深くなったりあれこれ思慮しすぎたりする、甚だしければ、悶々として叫びたくなる、怒りっぽくなるなどが出現する。これは気鬱気滞の情志変化によるものである。

総論―7．気の病理変化

〔3〕藏府の病理反応

　気滞が一度形成されると、相対する藏府組織の機能活動に直接影響する。

　胃腸の気滞では、胃の受納、大腸の伝導作用に影響し、脘腹脹痛、食欲不振、噯気、便秘などが生じる。

　肺気鬱滞では、肺の宣発・粛降作用が失調して胸痛悶、咳嗽喘息、咳痰黄稠などが生じる。

　心気鬱滞では、胸陽痺粗して胸痛徹背、胸悶、心悸不寧などを生じる。

　肝気鬱滞では、疏泄機能が失調して、胸肋脹痛、胸悶不舒、口苦、食後以外にげっぷを何度も繰り返すなどを生じる。

〔4〕気滞の血、津液への影響

　気滞は血の運行に影響し、気滞血瘀を起こすことがある。

　気を動かすことで瘀血を取る。

　月経期前に痛みが出るのは、気滞によるもの。理気により気滞を取る。

3 　気　逆

　気逆は気の上昇過度、または下降不良による藏府の気の逆上の病理状態である。気逆は外邪の感受、食滞痰阻、火熱の邪により情緒が過激に傷ついて気機の昇降出入が失調し、藏府の気が上逆して起こる病理変化である。多くは、肺、胃、肝などの藏府に関わり、肺気上逆、胃気上逆、肝気上逆（肝火上炎、肝陽上亢）、肝気横逆（脾胃）などがある。

〔1〕肺気上逆

　肺気は粛降が本来の働きである。外邪とか痰濁、火熱などにより肺気

の宣発粛降機能に影響があると肺気上逆して、咳嗽上気、気促喘息など
の症状が出現する。

　気逆の咳は臥すと咳が出、咳が出始めるとなかなか止まらない。

　咳が出ないときは少しも出ない。

〔2〕胃気上逆

　胃気は降濁を主り、気化運動としては降が順である。もし、寒熱痰食
気血などが、胃の腑を阻滞したり脾胃の気血陰陽が虧虚すると、昇降作
用が衰退し、胃失和降して胃の上逆をみる。悪心、嘔吐、噯気（おくびゲッ
プ）、呃逆（しゃっくり）、反胃（脾胃の虚寒による食後脹満、朝に食し
て夕に吐す。夕に食して朝に吐す）などの症が出現する。

〔3〕衝脈はいくつかの藏府の気機昇降の機能を調節して
いる

『血證論』（清・唐宗海：1884 年）

> 「衝脉は陽明に麗く。衝、氣逆すれば則ち陽明の氣、逆に隨う」

　妊娠の後、経血が瀉せず、衝脈気が盛んになると、衝脈は陽明に絡し
ているので、その気が盛んになれば、上逆して胃を犯す。胃失和降、胃
気上逆して嘔悪して、妊娠悪阻を起こす。その他、衝脈は下焦より起こり、
腹部を循り胸中に至り喉唇に達する。

　もし突然、驚怒刺激に遭うと、または肝腎の気、または水寒の気が衝
脈を循り上逆して腹内拘急、疼痛が起こり、気が少腹より胸・咽喉に上
がって行くのが自覚され、あたかも「奔豚」の症状を示す。この「奔豚
気」も気逆の範疇に属す。

総論―7．気の病理変化

〔4〕肝気上逆

　肝は剛藏で動を主どり昇を主る。肝気は亢りやすい、過剰に逆となる。
　肝は蔵血の藏であるから、もし情志が刺激され、たとえば大いに怒る
と、肝気は過剰に上逆して、血は気逆に随って喀血、または吐血などを
起こす。

『素問』生氣通天論

> 「大いに怒ればすなわち形氣絶し、而して血、上に菀して、人をして
> 薄厥たらしむ」

　（人体の陽気は大いなる怒りによって逆乱し、経路を隔絶して通じな
くさせ、血液を上部に鬱積させ、昏厥を引き起こす。これを薄厥という）。

『素問』舉痛論

> 「怒れば則ち氣逆し、甚しければ則ち嘔血及び飧泄す」

　（激しく怒れば気は上逆し、甚しければ血を吐いたり、下痢したりする）。

　怒は肝を傷り、肝気は上逆し、血は気逆に従う。故に甚だしければ、
嘔血す。肝気横逆して脾に乗じて、飧泄を引き起こす。飧泄は未消化便
の下痢を指す。

（1）肝火上炎

　もし鬱の程度が過激であると、肝気鬱結して気鬱化火するか、または
情志の激しい変動が生じるか、湿熱の邪が内鬱するか、などを引き起こ
して、肝火上炎が起こる。
　激しい頭痛、面紅、目赤、口乾、暴鳴、暴聾、大便秘結、弦滑、舌紅、

― 249 ―

黄膩苔、易怒、急躁、その他、喀血、衄血、月経過多などの症状が出現する。

肝火上炎は火が上に盛んなことで、一般には陰血不足といった下虚の症状は無い。

（2）肝陽上亢

肝陽上亢は肝陰の失調が病理の根本である。肝陰虚あるいは肝腎陰虚のため、肝陽を制約する事が出来ず、昇動しすぎて亢じて起こるものである。

肝火上炎は、肝気が鬱結して化火し上逆したもので、その根本は肝気鬱結である。

肝気鬱結は、肝の疏泄の失調したもので、肝の陽気が昇動しすぎたものではないが、これが進展すれば肝陽上亢を生じたり、気鬱化火して肝火上炎を生ずることもある。

精神的興奮、易怒、眩暈、頭脹頭痛、面紅、目やに、目赤、耳鳴、失眠、心悸、腰痠、脚弱、弦または弦細、偏紅苔などの症状が出現する。

（3）肝気横逆

肝気横逆乗脾のとき………脾臓の昇清の機能障害がある。

　腹脹満、大便不調（腹瀉または便秘）………肝脾不和

肝気横逆犯胃のとき………胃腑の降濁の機能障害がある。

　胃失和降、納減食少、膏ものを嫌う、悪心、嘔吐、胃痛………肝胃不和

4　気　陥

気陥は気虚が発展して出現する。気陥は気の昇降無力がその主要特徴

総論―7．気の病理変化

である。

　人体の藏府の運動及び所定の位置に相対的に存在するのは、全て気の正常な昇降出入の運動に頼っている。

　気虚すれば、昇降作用が無力となり、藏府を昇挙する力が減弱し、藏府組織の位置が下方に移動する変化を起こす。

　気陥の病理変化は以下の三点になる。

〔１〕気虚がその病理の基礎

　気陥の病理反応は、全て気虚が病理の基礎にあり、気虚が一歩発展変化して気陥になる。気陥の患者は、藏府機能の衰退の症状を示す。たとえば、神疲懶言、気短乏力、舌質胖嫩、脈緩無力など「無虚不陥、陥必有虚」（虚無ければ陥らず、陥ること必なれば虚有り）

〔２〕脾気不昇による、中気下陥が主要病理の一つ

　素体的に稟賦不足、形態は痩せていて弱々しく細い、飲食労倦、房労過度、胎産過多などは、皆元気を虧損して、脾気不昇し、中気下陥を生じる。たとえば、大腸の伝化の作用が失調すると、固摂無力となり、大便稀薄、久瀉止まらず、下痢がたびたび起こる、甚しければ、大便が失気とともに溢出する。腎気虚陥で起こる小便失禁なども気虚下陥に属する。

〔３〕臓器下垂がその特徴の一つ

　気陥は脾気虚陥、藏府機能衰退、臓器組織の昇挙する力の減弱、内臓下垂の現象を起こす。たとえば、胃下垂、腎下垂、脱肛、子宮脱垂、眼瞼下垂などを起こす。治療には益気昇堤の補中益気湯などを用いる。

― 251 ―

〔4〕気逆と気陥

いずれも気機の昇降の失調によるもので、降るべくして降らず、気滞して上逆するのを「気逆」といい、昇るべくして昇らず、気虚して下陥するものを「気陥」という。

5 気脱と気閉

気脱と気閉は、気の出入異常であり、脱失、閉塞の重い病理状態で、臨床上では多くは、昏厥（意識障害）、亡脱などの病証に出現する。

〔1〕気　脱

気脱は、機体の生気の虚衰により、気が内を守れず外散し、脱失するものである。または、大出血、大汗により気随血脱、気随津液脱により、生気が外散虚脱するものもある。あるいは、機体機能活動の突然の衰亡などの病理状態でもある。

気脱は、多くは外感または内傷、久病でなかなか癒えず、あるいは外傷や崩漏、産後の大出血などによって引き起こされる。

病情は突然に変化して、危重の症候を出現させ、もしすぐに戻らないならば、気脱して陰陽離決して死亡する。

気脱は元気の不足、危不固摂による大汗、気虚欲脱で虚証に属する。亡陰亡陽の前駆症候である。

〔2〕気　閉

気閉は、邪気の壅盛、気機の乱れ、陰陽離決などにより九竅閉塞して不通（気道閉塞不通）を起こしたときに出現する、危急の症状の総称で

総論―7．気の病理変化

ある。

　本証は、風火痰瘀の邪が清竅を閉塞して起こり、故に実証である。

　本証は、中風、昏迷、癃閉、便秘、耳聾、小児驚風などの病変中にみられる。

　臨床上は、神志昏迷、牙関緊閉、二便不通、両手を固く握りしめる、面赤耳聾、気粗痰鳴などが主症状である。気閉の病変部位は九竅（目・鼻・口・耳・尿道・肛門）閉塞である。

８．血の病理変化

　血は人体の生命活動において重要な基礎的物質であり、病因によっていろいろな影響を受け、その病理も複雑に変化するが、その病理変化は大きく五つに帰納することができる。

　１．血液量の減少、血の濡潤栄養作用の不足。
　２．血液の運行異常、循環障害による血瘀。
　３．血液が脈絡の外に出る出血性疾病。
　４．血熱によって引き起こされる疾病。
　５．血寒によって引き起こされる全身の機能減退あるいは寒勝血凝。

　1　　血虚の病理変化

〔１〕神失血養

　心は神を蔵し、神志を主り、心は血を主る。したがって血は神を宿し、神は血液の中に蔵する。だから血虚になると神は衰え、亡血すれば失神する。

『素問』八正神明論

> 「血氣なる者は、人の神、謹みて養わざるべからず」

　（人の血気というものはまことに貴いもので、謹んで養い調えないわけにはいかないからである）。

　血液は脈中にあって止まることなく運行し、休むことなく循環して、

— 255 —

五藏六府、四肢百骸を滋養する。だから労倦によって脾のはたらきを損なうと、気血化源が不足状態となる。

思慮過度によって心液をみだりに消耗すると、心身を濡養するための血液が不足する。

出血性疾患はいずれも血虚を引き起こし、神を養うことができず、潜蔵守舎することができなくなり、神の種々の病変が出現する。

血虚では神を養うことができなくなり、不眠や健忘となる。

『景岳全書』心虚遺精不寐（明・張介賓：1640年）

> 「邪無くして不寐なる者は、必ず營氣の不足也。營は血を主る。血虚すれば則ち以て心を養うこと無く、心虚すれば則ち神、舍を守れず」

血が虚すれば神を養うことができなくなり、何かやましいことがあったかのようにびくびくしたりする。

『素問』調經論

> 「血が有餘なれば怒り、不足なれば恐れる」

血が虚すれば神を養うことができず、悪夢や怪しげな夢を多く見るだけでなく、人によっては幻覚、幻視を引き起こしたり、頭暈や目がくらんだり、精神異常を引き起こしたりもする。脳は元神の府とも呼ばれており、髄海とも称されている。血と髄は相互に生じる関係にあるから、血が虚すれば髄もそれに従って減少し脳が十分に養われなくなり、元神不寧の状態となるため、先ほどの症状が現れるのである。

神は全身の各種の運動を統率制御するはたらきがある。元神が正常にはたらいているからこそ、人体の手足や体は協調して意のままに運動することができるのである。

もし血が虚すれば髄も減少し、脳が十分に養われなくなり、元神のはたらきが失われ、各種の運動のはたらきが障害されてしまうのである。

総論—8. 血の病理変化

例えば、体や手足の動作が失調し、はなはだしくなると体や手足の感覚
も障害され、筋の萎縮が起こり役に立たなくなる。

〔2〕蔵血失司

肝には血を貯蔵するはたらきと血液の流量を調節するはたらきがあ
る。血が虚して不足すると、必ず肝の蔵血作用が失われ、次の二つの情
況が現れる。

（1）肝血不足

血液の流量を調節するはたらきが失われ、全身の各処に血液が十分に
行き渡らず、それぞれの生理的活動の需要に満足にこたえられなくなる。
眼目で血液が不足すると暗いところで見えにくくなり、、はなはだし
くなると夜盲になる。
爪甲に充分に血液が行き渡らなくなると爪が薄く脆くなる。
筋肉に充分に血液が行き渡らなくなると痙攣や痺れを生じる。
関節に充分に血液が行き渡らなくなると屈伸がつらくなる。
肝は血海ともいわれるから、血海が不足すると月経の量が少なくなっ
たり閉経になってしまったりする。

（2）血液妄行

肝の蔵血不足になると、その他の内蔵の気が養われなくなり、固摂の
力が大幅に減少し、河川の堤防がくずれるように血液があふれ出して出
血し易くなる。臨床上よくみかけるのは、血虚のはなはだしい病人がもっ
とも出血し易く、一度出血してしまうと速やかに止めることが難しくな
る。

— 257 —

〔3〕血不載気、気随血毀

　血は気を載せて、気と血が本来一つのものであるから、血虚になると気のはたらきにも異常が現れる。

『血證論』（清・唐宗海：1884 年）

　「人身の血、即ち以て氣を載せ、血少なければ氣多く、これを載せること能（あた）わず」

　血液が虚して少なくなると気は血中に附随することができなくなり、散逸してしまう。臨床上では血虚があれば、必ず気虚も伴って現れる。
　気は血液の中にあり、血が絶えることなくあることによって、気はそのはたらきを維持する物質的基礎の提供を受けていることになり、気も持続的にそのはたらきを維持できるように補充できるのである。
　だから「血はよく気を益す」というのである。血が盛んであれば気も旺盛であり、血が虚すれば気もまた衰える。だから往々にして血の毀虚にしたがって気も毀虚となり、遂には血気ともに虚の状態を形成するのである。
　臨床上、補血の薬と益気の薬は常々併用されるのはこのためである。
　もし出血して勢いよく血虚になると、例えば突然の出血多量の状態になると、気は依存し附随するところを失い、必ず外脱してしまう。これは気が血脱の変にしたがってもので、とても危険な状態である。気脱が一歩進んで亡陽にまで変化発展するとその危険性ははなはだしくなる。

〔4〕血虚傷陰

　血は陰に属するから、血虚の時間が比較的短ければ、あるいは病変がはなはだしくなければ、体内の陰陽の調節作用を通じて、一般的には陰虚にまではなりにくい。

総論―8. 血の病理変化

　もし血虚がなかなか改善せず長引いたり突然の出血多量などがあれば、自身の調節範囲を超越したものとなり、体内の各処で津液精気がいずれもこれにしたがって消耗してしまい、体内の広範囲に渉って陰津不足となり、陰虚を形成する。

　臨床上は往々にして血液の毀虚があって、藏府百脈が養われなくなり、全身虚弱の症状を現すようになる。顔面蒼白、唇や舌の色が淡白になる、頭暈目のかすみ、これらが継続していくと、陰津不足となり、はなはだしくなると陰虚内熱の状態に変化して、心煩、手足心熱、潮熱寝汗、口乾などの症状が現れる。これが血虚傷陰の臨床表現である。

〔5〕血虚生風化燥

　全身の筋肉、関節は血によって潤い養われており、血液が充分にめぐってくることで正常な運動ができるのである。

　もし血虚となると筋肉はその養いを失い、痙攣、感覚鈍麻、手足の震顫、肌肉の痙攣、関節の拘縮や関節の屈伸不利、手足が痺れて感覚がなくなるなどの血虚生風の症状が現れる。

　血虚のため潤い養う作用が失われると、皮膚は乾燥、毛髪に潤いなく、爪も脆く割れ易くなる、唇の乾燥、舌上の唾液がない、口渇、咽が乾く、目が乾燥、鼻の乾燥、大便硬結、小便が少なくなるなどの血虚生風化燥の病理変化を引き起こす。

〔6〕血虚精少

　血と精は相互に生じ化する関係にあるから、病が長引いて血虚を引き起こすと、精も化源不足となり、精も充分にはたらくには足りなくなる。

『血證論』男女異同論（清・唐宗海：1884 年）

> 「男子精薄なれば則ち血虚なり」

臨床上、病が久しくなると虚労血虚精少となり体を充分に生育できなくなるから、治療に当っては補血填精の法を用いることとなる。

2 血瘀の病理変化

　血液の運行がスムースでなくなると、経脈中に血液が滞ったり、あるいは経脈を離れた血液が体外に排泄されなかったりして、停留してしまうものを瘀血と称している。血瘀は瘀血によって引き起こされた病理変化をいう。

　血液は人体の中にあっては流暢に流れて、滞りないものである。流暢に流れていれば全身を充分に灌漑できるが、滞ると病変を形成する。

『素問』調經論

　「血氣不和なれば、百病すなわち變化して生ず」

　血液は人体内において隈なく行き渡っており、人体の各部所は血液から栄養物を得ているのである。ゆえに一旦血液の流れが不調となり、はなはだしくなると滞り阻滞して通じなくなる。そして多種多様の病理変化を引き起こすのである。

　大きく分けると次の二つに分類される。

1．血液が阻滞されたことによって直接的に引き起こす局部の病変
　　例えば、疼痛、局部における各種機能障害など。
2．瘀血が停滞することによって引き起こされる一連の全身病変
　　例えば、
　　瘀血によって新しい血液を生産することができなくなる者。
　　瘀血によって出血を引き起こす者。

瘀血阻滞によって津液が充分に分布できなくなる者。

瘀血阻滞によって気の運行が伸びやかでなくなる者。

瘀血によって寒熱を引き起こす者。

瘀血によって精神がかき乱される者など。

〔１〕瘀血によって引き起こされる局部性病理変化

（１）疼痛

疼痛は瘀血病変で常に見られる症状である。瘀血による疼痛の特徴は、錐で刺したような激痛、疼痛部位は固定、日中は比較的軽いが夜になると耐え難くなる、慢性的に痛む、痛むと擦ったりすることも拒むようになる、疼痛部位が腫脹する。その病理は血行鬱滞である。

『本草求眞』（清・黄宮繡^{こうきゅうしゅう}：1769 年）

> 「痛とは、氣血不通の意なり」

（２）局部の特徴

瘀血が一旦形成されると、瘀血の部位に往々にして異常な兆候が出現する。例えば皮膚、顔色に血脈異常の症状が現れる。皮膚の青紫腫痛、赤く細い静脈のスジ、はなはだしくなると湿熱や火毒などが人体に侵入することによって敗血留滞を引き起こし、内に血瘀肉腐を形成し、外に癰瘡^{ようそう}など重篤な局部病変が現れる。このほか、瘀血によって引き起こされるからだの特徴としては、癥積包塊^{ちょうせきほうかい}（腹内の固定性の堅い腫塊）が比較的よく見られることである。

『醫林改錯』（清：王清任 1830 年）

> 「何処と論ずること無く皆、氣血有り‥‥‥氣は形無く結塊すること能わず、結塊する者は必ず有形の血に有るなり。血は寒を受くと凝結して塊を成し、血は熱を受けると煎熬して塊を成す」

（3）効能障害

　人は全身にわたって、すなわち五藏六府、手足や目・耳・鼻・口・陰部などすべてにおいて、気血の温煦滋養作用によってはじめて正常な活動が営まれるのである。だから逆に、瘀血阻滞となれば気血流暢ではなくなり、瘀血が存在する藏府組織の効能が障害されてしまう。

　心脈を瘀阻すると、その推動作用の障害によって、精神がその主を亡した状態になり、心痛発作、意識昏迷、人事不省、全身が青紫になる、手足が冷たくなるなどの重篤な状態になる。いわゆる狭心症発作、心筋梗塞発作である。

『難經』六十難（秦越人：前5世紀）

> 「名づけて厥心痛といい、その痛み甚だしく、但だ心に在り、手足の青ゆる者は、即ち眞心痛と名づく」

　肺系を瘀阻すると、気機の出入の障害によって、気が塞がって咳嗽、喘息など引き起こす。

　肝胆の血脈を瘀阻すると、疏泄の効能が失調してしまい、胆汁が外に溢れて黄疸などを引き起こす。

『張氏醫通』黄疸（清・張璐：1695 年）

> 「以て諸もろの黄は多くは湿熱と雖も、然るに經脉久病なれば、瘀血阻滞なり」

総論―8. 血の病理変化

　肌腠経絡が瘀阻されると、衛気の開闔を主るはたらきが阻害され、異常に汗をかく、あるいは自汗、寝汗、あるいは半身にだけ汗が出て、半身は無汗、あるいは限局性の発汗などを引き起こす。

　肌肉筋骨が瘀阻されると、筋肉の栄養が欠乏して、筋肉の萎縮や軟弱になって不用となったり、あるいは血脈不通によって痺証を形成し、肌肉関節筋骨の酸痛、麻木、重だるい、屈伸不利などの運動障害を引き起こす。

　脳絡が瘀阻されると、元神失用（脳がはたらかない）、清竅失霊（耳、目、口、鼻及び肛門、尿道がはたらかない）となったり、癲癇、狂などを引き起こす。あるいは聴力障害、視力障害、言語障害、全身の運動障害なども引き起こす。

〔2〕瘀血によって引き起こされる全身性病理変化

（1）瘀血が新しい血の生長を阻害して血虚となる

　瘀血が体内に停留して消散できずにいると、藏府組織の効能活動に影響を与え、血液の化生不足となり、血虚を引き起こす。

『血證論』吐血（清・唐宗海：1884 年）

> 「瘀血行らざれば、新血妄りに生ず」
> 「瘀血去らざれば、則ち新血断え生理無し ‥‥‥ 蓋し瘀血去れば則ち新血己ら生ず」

（2）瘀血によって引き起こされる出血

　瘀血が脈絡を阻滞する力が強すぎたりすると、怒張した脈絡が外に溢れて出血を引き起こす。この種の出血は広範囲に及び、全身の各処でも

― 263 ―

起こりえる。

　歯茎の脈絡が瘀阻されると歯茎から出血する。腸道が瘀阻されると便血する。瘀血が肝脾の蔵血、統血のはたらきを阻害すると、甚だしければ大量吐血による危篤状態になる。

『血證論』吐血（清・唐宗海：1884 年）

「且に經遂の中、即ち瘀血踞る位、有らんとすれば、則ち新血は安行して羌無きこと能わず、終に必ず妄走して吐き溢れる」

　このことから、出血の治療上、瘀血を取り除くことで止血をはかる方法もあるということになる。

（３）瘀血によって津液の輸布が阻害される

　津液が正常に輸送・分布・代謝されると、藏府の気化作用も正常に働くことになる。全身のいかなる部位であっても、瘀血があれば経絡を阻害し、気滞不通となって、津液の輸送・分布の道が閉塞され、津液が停滞して病を引き起こす。

　瘀血が肝・脾の脈絡中にあると、隧道不通となり、水湿がうまく運ばれず、内に停滞して腹水を引き起こす。

　瘀血が腎にあると、経絡を阻害して、気化作用が失われ、水湿が肌肉の間に溢れ、水腫を引き起こす。

　瘀血が裏にあると、経絡が阻害停滞して、気の宣通が得られず、水津を上げることができなくなり、煩躁、口渇などの症候が現れる。

　瘀血による阻害停滞があると、水液が内に停滞し、津液の積聚となり、それが長引くと熱を帯びるようになって、津液を煮詰めるような状態になって、痰飲の病を形成するようになる。

総論—8. 血の病理変化

（4）瘀血によって引き起こされる発熱

瘀血が経絡を阻害し停滞すると、気血の運行がのびやかでなくなり、気が聚ってめぐらなくなり発熱を引き起こす。これが瘀血発熱の基本病理である。

瘀血を引き起こしている部位の違いによって、発熱の型にもそれぞれの特徴がみられる。

瘀血が肌肉にある場合、肌肉は陽明に所属することから、翕翕発熱（羽毛が覆い被さっているような温和な発熱）となる。

瘀血が肌腠にある場合、肌腠は営衛のはたらくところであるから、営衛が失調すると、発熱悪寒が現れる。あるいは、五心煩熱があるといっても、陰虚証の証候は現れない。

瘀血が半表半裏にある場合、内は陰、外は陽であるから、相互に勝ち負けを繰り返すため、往来寒熱（悪寒と発熱が交互に現われる）が現れる。

瘀血が内にある場合、内は陰に属し、血瘀も陰分であるから、日晡潮熱（日暮れの午後3～5時頃の発熱）が現れる。

（5）瘀血が気滞を引き起こす

気は血の帥、血は気の母であり、気は血に依存付着しているから、血瘀があれば当然気滞を引き起こす。

さらに瘀血が経絡を阻害停滞すると、気機の運行に影響を与えて気滞を引き起こす。

このように、血瘀があるときは、往々にして気機の鬱滞による病理変化を伴うものである。

— 265 —

| 3 | 出血が引き起こす病理変化 |

出血というのは、血液が常道をめぐらずに、口・鼻などの諸々の竅から上に溢れ出るものである。上より出たものには。歯衄、咳血、吐血、喀血などがある。

下に出た場合、二陰より出る便血、尿血および婦人の月経過多、崩漏などの病となる。肌肉皮膚の間に溢れ出ると皮下出血となる。

出血を引き起こす病因は甚だ多く、主要なものとしては、次の通りである。

気虚によって血を摂することができなくなったもの。

気逆に伴って血を動かし上に溢れたもの。

火熱が血に迫って妄行するもの。

瘀血によって引き起こされた出血などがある。

詳細については関連する章にて述べることとする。

〔1〕神志に対する出血の影響

いったん出血があると、患者は往々にして恐怖心が出て動揺して不安な気持ちが強くなる。これは出血に対する心理的な反応としてとらえることができるが、他方、出血によって血虚を引き起こし、血が神を養えないという状態になって、怯えたり恐れたりする場合もあり、出血過剰によって血液の消失が甚だしくなると神昏（意識障害）となったり、さらに酷くなると死亡することとなる。

〔2〕出血によって引き起こされる血虚

出血とは血液の流出であるから、出血は直接血虚を引き起こす原因となる。臨床上においては大量出血の病人、あるいは少量の出血でも反復している病人では、いずれも顔面蒼白あるいは萎黄、唇や舌の色は薄く

なり、爪甲も養われず、脈細弱無力、頭がくらくらする、心悸失眠など
の血虚の症状が現れる。

〔3〕出血によって引き起こされる瘀血

　各種の出血、瘀血はそれぞれ一つの症状ではあるが、同時に出血と瘀
血はそれぞれの原因ともなり、二者は互いに因果の関係にある。

　出血後、脈絡を溢れた出た血が体外に排出されたり消散溶解されれば、
出血によって瘀血は引き起こされない。しかしもし脈絡の外に血が溢れ
出て、排出や消散がうまくなされなかったときには、瘀血が内に停滞し
て、新しい血液の運行を阻害し、さらに瘀血を形成していく。

『血證論』吐血（清・唐宗海：1884 年）

> 「血止の後、それ經を離れて未だ吐出せざる者は、これを瘀血となす。
> すでに好血と相合わず、反って好血と相あたわざるなり」

〔4〕出血によって引き起こされる気虚

　気と血は相互に依存し相互に生成しあい、血は気の母、血は気を養い、
血は気を載せている。

　少量でも反復して長期に亘って血が失われていくと、気も血に従って
消耗し、気虚を引き起こす。

　もし大量出血ともなれば、気は拠りどころを失い外に脱してしまうこ
とになり、気随血脱の証を引き起こす。

　気血病変の伝変および転帰において、出血は気虚を引き起こし、甚だ
しければ気随血脱の証となり、気血病変において血より気に及ぶという
病理変化を引き起こす。

4　血熱の病理変化

　血は経脈内を流行するには、かならず陽気の温煦作用と推動作用を頼りとしており、だから「血は熱得れば行る」と言われているのである。

　熱邪を外感したり体内に熱を生じた（例えば陰虚火旺）りした場合、血分は焦がされ、血熱は盛んになり過ぎ、病変を発生する。釜の中の水のように、火熱によって沸騰されてしまう。

『素問』離合眞邪論

> 「地に經水有れば、人には經脉有り。天地温和なれば則ち經水も安らかにして靜か。天寒く地凍れば則ち經水も凝泣す。天暑く地熱すれな則ち經水も沸溢す」

　（地には大きな河川があり、人にも経脈があって、これらは互いに影響しあっており、比較対照して論ずることができる。天地の気が温和であれば、大河の流れも穏やかであるが、天の気が寒い時は水も大地も凍り、大河の流れも渋滞してしまい、天気が暑く地も熱ければ、大河の水は沸蒸してしまう）。

　熱邪を外感して血分に侵淫する場合と陰虚火盛が血分に波及した場合とあるが、いずれも多種の病理変化を引き起こす。

〔1〕熱が血行に迫って出血を引き起こす

　邪熱が血に入ると、血熱が熾盛となり、血絡を灼傷し、血が妄行してしまい、血液が沸騰するような状態になって外に溢れて出血を引きこす。熱による脈絡の損傷は広範囲に及び、なおかつ火熱による病であるからその勢いは急迫するほどである。したがって臨床においては多くは急性の多くの部位の出血が見られる。あるいは一か所の出血を主としながら

— 268 —

そのほかの部位の出血を兼ねるものもある。吐血、咳血、衄血、血便および血尿などが見られる。

　七情の不調や過度の労働、さらには陰虚のために陽気を制御できないで火熱を内に生じてしまうものなどは、いずれも虚火である。もとは陰虚であるから出血の量も比較的少ない。限局性、一過性の出血であったり、出血も出たり出なかったりすることが多い。ただし下部に出血が見られる場合、例えば膀胱の血分に熱があるときには、脈絡を損傷して、血淋あるいは血尿が見られる。

〔２〕火熱煎灼（せんしゃく）のために血が凝結して瘀血となる

　湿熱の病邪は津液・血分を灼傷しやすく、血が薫灼を受けると、その性質が濃くなって、血熱相打ち、血管内に広範な凝結を生じて、その瘀血が閉塞してしまい、営気の運動障害になって、気血阻滞して熱と瘀血が交わり結ぶようになる。

『醫林改錯』積塊論（清・王清任：1830 年）

> 「血が熱を受ければ、すなわち煎熬（せんごう）して塊を成す」

　これは血熱が瘀血を形成するメカニズムを述べたものである。

　外熱の邪は充満しやすいから、血熱によって引き起こされた瘀血は広範囲に及び、干渉する部位も比較的多く、なおかつ血瘀が血熱に加重されることによって出血傾向が強まり、直接的に多くの部位の出血を引き起こす。

〔３〕血熱過盛によって肝風を引き起こす

　肝は血を蔵し、筋をつかさどり、筋は肝血によって養われている。

もし血熱が盛んになり過ぎて、経脈をかきみだすと、筋脈は熱の燔灼を受けて、拘急攣縮を引き起こし、手足の痙攣、頸項の強直、角弓反張（脊柱や背部が強直し弓なりに反り返ること）など肝風内動の症状が現れる。

　この種の病変は多くは血熱極盛を発生するが、邪が盛んであっても正気が虚していない時は、抽搐は急激で有力であり、「実風内動」とも称されている。

〔4〕血熱擾神すると昏睡譫言を発する

　心は血を主り、神を蔵し、神は血によって養われている。

　血分の熱が盛んになると、上がって神をかき乱すために、多くは神志の病変が見られる。ただし血熱がかき乱されそれが神明にまで及ぶ経路の違いによって、神志異常の症状は多種にわたる。

　もし血熱があまり深くない場合は、営分に波及して営熱が心をかき乱すけれども、病状は比較的軽く、心煩不安が見られ、たまに譫言がみられるだけである。

　血熱が比較的盛んであると、心神が直接かき乱だされ、神明が昏く、昏睡譫言や狂ったようになったりもする。

　血分の熱が盛んになると、熱毒が深く入り込み、裏にまで内陥し、血や津液を焦がすように損傷してしまい、痰熱が細絡を阻み、神志が昏くなって神昏、譫言、昏憤して話せなくなる。これらは熱が心裏にまで入り込んだ重篤で危険な症候である。

　血熱が熾烈になると、津液を焼き焦がすほどまでなり、血が凝り固まって滞ってしまい、血が下焦に蓄積され、滞った血と熱が互いに結ばれ、上がって神明がかき乱され、軽くても妄想、重いと狂ってしまう。

〔5〕熱邪稽留すると真陰を焼き焦がす

　血分の熱が、稽留して退かなくなると、血中の津液が大量に消耗損失

総論—8．血の病理変化

し、必ず真陰を毀損してしまい一系列の病変を引き起こす。

　血熱が腎陰を消耗すると、陰精不足となって、陽の変化を制御できなくなり、久しく熱が退かないでいると、咽喉の乾燥、歯が黒くなる、難聴、神倦などが見られる。

　血が熱を被って消耗すると、真陰が焦がされ、肝血不足となって、筋脈が養われず拘急を引き起こし、必ず血虚生風となって、手足の蠕動、甚だしい場合は瘈瘲（抽搐・搐風ともいうテタニー症状）が見られる。

　陰血の毀損が甚だしく、必ず養うころを失う結果となり、心神が主とするところがなくなり、脈は浮にして無根であり、心中憺憺大動（心臓が激しく拍動して、空虚感のあること）が見られる。

5　血寒の病理変化

　寒邪が血脈に侵入すると、ある場合は体内の陽気不足になり、ある場合は温煦のはたらきが低下し、いずれも血寒に至ってしまう。

　血は寒に遭遇すると凝固するのが特徴であり、たとえば水が寒に遭遇すると氷ってしまうようにである。

『素問』離合眞邪論

> 「天地寒え凍えれば則ち經水 凝 泣る……夫れ邪、脉に之く也。寒えれば則ち凝泣る」

　（天地の気が寒い時には水も大地も凍り、大河の流れも渋滞してしまう。……邪気が経脈に侵入した際にも、寒邪であれば血は渋滞する）。

　血寒によって引き起こされる主要な病機は、凝固であり、流れが滞ることである。

　軽度の場合は、血が渋りその流れが遅くなり、重度の場合は凝固して

— 271 —

通じなくなる。

〔1〕血寒致痛

寒邪が経脈に入ると、重度の場合、凝固して閉塞してしまう。すなわち気の運行がのびやかでなくなり通じなくなってしまう。

『素問』擧痛論

> 「寒氣、經に入れば稽遅し、泣りて行らず、脉外に客するときは血少なく、脉中に客するときは氣通ぜず。故に卒然として痛むなり」

（寒気が経脈に侵入すれば気血の循行に留滞が生じ、凝りしぶって停滞してしまう。もし寒邪が経脈の外を侵襲すれば外部の血は少なくなり、経脈の中に侵襲すれば、脈気は通じなくなって突然に痛みが出現する）。

寒の凝固作用によって血脈が阻害され血行が滞ることによって起こる病変は限局的であり部分的である。この種の痛みもまた限局的なものとなる。

寒が凝固を起こす部位の違いによって疼痛の部位もまた違ったものとなる。

例えば、寒が肌肉、筋骨、血脈に凝固すると、それぞれの部位に陰疽、痹証の疼痛が見られる。

寒が肝脈に凝固すると胸肋から少腹にかけての引痛などが見られる。

〔2〕血寒陰盛

血寒してもまだ凝結するまででなく塊を形成していない場合でも、経脈は閉塞されてはいる。ただし血液は無理強いしてでも流れようとするけれども、その流れは遅く緩やかであるのが血寒陰盛の病理である。

— 272 —

総論―8．血の病理変化

　結果的に陽気不足を招いてしまっている場合は、全身性の藏府組織の効能低下が起こる。例えば精神活動が少なく静か、動作がほとんどない、手足が極度に冷たい、非常に寒がるなどである。

　外寒が血脈に入って形成された血寒証の場合、全身に陰寒過盛および陽気が相対的に不足するという症候が見られる。

　陰寒過盛によって、寒邪が血脈を凝固してしまい、血気の流れが阻害されてしまう。陽気不足によって、気が四肢にまで達することができなくて、四肢が血気の温養を受けることができなくなり、四肢厥冷して温まらない症状を呈するようになる。

『傷寒論』（後漢・張仲景：219 年）

> 「手足厥寒し、脉細にして絶しようと欲する者は、當歸四逆湯これを主る」

　後世の人は、手足の末端の動脈の痙攣症などに当帰四逆湯の温運行血、散寒通脈の効能を利用している。

〔3〕血寒、実なれば積を成す

　寒邪の侵襲が血脈にまで及ぶと、経絡に従って内に入り込み、藏府経脈が寒に遭遇して、血の凝固が裏にまで及んでしまって、塊を形成することとなる。

　その塊は日に日に増大して、柔かいものから硬いものへと変化していく。『内経』の中で塊を形成する主要な病理は寒凝血滞であり、血気瘀積となる。

『霊枢』百病始生

> 「積之れ始に生ずるは、寒を得て乃ち生じ、厥して乃ち積を成すなり」

― 273 ―

（積の始めは、寒邪の侵犯を受けて生じる。寒邪が逆行して上行し、ついに積となる）。

『素問』舉痛論

> 「寒氣、小腸膜原の間、絡血の中に客すれば、血 泣 とどこおりて大經に注ぐことを得ず、血氣、稽留して行くことを得ず。故に宿昔して積を成す」

（寒気が小腸膜原の間、絡血の中に侵入すれば、小絡の血脈は滞って大きな経脈の中に注ぐことができなくなる。血気が停留して循行できなくなれば、時間の経過とともに積聚を形成する）。

〔４〕血寒、虚なれば出血す

人体が正常な生理機能を保持できているのは、陰陽の平衡協調の結果である。

『素問』陰陽應象大論

> 「陰は内にありて、陽の守りなり。陽は外にありて、陰の使いなり」

（陰陽は互いに他の用をなすものであり、陰は内にあって陽の守りとなり、陽は外にあって陰の使いとなる）。

陰は陽の守りとしてのはたらきを内に持ち、陽は外に陰の使いとして存在する。

『素問』生氣通天論

> 「陰なる者は精を藏して亟 つね き に起すなり。陽なる者は外を衞りて固めと爲すなり」

総論―8. 血の病理変化

（陰は内に精気を蔵するものであり、人体の気の源です。陽は外部を保護するものであり、肌腠を緻密にするものである）。

　陽虚がもともとある場合、血脈虚寒となりやすい。陰血は内を固守することができず、血は固摂作用を失い、出血性の疾患を発症しやすくなる。ゆえに臨床上では温陽摂血の法で出血を治療する場合がある。

各　論

1．気虚証

各論―1．気虚証

概　説

概　　念：機体藏府の効能が衰退し、元気が不足して出現する全身性の虚弱症状の総称。

別　　名：元気虚証、元気不足証

病　　因：高齢、病後、飲食労倦内傷、もともと稟賦不足など。

属　　性：虚証の範疇に属する。

主　証　候：神疲乏力（しんぴぼうりき）（心身疲労、脱力感）

　　　　　　呼吸気短（呼吸がとぎれとぎれになる）、

　　　　　　少気懶言（らんげん）（気息がかすかになり話をするのがおっくう）

随伴証候：面色少華（顔色が悪くつやがない）

　　　　　　語声低微（声は低くかすかである）

　　　　　　納穀少馨（少量しか食べられない）

　　　　　　自汗、頭暈（頭がくらくらする）、目眩（めまい）、心悸。

舌　　象：舌淡

脈　　象：虚細無力など

診断基準：①呼吸気短、神疲乏力、少気懶言、舌淡、脈細無力。

　　　　　②呼吸気短、神疲乏力、少気懶言、面色少華、語声低微、舌淡、脈細無力。

　　　　　③呼吸気短、神疲乏力、少気少気懶言、自汗、舌淡、脈細無力。

　　　　　④呼吸気短、神疲乏力、少気懶言、語声低微、納穀少馨、舌淡、脈細無力。

　　　　　・上記の条件を一つでも備えていれば、本証と診断できる。

治　　法：補気

参考方剤：四君子湯（しくんしとう）、独参湯（どくじんとう）

常見疾病：気虚証は藏府虚損に散見される。とりわけ五藏虚証、表衛不固喘証の病変中に見られる。

鑑　別　証：陽虚証、気陥証

― 281 ―

■ 本 証 弁 析

〔1〕気虚の病理変化

　気虚の病理の基礎は元気不足、全身あるいは一藏府の機能衰退、または宗気の虚などであり、気虚とは気の推動、温煦、防御、固摂、気化作用が減退し、体の生理機能、活動力が低下し、衰退し、抗病能力の低下などが衰弱する現象である。

　証候は呼吸気短、言語低微、疲倦乏力、自汗、心悸、舌淡苔少、脈虚で無力などがある。

　気虚の形成は多くは先天稟賦不足、あるいは後天失養、あるいは労傷過度、耗損（労すれば則ち気耗す）（過度の発汗、過度の嘔吐、過度の下痢、失血など）、あるいは久病、あるいは肺脾腎など藏府機能の減退、または気の生化不足などによる。

（1）推動無力

　気虚になると推動作用が低下して血液を充分に運行できなくなり、血の流れがスムースでなくなり、気虚血瘀の病理現象が現れる。つまり気虚症状を基本として、それに病変部位の刺痛、手足のしびれ、疼痛が甚だしく片麻痺、顔色は紫がかって暗い、舌質に瘀斑、瘀点などの血瘀の症状を兼ねる。

　小児の気虚で、推動作用の減弱がはなはだしくなると、その成長発育に影響して、五軟（頭蓋骨の発育が遅くいつまでも軟い、歩行がしっかりせず軟弱となる、手足がしっかりと発育せず軟い、口がしっかり発育しない）、五遅（立ちあがりが遅くなる、歩きはじめが遅くなる、髪の毛の発育が遅くなる、乳歯の発育が遅くなる、言葉の話し始めが遅くなる）などの疾病になる。

各論―1. 気虚証

（2）温煦不足

『諸病源候論』冷氣候（隋・巣元方：610 年）

「それ藏、氣虚すればすなわち内に寒を生ずるなり」

　気虚では温煦不足となる。顔面蒼白、倦怠乏力、静臥懶言、手足が温まらない、小便清長、大便溏薄、舌淡苔薄、脈沈にして遅の気虚陽衰の病理現象が現れる。

（3）防御減退

　気には肌表を固めて外邪の侵入を防ぐ作用がある。正気が弱ると防御能力が減寂して、衛気虚となって衛気が表を固めることができず、腠理が空疏となり外邪が侵入しやすくなる。このような病人は反復して感冒に罹りやすかったり、伝染病などにも掛かりやすかったりする。

（4）固摂無権（固摂がうまく働かない）

　気虚では固摂がうまく働かなくなり、亡血失精、排尿や発汗のコントロールが出来ないなどの病理変化を引き起こす。

①気不摂血（気が血を統率できない）

　気虚すると血液を統べることができなくなり、血液が脈外に溢れて出血性の疾病を生じる。たとえば鼻衄、歯衄、肌衄、吐血、便血、尿血あるいは崩漏などの出血性の疾病などである。そして同時に神疲乏力、心悸気短、少し動くだけで汗が出る、顔面蒼白、舌淡、脈弱などの気虚の症状を伴う。

　この種の病理による出血性の疾病の治療には補気剤が主となる。たとえば、補中益気湯、帰脾湯など健脾益気でもって摂血をする。

― 283 ―

②**津液失摂**（津液が統率を失う）

　肺の衛気虚の時には、衛表が固まらず、腠理が空疏となり、汗腺の開合が失調し、常に開いた状態になって汗がだらだらと出て止まらない。甚だしくなると体弱納少、顔面萎黄でつやがないなどの症状を現す。

『證治準縄』自汗（明・王肯堂：1602年）

> 「或いは肺氣微弱になれば、營衛を宜しく行らず津脱する者なり」

（肺気が微弱であると、営衛が適当にめぐらず津液が脱するのである）。

　脾気不足になると、水津が正常に分布されなくなり、口から溢れたり、よだれが止まらなくなったりする。そして食が細くなって食べられなくなり、体や顔が黄色くやつれるなどの症状を兼ねる。多くは小児の患者に見られる。

　腎気不足になると、関門不利すなわち頻尿になったりする。この証は多くは老人で体が弱った腎気虚衰の人によく見られる。

③**気不摂精**（気が虚すと精を統率できない）

　腎気毀虚の者は、下元虚が甚だしく、気の固摂作用が失調すると、精を約束することができなくなり滑精（夢を見ないで精液をもらすもの、あるいは欲情をおこすとすぐ遺精するもの）頻発となる。なおかつ顔色が白くなり艶が無い、精神萎靡（精神がなえしぼむ）、畏寒（寒さを恐れる）、手足の冷え、舌淡苔白、脈沈細弱など元気毀虚の症状が見られる。

（5）気化無力（気化作用が衰える）

　気化とは広義の意味では人体内部の気の運動変化のことで、藏府の機能作用、気血の輸送分布、流通、注入、藏府の気の昇降、開閉などはみな「気化」の意を含んでいる。また狭義の意味では腎、膀胱、三焦の水

液の調節作用のこと。したがって気化作用が無力となると多方面に病理現象を引き起こす。

①**生血不足**（血の生成が不足する）

　血の生成には気の気化作用と不即不離の関係にある。人体の諸々の気が充分にあれば藏府の作用もまた旺盛となり、血液も源を絶えることなく化生を得ることができる。しかし気虚となると血液を化生する働きが減退し、血液を形成する物質の源が欠乏して血虚となる。

　臨床症状としては温煦作用や濡養作用も失われて気血両虚の病変を引き起こし、短気懶言、神疲乏力、自汗、心悸、不眠、顔面蒼白あるいは萎黄、唇舌の色が淡白、脈細弱などの症状が見られる。

②**気不生精**（気が虚すると精を生成できなくなる）

『脾胃論』省言箴（金・李東垣：1249 年）

> 「精はすなわち氣の子なり」

『景岳全書』（明・張介賓：1640 年）

> 「精は氣より生ず」

　これらは気が精の生成に欠かせないものであることを述べたものである。

　臨床的にみても精が薄く量も少ない不妊症の患者には、補腎塡精をはかるだけでなく、元気を補う薬品も加えるべきである。元気が全身に溢れるように充満して、絶えることなく流布すれば、生殖作用を完備することができる。

③**気不化水**（気が虚すると津液を化すことができない）

　津液の生成、輸送分布と排泄にはいずれも気機の昇降出入運動が関与している。またいずれにも肺、脾、腎、三焦、膀胱などの藏府の気化作

用と密接な関係がある。

従って気化無力となると、化水、行水の働きがうまく行かなくなり、津液の生成、輸送分布と排泄に病理的な異常が起こる。そして肺、脾、腎、三焦などの藏府の気化作用が衰退して、気が津液を化すことができなくなって、水液が体内に停滞し、痰飲、水腫などが発症する。

腎気不足の場合、膀胱の気化作用がうまく働かなくなり、州都の官としての気化排尿作用が失調して、小便不利、排尿困難、癃閉などを発症する。

（6）藏府機能減退（藏府の機能が減退する）

気虚の基本的病理は一つである。それぞれの藏府にはそれぞれの効能の特徴があり、各藏府の効能減退にはそれぞれ表現が異なるから、その虚がいずれの藏府によるものかは、症状から分析することができる。

肺は気を主り呼吸を司る。喘息で、動くと息苦しく、咳痰に力がなく、喘鳴も弱々しければ、肺の機能減退によるものと診断できる。つまりそれらは肺気虚の証候である。

心気虚の特徴は、心は血脈を主り、神明を主るなどの効能が減退した証候が現れる。

脾胃気虚では、水穀を受納腐熟し精微を運輸転化する効能が減退する。食欲不振、食後腹脹、喜按喜熱、顔面萎黄、肌肉の痩せ、大便溏泄、尿が少なく浮腫む、脈遅細無力など。

腎気虚では精を蔵し、骨を主り、髄を生じ、封蔵、気化などの効能が減退する。

臨床において、ある藏府の効能が減退すれば必ずその藏府の効能減退の症状が現れるから、その藏府の気を補うようにすればよいのである。

各論―1. 気虚証

（7）神志への影響

　気はよく神を生じ、また神をよく損（そこな）うこともある。気虚となれば必ず神志の活動に病理的な影響を与える。

　例えば心気虚の患者の多くは、心悸、不眠、健忘、驚きやすいなどの症状が現れる。

　肝胆気虚の患者では、驚き戦慄し不安で一杯になる、びくびく臆病になったり、驚きやすいなどの症状が現れる。

　肺気虚の患者では、神疲懶言、悲しみが激しくなったりする。

　脾気虚の患者では、神疲、四肢倦怠、乏力、思い悩む、甚だしくなると感情の起伏が少なくなり、自分を責めるようになる。

　腎気虚の患者では、何をしてもただ無気力で、根気がなく飽きっぽくなる。

　以上のように五藏の気虚はそれぞれ神志の活動に影響を及ぼすのである。

〔2〕気虚証と体質、年齢

　本証は臨床上では、弁証を進めていくうえで体質、年齢によって特徴の違いがある。一般には次の2種類の状況がある。

（1）腎気虚衰

病　　因：先天不足、禀賦がもともと弱い、元精が充分でない、髄海が
　　　　　空虚。

腎の生理：腎は先天の本であり、精元を蔵して気を化し形を充たしてい
　　　　　る。

病　　機：腎虚すれば根底から欠乏して、精を養い骨を生じることがで
　　　　　きない。

― 287 ―

証　　候①小　児：発育緩慢、歯の発生や成長が遅れる、知能低下、食
　　　　　　　べる量が少ない、骨の発育や精神の発達が悪い、顔色は黄色、
　　　　　　　体が痩せている、便溏、遺尿など。
　　　②成　人：腰がけだるい、眩暈、耳鳴、インポテンツなど。

（2）脾胃気虚

病　　機：後天失調、飲食不節、労倦過度によって、脾胃の気を生化す
　　　　　ることができない。
脾胃生理：胃は受納腐穀を主り、脾は健運生化を主る。気血化源が絶え
　　　　　ず行われていると、形気は充たされ壮実となる。
文献引用：『脾胃論』脾胃虚実伝変論（金・李東垣：1249 年）
　　　　　「元氣の充足は皆、脾胃の氣、傷る所無しに由る、而して後、
　　　　　能く元氣を滋養す。若し胃氣の本弱く、飲食自ら倍するとき
　　　　　は、則ち脾胃の気、既に傷られ、而して元気も亦た充すこと
　　　　　能わず、而して諸病の生ずる由の所なり」
　　　　　（元気が充足しているということは、脾胃の気が損傷してい
　　　　　ないことであり、脾胃が損傷していなければ元気を滋養する
　　　　　ことができる。もし仮に脾胃がもともと弱いのに、飲食の量
　　　　　が増えたりすると、脾胃を損傷してしまい、脾胃が損傷され
　　　　　ると元気が充足されず、もろもろの病気を発生する原因とな
　　　　　る）。
　　　　　　飲食の不節制は胃を損傷し、労倦過度は脾を損傷する。脾
　　　　　胃の気の不足が気虚をつくり出すことを李東垣は認めている。
　　　　　　これは、脾胃の気の不足が気虚をつくり出す重要な鍵であ
　　　　　ることを強調したものであり、同時にまた脾胃の気虚が演繹
　　　　　変化することがその他の疾病の根源の一つとなることを説明
　　　　　したものである。

各論―1. 気虚証

（3）まとめ

　先天不足および後天失調の人は、いずれも本証を羅患しやすい。

　ただし腎気虚衰と脾胃気虚は互いに因果関係にあり、断ち切って分割することはできない。

　臨床で弁証するときには、その主従をハッキリさせることである。

　さらに重要なことは、夏季の暑熱炎々の時には、汗が外に出て、元気を耗傷しやすくなり、呼吸気短、神疲乏力といった本証の証候を見る。

『素問』刺志論

> 「氣虚して身熱するは、これを暑に傷られるを得るなり」

　（気が足りないのに身体が熱するのは、暑熱の傷害を受けたからである）。

〔3〕気虚証と挾雑症状

　本証は疾病の演化の過程において、挾雑症状がいろいろと出現する。

気虚腹脹
　病　　機：気虚して運行がのびやかでなくなったため。
　証　　候：胃脘部の脹満感、神疲、少気懶言、大便は希薄な糞便など。

気虚発熱
　病　　機：気虚して外邪が侵襲したもの。
　証　　候：容易に感冒にかかり発熱する、熱は高かったり低かったりする、神疲気短など。

気虚痰嗽
　病　　機：気虚して脾の運化作用が悪くなり、痰湿が内に聚ったため。
　証　　候：咳嗽、呼吸気短、痰が多くかつ粘る、消化不良、食欲不振、神疲など。

— 289 —

気不煦之

　病　　機：気虚して津液がうまく分布されないと、生体の藏府、肌肉、
　　　　　　皮毛の温養と濡潤が失われる。

　証　　候：羸瘦、神疲乏力、皮毛につやがない、体温が低下する、病
　　　　　　に対する抵抗力が低下するなど。

気虚水泛

　病　　機：気虚して水を化すことができないと、肺、脾、腎、三焦の
　　　　　　気化作用に影響する。

　証　　候：水腫、小便不利、尿切れが悪い、癃閉など。

気不摂血

　病　　機：気虚して血液を統摂できない。

　証　　候：鼻衄、喀血、吐血、血尿、血便、皮下の内出血、婦人の月
　　　　　　経時の出血がだらだら続く、崩漏など。

気血両虚

　病　　機：気血同源、陰陽互根の関係によって、気虚して血液を生化
　　　　　　することができなくなると、血の滋生に影響する。

　証　　候：頭暈、眼花、顔色が悪く全くつやがない、少気懶言、心悸、
　　　　　　少ししか食べたくない、脈は細、舌質は淡、胖嫩など。

中気下陥、気陰両虚、元気虚脱

　病　　機：気虚が久しくなると、元気が大いに毀損されるため。

　証　　候：これは気陥証のところで詳しく述べる。

　これらを総じて、本証から変化する疾病は非常に多く、臨床において
は標本、先後、虚実をはっきりと弁析しなければならない。

〔４〕各種疾病に見られる気虚証

　本証は神疲乏力、呼吸気短などの特性を共有するほかに、疾病の出現
している藏府の違いによってそれぞれその表現が異なっている。

— 290 —

各論—1．気虚証

1．五藏気虚証

①肺気虚

病　　機：先天的不足、過労、久病などによって肺の機能減退を引き起こしたものである。肺の「気を主る」という作用の衰退、治節作用の低下、宣散粛降作用の低下などによって宗気虚弱、肺気上逆、開合失司、衛外不固などの臨床表現の総称である。

証　　候：呼吸気短、神疲乏力、懶言、咳をするときの音がよわよわしい、痰は清稀で排痰するのも力が無い、自汗、感冒に罹りやすい、少しの風や冷えでも寒がる、舌淡苔白、脈虚弱。

証候分析：肺は諸々の気を主り、宣散粛降を主る。よって肺気が虚すると、宣散粛降のはたらきが失調するために気短となり、また咳をするときの音がよわよわしいのである。

・自汗・・・衛気は肌表を護衛し、肺は皮毛を主るから、肺気が虚すると衛気が弱くなり肌表を固めて密にすることができなくなるため。

・肺気は宗気を形成する主要な成分であるから、肺気虚となると宗気不足となるために、懶言声低が現れる。

・肺は諸々の気を主るから、肺気虚となると全身の機能減退が生じて、神疲乏力となる。

・肺は宣発を主り、外は皮毛に合するから、肺気虚となると、衛気を宣発できなくなり、表衛を固まらせることができないので、少しの風や冷えでも寒がるのである。

・肺気虚となると津液の分布にも影響するために、咳痰清稀となる。

・舌淡苔白、脈虚弱は肺気虚の象である。

治　　法：補益肺気

方　　剤：補肺湯（『永類鈐方』李仲南：1331 年）を加減して用いる。

　　構成：人参、黄耆、熟地黄、五味子、紫菀、桑白皮

— 291 —

分析：斂肺止咳の五味子と補肺の人参、黄耆、補腎納気の熟地黄、五味子、さらに止咳平喘の紫菀、桑白皮を配合。黄耆、人参、五味子は固表止汗の目的もある。

②脾気虚

病　　機：脾の「運化を主る」という作用が衰退して、水穀の精微を輸布できなくなり、生化の源が断ち切られたもの。

証　　候：食少納呆、神疲乏力、食後の胃脘部の脹満感、頭がくらくらする、目眩、顔色が黄色くなる、大便は希薄な便、気短懶言、四肢倦怠、消痩乏力、浮腫、小便不利、舌淡苔白、脈緩弱。

証候分析：脾は運化を主るから、脾気虚弱となると、運化作用がうまくはたらかなくなり、食少納呆、食後の胃脘部の脹満感が現れる。

・脾は昇を主り、胃は降を主るから、脾気虚弱となると、昇降のはたらきが失調する。よって上部では頭がくらくらする、目眩、顔色が黄色くなるなどが現れ、下部では腹瀉便溏が見られるのである。

・脾気不足となると宗気が生成されないので、宗気虧虚となって気短、懶言が現れる。

・脾は肌肉を主り、四肢を主るから、脾気虚によって精微の気が充分に運搬分布できなくなり、その結果、肌肉を養えなくなり肌肉の消痩が現れる。

・四肢は諸陽の本であり、脾胃より気を稟けているから、気虚になると温養することができなくなり、四肢の倦怠乏力となる。

・脾気虚弱となると、水湿不利となり、皮膚に流れ溢れて、浮腫、小便不利を引き起こす。

・舌淡苔白、脈緩弱はいずれも脾気虚の象である。

治　　法：健脾益気

各論－1．気虚証

方　　剤：加味四君子湯（『三因極一病證方論』宋・陳言：1174 年）
構成：人参、茯苓、白朮、甘草（炙）、黄耆、白扁豆
　　　参苓白朮散（『太平恵民和剤局方』宋・大医局編：1078 年）
を加減して用いる。
構成：人参、山薬、甘草、白朮、薏苡仁、茯苓、扁豆、縮砂、桔
梗、蓮肉
分析：人参、甘草、白朮、茯苓、薏苡仁、白扁豆で補益脾胃、さら
に白朮、茯苓、薏苡仁、白扁豆で滲湿（体内に停滞している
湿を除去して下痢を改善）の効能があり、山薬、蓮肉には収
斂止瀉、縮砂、桔梗には健脾理気の効能がある。

③心気虚

病　　機：心の「血脈を主る」「神を蔵する」という作用が衰えて、心
気が鼓動して血脈の運行と神気を収斂することができなく
なったもの。

証　　候：顔面蒼白、神疲気短、健忘、心悸怔忡、息苦しい、気短、倦
怠乏力、身体を動かすと症状が悪化する、自汗、顔面白、舌
淡苔白、脈細弱あるいは結代。

証候分析：心は血脈を主るから、心気虚となると血を運ぶ力が無力と
なって、気虚血瘀となり、心血の流れがのびやかでなくなり、
軽症では心悸、重症になると怔忡となる。あるいは、心胸部
に息苦しく悶える感じが現れる。

・気を消耗してしまうために、少し動くだけで症状が悪化した
りする。

・気虚となると、表を固めることができなくなるために自汗と
なる。

・心気虚では、心血が上がって顔面や舌を十分に栄養すること
ができないために、顔面蒼白、舌淡、苔白となる。

・心気虚となると、心血が少なくなり、血が少ないと脈が十分

— 293 —

で無いため、脈は細となる。

・気虚があると、脈気がスムースに繋がらないため、結代脈となる。

治　　法：補益心気

方　　剤：養心湯（『證治準縄』明・王肯堂：1602 年）を加減して用いる。

　　構成：炙黄耆、茯神、茯苓、半夏麹、当帰、遠志、酸棗仁、肉桂、柏子仁、五味子、人参、炙甘草、生姜、大棗

④肝気虚

病　　機：肝の「疏泄を主る」という作用が衰退して、肝気の昇発に影響したもの。

証　　候：胸脇および少腹にかけてスッキリしない痛みがある、ため息をよくつく、頭暈（あたまがくるくらする）、立ちくらみのような目眩がする、物がはっきりと見えにくい、上腹部のあたりがなにか苦しい、手足がしびれる、精神的に暗くなって少しのことで悲しんだり怯えたりする、夢が多く驚いたりする、舌は淡で苔は少ない、脈虚弱。

証候分析：肝は疏泄を主り、その疏泄の働きが順調であれば、気機をのびやかで、気血が調和していると経絡もスムースに流れる。また肝の経絡は少腹に到り、脇肋に分布する。肝気が不足すると、胸腹部の経絡が失調するために、胸脇がのびやかでなくなり、少腹がスッキリしない痛みがあったり、ため息をよくつくようになる。

・肝の経絡は頭に上がり、目に開竅しているので、肝気虚となると、精気が脈絡や目を滋養できなくなるので、頭暈（あたまがくるくらする）、立ちくらみのような目眩がする、物がはっきりと見えにくくなる。

・肝と脾の関係は、五行論でいえば木と土で、木剋土の関係である。肝の疏泄の機能がうまく働かないと脾に影響して、脾

各論―1. 気虚証

の運化の働きが衰えるために、上腹部のあたりがなにか苦しくなる。

・肝は血を蔵し筋を主るので、肝気虚となると、筋肉が十分に養われず手足の痺れが起こる。

・肝は魂を蔵するので、肝気虚となると神魂不穏となり、精神が安定せず少しのことで抑うつ状態になったりくよくよ悲しんだり怯えたり、夢が多く驚いたりする。

・気虚になると血も少なくなるので、舌は淡く脈は弱となる。

治　　法：補気益志をはかって肝胆を壮くする。

方　　剤：**安神定志丸**（『醫學心悟』清・程国彭：1732 年）を加減。

　　構成：人参、茯苓、茯神、竜歯、遠志、菖蒲

⑤腎気虚

病　　機：腎の「精を蔵す」「気を納める」という作用が衰退して、腎精が気を化して身形を養うことができなくなったもの。

証　　候：腰痛、腰や膝が弱ってくる、頭暈耳鳴り、精神的にも肉体的にも疲労がとれず体力が衰える、小便の回数が多かったり尿もれを起こしたりする、夜間の頻尿がある、性欲が衰えてくる、男性の場合はインポテンツあるいは遺精早漏、女性の場合は帯下が希薄、妊娠中であれば切迫流産、切迫早産になりやすい、舌は淡く苔は白い、脈は沈細。

証候分析：腰は腎の府で、腎は骨を主り髄を生じ脳を充足し、上は耳に開竅し、下は二陰に開竅している。

・腎気虚となるとそれらの機能が衰退し、腰痛、腰や膝が弱ってくる、頭暈耳鳴り、精神的にも肉体的にも疲労がとれず体力が衰えるなどの症状が現れる。

・腎の固摂作用の減退で、頻尿、多尿などの泌尿器系の症状が現れる。

・蔵精、主骨、生髄、封蔵、気化などの減退により、夢精、早漏、

― 295 ―

性欲減退などの生殖器系の症状が現れる。

治　　法：補益腎気

方　　剤：大補元煎（『景岳全書』明・張介賓：1640 年）、または参蛤
散（『濟生方』宋・厳用和 1253）を加減して用いる。

　　構成：人参、山薬、熟地黄、杜仲、当帰、山茱萸、枸杞子、甘草

　　　　参蛤散

　　構成：蛤蚧、人参

　藏府間の相互関係によって、五藏の病変もまたは相互に交差して影響
しており、臨床においては弁証として「心脾気虚」、「肺脾気虚」、「脾胃
気虚」、「心胆気虚」、「肺腎両虚」など藏と藏、藏と府の同病が見られる。

２．表衛不固

病　　機：益気が表を固めることができず、腠理が密でなくなり、外邪
が虚に乗じて侵襲したもの。

証　　候：風にあたるのを嫌がる、自汗、感冒を引きやすいなど。

治　　法：益気固表

方　　剤：玉屏風散（『丹溪心法』明・朱丹溪：1481 年）を加減。

　　構成：黄耆、白朮、防風

　　分析：黄耆は補気固表、白朮は脾を健運し、中焦を補い気血の源を
助ける。

　　・防風を佐薬とし、表に走り、黄耆が気を益し、風を御するの
を助ける。

　　・黄耆と防風の配合は、相畏相使の作用により、その効果が顕
著となる。

　　・発散の作用の中に補を有し、補の作用の中に黄耆によるその
中に疏散の作用を兼ねる方剤。

— 296 —

各論―1. 気虚証

3. 喘　証

（1）初　期

病　　機：肺気虚が主体となる。

・過度の労働、病後の衰弱、長引く咳嗽による気の損傷など、いずれも肺気虚を引き起こす。

・肺気虚は全身の気虚証の一つの表現であり、肺気が虚すれば肺の精微を皮毛に輸送するはたらきに影響して、表衛不固となる。

証　　候：慢性的な呼吸困難、呼吸促迫。少気乏力、咳嗽の声が低微、痰涎はうすい、あるいは胸痛を兼ねる、顔色白、疲労倦怠、話をするのがおっくう、体が冷たい、冷えを嫌がる、自汗、畏風、舌質は淡、胖嫩、舌苔薄白、脈細弱無力。

証候分析：気短、少気乏力、咳嗽の声が低微

肺は気の主であり、肺虚すれば気は主とする所を失うため。

・顔色白、疲労倦怠、話をするのがおっくう

肺気虚弱すると、百脈はうまく循行せず、血が上を栄養顔色が白くなり、精気が内から奪われるために、疲労倦怠、話をするのがおっくうとなる。

・体が冷たい、冷えを嫌がる、自汗畏風

肺は皮毛に合し、肺気虚すれば、皮膚皮毛を温煦する作用が不足するため、体が冷たく、冷えを嫌がり、衛外不固のために自汗畏風となる。

・痰涎はうすい

気虚すると津液の運化がうまくはたらかず痰湿を形成するため。

・胸痛を兼ねる

気虚して血瘀となると、気血の流通がスムースでなくなり、通じなければ痛みを発するため。

— 297 —

・舌質は淡、胖嫩、舌苔薄白、脈細弱無力

　肺気虚弱の象である。

治　　法：補益肺気

方　　剤：補肺湯（『永類鈴方』李 仲 南：1331 年）を加減して用いる。

　　構成：党参、黄耆、熟地黄、五味子、紫菀、桑白皮

古今配穴：肺兪、膻中、大椎、風門

　出典：『現代鍼灸医案選』李志明（劉冠軍編：1899 年）

　「陣××、男、34 歳、問診六四八五号、1963 年 11 月 9 日初診。」

　〔主訴および経過〕1954 年に風邪を引いてから喘息を引き起こし、発病時は呼吸困難、口を開けて肩で息をする、横になれない、秋冬の両季節に悪化する。喘息の発作時には必ず、医院にてアミノフィリン、エフェドリン、ペニシリンを注射して、はじめは喘息が治まった。最近は喘息の発作が起こると治らず、咳喘して横になることもできなくなり、夜になると悪化する。口が乾燥し、冷えを嫌がり、熱飲を喜び、飲食はなお良好、大便は日に三回ある。

　〔検査〕発育栄養状態は中等度。顔色黄、舌は無苔、脈細数、心のリズムは一定して、心拍数は毎分 105 回、雑音無し、右肺に湿性のラ音を聴く、血液、尿検査は正常、胸部 X 線では、両肺紋理が比較的重く、肺気腫、気管支喘息の印象がある。

　〔弁証〕古くからの喘息のために、気虚となり、なおかつ舌は無苔、脈は細数より、証は虚喘に属する。

　〔治療〕扶正固本、養肺平喘をはかる。

　〔処置及び経過〕第 1 回目は、大椎、左風門、右肺兪、膻中に各 5 壮灸をすえ、灸の後の化膿の情況は良好である。灸瘡は四五日で治った。灸の後四ヵ月経つが喘息はいまだに発症していない。第 2 回目は、瘢痕灸を右風門、左肺兪、紫宮に

— 298 —

各論―1．気虚証

各5壮、・・・灸後10年経つが発病していない。・・・肺虚痰喘には、中脘、豊隆を加えて各灸3〜9壮・・・腎虚喘には膏肓、腎兪、気海を加えて、各灸3〜9壮。軽いものは1回、重いものでも2〜3回の灸で効果が現れる。一般には半年あるいは1年に1回灸をすえる。中医の「冬の病は夏に治療する」という原則に照らして、夏の季節に灸をするとよい。

用法：各灸3〜7壮。

解説：肺気が注ぐところである肺兪は、肺の気陰を益し、扶正固本し、肺の宣発・粛降をうまくはたらかせる。

・膻中は、気の会穴で、一つは補益肺気の方面、一つは降気平喘の方面に作用する。

・大椎は督脈の穴で、督脈は諸陽を総督し、陽脈の海である。

・風門は、足の太陽膀胱経の穴で、太陽は六経の藩籬（かきね）である。

・大椎、風門を合わせて用いると、表を固めて肺を養う作用が起こる。

・諸穴を配合して、扶正固本、養肺平喘の功を収めることができると、肺虚による喘息は自然と治癒する。

（2）中　期

病　機：肺脾気虚が主体となる。

「土生金」であるから、肺気の強弱は、脾から吸収され運搬された食物の栄養と水液の運化作用に頼っているから、脾虚が長引くと、当然肺気に影響して虚弱となる。運化作用が失調すると、水液の輸布、排泄に影響して、湿が集まって痰を形成する。飲邪は肺気の下降作用を阻害するから、喘証を引き起こす。

・飲食の不節制、食べ過ぎ飲みすぎ、生活習慣の乱れなどいずれも脾気虚弱の原因となる。

・情緒の変動、思い悩んだり憂いたりすることが過剰となることが、最も脾を傷つけやすい。

・他の藏の虚弱や不和もまた脾に影響を及ぼす。脾は後天の本であり、五藏六府を養うことを主とするから、他の藏府の不和もまた脾気虚弱の証候を発生させるのである。

証　　候：喘息の声が低い、顔色が淡白、精神疲労、倦怠、四肢無力、飲食が減少する、脘腹脹悶、大便は希薄、舌質淡で胖嫩あるいは歯痕がある、舌苔は薄白、脈虚。

証候分析：喘息の声が低い

脾気虚弱となると、水穀精微の運化がうまく作用しなくなり、上がって肺を養えなくなり、肺が虚して気を主る所がなくなるため。

・顔色が淡白、精神疲労、倦怠

脾気虚弱になると、気血の生化の源が不足するため。

・四肢無力

脾は四肢を主るから、脾気虚弱になると、気虚によって充分に四肢に達することができなくなるため。

・飲食が減少する

脾胃は表裏の関係にあり、脾気虚弱となると、当然胃の受納作用も減弱するため。

・脘腹脹悶、大便は希薄

脾気虚弱となると、運化作用が衰えて、寒湿が内に滞るため。

・舌質淡で胖嫩あるいは歯痕がある、舌苔は薄白、脈虚

いずれも脾気虚弱の象である。

治　　法：培土生金、肺脾同治

方　　剤：補中益気湯（『脾胃論』金・李東垣：1249 年）を加減。

構成：黄耆、甘草、人参、当帰、橘皮、升麻、柴胡、白朮

分析：〔君薬〕黄耆は、補中益気、升陽固表の作用がある。

〔臣薬〕人参は、元気を大いに補い、甘草は脾胃を調和して、

白朮は脾を健やかにして湿を除く。君薬である黄耆を助けて、補脾益胃の力を増大させる。
〔佐薬〕当帰は血を養い営を調え、橘皮は理気和胃の作用がある。
〔使薬〕升麻は陽明の清気、柴胡は少陽の清気を昇挙する
・諸薬を合わせて用いると益気昇陽、健脾益胃のはたらきをする。

【参考】『腹證奇覧翼』補中益気湯の證
「図の如く、心下、両脇下に痞塞すること、柴胡の證に以て、一体にてうすく、其の皮膚の診は、前の桂枝加黄耆湯の證のごとく、正気の宣暢しがたきを見るものは、益気湯を用いるべき腹證なり」

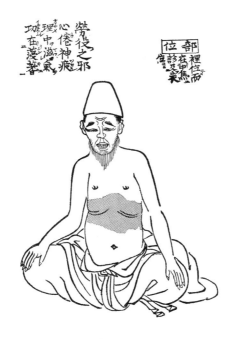

図6．補中益気湯の證

古今配穴：足三里<ruby>足<rt>あし</rt>三<rt>さん</rt>里<rt>り</rt></ruby>

　　出典：《席弘賦》<ruby>席<rt>せき</rt>弘<rt>こう</rt>賦<rt>ふ</rt></ruby>（『鍼灸大全』明・徐鳳：1439 年）

　　　　　「虚喘須尋三里中」

　　用法：補法

　　解説：足の陽明胃経は五行でいえば「土」に属する。足三里は、足
　　　　　の陽明胃経の「合土穴」であるから、「土中の土」であり、
　　　　　これを補うことで脾胃を調え補うことができ、生化の源を助
　　　　　ければ、水穀は肺に上がって、肺気を助けることができ、肺
　　　　　の通気量が増加して、気喘が寛解するのである。これが「土
　　　　　生金」の意味である。

（3）後　期

病　　機：肺腎気虚が主体となる。

　　　　　久病、高齢で体が弱っており、頻繁に喘息発作を繰り返し、
　　　　　病が深く腎にまで及んでしまったもの。腎は納気を主り、呼
　　　　　吸と密接な関係にあり、腎気が充実して、納気が正常に作用
　　　　　することではじめて肺の気道がのびやかとなって、呼吸がス
　　　　　ムースに行われるのである。もし、腎虚があると根本を固め
　　　　　ることができず、吸入された気が腎に帰納しなくなるために、
　　　　　呼気が多くて吸気が少ないという、難治性の喘息が出現する。

証　　候：慢性の呼気性の呼吸困難、呼吸促迫、呼吸がとぎれとぎれに
　　　　　なる、動くと喘息がひどくなる、体が痩せてしまい精神疲労
　　　　　がある、心が動揺して汗が出る、手足が冷えて青白くなる、
　　　　　口唇や爪甲が赤みのかかった黒色になる、舌質淡あるいは紫
　　　　　が隠れている、舌苔薄白、脈沈細無力。

証候分析：慢性の呼気性の呼吸困難、呼吸促迫、呼吸がとぎれとぎれに
　　　　　なる、動くと喘息がひどくなる
　　　　　過度の労働、色欲で腎を損傷したり、大病、久病の後は、正
　　　　　気が衰敗して、精気が内で損傷するために、肺の気陰が消耗

— 302 —

各論—1. 気虚証

し、下がって腎を庇護できなくなる。そうすると腎の真元が損傷して、根本が固まらず、気を納めるところが少なくなり、上がって肺に出るため、呼気が多く吸気が少なくなり、気逆上奔して喘息となる。

・体が痩せてしまい精神疲労がある

喘息発作が長引くと、病は腎にまで及ぶ。腎は作強の官であるから、腎気が虚衰すれば、人体機能の活動は低下するため。

・心が動揺する

腎は水藏であり、気化して水道を通じることを主る。腎水が泛濫すると、上がって心神をかき乱すため。

・呼気が多く吸気が少ない、呼吸がとぎれとぎれになる

動くと喘息が悪化する腎は気の根であり、下元が固まらないと、気はその摂納を失うため。

・汗出

腎陽がすでに衰え、衛外の陽が固まらないため。

・手足が冷えて青白くなる

衛気が外を温養できなくなるため。

・口唇や爪甲が赤みのかかった黒色になる、舌色に紫が隠れている

気は血の帥、気がめぐれば血もめぐり、気が虚せば血は滞り、陽気が充分でないために、血が続発するため。

・舌質淡、舌苔薄白、脈沈細無力

いずれも腎気不足の象である。

治　　法：益腎納気、粛肺平喘

方　　剤：八味地黄丸（『金匱要略』後漢・張仲景：219年）を加減して用いる。

構成：熟地黄、山薬、山茱萸、沢瀉、茯苓、牡丹皮、桂枝、附子

分析：〔君薬〕熟地黄、山薬、山茱萸は、滋陰補腎

　　　〔臣薬〕桂枝、附子は、温陽化気

— 303 —

〔佐薬〕茯苓、沢瀉、牡丹皮は、滲湿泄熱

- ・腎気丸は六味地黄丸に腎陰を補う附子、肉桂を加えたもの。
- ・本方は水火をともに補うことによって、陰陽は協調し、邪気が去り正気が回復して、腎気は自ずから健やかとなる。
- ・本方は滋腎薬の中に少量の温腎薬を用いて、少火は気を生ずるの意味から「腎気」の名がある。

古今配穴：兪府、乳根

出典：《玉龍歌》（『扁鵲神應鍼灸玉龍經』元・王国瑞：1295年以前）
「吼喘之症嗽痰多、若用金鍼疾自和、兪府乳根一様刺、気喘風痰漸漸磨」
《玉龍賦》（『鍼灸聚英』明・高武：1529年）
「乳根腧府、療気嗽痰哮」

用法：いずれも斜刺にて補法。

解説：乳根は、足の陽経胃経の腧穴で、通経活絡、宣通乳絡、活血化瘀の作用がある。

- ・兪府は、足の少陰腎経の腧穴である。すなわち腎の経気の集合する所であり、気を下げる作用がある。
- ・胃の気が降りるのが順であり、腎気は昇が正常であるから、二穴を合わせて用いると、一つは降、一つは昇で、清昇濁降、気機通暢の効果が現れ、咳喘を治癒することができる。

古今配穴：関元、腎兪

出典：『鍼灸對穴臨床経験集』（呂景山編：1986年）
「関元腎兪伍用、善治一切虚弱之証。鍼刺用補法、腎陽不足者、宜予重灸、艾条灸20〜30分間、艾炷灸7〜20壮」

用法：補法、灸法

解説：関元は、精血の室、元気の処であり、人の生命の根本があるところである。培腎固本、補益気、温中散寒、回陽固脱、暖

— 304 —

宮固精、止血止帯、分別清濁、祛除寒湿、強壮保健の効能が
ある。

・腎は精を蔵し、先天の本である。腎は水を主り、内にあって
は相火であるから、水火の藏である。腎は上がって肺に連な
り、元気の根であり、納気を主る。腎兪は腎の「背兪穴」で、
滋補腎陰、温補腎陽、益陰填髄、聡耳明目、気化を促進し、
水湿を利し、筋骨を壮くし、腰膝を強くし、下元を固め、渋
精縮尿止帯の作用がある。

・関元は補気を主とし、腎兪は補陰を要とする。

・二穴を合わせて用いると、どちらも下焦にあるから、共同し
て、培補先天、温養後天、納気平喘の効果が現れる。

類 証 鑑 別

1. 陽虚証と気虚証

（1）共通点

いずれも全身性の虚証の表現であり、臨床における病変部位もよく似ている。

気は陽に属し、陽は気を化し、陽虚とは陽気虚のことであり、互いに因果関係にある。

病　　機：いずれも稟賦不足、飲食労倦、内傷、高齢、病後によって造成された元気不足、藏府効能の衰退による虚証である。ただし寒邪の侵襲は、陽を傷つけやすく、陽気の運行を障害しやすい。これが陽虚になる一つの重要な素因である。

臨床症状：いずれも神疲乏力、呼吸気短、少気懶言、語声低微、自汗、舌質は淡などの症状がある。

（2）鑑別点

①気虚証は「虚」が主であり、寒証は明らかではない。

陽虚証は「虚寒」が主である。これが鑑別の要点となる。

②気虚証は腠理が疏鬆で密ではなく、風にあたるのを嫌がるという症状が出現する。

陽虚証は陽気の温煦作用および熱気を立ち上がらせることができないために、体や手足が冷たいという症状が出現する。

③気虚証の脈は虚細無力である。陽虚証の脈は沈細あるいは細遅である。

④気虚証は小便が無力であったり遺溺であったり、大便は溏薄である。

陽虚証は小便の色は淡く量が多い、大便は希薄できたない糞便であり、甚だしい場合は、脾腎の陽虚となり、大便は澄んだ水のようで未消化

— 306 —

各論─1. 気虚証

の食物の残滓を伴い、糞に臭いがない、水腫などの虚寒の症状が見られる。
⑤気虚証がさらに一歩発展して陽気虚となるのである。
　陽気虚は必ず気虚の表現を一定備えている。
⑥治療法則：気虚証は補気。陽虚証は温陽益気。

２．気陥証と気虚証

（1）共通点
　いずれも元気不足の虚証である。

（2）気陥証
①気虚証の病変中に現れる一つの臨床表現である。
②具体的には、気の昇挙無力を反映したもので、脾、胃、腎、膀胱、大腸、任脈・衝脈の二脈の藏府、経絡の気の昇挙無力と関係がある。
③気虚証の一つの表現であるばかりか、さらに中気下陥、下関不固、元気昇挙無力を特徴とするものである。

（3）鑑別点
①いずれも元気不足、藏府効能の衰退の気虚の表現があるけれども、気陥証は中気下関、元気昇挙無力を主とする。
②気虚証は全身性の臨床症状があり、疾病のある藏府の部位の違いによって症状が異なるが、気陥証は、脾胃の中気下陥が主であり、その病変部位も、中焦、下焦に重点があり、少腹下墜、下痢脱肛、子宮下垂、崩漏などの症状がある。
③気虚証は補気が主となるが、気陥証は昇挙元気が主となる。

─ 307 ─

文 献 選 録

『素問』通評虛實論
　「邪氣盛則實、精氣奪則虛」
『素問』藏氣法時論
　「肝病者………虛則目䀮䀮無所見、耳無所聞、善恐、如人將捕之」
　「心病者………虛則胸腹大、脇下与腰相引而痛」
　「脾病者………虛則腹滿腸鳴、飱泄食不化」
　「肺病者………虛則少氣不能報息、耳聾嗌干」
　「腎病者………虛則胸中痛、大腹、小腹痛、清厥、意不楽」
『素問』陰陽應象大論
　「審其陰陽、以別柔剛、陽病治陰、陰病治陽、定其血氣、各守其郷、
　　血實宜決之、氣虛宜掣引之」
『素問』通評虛實論
　「黃帝問曰、何謂虛實。岐伯對曰、邪氣盛則實、精氣奪則虛。帝曰、
　　虛實何如、岐伯曰、氣虛者肺虛也。氣逆者足寒也。非其時則生、當其
　　時則死、餘藏皆如此」
　「氣虛者、言無常也」
『素問』刺志論
　「黃帝問曰、願聞虛實之要。岐伯對曰、氣實形實、氣虛形虛、此其常也、
　　反此者病。穀盛氣盛、穀虛氣虛、此其常也、反此者病。脉實血實、脉
　　虛血虛、此其常也、反此者病。帝曰、何而反。岐伯曰、氣虛身熱、此
　　謂反也。穀入多而氣少、此謂反也。穀不入而氣多、此謂反也。脉盛血
　　少、此謂反也。脉少血多、此謂反也。氣盛身寒、得之傷寒。氣虛身熱、
　　得之傷暑。穀入多而氣少者、得之有所脫血、湿居下也。穀入少而氣多
　　者、邪在胃及與肺也。脉小血多者、飲中熱也。脉大血少者、脉有風氣、
　　水漿不入、此之謂也。夫實者氣入也、虛者氣出也。氣實者熱也、氣虛
　　者寒也。入實者、左手開鍼空也。入虛者、左手閉鍼空也」

— 308 —

各論―1. 気虚証

『素問』鍼解

「黄帝問曰、願聞九鍼之解、虚實之道。岐伯對曰、刺虚則實之者、鍼下熱也。氣實乃熱也。滿而泄之者、鍼下寒也。氣虚乃寒也。惋陳則除之者、出惡血也」

『素問』調經論

「帝曰、血并於陰、氣并於陽、如是血氣離居。何者爲實、何者爲虚。岐伯曰、血氣者喜温而惡寒、寒則泣不能流、温則消而去之、是故氣之所并爲血虚、血之所并爲氣虚」

『素問』疏五過論

「帝曰、凡未診病者、必問嘗貴後賤、雖不中邪、病從内生、名曰脱營。嘗富後貧、名曰失精。五氣留連、病有所并、醫工診之、不在藏府、不變躯形、診之而疑、不知病名、身體日減、氣虚無精、病深無氣、洒洒然時驚。病深者、以其外耗於衛、内奪於榮。良工所失、不知病情、此亦治之一過也」

『素問』方盛衰論

「是以肺氣虚、則使人夢見白物、見人斬血藉藉、得其時、則夢見兵戰。腎氣虚、則使人夢見舟舩溺人、得其時、則夢伏水中、若有畏恐。肝氣虚、則夢見菌香生草、得其時、則夢伏樹下不敢起。心氣虚、則夢救火陽物、得其時、則夢燔灼。脾氣虚、則夢飲食不足、得其時、則夢築垣蓋屋。此皆五藏氣虚、陽氣有餘、陰氣不足、合之五診、調之陰陽、以在經脈」

『素問』逆調論

「榮氣虚、衛氣實也。榮氣虚則不仁、衛氣虚則不用。榮衛俱虚、則不仁且不用」

『靈樞』小鍼解

「其來不可逢者、氣盛不可補也。其往不可追者、氣虚不可寫也」

『靈樞』本神

「肝藏血、血舍魂、肝氣虚則恐、實則怒。脾藏營、營舍意、脾氣虚則四支不用、五藏不安、實則腹脹、經溲不利。心藏脈、脈舍神、心氣虚

— 309 —

則悲、實則笑不休。肺藏氣、氣舍魄、肺氣虛則鼻塞不利、少氣、實則喘喝、胸盈仰息。腎藏精、精舍志、腎氣虛則厥、實則脹、五藏不安。必審五藏之病形、以知其氣之虛實、謹而調之也」

『靈樞』經脉

「肺手太陰之脉………氣盛有餘、則肩背痛、風寒汗出中風、小便數而欠。氣虛、則肩背痛寒、少氣不足以息、溺色變、爲此諸病。盛則寫之、虛則補之、熱則疾之、寒則留之、陷下則灸之、不盛不虛、以經取之。盛者、寸口大三倍于人迎、虛者、則寸口反小于人迎也」

『靈樞』海論

「氣海不足、則氣少不足以言」

『靈樞』口問

「故上氣不足、腦爲之不滿、耳爲之苦鳴、頭爲之苦傾、目爲之眩。中氣不足、溲便爲之變、腸爲之苦鳴。下氣不足、則乃爲痿厥心悗」

『靈樞』天年

「人生十歲、五藏始定、血氣已通、其氣在下、故好走。二十歲、血氣始盛、肌肉方長、故好趨。三十歲、五藏大定、肌肉堅固、血脉盛滿、故好步。四十歲、五藏六府、十二経脉、皆大盛以平定、膝理始疏、榮華頹落、髮頗班白、平盛不搖、故好坐。五十歲、肝氣始衰、肝葉始薄、膽汁始減、目始不明。六十歲、心氣始衰、善憂悲、血氣懈惰、故好臥。七十歲、脾氣虛、皮膚枯。八十歲、肺氣衰、魄離、故言善悞。九十歲、腎氣焦、四藏經脉空虛。百歲、五藏皆虛、神氣皆去、形骸獨居、而終矣」

『諸病源候論』（隋・巣元方：610年）

「短氣候：平人無寒熱短氣不足以息者体實。實則氣盛、盛則氣逆不通、故短氣。又肺虛則氣少不足、亦令短氣、則其人氣微、常如少氣不足以呼吸」

『景岳全書』（明・張介賓：1640年）

「凡氣虛者宜補其上、人參、黃耆之屬是也。精虛者宜補其下、熟地、枸杞之屬是也。陽虛者宜補而兼燠、桂、附、乾薑之屬是也。陰虛者宜補而兼清、門冬、芍藥、生池之屬是也」

各論―1．気虚証

「憂思過度、損傷心脾、以致吐血客血者、其病多非火證。或常見氣短氣怯、
形色憔悴、或胸懐鬱結、食欲無味、或腹雖覺饑而不飲食、或神魂驚困
而臥不安、是皆中氣虧損、不能収攝所致」

『東垣十書』（李東垣ら宋、金、元の醫家著作十種：1529 年）

「頭痛耳鳴、九竅不利者、腸胃之所生、乃氣虚頭痛也」

― 311 ―

2．気陥証

各論—2．気陥証

概　説

概　　念：先天不足、後天の失調あるいは過度の労働、元来脾虚がある
　　　　　ために造成される元気虧損、気機の昇降が失常する、中気下
　　　　　陥、昇挙無力を特徴とする一連の症状の総称である。

別　　名：中気下陥証

主証候：気短乏力（呼吸がとぎれとぎれで、脱力感）、脘腹脹墜（腹
　　　　　部が膨満して重たい）、便瀉（大便が一直線に下り、水がそ
　　　　　そぐようなもの）、脱肛、婦人の子宮脱。

随伴証候：腰痠欲折（腰がけだるく抜けそうである）、遺尿、経水漏下
　　　　　（月経期間でないのに、陰道内に大量の出血があり、あるい
　　　　　は出血がつづき、淋漓（たらたら）として絶えざる病症を指
　　　　　す）、滑胎（流産や早産を3回以上続くもの）、神疲懶言（心
　　　　　身疲労して話をするのがおっくう）、頭暈（頭がくらくらす
　　　　　る）、目眩（めまい）。

舌　　象：舌淡胖

脈　　象：細緩無力

診断基準：①気短乏力、脘腹脹墜、便瀉、脱肛、舌質は淡で胖嫩、脈細
　　　　　緩無力。
　　　　　②気短乏力、脘腹脹墜、婦人の子宮脱、腰痠欲折、頭暈目眩、
　　　　　舌淡胖、脈細緩無力。
　　　　　③気短乏力、脘腹脹墜、遺溺、神疲懶言、舌淡胖、脈細緩無力。
　　　　　④婦人経水漏下、あるいは滑胎、舌淡胖、脈細緩無力。
　　　　　・上記の条件を一つでも備えていれば、本証と診断できる。

治　　法：補中益気

参考方剤：補中益気湯、挙元煎

常見疾病：泄瀉、胃脘痛、脱肛、子宮脱

鑑別証：気脱証、清陽不昇証、気虚証、腎気不固証

— 315 —

本 証 弁 析

〔1〕気陥証の特徴

（1）気陥証は気虚証から発展

　気陥の病理反応は、全て気虚が病理の基礎であり、気虚が一歩発展変化して気陥になる。気陥の患者は、藏府機能の衰退の症状を示す。たとえば、神疲懶言、気短乏力、舌質胖嫩、脈緩無力など。

　「無虚不陥、陥必有虚」（虚に陥あらざるは無し、陥必ず虚有り）。

　もともと稟賦不足、形体が瘦せている人、あるいは平時に飲食の不摂生や房労過度、出産過多の人に多く見られる。

（2）気陥証と年齢、性別

　一般には、中高年に多く見られる。

　婦人の元気不足は、常に衝脈任脈に影響する。衝脈は血海であり、任脈は胞胎を主るから、衝任が充分に養われず、中気下陥となると、胞脈は寄りかかるところを失い、「子宮脱」が見られるだけでなく、少腹脹墜、崩漏、胎動不安および滑胎などの病症が見られる。

　小児に気陥証が見られることは極めて少ない。ただし絶対ではなく、臨床において脾虚久泄、あるいは泉門が下陥している場合には気陥証が見られることもある。

（3）気陥証と脾胃と腎

　気陥証の主要な表現は、脾気不挙、中気下陥であるから、脾胃と非常に密接な関係がある。しかも気は陽に属するから、脾気が昇らないと、

— 316 —

各論―2．気陥証

更に脾陽不振を造成して水湿逗留、聚湿生痰という痰飲内停などの病症が見られる。

中気下陥が更に一歩進展すると、脾から腎に及んで腎気不固が造成されて、遺尿、小便失禁などの病症が見られる。

本証は中気下陥し脾が虚して運化がうまくはたらかなくなると、中焦の化源が乏しくなり、気が血を生じないために、血虚を起こしてしまい、気血両虚の眩暈、心悸が出現する。

同時に、中気下陥、元気不足によって、気が血を摂することができなくなり出血が発生してしまう。例えば便血、月経過多などを造成してしまう。

（4）臓器下垂がその特徴

気陥は脾気虚陥、藏府機能衰退、臓器組織の昇挙する力の減弱、下垂の現象を起こす。たとえば、胃下垂、腎下垂、脱肛、子宮脱垂、眼瞼下垂などを起こす。治療には益気昇堤の補中益気湯などを用いる。百会の多壮灸も用いられる。

また気陥証は脾気虚陥によって藏府の機能の減退を招き、藏府を元の位置に維持する力が減弱して、胃下垂、腎下垂および脱肛、子宮下垂、眼瞼下垂などが見られる。

〔2〕各種疾病に見られる気陥証

気陥証は、臨床においては病変の原因及び部位が異なるために、その表現もまたそれぞれ異なる。

― 317 ―

1．久　泄

病　　機：多くは飲食労倦によって、脾胃を内傷し、胃が虚すればうまく穀物を腐熟させられなくなり、脾が虚すればうまく運化することができなくなり、慢性化すると元気虧損、中気下陥、大腸の伝化がうまくはたらかなくなり、固渋できなくなるため。

証　　候：大便希薄、慢性の泄瀉、下痢が止まらない、放屁すると大便がもれる、神疲、納呆（消化不良、食欲不振の症状を伴う胃の収納機能の停滞のこと）や少腹脹満（下腹部の脹満感）を伴う、脱肛、舌質淡、舌苔薄膩、脈沈にして細濡無力。

治　　法：温渋固脱、補益元気。

方　　剤：真人養臓湯（『太平恵民和剤局方』宋・太医局編：1078 年）を加減して用いる。

構成：白芍、当帰、人参、白朮、肉荳蔲、肉桂、炙甘草、木香、煨訶子、罌粟殻

分析：人参、白朮、甘草は益気健脾の効能があり、肉桂、肉荳蔲を配合して中焦を温め止瀉する。方中の主要な部分である。

・罌粟殻、訶子は腸を固め止瀉する。

・当帰、芍薬は和血止痛する。

・木香は気機を順調にする。

・罌粟殻、煨訶子、当帰、芍薬、木香は補佐の部分である。

・これらを合して用いれば、補虚温中、渋腸固脱の功を奏する。

・寒が甚だしい者は、乾姜、附子を加える。

古今配穴：百会、脾兪、腎兪

文献：『神灸経論』（清・呉亦鼎：1851 年）

「泄瀉、久瀉滑脱下陥、百会、脾兪、腎兪」

用法：まず脾兪、腎兪に鍼して、補法を用い,同時に灸を加える。

— 318 —

各論―2. 気陥証

・その後で、さらに艾条灸を点燃して、百会に温和灸法を用いる。

解説：百会は督脈、足の太陽の会であり、百会に灸をすると昇挙清陽、昇提下陥の効能が得られるから、脾気を昇らせ胃気を降ろさせ、本方の主穴となる。

・脾は運化を主る。食欲不振、神倦乏力、舌淡苔白、脈緩弱はいずれも脾虚の現象であり、健脾益気をはかることもまた治療の要点となる。ゆえに脾兪を選穴して鍼灸を併用すると、健脾補気、温運脾陽の効果を得ることができる。

・腎は胃の関、腎は二便を主り、腎気が不足すれば固摂がうまくはたらかなくなる。本病は、泄瀉の期間が長引いて、脾から腎におよび、腎気が固まらなくなるために、滑瀉して禁じずの症状が出現するのである。したがって治療は、また腎気を補うことも兼ねなければならない。腎兪に鍼灸をして、腎を補い、火生土でもって固脱止瀉をはかる。

加減：滑瀉の勢いが甚だしい者は、足三里、気海に艾条灸を加えて、補益脾胃、昇清降濁をはかる。

・食欲不振の者は、中脘に艾条灸を加えて、健胃行気をはかる。

---

2. 胃脘痛

病　機：多くは飲食の不節制や思慮によって脾を傷り、脾気が昇らず、また水穀の精微を運化して藏府や手足を濡養するはたらきがうまくいかなくなり、中気下陥となったものである。

証　候：形体羸痩、胃脘脹満疼痛、脹が主であり食後甚だしくなる、内臓が下垂する、頭暈眼花や神疲乏力を伴う、舌淡、脈細無力。

治　法：益気健脾、昇挙中気

方　剤：**補中益気湯**（『脾胃論』金・李東垣：1249 年）を加減。

構成：黄耆、甘草、人参、当帰、橘皮、升麻、柴胡、白朮

― 319 ―

分析：〔君薬〕黄耆は、補中益気、升陽固表の作用がある。

〔臣薬〕人参は、元気を大いに補い、甘草は脾胃を調和して、白朮は脾を健やかにして湿を除く。君薬である黄耆を助けて、補脾益胃の力を増大させる。

〔佐薬〕当帰は血を養い営を調え、橘皮は理気和胃の作用がある。

〔使薬〕升麻は陽明の清気、柴胡は少陽の清気を昇挙する諸薬を合わせて用いると益気昇陽、健脾益胃のはたらききをする。

古今配穴：中脘、足三里、胃上穴（臍上２寸、任脈の傍ら四寸、大横穴の上二寸の処）

出典：『現代鍼灸医案選』邵経明（劉冠軍編：1985 年）

「馬××、女、19 歳。1977 年３月７日初診」

〔主訴〕胃下垂ですでに半年になる。去年河川の工事に参加して重労働した後に、食後の胃部の不快感と脹満を感じ、ならびに下墜感があり、時に微痛して、飲食は逐次に減少して、医者にかかったが効果無く、体質も以前に比べて痩せて弱ってきた。1976 年９月にかつて、開封市の第一人民医院でＸ線バリウム撮影をしたところ、胃の一番下の部分が、両側の前腸骨稜を結んだ線上の下方９㎝にあり、胃下垂と診断された。

〔検査〕脈象は沈緩無力、舌苔薄白、舌質淡紅、顔色につやがない、仰臥位の時には上腹部が「舟状腹」を呈する。

〔診断〕脾胃虚弱、中気下陥と診断する。Ｘ線バリウム写真を結合すると、胃下垂を起こしていることが分かる。

〔治療〕中脘、足三里、胃上穴を取り・・・隔日に１回鍼刺し、毎回置鍼 20 分間ほど、胃上穴は斜刺で 2.5 寸（８〜10㎝）刺入し、中強刺激の手法を採用し、患者は比較的強い収縮する感じを自覚した。９回連続して鍼し、食欲は増加して、腹

脹下墜感もいずれも顕著に軽減した。一週間休息の後に、また鍼治療を3回行ったところ、自覚症状は全く消失した。4月13日にX線バリウム撮影をふたたび行ってみると、胃の部の位置はすでに正常に回復していた。半年後に訪れたときには、身体はもとのように回復して、今までに病状の反復は見られなかった。」

解説：中脘は、胃気の注ぐ所の腹部の「募穴」であり、胃は陽に属し、脾は陰に属し、その陽の病は陰に求めるから、陰より陽を引くという意味がある。

・足三里は足の陽明胃経の「合穴」で、「合は内府を治す」。

・二穴を合わせて用いると、補益胃気、降濁昇清をはかって、脾気を益す作用を起こすことができる。

・胃上穴は、胃下垂を治療する経験穴で、脾経の経線上に位するから、補益脾気、昇陽挙陥の作用がある。

・三穴の配合で、補益中気、提胃挙陥の功を奏することができ、胃下垂は自ずと治癒するのである。

加減：腹脹が甚だしい者は、内庭、公孫を加えて、降濁除脹をはかる。

・胃脘痛の者は、衝陽、胃兪を加えて、通経止痛をはかる。

古今配穴：中脘、天枢、気海、足三里（補中益気湯方）

　出典：『鍼灸問答—中華医薬家系列』（鄭魁山：1993年）

　　　「補中益気足三里、中脘天枢気海居、熱補留鍼和気血、温脾暖腹最適宜」

　用法：中脘、天枢、気海は腹部および会陰部にまで熱感が起こるように温補法を行う。

・足三里は下肢に熱感が起こるように温補法を行う。

　解説：中脘、足三里は前述の通り。

・天枢は大腸経の「募穴」であり、足の陽明胃経の経気の発する所であり、疏調大腸、調中和胃、理気健脾、整腸通便、扶

土化湿の効能がある。

・気海は別名を丹田ともいい、任脈の腧穴で、下焦の気機を調え補い、腎気を補い、元気を益し、下焦を温め、寒湿を取り除き、営血を和すなどの効能がある。

・四穴を合わせて用いると、気血を調和させて、脾を温め補うはたらきが顕著となる。

3. 脱 肛

病　　機：高齢のために元気が虧損して、中気下陥となったもの。

・婦人で分娩過多や、出産時に中気を大いに損傷したもの。

・慢性の下痢のために、中気が脱陥して、大腸が弛緩したもの。

・慢性の咳嗽で肺気にまで損傷が及び、肺は魄門を主るから、肺気が虚すと魄門を集約することができなくなる。

・小児で気血が充分でなく、大声で啼いたために、気を損傷して、気虚下脱となる。

・以上の諸々の病因によって正気が損傷、消耗して、肺脾気虚、中気虚陥となって、摂納ができなくなる。そして肛門が弛緩して無力となり脱肛を起こすのである。

証　　候：肛門脱出、咳や大便排泄の後に脱肛が起こり、自力では元にもどらず、手で持って治めてもまた出てくる、肛門の色は胆で発赤主張花い、肛門の疼痛、顔面は白色、口唇は淡、倦怠、舌淡胖嫩、脈細。

治　　法：補益元気、昇挙提陥

方　　剤：補中益気湯（『脾胃論』金・李東垣：1249 年）に五倍子、蝟皮などを加える。

構成：黄耆、甘草、人参、当帰、橘皮、升麻、柴胡、白　朮

分析：〔君薬〕黄耆は、補中益気、升陽固表の作用がある。

〔臣薬〕人参は、元気を大いに補い、甘草は脾胃を調和して、

— 322 —

白朮は脾を健やかにして湿を除く。君薬である黄耆を助けて、補脾益胃の力を増大させる。

〔佐薬〕当帰は血を養い営を調え、橘皮は理気和胃の作用がある。

〔使薬〕升麻は陽明の清気、柴胡は少陽の清気を昇挙する

・諸薬を合わせて用いると益気昇陽、健脾益胃のはたらきをする。

・五倍子、蝟皮を加えると、固渋大腸をはかることができ、肛門、大腸を昇提して滑脱とならないようにすることができる。

古今配穴：百会、鳩尾

出典：《席弘賦》（『鍼灸大全』明・徐鳳：1439 年）

「小児脱肛患多時、先灸百会後鳩尾」

『類經圖翼』（明・張介賓：1624 年）

「百会、久瀉滑脱下陥者、灸三壮」

用法：先に百会、後から鳩尾に灸をすえる。

解説：百会は諸陽の会で、巓頂に位置する。脱肛に百会を取穴するのは、下の病は上に取るという意味がある。

・鳩尾はすなわち膏の原で、また諸陰の海である任脈の穴で、陰は陽の根である。鳩尾を取って陽気の根本を固め、陽気を使って生長変化の源を発生させる。

・二穴を合わせて用いると、陽原を大いに補い、根を固めて陥ったものを挙げる効果を収めることができ、慢性の脱肛は自然と治癒するのである。

加減：食欲不振、倦怠感のある者は、気海、足三里、脾兪、中脘を加えて補益脾胃をはかり、気血の生長変化の源を固め護る。

古今配穴：百会、長強

出典：《百症賦》（『鍼灸聚英』（明・高武：1529 年）

「脱肛趨百会、尾翠之所（尾翠之所とは長強穴のこと）」

『古今醫統大全』（明・徐春甫：1556年）

「脱肛、灸長強穴三壮愈、臍中随年壮。百会一穴在頂中、灸三壮。

治小児脱肛」

用法：「陥下なる者はこれに灸する」であるから灸法を主とする。

解説：百会は同上。

- 長強は、督脈の「絡穴」であり、別れて任脈に走り、肛門の後方に位置する。局部の経気の疏通と調節、清熱除湿、消腫止痛、固腸止瀉の効能がある。

- 百会は主に清陽を昇らせ、長強は濁気を降ろす作用が主となる。

- 二穴を併せて用いると、一つは上、一つは下、一つは昇、一つは降で、上下が呼応して昇降が協和して、督脈を通調して、固腸止瀉の作用が顕著となる。

古今配穴：二白、百会、精宮、長強

出典：『鍼灸大成』（明・楊継洲：1601年）

「脱肛久痔：二白、百会、精宮、長強」

用法：伏臥位で、百会に灸をし、二白に鍼して、その後で精宮（至室穴）、長強に鍼する。

- 諸穴は補法を用いる。長強はまた灸を用いることもできる。

解説：本方が主治する証は、多くは座業、立業が長かったり、重荷を背負って運んだり、あるいはもともと陽虚で、労働による疲労が過度であったり、大病が回復していないなどによって、脾胃の陽気が損傷して、脾が昇清の作用を失って脱肛となったものである。

- 百会は巓頂にあり、三陽五会で、督脈は肛門にかかわり、任脈に走入して、一身の陽を総帥しているから、百会に灸をすえると、下陥した陽気を持ち上げて、督脈の気機を調達する。

— 324 —

各論―2．気陥証

また下の病は上で取るの意味もあり、主穴となる。

・長強は、督脈の別絡であり、これに補法の鍼を用いると、肛門部の収縮機能を増強して、肛門に瘀滞した気血を疏導することができ、補穴となる。

・二白は、痔瘻を治療する経験穴で、佐穴となる。

・足の太陽膀胱経の経別は尻を5寸下がり、別れて肛に入るから、精宮を取って経気を疏導し、活血消痔をはかることができる。

・四穴を合わせて用いて、益気昇提、調達気機をはかる。

古今配穴：会陽、腰兪、百会、長強、神闕、気海
　　出典：『鍼灸問答―中華医薬家系列』（鄭魁山：1993年）

「1946年11月初診、劉某、男、58歳、工人」

〔病歴〕半月間の腹瀉によって、肛門の墜脹、脱垂となり、ついに毎回排便時に肛門が脱出するようになった。自力で元に戻すことができず、ガーゼかトイレットペーパーで押し上げて初めて元に戻る。

〔診察〕2ヵ月過ぎて、患者は老人のように弱り、精神の不振、顔色もつやがなくなっている。舌苔薄白、脈沈細。

〔弁証〕久瀉によって陽気を損傷し、中気下陥となり、自ら収めることができなくなったもの。

〔治法〕補中益気、升提下陥。

〔処置〕まず会陽、腰兪に鍼先を上に向けて刺し、温補法を用いて、熱感が肛門と腰臀部以上に到達するようにした。百会、長強を配して、鍼先は上に向けて温補法を用いて熱感が放散するようにした。気海にも温補法を用いて熱感が会陰部に到達するようにした。20分間置鍼した。毎日1回鍼治療を行った。

〔経過〕5回目の鍼治療時には、排便時に肛門の脱出がある

― 325 ―

けれども、自力で収まるようになり、9回の鍼治療で治癒し、3ヵ月後にも再発していなかった。

用法：会陽、腰兪は鍼感が肛門部に放散するようにする。

百会、長強は温補法。

神闕、気海は灸法。

解説：会陽は尾骨の傍ら5分の処にあり、足の太陽膀胱経に属し、また督脈の気を発し、足の少陰腎経の会する所でもあり、腸府を調え、下焦を理する作用がある。

・腰兪は督脈の腧穴であり、下元を温め、経脈を通じるなどの作用がある。

・百会、長強は前述の通り。

・神闕は任脈の腧穴で、神気が通行出入する門戸である。温陽救逆、蘇厥固脱、補益脾胃、理気和腸の効能がある。

・気海は別名を丹田ともいい、任脈の腧穴で、下焦の気機を調え補い、腎気を補い、元気を益し、下焦を温め、寒湿を取り除き、営血を和すなどの作用がある。

4．子宮脱

病　　機：中気下陥によって挙がらないために起こる。多くは出産過多、物を持ち上げようと力んだり、産後に体力を消耗したり、過労の婦人に見られる。元気不足、胞脈の損傷、宗筋が弛緩するために起こる。

証　　候：子宮脱垂、疲れると子宮脱垂がひどくなる、小腹下墜、精神疲労、心悸気短や小便頻数を伴ったり、白帯が増加したりす舌質淡、舌苔薄白、脈無力。

証候分析：小腹下墜、小便頻数

気虚して摂納が失調するため。

・精神疲労

— 326 —

各論―2. 気陥証

脾虚気弱、中陽不足のために起こる。

・心悸気短

心気が不足して、心が養う所を失うために起こる。

・帯下

脾虚して運化がうまくはたらかないと、湿濁下陥となって起こる。

・舌質淡、脈無力

気虚の象である。

治　　法：益気培元、昇挙胞宮

方　　剤：**補中益気湯**（『脾胃論』金・李東垣：1249 年）を加減
　　構成：黄耆、甘草、人参、当帰、橘皮、升麻、柴胡、白朮

　　分析：〔君薬〕黄耆は、補中益気、升陽固表の作用がある。

　　　　　〔臣薬〕人参は、元気を大いに補い、甘草は脾胃を調和して、白朮は脾を健やかにして湿を除く。君薬である黄耆を助けて、補脾益胃の力を増大させる。

　　　　　〔佐薬〕当帰は血を養い営を調え、橘皮は理気和胃の作用がある。

　　　　　〔使薬〕升麻は陽明の清気、柴胡は少陽の清気を昇挙する。

・諸薬を合わせて用いると益気昇陽、健脾益胃のはたらきをする。

― 327 ―

【参考】『腹證奇覧翼』補中益気湯の證

「図の如く、心下、両脇下に痞塞すること、柴胡の證に以て、一体にてうすく、其の皮膚の診は、前の桂枝加黄耆湯の證のごとく、正気の宣暢しがたきを見るものは、益気湯を用いるべき腹證なり」

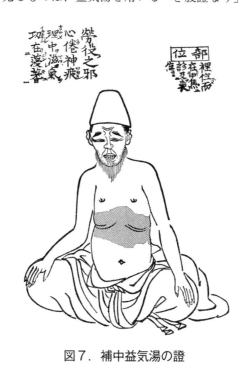

図7．補中益気湯の證

古今配穴：帰来、太衝

  出典：『鍼灸對穴臨床経験集』（呂景山編：1986年）

  「帰来太衝の伍用は、前陰の病証をよく治療する。帰来は多くは前陰の方向に斜刺するのがよく、鍼感が前陰部に向って放散するようにする。収縮感があれば著しい効果を得ることができる。

  筆者はかつて一中年女性の1年余りの子宮脱垂を治療したことがある。自覚症状は、気短乏力、小腹墜脹、立っている

と脱垂が激しく、横になると軽減する、腰膝がだるく力がない、顔色は白、舌質は淡、舌苔は薄白、脈は細弱であった。脈証を合わせて、証は腎気不足、中気下陥と診断した。

治法は補気昇提、培補肝腎とした。

処方：帰来、太衝、太谿、鍼刺は補法を用いて、置鍼20分間。

治療経過を述べると、先ず帰来に刺鍼し、前陰方向に皮膚に沿って斜刺、前陰部位の収縮感と昇提感を得て、置鍼中は守気を行った。得気の基礎上に補法でもって施術した。太谿、太衝はいずれも刺0.3～0.5寸、刺鍼は補法を用いた。前後して治療は10回、2度の子宮脱垂があったが、結局は治癒した。1年後来院したときには、再発は見られなかった」

用法：補法。帰来は前陰部位に向かって斜刺1～2寸。太衝は直刺0.5～1寸。

解説：帰来は下焦に位置し、気機を調理し、納気帰元、行気止痛、温経散寒、昇陽挙陥の効能がある。

・太衝は疏肝理気、活血通絡、平肝潜陽、鎮肝熄風、清利湿熱の効能がある。

・帰来は昇清を主とし、太衝は清降を主とする。

・二穴を合わせて用いると、一つは昇、一つは降、一つは補、一つは瀉、相互に制約して、昇陽挙陥、清熱利湿、消腫止痛の効果が顕著となる。

古今配穴：帰来、三陰交（さんいんこう）

出典：『鍼灸對穴臨床経験集』（呂景山編：1986年）

「帰来、三陰交の伍用は、婦人科の多種の病証を治療することができる。証は虚証、寒証に属するもので、鍼灸を併用するとよい。帰来穴に刺鍼する時は、前陰方向に斜刺をするとよい。例えば、陰挺（子宮脱垂）の場合、往々にして収縮して上がっていく感じが出現すれば、顕著な効果を得ることが

できる」

用法：帰来は、前陰部位に向かって斜刺 1 〜 2 寸。

　　　　三陰交は、内より外に向かって直刺 0.5 〜 1 寸。

解説：帰来は下焦に位置し、気機を調理し、納気帰元、行気止痛、
温経散寒、昇陽挙陥の効能がある。

・三陰交は足の太陰脾経の腧穴で、足の三陰経の交会穴であり、
脾胃を補い、運化を助け、下焦を疏通し、胞宮を理し、気血
を調え、経絡を通じる作用がある。

・帰来は少腹の経気を疏調することを主とし、三陰交は三陰経
の気を調理することを主とする。

・帰来は病所に比較的近くの取穴であり、三陰交は循経遠隔配
穴となる。

・二穴を合わせて用いると、一つは近一つは遠で、下焦を疏理
し調和して、調経止帯、昇陽挙陥の作用が顕著となる。

各論―2. 気陥証

類　証　鑑　別

1．気脱証と気陥証

(1) 共通点

いずれも気虚から発展したもので、その病変の基礎に「気虚」がある。

(2) 気脱証

病　　機：暴病あるいは慢性病の末期に多く見られ、元気虚衰、あるい
　　　　　は大出血後に、気が血に従って脱するために起こったもので
　　　　　ある。

症　　状：大汗がしたたり落ちる、あるいは精神萎靡、呼吸が短くて続
　　　　　かない、顔面蒼白、舌萎軟で伸びない、大小便の失禁、脈微
　　　　　細で今にも絶えそうであるなど。

(3) 気陥証

各種の気虚の病症が危篤な段階に入った臨床表現である。

(4) 鑑別の要点

さらに本証と鑑別の要点を挙げると次のようになる。

（1）二者の病変を造成する基礎は、いずれも気虚である。

　・気陥証は、慢性疾病に見られる。

　・気脱証は、慢性病の晩期に見られるだけでなく、急性の疾病にも
　　見られる。例えば、大出血時の気随血脱証、あるいは中風の病変
　　中に脱証が見られる。

（2）病機

　・気脱証の病機は、元気の衰微、正気虚脱である。

　・気陥証の病機は、元気不足、脾気不昇、中気下陥である。

― 331 ―

（3）病勢

・気脱証の病勢は緊急を要するものであり、病状も非常に重たい。全身性の正気衰竭の症状が主要となる。例えば、大汗がしたたり落ちる、顔面蒼白、精神萎靡、口張手撒、二便失禁など。

・気陥証の病勢は比較的緩慢であり、病状もぐずぐずしている。中焦、下焦の元気不足によって昇挙無力の症状が主となる。例えば、脘腹脹墜、脱肛下痢などが見られる。

（4）治法

・気脱証は急いで益気固脱をはからなければならない。一刻も早く救急処置を加えなければ、予後不良となる。

・気陥証は、昇挙中気をはかるのがよく、ゆっくりと治療すればよい。

２．清陽不昇証と気陥証

（1）共通点

いずれも気機の失常の病証であり、気の昇挙の効能減退の症状が見られる。

（2）清陽不昇証

主に濁陰が降りないものに適している。清陽と濁陰は病理変化中の一対の矛盾であり、それらは常々相互に影響しあっている。

清陽不昇証は上焦の症状が主である。例えば、頭暈眼花、耳鳴耳聾などである。また中、下焦の脘腹脹悶、大便溏薄などの症状も見られる。

清陽不昇証は陽気不昇が主であり、濁陰不降は従となる。ゆえに臨床では多くは虚実夾雑の証として見られる。また痰濁が中焦を阻み、清陽が抑え込まれると、胸脘痞悶、泛悪嘔吐、眩暈の実証が見られる。

— 332 —

各論―2. 気陥証

(3) 気陥証

気陥証は、脾気不昇、中気下陥が主となり、臨床では中焦、下焦の症状が主で、純粋に虚証に属するものである。

3．気虚証と気陥証

(1) 共通点

両者はいずれも虚証ある。

(2) 因果関係

気陥証は多くは気虚証の演繹変化の過程において見られるものであり、両者には因果関係がある。

(3) 気虚証

全身の元気不足、藏府効能衰退が主であり、その疾病の部位の違いによって、現れる症状もそれぞれ異なる。

(4) 気陥証

気虚証の神疲乏力、呼吸気短の元気不足の症状があるといっても、さらに中気下陥、元気昇挙無力の症状、例えば少腹脹墜、下痢脱肛、子宮下垂などが突出して見られるものである。

したがってその病変部位は中、下焦を主とする。

このことで両者を弁別できる。

4．腎気不固証と気陥証

(1) 共通点

両者はいずれも虚証に属し、下焦の病症が見られる。例えば、泄瀉、少腹脹などである。

― 333 ―

（2）腎気不固証

　気陥証から発展して起こったものであり、ゆえに脾気虚から塁が腎気虚へと及んだために、脾腎の気虚の腎気不固が出現し、両者は病機の上で一定の関係がある。

　しかし、腎気不固証は、腎気が脾胃を温煦できないために、脾腎両虚の「五更泄瀉」の症状があるけれども、気陥証は久しく泄するけれども失禁はない。

　また腎気不足によって、下関が固まらず、膀胱が制約されず、州都の水液が蔵されず、水泉が止まらないから、小便失禁、遺溺、および老人の夜尿が増えるなどの症状が見られる。

　また房室の不節制によって、精元が虧損して、腎気が虚して精関が固まらないために、遺精、滑精、淋濁などの症状が見られる。

（3）鑑別点

　ゆえに両証の鑑別の要点は次のとおりである。

・腎気不固証の病変部位は、主に下焦の腎にあるが、気陥証の病変部位は中焦の脾胃にある。

・腎気不固証の臨床表現は、腎気の温煦助運のはたらきがなくなり、気化失司、下関不固の症状が主となる。そして常々腰膝酸軟を伴う。しかし、気陥証は、脾気不昇、中気下陥の症状が主であり、常々神疲納呆を伴う。

— 334 —

各論―2．気陥証

文　献　選　録

『素問』厥論
　「陽氣衰於下、則爲寒厥、陰氣衰於下、則爲熱厥」
『靈樞』口問
　「中氣不足、溲便爲之變」
『諸病源候論』（隋・巣元方：610 年）
・痢病諸候
　「脱肛候：脱肛者、肛門脱出也、多因久痢後大腸虚冷所爲。肛門爲大
　腸之候、大腸虚而傷于寒痢、而用氣偃、其氣下衝、則肛門脱出、因謂
　脱肛也」
・婦人雜病諸候
　「陰挺出下脱候：胞絡傷損、子臟虚冷、氣下衝則令陰挺出、謂之下脱。
　亦有因産而用力偃氣、而陰下脱者。診其少陰脉浮動、浮則爲虚、動則
　爲悸、故脱也」
『景岳全書』（明・張介賓：1640 年）
　「若脾肺氣虚下陷、不能攝結而下者、宜歸脾湯、人參養營湯、補中益氣湯、
　擧元煎之類主之」
　「脾胃氣虚而大便下血者、其血不甚鮮紅、或紫色、或黑色。此陽敗而然、
　故多無熱證、而或見惡心嘔吐。蓋脾統血、脾氣虚則不能收攝、脾化血、
　脾氣虚則不能運化、是皆血無所主、因而脱陷妄行」
　「氣陷不舉時血不止者、宜補中益氣湯」
・淋濁
　「淋如白濁者、此惟中氣下陷及命門不固之證也」
・新方八陣
　「擧元煎：治氣虚下陷、血崩、血脱、亡陽垂危等證」
・類婦人九證
　「若中氣脱陷及門戸不固而妄行者亦有之、此由脾腎之虚、不得盡言爲

火也」

「脾土虚陷、不能統攝營氣、而為漏為頻者、宜五福飲、歸脾湯、壽脾煎、秘元煎、或四君子加芎歸主之」

・人集婦人規下

「脾腎氣虚下陷而多帶者、宜用壽脾煎、固陰煎、歸脾湯、補中益氣湯之屬」

『醫宗金鑑』婦科心法要訣（清・呉謙等編集：1742 年）

「婦人經行之後、淋漓不止、名曰經漏、經忽然大下不止、名曰經崩。……更有擾思傷脾、脾虚不能攝血者；有中氣下陷、不能固血者……」

「婦人陰挺……或因氣虚下陷、湿熱下注、陰中突出一物如蛇、或如菌、如雛冠者、即古之癲疝類也。……属虚者、必重墜、小便清長、宜補中益氣湯加青皮、梔子」

『薛氏醫案』（明・薛己撰：1574 年）

「崩之爲患、或因脾胃虚損、不能摂血帰源………治療之法、脾胃虚陷者、補中益氣湯」

『證治準繩』（明・王肯堂：1602 年）

「凡血崩脉沈弦而洪、或沈細而數、或崩而又兼久瀉者、皆胃氣下陷也、故擧之昇之、其病自癒」

『醫方考』（明・呉崑：1584 年）

「氣陷于下焦則白帶、血陷于下焦則赤帶」

『醫學入門』（明・李梴：1575 年）

「陰中突出如菌如雛冠、四圍腫痛者、乃肝鬱脾虚下陷、先以補中益氣湯」

『金匱要略方論本義』（清・魏荔：1720 年）

「胃氣下泄、不由大腸而出濁道、乃由小腸而清道、則氣不足而無所収攝也、故令不陰作吹」

『幼幼近編』（清・陳治：1716 年）

「顋陷者、氣血脾胃俱虚而元氣下陷也、宜補中益氣湯」

『沈氏尊生書』（清・沈金鰲：1773 年）

「又有陰挺、陰中突出如菌、四圍腫痛、肝鬱脾虚下陷所致」

各論―2．気陥証

『證治匯補』（清・李用粹：1687 年）

「大抵疝疾外遭寒邪………、下墜而痛者、多元氣之下陷」

『医學衷中参西録』治大氣下陷方（清、中華・張 錫 純：1918 ～ 1934 年）

「大氣者、充満胸中、以司肺呼吸之氣也。………是大氣者、原以元氣
爲根本、以水穀之氣爲養料、以胸中之地爲宅窟也。………夫大氣者、
内氣也。呼吸之氣、外氣也。人覺有呼吸之外氣与内氣不相接続者、即
大氣虚而欲陥、不能緊緊包擧肺外也」

「大氣下陥之證醫多誤治………其病之現状：有呼吸短氣者、有心怔忡者、
有淋漓大汗者、有神昏健忘者、有声顫身動者、有寒熱往来者、有胸中
満悶者、有努力呼吸似喘者、有咽于作渇者、有常常呵欠者、有肢体痿
酸者、有食後易饑者、有二便不禁者、有癃閉身腫者、有張口呼氣外出
而氣不上達、肛門突出者、有女子下血不止者、更有經水逆行者、種種
病状實難悉収」

― 337 ―

3．気脱証

各論—3．気脱証

■■■■■ 概　　説 ■■■■■

概　　念：機体の正気が非常に虚したり、元気が非常に衰退すると、気が血に従って脱し、陰陽が離れようとして出現する多種の緊急を要する症状の総称である。

別　　名：脱気証、陽気虚（暴）脱証

病　　因：多くは外感あるいは内傷の久病が治癒せず、正気が邪気に負けて起こるか、または外傷、崩漏、産後の大出血などによって起こる。

・病状が突然に変化して、危険な証候が出現した時は、積極的に救急の処置を施さなければならない。

主 証 候：突然に大汗が淋漓（たらたら）と出る、昏迷あるいは精神萎靡（気力が落ちて萎えしぼむ）、呼吸微弱、四肢厥冷（冷えが手足の指先から肘や膝に至る）、二便失禁、瞳孔散大

随伴証候：顔面蒼白、目を閉じて口をだらりと開く、鼾をかく、手をだらりと垂れる。あるいは経水崩下（月経期間でないのに、陰道内に大量の出血があったり出血が続いて淋漓として絶えざる病症をさす）、あるいは産後の出血過多。

舌　　象：舌淡

脈　　象：微細欲絶あるいは芤

診断基準：①突然に大汗が淋漓と出る、昏迷あるいは精神萎靡、呼吸微弱、四肢厥冷、二便失禁、瞳孔散大、舌淡、微細欲絶。

②突然に大汗が淋漓と出る、昏迷、呼吸微弱、四肢厥冷、二便失禁、瞳孔散大、顔面蒼白、目を閉じて口をだらりと開く、鼾をかく、手をだらりと垂れる、舌淡、微細欲絶。

③大汗が止まらない、精神萎靡、呼吸微弱、四肢厥冷、顔面蒼白、婦人では経水崩下または産後の出血過多が見られる、舌淡、脈芤。

— 341 —

④汗が出て止まらない、呼吸微弱、四肢厥冷、顔面蒼白、目を閉じる、舌淡、脈は微細欲絶。

・上記の条件を一つでも備えていれば、本証と診断できる。

治　　法：益気回陽固脱

参考方剤：独参湯<ruby>どくじんとう</ruby>（『景岳全書』）参附 龍 牡湯<ruby>じんぶりゅうぼとう</ruby>（『中医症状鑑別診断学』）

常見疾病：昏迷、戦汗、中風、崩漏、産後血暈

鑑 別 証：亡陰証、亡陽証、気厥証

各論—3．気脱証

■ 本 証 弁 析 ■

〔1〕気脱証と気虚証の関係

　本証は、肺、脾、腎の三藏と密接な関係がある。

　臨床においては多くは肺脾気虚によって、突然大汗が淋漓（りんり）（たらたら）と出て本証になったり、脾腎気虚によって、突然下痢を起こって止まらなくなって本証となったりする。ゆえに本証は気虚不足が発展して起こるものである。

（1）気虚証から気脱して亡陽証

　汗出は気虚で固まらず、腠理（そうり）が疏鬆（そしょう）となったために起こる。気は陽に属し、陽気が外を護ることができなくなり、泄（も）れるために汗出が見られる。ゆえに大汗が淋漓と出ると必ず陽気が損傷して、気脱から亡陽となるのである。

　また大いに陽気を損傷した場合にも、それが極まると亡陽証になりやすい。

　陽気が大いに衰退すると、陰陽離絶が起こり、昏迷して意識がなくなり、冷たい汗が出て、手足が非常に冷たくなり、脈微細で絶えようとする重篤な症状を呈するようになる。

（2）気虚証から気脱して亡陰証

　汗は津液が化したもので、気虚で固まらず、汗が止まらないと、津液が外の泄（も）れて、傷津亡液となってしまう。陰液が激しく消耗すると、陰が陽を制することができなくなり、陰陽離決となって、神志昏迷（意識障害）、油のような汗が出て、顴（ほおぼね）が炎のように紅い、舌質の色は紅絳、

— 343 —

舌苔は剥がれて鏡面舌、脈虚細にして数の重篤な症状を呈するようになる。

（3）血脱、津液の外脱から気脱証

気は血、津液に併存しているものであるから、気脱の多くは血脱、津液の外脱から起こる。つまり津液、血液が大量に喪失する状況下において気脱証が出現する。たとえば頻繁に激しく嘔吐や下痢、大量の発汗を繰り返したりすると舌や唇が乾燥して、心煩口渇などの症状のほかにも、顔面蒼白、気短心悸、脈微弱など気虚症状を伴う。当然、下痢などが止まらないと、耗気脱液となって、亡陰証、亡陽証の状況が出現する。

大量の出血時には気も依存するところを失うので、「気随血脱」と称して、出血症状の基本の上に、両目昏黒、眩暈、顔面蒼白、神困乏力、冷汗淋漓、気短肢冷、脈は虚大にして芤などの症状が現れる。

（4）気虚が極まって気脱証

気脱の時には気虚が極まっている状態であるから、各藏府の効能もまた頗る喪失している。

「気は神の根となす」から気虚が極まれば、精神萎靡（いび）となる。

肺気が衰微すると、呼吸がかすかになり、とぎれとぎれになる。

心気が衰微すると、気の推動作用が無力となり、血液を全身に輸送分布できなくなって、顔面蒼白、四肢厥冷、脈微弱となる。

腎気が衰微すると、関門不利となって、二便が漏れてしまう。

固摂無力となると、津液が外にもれ大汗淋漓（りんり）、汗が出すぎて気脱を引き起こし、悪循環に陥る。

『景岳全書』非風（明・張介賓：1640 年）

「凡そ（およ）風に非ずして卒倒するなどの證は、氣脱に非ざること無くして然り。何ぞや。忽ち（たちま）汗出と爲す者は、營衛（えいえ）の氣脱なり。或いは遺尿を

各論—3. 気脱証

爲す者は、命門の氣脱なり。或いは口開き合わざる者は、陽明経氣の脱なり。或いは口角流涎する者は、太陰臓氣の脱なり。或いは四肢癱(手足がしびれ麻痺する)の者は、肝脾の氣敗なり。或いは昏倦して智なく、語言出ざる者は、神、心に敗れ、精、腎に敗れるなり」

（5）気脱証を救うことを最優先

　臨床では気脱証を急いで救うことに重点を置いて、元気の来復を待った後に、各病証を造り出している病因および出現した臨床症状、あるいは後遺症に対して、的確な治療を進めなければ、気脱証を再度出現させてしまうことになり、病状がますます重篤になってしまう。

〔2〕各種疾病中にみられる気脱証

　各種の疾病の発展によって、本証の病因、病機は異なり、その臨床症状もそれぞれ異なる。

1. 昏　迷

病　　機：熱病を外感して治らず、邪熱が留まって、津液を消耗しているところへ、誤汗、誤下をしたために起こる。

証　　候：発汗あるいは瀉下が起こると、精神萎靡、目を閉じ、口をだらんと開き、手足はけいれんを起こし、脈気は虚弱となり、舌色は絳、舌苔は少ない、時々欲脱などの症状が現れる。

治　　法：滋液熄風、益気固脱

方　　剤：大定風珠（『温病條辨』清・呉鞠通：1798 年）を加減。
　　　構成：生白芍、阿膠、生亀板、生地黄、麻子仁、五味子、生牡蠣、麦門冬、炙甘草、鶏子黄、鼈甲

— 345 —

分析：本方は、加減復脈湯（炙甘草、乾地黄、生白芍、麦冬、阿膠、
　　　麻仁）の加減方である。

・加減復脈湯の甘潤存陰の作用に、亀板、鼈甲、牡蠣の育陰潜
　陽の作用を加味し、更に五味子と甘草を配合し、その酸甘の
　剤により化陰をはかり、鶏子黄の血肉を加え、陰液を滋し風
　陽を収める。

・以上を合わせて用いて、酸甘化陰、滋益気熄風の効能を生じ
　る。

病　　機：もともと腎虚で元気不足があり、久病が治らない所へ、誤汗、
　　　　　誤下をしたために起こる。

証　　候：大汗が淋漓としたたり落ちる、精神萎靡、顔面蒼白、脈は微細、
　　　　　舌質は淡で胖嫩。

治　　法：益気固脱、止斂救逆

方　　剤：独参湯（どくじんとう）（『景岳全書』明・張介賓：1640 年）を用いる。
　　　構成：人参（にんじん）一味
　　　分析：性味は甘微苦温で、気を補い津液を生ずるはたらきがある。

古今配穴：百会（ひゃくえ）、関元（かんげん）、復溜（ふくりゅう）、太淵（たいえん）
　　　出典：『急症鍼灸』（張仁編：1988 年）
　　　用法：百会、関元は灸。復溜、太淵は鍼刺を用いて補法。
　　　解説：百会は巓頂に位置し、手足の三陽と督脈の交会穴であり、こ
　　　　　　れに灸をすえることで昇陽固脱をはかることができる。

・関元は足の三陰経と任脈の交会穴であり、これに灸をすえる
　と滋陰扶本をはかることができる。

・復溜は足の少陰腎経の穴で、腎気をよく調えて止汗斂陰をは
　かることができる。

・太淵は手の太陰肺経の「原穴」で、肺気を理して摂納浮陽を
　はかることができる。

— 346 —

各論－3．気脱証

　　　　・脱症は多くは陰陽がいずれも虚したものであるから、滋陰昇
　　　　陽、斂陰摂陽を同時に進めなければならない。
加減：亡陰には、腎経の「原穴」である太谿を加えて滋養真陰をは
　　　　かる。
　　　　・亡陽には、胃経の「合穴」である足三里を加えて資助元陽を
　　　　はかる。

古今配穴：人中、内関、神闕、関元

　出典：『鍼灸問答—中華医薬家系列』（鄭魁山：1993 年）
　　　　「中風昏迷分閉證、脱證。……脱證證見、突然昏倒、目合手撒、
　　　　遺尿、四肢厥冷、脉象細弱、多因真氣衰微、元陽暴脱、陰陽
　　　　之氣離決所致。先鍼主穴人中、用補法、使其眼目泪充満、以
　　　　開竅醒神、配内関、神闕、用大艾炷隔鹽重灸、以蘇醒爲度。
　　　　関元爲任脉与足三陰之会穴、三焦元気之所出、関係命門眞陽、
　　　　是陽中有陽之穴。臍爲生命之根帯、大艾重灸、能回垂危之陽、
　　　　補氣固脱」

　用法：人中は、鍼先を鼻中隔に向けて刺し、目に涙が充満するまで
　　　　運鍼する。
　　　　・内関、神闕、関元には、塩を乗せて大きめの艾炷灸を施し、
　　　　蘇生するまで行う。

　解説：人中は、督脈の腧穴であり、手の陽明大腸経と足の陽明胃経
　　　　の交会穴であり、人体における醒神開竅の最も重要な穴であ
　　　　る。
　　　　・関元は足の三陰経と任脈の交会穴であり、これに灸をすえる
　　　　と滋陰扶本をはかることができる。
　　　　・神闕は臍にあり生命の根本であるから、これに灸をすえると、
　　　　垂危の陽を回復させ、補気固脱をはかることができる。
　　　　・内関は手の厥陰心包経の「絡穴」であり、別れて手の少陽三
　　　　焦経に走り、八脈交会穴の一つで、陰維脈と通じている。強

— 347 —

心安神の効能がある。

２．戦　汗

病　　機：多くは温邪が終始気分に留まって営分に入らない時は、正気
　　　　　がなお盛んで邪気が去らないものである。戦汗を通じて病邪
　　　　　を外へ解こうとしている。戦汗はすなわち正邪の抗争である。

証　　候：全身を戦慄して汗を出し、病邪を汗に従って透達させて、戦
　　　　　汗の後に、手足が冷えて、意識は正常であるが倦怠感があり、
　　　　　脈虚緩となる。

論　　治：うまく調摂護養がはかられれば、正気の来復を待って治癒に
　　　　　向かう。もし汗が出て手足が冷え、煩躁不寧、脈急疾の場合は、
　　　　　戦汗の後の正気の虚脱の現象である。急いで救助しなければ
　　　　　ならない。

治　　法：益気養液して救脱。

方　　剤：独参湯（『景岳全書』明・張介賓：1640 年）
　　　　　あるいは生 脈 散（『内外傷辨惑論』（金・李東垣：1247 年）
　　　　　を加減して用いる。

　　構成：〔生脈散〕人参、麦門冬、五味子

　　分析：人参の性味は甘微苦温で、気を補い津液を生ずる作用がある。
　　　　・麦門冬の性味は甘温で、熱を清して陰を補う作用がある。
　　　　・五味子の性味は酸温で、斂肺止汗の作用がある。
　　　　・三薬を合わせて用いると、気を益し汗をおさめて陰を養い津
　　　　　液を生ずる効能が生ずる。

３．中風の脱証

文献引用：『醫經溯洄集』（元・王履：1368 年）

　　　　　「中風者、非外来風邪、乃本気病也。凡人逾四旬、気衰之際、

— 348 —

各論―3. 気脱証

或因擾喜忿怒傷其気者、多有此疾。（中風は、風邪を外感したものではなく、もともと気の病である。四十歳を過ぎて気が衰えているときや、憂いや怒りなどの感情を過剰に使ってその気を損傷した人に中風が多くみられる)。」

病　　機：元気が極度に欠乏して、肝腎不足となり、虚風内動したために起こる。

証　　候：突然の人事不省、顔面蒼白、目を閉じ、口をだらりと開く、手をだらりと広げる、二便失禁、顔面麻痺、半身不随、舌が痿えて話せない、脈細微など。

治　　法：益気救脱

方　　剤：**独参湯**（『景岳全書』明・張介賓：1640年）、
　　　　　或は**参附湯**（『正體類要』明・薛己：1529年）を加減。

構成：〔参附湯〕人参、附子

分析：人参の性味は甘微苦温、気を補い津液を生ずる作用がある。
　　　・附子は真陽を温め壮んにする。
　　　・二薬を合わせて用いると、薬力を増強して、大温大補、回陽救脱の作用が得られる。

古今配穴：**神闕、関元、足三里**

出典：『急症鍼灸』（張仁編：1988年）

用法：神闕には隔塩灸
　　　関元、足三里には鍼を用いて補法の置鍼を施す。
　　　関元には灸頭鍼を用いる。

解説：神闕は臍中に位置し、任脈に属し、真気のかかわるところであるから、危険な状態に近づいた陽を救うことができる。
　　　・関元は三焦の元気の出るところであり、命門真陰とかかわり、陰中の陽の穴であるから、元陽外脱に対して、補陰をはかることができる。
　　　・足三里は胃経の「合穴」であり、生化の源、気血の化生を助け、

― 349 ―

扶正固脱をはかることができる。

　気脱証は、臨床では陽気がもともと虚している人、久病が治らない人、高齢で身体が弱っている人によく見られる。さらに婦人の「崩漏」「産後の大出血」の者にも、気が血に従って脱して本証が出現する。

---

4. 婦人科

〔1〕血　崩（脾虚崩漏）

病　　機：多くは飲食労倦あるいは思慮過度によって、脾胃の気虚が起こり、元気が極度に欠乏して、気が血を摂することができず、衝任が固まらないために起こる。

証　　候：月経時の出血量が非常に多く、色は淡くで水のようである、両目が真っ暗になる、眩暈、顔面蒼白、精神萎靡、食欲不振、息がつづかず声に力がない、腰がだるく手足が弱る、舌質は淡、胖嫩、脈は細微。

治　　法：益気固本

方　　剤：固本止崩湯（『傳青主女科』明・傳山：1607 ～ 1684 年）
　　　構成：白朮、人参、黄耆、熟地黄、当帰、黒姜
　　　分析：白朮、人参、黄耆は補脾益気、固本止崩。
　　　　　・熟地、当帰は、滋陰養血。
　　　　　・黒姜は温中止血。

古今配穴：脾兪、隠白、百会、気海、足三里
　　　出典：『急症鍼灸』（張仁編：1988 年）
　　　用法：隠白、気海は棒灸で温灸、百会はまず鍼にて平補平瀉法を施してから灸法を用いる。その他の穴は補法を用いる。
　　　解説：脾兪は健脾益気の効能があり、統血の作用を強化する。

— 350 —

各論―3．気脱証

・隠白は崩漏を治療する経験穴である。

・気海、足三里は補気助元の効能がある。

・百会は諸陽の会であり、よく下陥した気を昇提する。

・五穴を合わせて用いると、益気昇陽、固摂経血の効能を得られる。

〔2〕産後の出血

病　　機：多くは出産過多、あるいは胞宮が損傷を受け、衝脈任脈が空虚となり、元気が衰微して、大量の出血が起こり、血に随って気脱する。

証　　候：産後の出血が止まらない、悪露が連綿と続く、淋漓と冷汗がある、昏迷、脱力感、顔面蒼白、目が陥没する、呼吸がとぎれとぎれになる、手足が冷える、舌質は淡、脈は虚大にして芤。

5．眼　　科

病　　機：眼科疾患では、気脱のために失明が起こる。

『霊枢』決気の説。「氣脱者、目不明」

これは五藏の精気の虚脱を指しており、五藏の精気が衰竭するために、目にまで精気が上がることができなくなったために起こる。

証　　候：両目の乾渋、両目の失明あるいは瞳孔散大などの症状が出現する。

6．小児科

病　　機：小児科では、小児の稟賦不足、元気虧損があると、常に外邪の侵襲を受けやすい。

― 351 ―

証　　　候：突発の発熱、汗出、鼻翼呼吸、あるいは下痢が止まらない、
　　　　　　精神萎靡、呼吸が短く続かないなどの気脱の症状が出現する。

各論—3．気脱証

類　証　鑑　別

1．亡陰証と気脱証

（1）共通点

　両者はいずれも危急の証候であり、なおかつ倶に大汗が淋漓と出るという症状がある。

（2）亡陰証

病　　機：多くは邪熱が内陥して、真陰を消煉したり、あるいは発汗過
　　　　　多、下痢が止まらないなどによって陰液耗竭、陰不制陽、陰
　　　　　陽離決となったものである。

証　　候：意識昏迷、精神萎靡、油のような汗が出る、顴が炎のように
　　　　　紅くなり、喉が乾燥し、舌紅絳、苔は剥がれて鏡面舌、脈虚
　　　　　細に数を帯びる。

（3）気脱証

病　　機：淋漓と大汗が出て、津液耗損となって、気虚して脱したもの
　　　　　である。

証　　候：精神萎靡はあっても、昏迷までは出現しない。

　ゆえに気脱証は亡陰証の前駆証であり、両者はこのことから弁別することができる。

2．亡陽証と気脱証

（1）共通点

　両者はいずれも危急の証候であり、なおかつ倶に大汗が淋漓と出ると

— 353 —

いう症状がある。

（2）亡陽証

病　　機：多くは真陽衰微のため、発汗過多あるいは下痢が止まらない
　　　　　などによって陽気衰竭、陽不恋陰、陰陽離決を造成する。

証　　候：昏迷して覚醒せず、汗が出て肌が冷え、目を閉じて口を開き、
　　　　　手をだらんと開き、手足が厥冷し、二便の失禁、鼻息がかぼ
　　　　　そくなり、舌質淡、脈微細にして絶え絶えである。

（3）気脱証

証　　候：淋漓と大汗が出て、気虚欲脱となり、昏迷は出現しないけれ
　　　　　ども精神困乏がある。

　ゆえに気脱証は、亡陽証の先駆証であり、このことから両者を弁別す
ることができる。

3．気厥証と気脱証

（1）共通点

　両者はいずれも危急の証候であり、なおかつ「気」の病理変化に関す
るものである。

（2）気厥証

病　　機：多くは七情の過不足によるもので、悩み、怒り、驚きびっく
　　　　　りするなどによって、肝鬱となって条達することができず、
　　　　　怒れば気が上がり、気機の逆乱を造成して、胸膺を塞いで、
　　　　　神明をかき乱したものである。

証　　候：突然の昏倒、不省人事、手足が冷たく痙攣するなどが出現す
　　　　　る。

— 354 —

各論―3．気脱証

（3）気脱証

証　　候：元気不足、気不固摂によって出現する淋漓と大汗が出る、精
　　　　　神萎靡の症状がある。

　ゆえに前者は実証に属し、後者は虚証に属するものである。病因、病機、
症状いずれも異なり、このことから両者を鑑別することができる。

文　献　選　録

『靈樞』通天

「陰陽皆脱者、暴死不知人」

『難經』二十難（秦越人：前 5 世紀）

「脱陽者見鬼、脱陰者目盲」

『金匱要略』血痺虚勞病脉證并（後漢・張仲景：219 年）

「脉沈小遲名脱氣、其人疾行則喘喝、手足逆塞、腹満甚則溏泄、食不消化也」

『景岳全書』婦人規（明・張介賓：1640 年）

「産時胞胎既下、氣血倶去、忽爾眼黒頭眩、神昏口噤、昏不知人。古人多云惡露乘虚上攻、故致血暈、不知此證有二、日血暈、日氣脱也。若以氣脱作血暈、而用辛香逐血化瘀劑、則立刻斃矣、不可不慎也」

『臨床指南醫案』脱徐霊胎評（清・葉天子：1746 年）

「脱之名、惟陽氣驟越、陰陽相離、汗出如油、六脈垂絶、一時急迫之症、方名爲脱」

４．気滞証

各論—4．気滞証

■ 概　　説 ■

概　　念：ある一部分、ある藏府、ある経絡の気機の流通が障害されて、
「気行不暢」、「不通則痛」などにより出現する一連の症状の
総称。本証は疾病の早期に見られるもので、ゆえに「初病在気」
の説がある。実証に属する。

別　　名：気行阻滞証

病　　機：多くは病邪の侵襲、情緒不安、または外傷などによって起こ
る。

主 証 候：疼痛脹悶（脘腹、胸脇、乳房、腰背などに疼痛や張りがある）、
時に軽く時に重い、位置は固定していない、常に竄痛（放射
性の遊走するような疼痛）あるいは攻痛がある、情緒の変動
に従って増減する。

随伴証候：噯気（げっぷ）、太息（ため息）、痞塊（腹腔内の積塊）が聚まっ
たり散ったりしていつも同じ処にない、噯気あるいは放屁が
あると軽減する、肩、肘、大腿、膝に交差して疼痛が現れる、
月経時に少腹竄痛（下腹部の疼痛で痛む場所が一定せずに遊
走性のもの）がある。

舌　　象：舌苔薄白

脈　　象：弦

診断基準：①疼痛脹悶、時に軽く時に重い、位置は固定していない、常
に竄痛あるいは攻痛、情緒の変動に従って増減する、舌苔
薄、脈弦。

②疼痛脹悶、時に軽く時に重い、噯気、太息、腹中の痞塊が
聚まったり散ったりしていつも同じでない、噯気あるいは
放屁で軽減、舌苔薄、脈弦。

③疼痛脹悶、時に軽く時に重い、位置は固定していない、肩
肘腿膝に交差して疼痛がある、舌苔薄、脈弦。

— 359 —

④疼痛脹悶、時に軽く時に重い、位置は固定していない、婦人の月経時の少腹竄痛、舌苔薄、脈弦。

・上記の条件を一つでも備えていれば、本証と診断することできる。

治　　法：行気疏滞、理気解鬱

参考方剤：四逆散、逍遙散、越鞠丸、柴胡疏肝散、五磨飲

常見疾病：胃脘痛、胸痛、腹痛、脇痛、腰痛、痛経、鬱証

鑑 別 証：気逆証、気滞血瘀証、気滞下痢証、痰気互結証

各論―4．気滞証

■ 本 証 弁 析 ■

〔1〕気滞証の特徴

（1）気滞証と肝との関係

　気滞証は、病邪の侵襲および外傷などの病因の外に、臨床では七情内傷によるものが多く見られる。

　本証は肝と密接な関係にあり、肝は疏泄、条達を主る。肝の疏泄、条達が失調すると、気が滞り鬱結する。肝のこのような効能は直接、精神思惟活動の影響を受ける。ゆえに情緒抑鬱、怒り易い人は、常に本証を触発しやすい。

　また思い悩んだり怒ったりすることは気鬱気滞の直接的な素因である。したがって、気滞の病では、その過程で情志の変化によって新たな症状が出現したりもともとの症状が加重したりもする。したがって気鬱気滞の病人の心理的な側面からの治療も必要となる。

（2）局部の病理反応

　ある一部分、あるひとつの藏府、あるひとつの経絡の気機の流通に障害が発生すると、気のめぐりの不暢が起こり、甚だしくなると「不通則痛」の局部的病理反応となり、局部の脹、悶、痞、痛などの症状が現れ、それが軽かったり重くなったり、部位が一定しなかったりする。

　その疼痛は多くは攻痛であったり竄痛であったりする。

　痞脹がある場合、時に集まり時に散って、現れたり現れなかったりする。

　胃腸に気滞があると、脘腹脹悶してもだえ、噯気や放屁で軽減する。

　胸脇の気滞の場合は胸脇痛を発生する。

　腹腰の気滞であれば、腹腰痛、気滞が衝脈、任脈の走行部に起これば、

― 361 ―

気滞痛経などになる。

　肝の経絡に気滞すると乳房脹痛、少腹の遂脹（下腹部が下垂して脹満）などが現れる。

　その他、排便時の裏急後重（しぶり腹。排便疼痛と肛門の鈍重感）も気滞の一種である。

　局部の病理反応の部位と程度は、往々にして気滞の病の位置や性質、病情の軽重を診断するために非常に重要な情報である。

（3）情志抑鬱の病理反応

　怒ること、憂思することなどが気滞の直接的な誘因となる。気滞病の過程で新たな、または加重する情志の変化が気滞を強める。

　気滞気鬱は多くは肝と深く関係している。肝は性喜条達で、抑鬱を悪み疏泄を主り、精神情志の活動を調節する。肝の気鬱気滞が発生すると、肝の疏泄機能に障害が出現し、鬱鬱不楽、多疑善慮、甚だしければ、悶々欲哭、易怒などが出現する。これは気鬱気滞の情志変化によるものである。

（4）藏府の病理反応

　気滞が一旦形成されると、それ相応に藏府の組織や効能、活動に直接的影響を与える。

①胃腸鬱滞：胃の受納作用、大腸の伝導作用に影響して、脘腹脹痛、食欲減退、噯気、便秘などが現れる。
②肺気鬱滞：肺の宣散粛降作用に影響して、脇痛して悶える、咳嗽喘息、あるいは咳痰黄稠などが現れる。
③心気鬱滞：胸陽痹阻となって脇痛が背中まで放散、圧迫されたような胸悶がある、心悸不寧、口苦、噯気が頻繁に出るなど

各論―4．気滞証

が現れる。

④肝気鬱滞：疏泄機能が失調して、胸肋脹痛、胸悶不舒、口苦、噯気
　　　　　頻數などを生じる。

（5）気滞証と婦人科

　婦人科方面では、女子は肝が先天であり、肝の蔵血作用が衝任の脈を
充満し、月経を起こし、妊娠出産を順調にしているのである。

　しかし、肝の蔵血作用は肝の疏泄作用に影響を受けやすく、肝気鬱結
によって肝血の貯蔵、調節のはたらきを必ず失調させてしまう。

　ゆえに気滞証は月経不調、痛経、閉経、妊娠悪阻、腹痛、腫脹、産後
の悪露が止まらない、乳癰（にゅうよう）（乳腺炎の類）、乳汁分泌不全などの病中に
常に見られる。

（6）気滞証と痹証

　局部の経絡にいたっては、風寒湿邪を感受して、経絡の気の運行がの
びやかでなくなり、気滞して脹痛が出現する。

『難經』二十二難（秦越人（しんえつじん）：前5世紀）

> 「氣留（とどま）りて行（めぐ）らざる者は、氣が先ず病むと爲す也」

　例えば、風寒湿邪が肢体の経脈関節にやどると、「痹証」が出現する。
症状は四肢の関節の痹痛、活動制限等である。

（7）気滞証と気の病

　本証は気の病変中最もよく見られる病証であり、各種の気の病を基礎
に演繹変化するものである。

― 363 ―

（例）

①気滞不暢によって、気機の昇降出入の作用が障害されると、気機逆乱が出現して、気が上に逆すると気逆証となる。

②気滞不暢によって、病邪が去らず、邪気有余となると、邪気壅盛、気鬱化火の火熱証が出現する。

③気滞不暢によって、肺、脾、腎の三藏の津液の運行、輸送散布、排泄が上手くはたらかなくなると、気不行水、水湿逗留を起こし水腫などが出現する。

（8）気滞証と血の病

気血同源、陰陽互根であるから、気の病は血の病を起こす。「気行れば則ち血行り、気滞れば則ち血瘀す」という説がある所以である。

逆に血瘀のところは、脈絡が瘀阻しており、血が凝滞すれば気は通行できなくなって気滞を出現する。例えば積聚の一証は、多くは七情内傷によって、気機が鬱結し、気滞して聚を形成し、長引くと、血瘀して積を形成する。

外科では臨床上、常に局部の外傷血腫によるものでも、気が滞り経脈の流通がのびやかでない症状が出現する。

このことから、本証の臨床における弁析は、気血の相互依存、資生の関係を認識することが重要であり、両者は相互に因果関係にあるもので、決してはっきりと分けることはできない。

〔2〕各種疾病中に見られる気滞証

本証は病変部位の違いによって、その臨床症状も異なる（外感熱病によって起こる気滞証は、傷寒、温病の条項を参照のこと。ここでは、雑病の方面の内容に重点を置いて述べる）。気滞を起こして痛む病証は非常に多い。

各論—4．気滞証

1．胃脘痛

寒邪、熱邪はもちろん、肝気が胃を犯しても起こる実証であり、いずれも胃気不和、気行鬱滞によるものである。

（1）寒邪犯胃

病　　機：寒が中焦に積もって、胃気が寒に損傷されると凝滞して不通となり、不通となればすなわち痛む。

証　　候：胃脘の激しい痛み、悪寒、喜暖喜按、温めると軽減する、冷えると痛みが増す、口渇はない、熱飲を好む、舌苔薄白、脈弦緊。

証候分析：<u>胃脘の激しい痛み</u>
　　　　　寒の性質は収引であるから、寒邪が胃にやどると、陽気が寒邪によって抑え込まれてのびやかでなくなり、気機の阻滞を起こすため。

　　　　・<u>喜暖喜按、温めると軽減する、冷えると痛みが増す</u>
　　　　　寒邪は陽気を得れば散じ、陰気に遭遇すれば凝滞するから。

　　　　・<u>口渇がない</u>
　　　　　胃に熱邪がないため。

　　　　・<u>熱飲を好む</u>
　　　　　熱はよく寒に勝つため。

　　　　・<u>舌苔薄白、脈弦緊</u>
　　　　　舌苔薄白は寒に属し、脈弦は痛みを主り、脈緊は寒を主る。

体表観察：寒邪によるものであるから、足部の冷感を確認すること。
　　　　・夢分流腹診：胃土の邪、天枢、大巨
　　　　・背候診：脾兪・胃兪の反応、脊中・接骨の圧痛、脾兪・胃兪
　　　　　1行の緊張・圧痛の確認。
　　　　・原穴診：衝陽、合谷の反応

— 365 —

治　　法：散寒止痛

方　　剤：良附丸（『良方集腋合璧』清・謝元慶：1853 年）を加減。

構成：高良姜、香附子。

分析：良姜は、胃を温め寒を散ずる。

・香附子は、肝を疏泄し気を行らす。

・二薬を合わせて用いると、気がめぐり、寒が散じて痛みが止
まる。

注意：肝胃の火鬱によって発生する胃脘疼痛には用いてはいけない。

古今配穴：足三里

出典：《馬丹陽天星十二穴治雑病歌》（『鍼灸大成』明・楊継洲：1601 年)
「三里膝眼下、三寸両筋間。能通心腹脹、善治胃中寒、腸鳴
併泄瀉、腿腫膝瘘、傷寒羸痩損、気蠱及諸般。年過三旬後、
鍼灸眼便寛。取穴当審的、八分三壮安」

用法：鍼は瀉法を用い、併せて温灸を加える。

解説：足の陽明胃経は胃に属し脾を絡い、足三里は胃経の穴であり、
「経脈の通ずる所は、主治の及ぶ所である」の原理から、胃
痛を治療することができるのである。また足三里は胃経の「下
合穴」であり、「合は内府を主る」。「合穴」は五行の土に属し、
脾胃と相応するから、鍼は瀉法を用い、併せて温灸を加える
と、胃脘疼痛を止める作用が起こるのである。

（2）熱邪犯胃

病　　機：熱が胃の腑に結して、胃気が蘊って鬱して不通となって発症
する。

証　　候：上腹部の灼熱痛、痛みは食べると増強する、口臭、口が苦い、
胸やけ、悪心、嘔吐、呑酸、多飲、飢餓感、大便秘結、歯齦
の腫脹疼痛、歯齦出血、舌質は紅、舌苔は黄、脈は滑数有力。

— 366 —

各論―4．気滞証

証候分析：上腹部の灼熱痛

熱が胃に鬱滞し、気機を阻滞したため。

・胸やけ

肝気が鬱滞して火と化して胃を犯すため、胃の降濁の機能が失調するため。

・飢餓感

胃火が盛んなため、胃の腐熟の機能が亢進したため。

・口渇（冷飲を好む）

胃火が盛んなため津液を損傷するため。

・歯齦腫脹、口臭

胃火が経脈に循って上炎したため。

・歯齦出血

胃火が上炎し血絡を灼傷するため。

・大便秘結

熱邪が体内に集結し胃腸の気の流通が滞るため。

・舌紅、苔黄、脈滑数

熱象を表す。

体表観察：足陽明胃経の内庭の熱感、厲兌の圧痛などが出やすい。

・夢分流腹診：胃土の邪、天枢、滑肉門などに邪が出やすい。

・背候診：脾兪・胃兪の反応、脊中・接骨の圧痛、脾兪・胃兪
　　　　　 1行の緊張・圧痛が出やすい。

・原穴診：衝陽、合谷の反応

・切　　経：内関、足三里、巨虚上廉などにも反応が出やすい。

治　　法：清胃泄熱

方　　剤：調胃承気湯（『傷寒論』張仲景：219年）を加減。

構成：大黄、甘草、芒硝。

分析：大黄は熱を清し裏を攻める。

・芒硝は鹹寒にして、堅を軟にし、燥を潤す。

・甘草は芒硝、大黄の峻瀉を緩和して、胃を調え、燥を潤す作

― 367 ―

用がある。

> **【参考】『腹證奇覧翼』調胃承気湯の證**
>
> 　「図の如く、腹微満して、心下より臍上までの間、之れを按すに硬くして、微痛を覚えるものを、調胃承気湯の腹証とす。然れども、此の方、外證に審らかにして、胃の気の和せざるを知ることを肝要とす。徒らに腹證のみを取るべからず」
>
>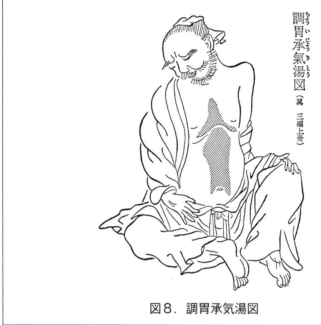
>
> 図８．調胃承気湯図

古今配穴：足三里、内庭(ないてい)
　　出典：《千金十一穴歌》(『鍼灸大全』明・徐鳳(じょほう)：1439年)
　　　　「三里、内庭穴、肚腹中妙訣」
　　《雑病穴法歌》(『醫學入門』明・李梴(りてい)：1575年)
　　　　「泄瀉肚腹諸般疾、三里（足）、内庭効無比」
　　用法：足三里は補法、内庭は瀉法。

解説：足三里は腸胃を調理し、理気消脹、行気止痛、健脾和胃、消
積導滞、利水消腫、化痰止咳、降気平喘、調和気血、和胃安眠、
強壮健身の効能がある。

・内庭は、胃腸の湿熱を清し、胃気を通降し、和腸化滞、理気
止痛の効能がある。

・足三里は、足の陽明胃経の「合土穴」であり、中宮を培補す
ることを主なはたらきとする。

・内庭は、足の陽明胃経の「滎水穴」であり、胃熱を清瀉する
ことを主なはたらきとする。

・二穴を合わせて用いると、一つは補、一つは瀉で相互に制約
しながら、陽明の経気を疏調して、和胃降逆、清熱化湿、止
痛止瀉の効果が顕著となる。

古今配穴：内関、厲兌

出典：『鍼灸對穴臨床経験集』（呂景山編：1986 年）

「内関——厲兌伍用、治胃熱而痛者、斜刺用瀉法、厲兌亦可
点子刺放血、熱甚時、也可与内庭穴伍用、以増強泄熱之力；
治失眠諸症時、以治虚煩不得眠之症為優、筆者体柄、二穴相合、
頗有梔子豉湯之効」

用法：内関は直刺、厲兌は後ろに向けて斜刺。

解説：内関は、手の厥陰心包経の「絡穴」であり、別れて手の少陽
三焦経に走り、また八脈交会穴の一つで、陰維脈に通ずる。
心包絡を清泄し、三焦を疏利し、寛胸理気、和胃降逆、鎮静
止痛、寧心安神の効能がある。

・厲兌は、足の陽明胃経の「井穴」であり、清瀉胃火、醒神開竅、
回陽救逆の効能がある。

・内関は心胸の熱を清泄することに主に作用し、厲兌は胃熱を
清瀉することに主に作用する。

・二穴を合わせて用いると、胃心胸の熱を清泄するはたらきが

顕著となり、開胸散結、理気止痛の効果が増強する。

（3）肝気犯胃

病　　機：過度の憂い、思慮、悩み、怒りなどによって情志がのびやか
　　　　　でなくなると、肝気鬱結を引起し、肝の条達が失調する。
証　　候：胃脘脹痛、痛みが両脇に連なる、噯気や失気により軽減する、
　　　　　いらいらなどによって症状が悪化する、胸苦しく痞塞感があ
　　　　　る、食欲減退、すっきり排便しない、嘔吐、呑酸、舌苔薄白、
　　　　　脈沈弦。
証候分析：胃脘脹痛、痛みが両脇に連なる
　　　　　肝鬱により疏泄が悪くなり、胃に横逆して胃に気滞を生じる
　　　　　と胃脘部の脹痛が起こる。脇部は肝と関係があり、疼痛が胸
　　　　　脇部に放散する。
　　　　・噯気や失気により軽減する
　　　　　噯気や失気により、気機が一時的にしろ改善すると、疼痛は
　　　　　軽減する。
　　　　・いらいらなどによって症状が悪化する
　　　　　いらいらすることにより気機が鬱結すると胃痛を誘発または
　　　　　増強させる。
　　　　・胸苦しく痞塞感がある、食欲減退、すっきり排便しない
　　　　　気機不利、和降失調により起こる。
　　　　・嘔吐、呑酸胃気が上逆すると起こる
　　　　　肝鬱により化熱すると呑酸が起こる。
体表観察：夢分流腹診：胃土の邪、天枢、大巨
　　　　・背候診：脾兪・胃兪の反応、脊中・接骨の圧痛、脾兪・胃兪
　　　　　　　　　１行の緊張・圧痛の確認。
　　　　・原穴診：太衝、衝陽、合谷
　　　　・切経：行間、大敦、百会に反応が出やすい。

— 370 —

各論―4．気滞証

治　　法：疏肝和胃、理気止痛
方　　剤：**柴胡疏肝散**（『景岳全書』張介賓：1640 年）、
　　　　　または**沈香降気散**（『張氏醫通』張璐：1695 年）を加減。
　構成：柴胡疏肝散：柴胡、枳殻、芍薬、甘草、香附子、川芎、陳皮
　　　　沈香降気散：沈香、香附子、炙甘草、砂仁、川棟子、元胡

　分析：**柴胡疏肝散**

- 柴胡、枳殻は疏肝解鬱の作用があり、一つは昇一つ降で、気機をのびやかにする。
- 川芎、香附子は、一つは血中の気薬であり、一つは気中の血薬であり、和血して理気し、気血の流れをスムースにして、通じれば痛まなくなる。
- 芍薬、甘草は、酸甘柔緩の作用があり、肝をのびやかにして和中止痛をはかることができる。
- 陳皮はよく昇らせよく降ろす作用があり、和胃理気をはかることができる。

　沈香降気散

- 沈香は、順気降逆して止痛の作用がある。
- 香附子は、疏肝理気、砂仁は和胃理気の効能があり、二薬を配合すると、気滞による胃痛に適応する。
- 元胡、川棟子は活血理気止痛の作用がある。
- 甘草は諸薬を調和させる。
- 気滞疼痛の比較的激しいものには、この方剤の方がよい効果を得ることができる。

古今配穴：**胃兪、魂門**

　出典：《百症賦》（『鍼灸聚英』明・高武：1529 年）
　　　　「胃冷食而難化、魂門、胃兪甚責」
　用法：平補平瀉
　解説：胃兪は背部兪穴で、直接胃の腑に関係する穴位であり、中焦

— 371 —

を調和して、扶正祛邪の作用が非常に優れている。

・魂門は、背部の肝兪の傍ら1寸5分の処にある。肝は魂を蔵し、名付けて魂門というから、肝の精気の寄託する処である。よって魂門は直接肝に関係して、肝を伸びやかにして理気する作用がある。

・二穴を合わせて用いると、柔肝和胃、温通気血、調暢気機の効能を発揮して疼痛を止める。

古今配穴：**期門、中脘**

出典：『臥岩 凌 先生得効応穴鍼法賦』（明・凌雲：1465 ～ 1506 年前後）「期門罷胸満血瘀而可也、応在中脘」

用法：期門は斜刺、中脘は直刺

解説：期門は、足の厥陰肝経の腧穴で、肝の「募穴」であり、内は肝と脾に応じて、表裏を調和し、疏肝理気、活血化瘀、消痞散結の効能がある。

・中脘は、任脈の腧穴で、胃の「募穴」であり、「腑会」の穴でもあり、胃脘の正中に位置し、胃気を和し、運化を健やかに促し、湿滞を化し、中焦を理し、昇降を調え、消痞除満のはたらきがある。

・二穴を合わせて用いると、一つは肝一つは胃に作用し、肝をのびやかにして理気をはかり、胃を和ませ脾を健やかにして疼痛を止める。

２．胸　痹　（胸は上に位置し、心肺を内蔵する）

（１）胸陽痹阻

病　　機：平素から陽気が不足し心肺気虚の状態になっていると、胸陽不振となり気血が阻滞しやすくなり、さらに外邪の侵襲を受

けると、寒の凝滞性により気滞が生じ、脈絡が通じなくなり
胸痛が起こる。

証　　候：胸痛、疼痛が背部に放散する、寒冷刺激により増強する、胸悶、
息切れ、心悸、顔面白、自汗、手足の冷え、舌苔白膩、脈沈遅。

証候分析：胸痛、疼痛は背部に放散する
胸悶陽気不足のために胸陽不振となり、気機が阻滞して血行
が悪くなるため。

・寒冷刺激により増強する
寒冷刺激を受けると寒の凝滞性により血行がいっそう悪くな
るため。

・心悸、顔面白、自汗、手足の冷え
心陽不振のため。

・舌苔白膩、脈沈
遅陽気不足の象である。

治　　法：宣痺通陽、散寒止痛

方　　剤：栝蔞薤白半夏湯（『金匱要略』張仲景：219 年）加減。

　　構成：栝楼仁、薤白、白酒、半夏

　　分析：栝楼仁は、胸を開いて結を散じ、気を宣暢して滌痰する。

　　　　・薤白の滑利の性は、陽気を通じ気を行らし痛みを止める。

　　　　・白酒は、薬の上行を助けて気機を調和して宣暢する。

　　　　・半夏は、化痰降逆の作用がある。

　　　　・陽気が宣通し、昇降作用が回復すれば、胸痛は自然と治癒する。

古今配穴：心兪、中脘

　　出典：《雑病歌》（『鍼灸聚英』明・高武：1529 年)

　　　　　「心風灸心兪中脘」

　　用法：補法、灸法

　　解説：心兪は心気が聚るところであり、心兪に灸をすえると温陽散
寒、通陽止痛をはかることができる。

— 373 —

・中脘は、手の太陽、手の少陽、足の陽明、任脈の交会穴である。
・手の太陽小腸経と手の少陰心経は表裏関係にあり、その経脈は心に絡属する。
・足の陽明胃経の経別は上がって心に通じる。
・手の少陽三焦経は膻中に分布し、心包を絡う。
・したがって心兪に中脘を配すると、活血通絡、温陽散寒をはかって止痛することができる。

古今配穴：少沢
しょうたく

出典：《霊光賦》（『鍼灸大全』明・徐鳳：1439 年）
「少澤應除心下寒」
《雑病穴法歌》（『医学入門』明・李梴：1575 年）
「心痛翻胃刺労宮（熱）、寒者少澤細手指（補)」

用法：灸法

解説：少沢は、手の太陽小腸経の井穴であり、手の太陽経と手の少陰心経とは表裏関係にある。
・したがって少沢に灸をすえると温陽散寒、宣通胸陽をはかり、絡を通じて胸痛を止めることができる。

古今配穴：心兪、膏肓、足三里、内関
しんゆ　こうこう　あしさんり　ないかん

出典：『現代鍼灸医案選』司徒鈴（劉冠軍編：1985 年）
「心血管の疾病を患う者の治療は、心気を補益し、心血管を調整する効能を主とすべきであり、陽気が不足すれば火補の艾炷灸を主に使用しなければならない。例えば、『靈樞』背腧では次のように説いている。"これに灸すれば則ち可、これを刺せば則ち不可"これは背兪穴の灸は五藏の疾患に対して、理想的な治療効果を持つことを説明している」

用法：伏臥位にてまず心兪、膏肓を刺して、得気後抜鍼する。
・仰臥位で足三里、内関を取り、いずれも補法を用いる。

各論－4．気滞証

・効果が得られない場合は、心兪に温和灸を 10 ～ 15 分間用いる。あるいは艾炷灸 7 ～ 14 壮。

解説：本方は、胸痺すなわち心気虚によって起こるものを主治する。

・心兪は心に系り、「背兪穴」であり、心気を補益、心陽を奮い立たせ、心経の気を助ける効能を持ち、主に心の気血不足の病証に用いる。

・内関は、心包経の「絡穴」であり、別れて手の少陽に走り、八脈交会穴の一つで、陰維脈に通じ、陰維の病は、人を心痛で苦しませるから、輔穴として心兪を助けるのに用いられ、寧心安神、調和気血の効能がある。

・膏肓は第四胸椎棘突起の傍ら 3 寸にあり、宣通理肺、益気補虚の作用を持ち、本方では佐穴として用いている。主要なことは、肺気を益して心の行血を助け、養心安神することにある。心肺は同じく上焦に位置し、心は血を主り、肺は気を主るから、心血肺気は相互に依存している。

・足三里は、足の陽明の穴で入る所の「合穴」であるから、胃の重要なポイントであり、脾胃をよく補い、気血を益す。そして右記の三穴を助けて心気を益して、心血を補うことができる。五藏六府は、いずれも胃津の滋養に頼っているから、胃気があれば生き、胃気がなければ死んでしまい、脾胃は後天の本であり、胃気が壮んであれば、納穀は盛んとなり、飲食の精微が全身の藏府経絡を営養することができる。

・以上の四穴を合わせて用いると、心気を補益し、気血を通暢する作用を持つ。

加減：気血虚弱の症状が比較的はっきりと現れている者は、三陰交を加えて気血を補う。

・胸悶の甚だしい者は、膻中（だんちゅう）を加えて、寛胸理気をはかる。

・心臓の動悸がたかぶり、心臓部に不安定感のある者は、厥陰兪（けついんゆ）、胆兪を加えて、寧心定志、安神をはかる。

— 375 —

・不眠の者は、神門、安眠2を加えて心気を益し、心神を安らかにする。

・精神疲労の者は、気海、関元を加えて、益気壮陽をはかる。

・頭がくらくらしてめまいのする者は、百会を加えて、気血を益して竅を養う。

・心気虚が甚だしくて心陽虚の症状が顕著に現れると、病人は、畏寒し、手足が温まらず、顔色は暗く、胸がふさがって苦しい、あるいは痛みがある、舌質は淡、紫暗にして胖嫩である。甚だしいと、心陽虚脱する時がある。この場合はこの処方を基本方として、さらにもう一つ回陽固脱の穴位、例えば、関元、気海、厥陰兪などを加えて重ねて灸をすえるのである。

（2）痰濁壅塞

病　　機：飲食の不節制、飲酒などにより脾胃を損傷すると痰濁を形成しやすくなる。この痰濁が胸陽を阻滞すると、痰濁が内に凝滞して気が滞り胸痛を起こす。

証　　候：胸痛、胸悶、咳喘、喀痰は黄で粘稠、頭暈、頭脹感、悪心、厭食、舌苔白膩、脈濡緩。

証候分析：胸痛、胸悶、咳喘、喀痰

　　　　　痰濁が胸陽を阻滞させると起こる。

　　　　　・頭暈、頭脹感

　　　　　痰濁が頭部に上擾すると起こる。

　　　　　・悪心、厭食

　　　　　痰濁が脾に影響し、脾の運化機能が悪くなると起こる。

　　　　　・舌苔白膩、脈濡緩

　　　　　痰濁内阻の象である。

治　　法：開胸宣痺して、痰濁を化す。

方　　剤：小陥胸湯（『傷寒論』後漢・張仲景：219年）を加減。

構成:黄蓮、半夏、栝楼仁
分析:黄蓮は苦寒で、瀉心清熱、半夏は辛温で和胃化痰する。
- 二薬を合わせて用いると、辛にて開き、苦にて降し、よく痰熱の結合した証を治することができる。
- 栝楼仁にて清熱化痰をはかって、胸をひろげ結を開く。
- 以上を総合すると、寛胸開結の方剤となる。

【参考】『腹證奇覽翼』小陥胸湯の證

「図の如く、心したより下脘の辺までの間、硬くはりて、これを按せば痛み甚だしく、身を動かせば腹にこたえて痛み、甚だしきものは肩背強ばる。熱、胸中に聚るゆえんなり」

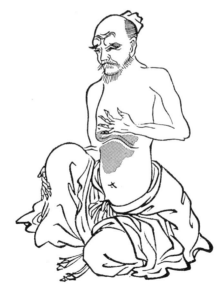

図9. 小陥胸湯の證

古今配穴：中脘

　　出典：《雑病歌》（『鍼灸聚英』明・高武：1529 年）

　　　　　「心痛食不化中脘」

　　用法：瀉法。

　　解説：中脘は健脾和胃化痰、中焦の気機を調理する作用がある。ま
　　　　　た胃の「募穴」、「腑会の穴」であり、手の太陽、手の少陽、
　　　　　足の陽明、任脈の交会穴でもあり、穴位は胃部にある。した
　　　　　がって中脘を瀉すると、痰濁を取り除き、脈絡が通じて心痛
　　　　　が止まるのである。

古今配穴：支溝、太谿、然谷

　　出典：『備急千金要方』（唐・孫思邈：652 年）

　　　　　「支溝、太谿、然谷、主心痛如錐刺、甚者、手足寒至節、不
　　　　　息者死。大都、太白主暴泄、心痛腹脹、心痛尤甚；臨泣胸痺
　　　　　卒心痛不得反側；行間主心痛、色蒼蒼然如死灰状、終日不得
　　　　　太息。通谷、巨闕、大倉、心兪、膻中、神府主心痛；通里主
　　　　　卒痛煩心、心中懊憹、数欠頻呻、心下悸悲恐」

　　　　　『霊枢』厥病

　　　　　「厥心痛、痛如以錐鍼刺其心、心痛甚者、脾心痛也、取之然谷、
　　　　　太谿」

　　用法：まず太谿に鍼または灸3～5壮。

　　　　　・然谷に鍼または灸3～5壮。

　　　　　・その後に支溝に鍼。

　　　　　・得気後、いずれも提插捻転（提插は鍼を上下に動かすこと。
　　　　　捻転は左右に回すこと）の瀉法を行う。

　　解説：足の少陰腎経の絡脈は、踵骨の後をぐるりと回って別れて太
　　　　　陽に走り、併せて正経は腎上より肝膈を貫き、心包に走るか
　　　　　ら、方中の然谷、太谿の二穴でもって、益腎壮腎、温経化虧、
　　　　　健脾助運をはかることができる。そうすれば痰湿は自ずと散

り、胸陽はのびやかとなる。

・張介賓の説くところでは、「蓋し湿困寒滞なれば、則ち相挟んで心に乗ず。須らく腎の邪を泄すべし、当に此れを刺すべきなり」としている。この両穴が主穴となる。

・三焦は決瀆の官、水道を通調して、水液を運行させる作用があるから、三焦経の支溝を用いて、三焦の気機を通暢して痰濁を化すのであり、輔穴となる。

・この三穴を合わせて用いると、陽振、痰去、止痛をはかることができるのである。

加減：痰濁が甚だしい者は、豊隆、足三里を加えて、健脾助運、蠲化痰濁（痰濁を取り除くこと）をはかる。

・胸痛の甚だしい者は、心兪、厥陰兪に灸を加えて、心陽を助け寒湿を散らす。

・心悸亢進の者は、内関を加えて寧心安神をはかる。

・消化不良、食欲不振の者は、中脘を加えて、温運中土をはかる。

３．腹　痛　（胃脘部以下の部位の疼痛）

病　　機：腹に気が滞り、胃腸の気機の不利と関係があり、臨床では寒、熱、食邪阻滞によって実証の腹痛が見られる。

（１）寒凝腹痛

病　　機：本証は、寒邪を外感するか、または生ものや冷たいものを過食したために起こる。

証　　候：腹痛が甚だしく、冷えると増強し、温めると軽減する、四肢厥冷、口渇はない、小便清白、大便溏泄、舌苔は白あるいは白膩、脈は沈緊あるいは沈弦。

証候分析：寒は収引を主り、陰邪に属するから、寒が内に入ると、陽気

が不通となり、脈絡気血が阻害されるために、寒を感受した後に突然の腹痛が起こる。

・冷えると痛みが増強、温めると痛みが軽減

冷えると寒邪を助けることになるから、痛みが増強し、温めると陽気が通じて寒気が散るから、痛みが軽減する。

・四肢厥冷

寒邪が阻滞すると、陽気が四肢にまで達することができないために起こる。

・口渇がない

寒は水の性質であるから、寒が盛んであれば口渇はない。

・小便清白、大便溏泄

寒の象である。

・舌苔白は寒、白膩は寒湿、脈沈は裏寒の象である。

治　　法：温散寒邪、行気止痛

方　　剤：理中丸（『傷寒論』後漢・張仲景：219年）を加減。

構成：人参、乾姜、甘草、白朮

分析：乾姜は温中去寒、白朮は健脾燥湿、人参は補気益脾、甘草は和中補土の作用がある。

・四味を合わせて用いると、脾胃を温補する作用を発揮し、中焦の虚寒を治療する重要な方剤となる。

・服薬後、しばらくして熱い粥を一碗食すると腹中が温かくなり病は治癒する。

古今配穴：陰谷

出典：《通玄指要賦》（『鍼経指南』金・竇傑：1295年）

「連臍腹痛、瀉足少陰之水」

用法：瀉法

解説：寒邪が内にあると必ず腎陽を損傷するから、腎経（水経）中の「水穴」である陰谷穴は腎陽不足を治療することができる。

— 380 —

各論―4．気滞証

古今配穴：陰陵泉、湧泉

出典：《長桑君天星秘訣歌》（『乾坤生意』明・朱権：1406 年）

「如是小腸連臍痛、先利陰陵後湧泉」

用法：瀉法あるいは灸法。

解説：陰陵泉は、足の太陰脾経の「合穴」である。五行では水に属し、腎に応じるから、脾腎の陽を奮い立たせ、寒邪を取り除くことができる。

・湧泉は、足の少陰腎経の「井穴」であり、「根結」の根穴、標本の本であるから、命門の火を充満し、外来の邪気を取り除くことができる。

古今配穴：水分、天枢、陰交、足三里

出典：『類經圖翼』（明・張介賓：1624 年）

「繞臍痛、大腸病也。水分、天枢、陰交、足三里」

用法：仰臥位で、まず足三里を取り、鍼感を足にまで放散させ、運鍼を数分間以上持続して止痛をはかる。

・天枢は鍼した後に灸を加えて、灸は病人の腹内に温暖が感じるようにする。

・水分、陰交は鍼刺する。

解説：胃経の「合穴」の足三里は、経絡を疏通し、気血を調和し、脾胃を強健にする。

・大腸の「募穴」である天枢は、行気通絡して、胃腸の運動を調える。

・二穴を合わせて用いれば、昇清降濁、腸胃の腑気を温め通じることができ、ともに主穴となる。

・陰交は三焦の「募穴」であり、任脈、足の少陰腎脈と衝脈の交会する所であり、水分もまた任脈の穴で、この二穴は天枢、足三里をたすけて、行気止痛、温中散寒の功を更に増強するのである。

― 381 ―

加減：臍腹激痛の者は、三陰交、気海を加えて、温中止痛をはかる。

・大便溏瀉の者は大腸兪に灸を加えて、腸腑の気を通調する。

・食欲不振の者は、中脘を加えて、健運脾胃をはかる。

・腸鳴腹冷の者は、関元に灸を加えて下元を温める。

・腸の寄生虫によって引き起こされる臍腹の疼痛は、脾経の血海、大横、任脈の関元、中脘、経外奇穴の四縫などを取って、鍼法を主に行う。

（2）熱結腹痛

病　　機：本証は、平素から味の辛辣なものや肉類などを好んで食べたりすることによって、腸胃に積熱したものである。あるいは寒邪が解けずに鬱して化熱しても起こる。

証　　候：腹痛脹満、疼痛拒按、大便秘結、腹部に硬い塊が触れる、壮熱、口渇、汗自出、小便黄赤、心煩、紅舌黄苔で粗い、脈沈実有力または洪数。

証候分析：熱が裏に結して、腑気が不通となり、通じなければすなわち痛むから、腹痛脹満、疼痛拒按、大便秘結が起こる。

・気血が熱結によって停滞してめぐらなくなると、糞便が腸中に留まることがあり、腹部に塊を触れたりするのである。

・壮熱、口渇、自汗、小便赤、紅舌黄苔、脈洪数は、腸胃の実熱の象である。

方　　剤：大承気湯（『傷寒論』後漢・張仲景：219 年）を加減。

構成：大黄、厚朴、枳実、芒硝

分析：大黄の苦寒は泄熱し腸胃を蕩滌（洗い清める）する作用がある。

・芒硝の鹹寒は堅を軟化し、燥を潤す。

・枳実、厚朴の苦温は行気、破結除満の作用がある。

・四味が相合して熱結を峻下する効果が現れる。

— 382 —

各論―4．気滞証

古今配穴：支溝（しこう）

　出典：《勝玉歌》（『鍼灸大成』明・楊継洲（ようけいしゅう）：1601年）

　　　　「腹痛閉結支溝穴」

　用法：瀉法

　解説：三焦は相火であり、手の少陽三焦経の支溝穴は火に属するか
　　　　ら、火経中の火穴となる。したがって、支溝穴に鍼にて瀉法
　　　　を施すと、清熱瀉火の効果が得られ、便秘などの根本の主要
　　　　原因を取り除くことができる。

古今配穴：少商、厲兌（しょうしょう　れいだ）、天枢、大腸兪、支溝、上巨虚、公孫、内関

　出典：『傷寒論鍼灸配穴選注』（單玉堂（たんぎょくどう）：1983年）

　用法：少商、厲兌は刺絡する。その他の穴は瀉法。

　解説：少商、厲兌を刺絡すると、燥火を瀉することができる。

　　　・天枢、大腸兪は「兪募」配穴であり、主に気血を調え、陰陽
　　　　を貫いて、逐穢化滞をはかって陽明の腑実を通泄すること
　　　　ができる。

　　　・支溝を加えて、三焦の鬱火を清泄する。

　　　・上巨虚は大腸の津液を調え蘊熱（うんねつ）を泄す（もら）ことができる。

　　　・腹満腹痛する者には、衝脈の八宗穴である足の太陰脾経の「絡
　　　　穴」公孫と、陰維脈の八宗穴である内関を配合すると、気を
　　　　調え鬱を開き、逐瘀化滞、疏経通絡をはかることができ、下
　　　　腹部の痛みや脹満を治療することができる。

【参考】『腹證奇覧翼』大承気湯の證

　「図の如く、心下（しんげ）硬く実満して、もしくは心下高く起こりて、塊（つちくれ）に似
たり。……

　腹一面に脹して、之（これ）を按すに底にこたえ、実して痛み、心下張り痛み、
若しくは、腹痛之を按すに愈々痛み（いよいよ）、臍上の動気、水分の辺にありて、

― 383 ―

之を按すに、また実して力あり。

　右の少腹に、石を囊(ふくろ)に入れたる如き塊物ありて、指頭に応ずるものは燥屎(そうし)なり。但し燥屎は、腹證にあらわるを必ずとせず。其の少腹にあらわるものは、燥屎腸にあるものなり。若し、胃中の燥屎は指頭に探り弁ずべからず。外證に於て之を察すべし。下に詳かにす。

　或は、腹脹満するに至らずといえども、心下より臍上迄は、之を按ずれば必ず実して力あり。これを大承気湯の腹證とす。然れども、腹證のみを取るべからず、必ずや之を外證に対察すべし」

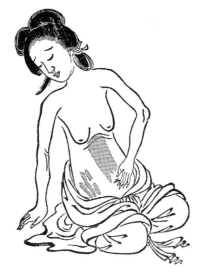

図10. 大承気湯の證

（3）食滞腸胃

病　　機：暴飲暴食や飽食過多などの飲食の不摂生によって、腸胃が、滞って運化作用がうまく働かず、食が腹中に停滞したために起こる。

証　　候：臍周辺の腹痛、脹満、噯気(あいき)（おくび）、呑酸（胃酸や十二指

各論―4．気滞証

腸液が口中に逆流する）、悪心嘔吐、あまり食べたくない、大便に酸臭がある、便秘あるいは下痢、痛みが甚だしくなると下痢をする、下痢すると腹痛は軽減する、舌苔は厚膩、脈は滑実。

証候分析：食が停滞して消化しないために、嗳気、吞酸が起こる。

・飲食の不摂生により、腸胃を損傷したために、あまり食べたくなくなるのである。

・食が中焦に停滞して、昇降作用が失調するために悪心嘔吐、便秘あるいは下痢が起こる。

・痛みが甚だしくなると下痢をするのは、濁気が下行した現象であり、下痢をすると積滞が減ずるので、腹痛が軽減するのである。

・舌苔厚膩、脈滑実はいずれも積滞の象である。

治　　法：消食導滞

方　　剤：枳実導滞丸（『内外傷辨惑論』金・李東垣：1247 年）を加減。

構成：大黄、枳実、神麹、茯苓、黄芩、黄連、白朮、沢瀉

分析：〔君薬〕枳実は消痞導滞の作用がある。

〔臣薬〕大黄は、実積を蕩滌（洗い清める）の作用がある。

〔佐薬〕黄芩、黄連は清熱利湿の作用がある。

〔使薬〕茯苓、白朮、沢瀉、神麹は湿を滲出し中焦を和す作用がある。

・これらを合わせて用いると、積滞を蕩滌し、湿熱を清利する効能がある。

古今配穴：合谷、足三里、天枢、中脘

出典：『鍼灸治痛』（賀普仁：1987 年）

解説：痛みは食滞によるものであるから、大腸の「募穴」である天枢を取って、水穀、糟粕を分理し、濁滞を下に導いて、胃腸の運行をよくする。

・中脘、三里は理脾健胃の作用があり胃腸の消導を助ける作用がある。

・合谷を配合すると、手の陽明の経気のめぐりをよくし、胃腸を通調する効能がある。

・伝導機能が快復すると、食積が消化されて、腹痛が自ずと失するのである。

（4）肝気鬱滞

病　　機：過度に憂えたり思い悩んだりまたは激しく怒ったりすると、肝気の条達作用が失調して、気機が鬱滞し、通じなければすなわち痛むのである。

証　　候：腹脹悶痛、痛む部位が一定しない、疼痛は両脇に及んだり少腹に及んだりする、怒りが激しいと痛みが増強する、時には噯気がある、放屁すると痛みが軽減する、舌苔は薄白、脈は弦。

証候分析：過度の思慮忿怒があると疼痛が増強するのである。気滞とは気機の運行の失調であるから、痛む部位が一定しないのである。

　　　　『素問』擧痛論

　　　　「怒れば則ち氣上がり」「思えば則ち氣結す」

　　　　『症因脉治』氣結腹痛（明・秦景明撰、清・秦皇士補輯：1766 年）

　　　　「憂愁思慮、悩怒悲哀、いずれも能く鬱結して病を成す」

・両脇および少腹の両側は、いずれも肝経の循行部位であるから肝鬱気滞が起これば痛みは両脇および少腹に連なるのである。

・気が上逆するので、噯気がある。放屁すると気が通じるから、痛みが軽減するのである。

・肝気がのびやかでないから、脈は多くは弦となる。

治　　法：舒肝理気

— 386 —

各論―4．気滞証

方　　剤：加味四逆散
　　構成：四逆散（柴胡、枳実、芍薬、甘草）＋厚朴、香附子、半夏
　　分析：柴胡は疏肝解鬱、枳実は行気消滞、芍薬は柔肝止痛、甘草は
　　　　　調中和胃の効能がある。
　　　　・厚朴、香附子を加えることで、行気止痛をはかり、半夏を加
　　　　　えて和胃降逆をはかるのである。

古今配穴：章門、肝兪、胆兪、行間
　　出典：『鍼灸治痛』（賀普仁：1987 年）
　　用法：瀉法
　　解説：章門は足の厥陰肝経の穴位であり、脾経「募穴」でもあるから、
　　　　　肝をのびやかにして脾を健やかにする効能がある。
　　　　・行間、肝兪、胆兪は横逆している肝気を平定し、肝気が条達
　　　　　すれば、脾土は健やかとなり痛みが止まるのである。

古今配穴：中脘、足三里、期門
　　出典：『急症鍼灸』（張仁編：1988 年）
　　用法：中脘、足三里は先に瀉法を行い、後に補法を行う。
　　　　・期門は瀉法を行う。
　　解説：中脘、足三里で、気機の昇降を調整して、逐腑通腸をはかる。
　　　　・期門は、足の肝経の「募穴」であり、鬱結した気を疏泄する
　　　　　効能がある。

【参考】『腹證奇覧』四逆散の證

　「図の如く、胸下の左右、心下或は胸下の傍、皆実満して、たとえば
大柴胡湯の腹に似て、胸膈実満・逆満して、苦痛も亦甚し。……心下痞
硬の者、此の證多し。
　又、云う。凡そ衆病者此の證、或は大柴胡湯の證、傍に有らざること

― 387 ―

なし。総べて、難症重病を療するに、一證の毒を攻る時は必ず変じて諸證を現わす。その方法、皆具れり。故に、古人の方法大に同うし少く異なるもの多し」

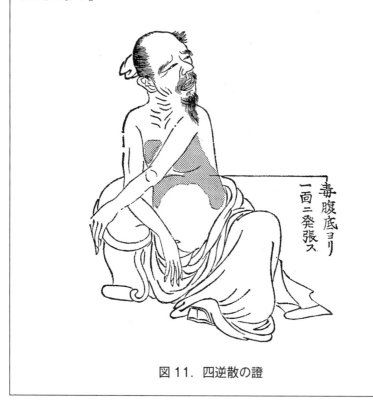

図11. 四逆散の證

4．脇　痛

病　　機：肝胆の病変に常に見られるもので、情志抑鬱や激しく怒ることによって、肝の条達が失調すると、気機が阻滞して脇痛が起こる。
証　　候：胸肋部の脹痛、痛みが動き回って定まらない、症状は情緒の変動にしたがって増減する、胸悶して苦しい、噯気が頻繁に

各論―4．気滞証

出る、溜め息が多い、食欲減退、怒りやすい、舌苔薄白、脈弦あるいは弦細。

証候分析：<u>胸肋部の脹痛</u>

肝の条達が失調して脇絡が阻滞すると胸肋部の脹痛が起こる。

・<u>痛みが動き回って定まらない</u>

気は無形であり、時に集まり時に散じるので、疼痛部位が一定しない。

・<u>症状は情緒の変動にしたがって増減する</u>

情緒の変化と気の鬱結とは密接な関係があるため、情緒の変動により増減する。

・<u>胸悶して苦しい、溜め息、怒りやすい</u>

これは気機が悪くなると起こる。

・<u>噯気、食欲不振</u>

肝気が横逆して脾胃を犯すと起こる。

・<u>脈弦</u>：肝鬱の象である。

治　　法：疏肝理気。

方　　剤：**柴胡疏肝散**（『景岳全書』明・張介賓：1640 年）を加減。

構成：四逆散（柴胡、炙甘草、枳実、芍薬）に川芎、香附子を加えて枳実を枳殻に改める。

分析：柴胡は少陽を和解し、枢機を通じ鬱熱を透出する。

・芍薬、甘草で肝脾を調理すれば、土木は和して気機が流通する。

・枳殻は、枳実とよく似た作用があるが、その薬力は枳実に比べて緩やかで弱い。理気寛中、消脹除痞の効能に長け、胸腹気滞、痞満脹痛などに主に用いられる。

・川芎は、気滞によって起こった血瘀、あるいは血瘀に気滞を兼ねる血鬱、気鬱の諸証に常用される。厥陰肝経に帰経し、肝気を調え、気鬱を散ずる効能があるから、脇肋疼痛などを

― 389 ―

治す。

・香附は、気をおさめ鬱を解き、止痛する効能がある。

古今配穴：外関、陽輔

出典：『鍼灸對穴臨床経験集』（呂景山編：1986 年）

外関陽輔の配穴は、同経相応取穴法である。

「経脈は相通ずる」、「同気は相求む」の理論から、二穴を同時に用いると、上下に呼応し協力して、気血を調和させ、少陽を和解する効能が増強される。臨床経験によって、この種の配穴法は、その経気が閉塞し、絡道がのびやかでなくなって、気血が不調を来したことによって起こる疼痛に対して、顕著な効果を現す」

用法：外関は内関に向かって透刺。陽輔は直刺。

解説：外関は手の少陽三焦経の腧穴であり、もっぱら三焦の邪熱を疏泄して、通経活絡、疏風解表、瀉熱清裏の効能効能がある。

・陽輔は足の少陽胆経の腧穴であり、少陽肝胆の邪を疏解して、散寒除熱、舒肝解鬱、通絡止痛の効能がある。

・二穴を合わせて用いると、同経相応、同気相求のはたらきにより、相互にその効能を促進しあってますます明らかなものとし、疏泄肝胆、和解少陽、散寒除熱の効能を増強する。

古今配穴：陽陵泉、太衝

出典：『鍼灸對穴臨床経験集』（呂景山編：1986 年）

「脇肋疼痛、症属肝鬱気滞、絡脈不和者」

解説：陽陵泉は、足の少陽胆経の腧穴であり、本経脈の気の入る所であり、「合土穴」であり、八会穴の一つで、「筋の会穴」である。疏泄肝胆、清熱利湿、舒筋活絡、緩急止痛の効能がある。

・太衝は、足の厥陰肝経の腧穴で、本経脈の気の注ぐ所であり、「兪土穴」であり、舒肝理気、活血通絡、平肝熄風、疏泄湿

— 390 —

各論―4．気滞証

熱の効能がある。

・胆は府であり陽に属し、肝は藏であり陰に属する。二穴を合わせて用いると、一つは表一つは裏、一つは藏一つは府にはたらいて、和肝胆、理気止痛、疏土抑木、消脹除満、活血散瘀、緩急舒筋の効能がますます明らかとなる。

古今配穴：膈兪（かくゆ）、肝兪（かんゆ）、膻中（だんちゅう）、期門（きもん）、太衝（たいしょう）（舒肝理気方）

出典：『鍼灸問答―中華医薬家系列』（鄭魁山（ていかいざん）：1993年）

「舒肝理気取肝兪、膈兪膻中期門通、平補平瀉太衝穴、胸脇脹痛有奇効」

用法：膈兪、肝兪は平補平瀉法を用いて、鍼感が胸部にひびくようにし、置鍼はしない。

・膻中、期門、太衝も平補平瀉法を用いて、鍼感が腹部と下肢に響くようにする。

解説：膈兪は、足の太陽膀胱経の腧穴で、八会穴の一つ「血会」でもある。気血を益し、胃気を和して、胸膈を寛（ひろ）げる効能がある。

・肝兪は、足の太陽膀胱経の腧穴で、肝の「背兪穴」であり、肝胆を清泄し、平肝熄風、安神定志、通絡止痛の効能がある。

・膻中は任脈の腧穴で、八会穴の「気会」の穴であり、心包の「募穴」でもある。理気散瘀、寛胸利膈、降気平喘、清肺化痰の効能がある。

・期門は、足の厥陰肝経の「募穴」であり、また十二経穴の終わりでもある。疏泄肝胆、調和表裏、疏肝和胃、清熱散邪、活血化瘀、消痞散結の効能がある。

・太衝は、足の厥陰肝経の「原穴」であり、疏肝理気、活血通絡、平肝潜陽、鎮肝熄風、清利湿熱の効能がある。

5. 気滞腰痛

病　　機：気滞腰痛は情緒がのびやかでなく、肝気が鬱結して長引くと気滞となる。

証　　候：腰部の脹痛、痛みが移動する、活動が不便となる、痛いところを摩ると軽減する、腰痛が脇に連なる、寝返りが困難、情緒の変動によって増減する、胸悶、舌苔薄白、脈弦。

証候分析：肝腎同源であり、経脈が相通じているから、気機が鬱滞すると、脇や腰部に疼痛が起こる。

・本証の特徴は、脹重にして痛いことである。

・気は無形のものであり、流動して留まらず、忽ち集まったり忽ち散じたりするから、腰部の脹痛とともに痛みが移動するのである。

・脹痛するから活動が不便となる。

・気滞は通じることや散じると軽減するから、摩ると気滞が散じて腰部の疼痛が軽減するのである。

・肝脈は脇に分布するから、気機が鬱結すると腰痛は脇に連なり寝返りが困難となるのである。

・情緒が抑鬱されると気機がのびやかでなくなり、情緒がのびやかであると気機は疏泄するから、情緒の変動によって増減する。

・胸は清気のあるところであるから、気滞が起こると胸陽がのびやかでなくなって胸悶する。

・舌苔薄白、脈弦は肝鬱気滞の象である。

治　　法：行気化滞、通絡定痛

方　　剤：橘核丸（きっかくがん）（『済生方』宋・厳用和：1253 年）を加減。

　　構成：橘核（きっかく）、木香（もっこう）、川楝子（せんれんし）、桃仁（とうにん）、延胡索（えごさく）、木通（もくつう）、肉桂（にっけい）、厚朴（こうぼく）、枳実（きじつ）、昆布（こんぶ）、海藻（かいそう）、海帯

　　分析：橘核、木香、川楝子は厥陰の気分に入り、行気止痛の効能が

— 392 —

各論—4．気滞証

ある。

・桃仁、延胡索は行気活血、化瘀止痛の効能がある。

・木通は下焦の湿熱を清利し、肉桂は肝をのびやかにして経脈を温通する効能がある。

・厚朴、枳実は行気破滞の効能があり、昆布、海藻は咸潤軟堅の効能がある。

・諸薬を合わせて用いると、行気破滞、活血通絡の効能が現れる。

古今配穴：**太 衝**（たいしょう）

出典：《馬丹陽天星十二穴治雑病歌》（『鍼灸大成』明・楊継洲：1601年）

「太衝足大趾、節後二寸中、動脉知生死、能醫驚癇風、咽喉併心脹、両足不能行、七疝偏墜腫、眼目似云朦、亦能療腰痛、鍼下有神効。（鍼三分、灸三壮）」

用法：瀉法

解説：太衝は足の厥陰肝経の「原穴」であり、原穴は藏府の経気が留まる部位であり、「五藏有疾也」の場合、十二原穴を取穴する。太衝は疏肝理気、通調気機の効能があり、気鬱を消散し、経絡が通じてのびやかとなれば、病は治癒するのである。

古今配穴：**横骨、大都**（おうこつ　だいと）

出典：《席弘賦》（『鍼灸大全』明・徐鳳：1439年）

「気滞腰疼不能立、横骨、大都宜救急」

用法：瀉法

解説：横骨は、足の少陰腎経の腧穴であり、下焦の気機を疏調し、緩急止痛、縮尿渋精、利水消腫の効能がある。

・大都は、足の太陰脾経の腧穴であり、健脾和中、回陽救逆の効能がある。

・腎は水藏であり、気化を主る。脾は中土であり、運化の要で

— 393 —

ある。

・二穴を合わせて用いると、温陽化気、行気消脹、利水消腫の
効能がますます明らかとなる。

・気滞腰痛に横骨を取穴するのは、後ろの病を前で取るという
意味だけでなく、温腎化気をはかることも含まれている。

・佐穴として大都を取ると、温脾化滞、消脹止痛の効能が顕著
に現れる。

6. 鬱　証

病　　機：多くは情志抑鬱、気機がのびやかでなくなり発生する。

文献引用：『醫經溯洄集』五鬱論（元・王履：1368年）

「凡病之起也、多由乎鬱、鬱者滞而不通之意（病の怒り始め
は多くは鬱によるものであり、鬱とは停滞して通じないとい
う意味である）」。これは気滞が一切の鬱証の先導であること
を説明したものである。

証　　候：臨床症状は肝気鬱結が主となる。精神抑鬱、情緒不安、よく
溜め息をつく、胸脇脹満、胃脘部のつかえ、食欲不振、噯気、
腹脹、あるいは嘔吐、大便失調、女子では閉経、苔薄膩、脈弦。

証候分析：精神抑鬱、情緒不安

情志失調により肝の条達が悪くなると起こる。

・胸脇脹満、腹脹、閉経

足の厥陰肝経は少腹部を循行し、胃を挟み、胸脇部に流注し
ているので、肝気鬱滞して気機が悪くなると肝絡失和となっ
て起こる。

・胃脘部のつかえ、食欲不振、噯気、嘔吐

肝気犯胃となり、胃の和降が悪くなると起こる。

・腹脹、大便失調は、肝気乗脾になると起こる。

・舌苔薄膩、脈弦は、肝胃不和の象である。

各論―4．気滞証

治　　法：疏肝理気、解鬱開結

方　　剤：**柴胡疏肝散**（『景岳全書』明・張介賓：1640 年）を加減。

　　構成：**四逆散**（柴胡、炙甘草、枳実、芍薬）に川芎、香附を加えて
　　　　　枳実を枳殻に改める。

　　分析：柴胡は少陽を和解し、枢機を通じ鬱熱を透出する。

　　　　・芍薬、甘草で肝脾を調理すれば、土木は和して気機が流通す
　　　　　る。

　　　　・枳殻は、枳実とよく似た作用があるが、その薬力は枳実に比
　　　　　べて緩やかで弱い。理気寛中、消脹除痞の効能に長け、胸腹
　　　　　気滞、痞満脹痛などに主に用いられる。

　　　　・川芎は、気滞によって起こった血瘀、あるいは血瘀に気滞を
　　　　　兼ねる血鬱、気鬱の諸証に常用される。厥陰肝経に帰経し、
　　　　　肝気を調え、気鬱を散ずる効能があるから、脇肋疼痛などを
　　　　　治す。

　　　　・香附は、気をおさめ鬱を解き、止痛する効能がある。

　　加減：噯気が取れないものは、**旋覆花代赭石湯**（『傷寒論』後漢・
　　　　　張仲景：219 年）を加える。

古今配穴：期門、陽陵泉、支溝、足三里、足臨泣、太衝

　　出典：『鍼灸学〔臨床篇〕』（兵頭明監訳：1993 年）

　　用法：瀉法

　　解説：期門は肝の「募穴」であり、疏肝理気の作用がある。

　　　　・陽陵泉には疏肝解鬱、通絡止痛の作用がある。

　　　　・支溝には寛胸解鬱の作用がある。

　　　　・足三里には疏肝理気、和胃調中の作用がある。

　　　　・足臨泣は八脈交会穴の一つであり、疏肝止痛、調経作用があ
　　　　　る。

　　　　・太衝は、足の厥陰肝経の「原穴」であり、疏肝理気の作用に
　　　　　優れている。

― 395 ―

■ 類 証 鑑 別 ■

1．気逆証と気滞証

(1) 共通点
　いずれも気の病変である。

(2) 気逆証
病　　機：主に気機の証候の失調であり、気が節度無く昇ってしまい、
　　　　　気機逆上したものである。
証　　候：咳嗽上気、喘促吃逆、噯気不除、悪心嘔吐などが見られる。

(3) 気滞証
病　　機：主に気滞不暢である。
証　　候：局部の疼痛、脹満であり、脹が主であり、時に軽く時に重たい、
　　　　　部位は一定せず、なおかつ情緒の波動の影響を常に受ける。

　両者の病因、病機ははっきりと異なり、臨床表現もまたそれぞれ異な
るので、鑑別は難しくない。

2．気滞血瘀証と気滞証

(1) 共通点
　いずれも気滞証の表現がある。

(2) 気滞血瘀証
　気滞血瘀証は往々にして気滞の基礎の上に発展したものであり、それ
に血の症状が見られるのである。

各論―4. 気滞証

（例）臌　脹

〈初　期〉多くは気滞証

証　　候：肝気鬱滞して脾湿が化せず、水湿が内で阻害されるため腹大
　　　　　してこれを案ずると堅く、脇肋脹痛、噯気、食欲不振などが
　　　　　見られる。

治　　法：行気化水攻邪が主となる。

〈後　期〉多くは気滞血瘀証

証　　候：腹大にして堅満、脇肋脹痛して痛みが移動せず、腹筋が持ち
　　　　　上がり、顔面がすすけたように黒く、手掌が赤く、舌に紫が
　　　　　あるなどが見られる。

治　　法：活血化瘀、行気消瘀をはかり、攻と補を兼ねて施すことが主
　　　　　となる。

　故に両者の鑑別は難しくない。

3. 気滞下痢症と気滞証

(1) 気滞下痢証：「滞下」とも呼ばれる。

病　　機：多くは湿熱、疫毒、あるいは生冷で不潔なものを欲しいまま
　　　　　に食したりして、腸胃を損傷して、大腸の伝導のはたらきが
　　　　　失調し、気機不暢となったものである。湿邪下注して裏急し、
　　　　　腸間に気が滞って後重する。

証　　候：腹脹、腹痛、裏急後重、下痢赤白、苔黄膩あるいは白膩、脈
　　　　　滑数あるいは濡緩。

(2) 気滞証の腹痛との鑑別点

　両者はいずれも寒、熱の邪が腸間にやどって気滞となったものである
が、しかし気滞下痢証はつねに湿熱を挟んでいることが多い。

— 397 —

両者はいずれも腹痛、腹満、泄瀉が見られるけれども、気滞下痢証では裏急後重、下痢赤白がその特徴となる。

臨床ではこのことから弁別することができる。

４．痰気互結証と気滞証

（1）共通点
両者はいずれも情志抑鬱、肝気鬱結によるものである。

（2）痰気互結証
気滞に痰を挟んでおり、なおかつ痰気互結証には腫塊が出現して、腫塊があるようで無かったりする。

例えば、前頸部に痰気互結して形成される「癭瘤」の場合は、症状としては前頸部の両側に腫塊があり、皮膚の色は変化なく、これを按じると柔軟で、喜びや怒りにしたがって消長する。また「梅核気」では、咽喉に物が詰まったようであり、喉の間に痰があり、飲み込んでも下らず、吐き出そうとしても出ない。ゆえに本証には肝気鬱結によって出現した肝経の気滞、両脇の脹痛、胸悶、胸痛、噯気などの単なる気滞の症状が別にある。

気滞証は肝気鬱結のみである。

— 398 —

各論—4．気滞証

■■■ 文 献 選 録 ■■■

『素問』 至眞要大論

「木鬱之發、……故民病胃脘當心而痛」

『霊枢』 本神

「憂愁者、氣閉塞不行」

『雑病源流犀燭』 諸氣 （清・沈金鰲：1773 年）

「氣痛三焦、内外倶有病也。人身之氣周流不息、本無停止、多因七情
六氣飲食勞役所鬱、以致凝滯上焦、則爲心胸痞満 （宜枳橘湯、清膈蒼
莎丸）；凝滯中焦、則爲腹脇刺痛 （宜木香破氣散、撞氣阿魏丸）；凝滯
下焦、則為疝瘕、腰痛 （宜四磨湯、木香檳榔丸）；凝滯于内、則爲癖
積疼痛 （宜化積丸、三棱散）；凝滯于外、則爲遍身刺痛、或浮腫、或
膿脹 （宜流氣飲子、木香流氣飲）。総而言之、何莫非氣之爲病哉」

『傷寒論集注』 凡例 （清：張志聡：1727 年）

「外感風寒則以邪傷正、始則氣与氣相感、継則従氣而入于經」

『醫學心悟』 腰痛 （清・程国彭：1732 年）

「若因閃挫跌僕、瘀積于内、転側如刀錐之刺、大便黒色、脉渋、或芤者、
瘀血也、沢蘭湯主之。走注刺痛、忽聚忽散、脉弦急者、氣滯也、橘核
丸主之」

『景岳全書』 積聚 （明・張介賓：1640 年）

「諸有形物、或以飲食之滯、或以膿血之留、凡汁沫凝聚、旋成癥塊物、
皆積之類、其病多在血分、血有形而静也。諸無形物、或脹或不脹、或
痛或不痛、凡隨觸隨發、時来時往者、皆聚之類、其病多在氣分、氣無
形而動也」

『局方發揮』 滯下 （元・朱震亨：1347 年）

「瀉痢之病、水穀或化或不化、併無努責、唯覚困倦。若滯下則不然、
或膿或血、或膿血相雑、或腸垢、或無糟粕、或糟粕相混、雖有痛、不痛、
大痛之異、然皆裏急後重、逼迫悩人……」

— 399 —

『金匱鈎玄』六鬱（元・朱震亨：1291年）

「氣血衝和、万病不生、一有怫鬱、緒病生焉。………鬱者、結聚而不得發越也、當昇者不得昇、當降者不得降、當變化者不得変化」

『婦人大全良方』（宋・陳自明：1237年）

「今富貴之家、過之安逸、以致氣滯而胎不転動、或爲交合使精血滯于胞中、皆致産難」

『丹渓心法』（元・朱丹溪：1481年復刊）

「緒経氣滯、亦作頭痛」

『格致餘論』（元・朱震亨：1347年）

「經水者………成塊者、氣之凝也、将行而痛者、氣之滯也」

『東垣十書』氣鬱作痛（李東垣ら宋、金、元の醫家著作十種：1529年）

「脉經云、風寒汗出、肩背痛、中風、小便數而欠者、風熱乗肺、使肺氣鬱甚也、当瀉風熱通氣、防風湯主之」

「肩背痛不可回顧、此手太陽氣鬱而不行」

『醫方考』（明・呉崑：1584年）

「憂氣鬱結、腹皮裏微痛、心下痞満、不思飲食、木香化滯湯主之。此即六朝之醫所謂氣膈、今人謂之氣痞也」

『薛氏醫案』（明・薛己：1574年）

「肌肉間作痛、営衛之氣滯也、用復元通氣散」

『景岳全書』雑證謨・脇痛（明・張介賓：1640年）

「脇痛有左右氣血之辨。其在緒家之談、有謂肝位于左蔵血、肺位于右而蔵氣、故病在左者成血積、病在于右者爲氣鬱」

「胃脘痛證、多有因食、因寒、因氣不順者、然因食、因寒亦無不皆関于氣、蓋食停則氣滯、寒留則氣凝、所以治痛之要、但察其果属實邪、皆當以理氣爲主」

『臨床指南醫案』（清・葉天子：1764年）

「鬱則氣滯、其滯或在形駆、或在臟腑、必有不舒之現證。蓋氣本無形、鬱則氣聚、聚則似有形而實無質。如胸隔似阻、心下虚痞、脇脹背脹、脘悶不食、氣瘕攻腫、筋脉不舒。………蓋鬱証全在病者能移情易性、

各論―4．気滞証

醫者構思霊巧、不重在攻補、而在乎用苦泄熱而不損胃、用辛理氣而不破氣、用滑潤濡燥渋而不滋膩氣機、用宣通而不揠苗助長、庶幾或有倖哉」

5．気逆証

各論―5．気逆証

概　　説

概　　念：気逆証とは、肺、胃、肝などの気機の昇降出入の異常を指す
　　　　　ものであり、元来が降りるべきところが降りず、入るべきと
　　　　　ころが入らず、昇るべきものが昇らないで、気の運行が順で
　　　　　なく上に反逆する各種の症状の総称である。
　　　　・本証は実証を主体とする。
　　　　・外邪、食滞、火熱、痰濁、情緒の抑鬱などの病因が関係する。

別　　名：気機上逆証

病　　機：肺、胃、肝などの藏が、外邪、食滞、火熱、痰濁、あるいは
　　　　　情緒の抑鬱の影響などを受けて、気機の昇降出入が異常を来
　　　　　たし、気の運行が順でなく上に反逆したもの。

主証候：咳嗽、呼吸促迫、喘息、しゃっくりを繰り返す、悪心嘔吐、
　　　　　反胃（食物が胃に入って停滞したままで消化されずに、終に
　　　　　は吐出すること。朝食べたものを夜に吐いたり、夜に食べた
　　　　　ものを朝に吐いたり、食後１〜２時間して吐いたり、一昼夜
　　　　　の後に吐いたりなどさまざまな時間的経過がある）。

随伴証候：咽が痒い、むせかえる、呼吸が粗くなる、痰がからまる、喉
　　　　　に痰が滲み出る感じがする、口を開けてハアハアと肩で息を
　　　　　する、脘腹脹痛、噯気（げっぷ）。

舌　　象：苔薄膩あるいは黄膩で紅舌。

脈　　象：滑数あるいは弦数。

診断基準：①咳嗽上気、呼吸促迫、喘息、しゃっくりを繰り返す、悪心
　　　　　　嘔吐、反胃、舌苔薄膩、脈滑数。
　　　　　②咳嗽上気、呼吸促迫、喘息、呼吸が粗くなる、痰がからまる、
　　　　　　舌苔薄膩、脈滑数あるいは弦数。
　　　　　③悪心嘔吐、脘腹脹痛、噯気、舌苔薄膩、脈滑数あるいは弦数。
　　　　　④しゃっくりを繰り返す、常に情緒の変動によって発作を起

― 405 ―

こし、自主できない、舌苔薄膩、脈滑数あるいは弦数。

⑤咳嗽上気、咽痒、呼吸が粗くなる、喉に痰が滲みでる感じ
がする、口を開けてハアハアと肩で息をする、舌苔薄膩、
脈滑数あるいは弦数。

・上記の条件を一つでも備えていれば、本証と診断すること
できる。

治　　法：平逆降気

参考方剤：蘇子降気湯、定喘湯、旋覆花代赭石湯、丁香柿蒂湯

常見疾病：咳嗽、喘証、呃逆、嘔吐、翻胃（反胃）

鑑 別 証：中風水逆証、病後虚羸気逆証、気滞証、気閉証

— 406 —

各論—5. 気逆証

本 証 弁 析

〔1〕気逆証の特徴

（1）降りるべきものが降りない

①肺気上逆

　肺気は本来、粛降が順である。したがって外邪や痰濁、火熱などの病因によって肺の宣散粛降作用に影響が及ぶと、肺気の上逆を引き起こし、咳嗽上気、気促喘息など気の塞がり、気逆の証候を多く現す。

②胃気上逆

　胃は降濁を主り、和降を順とする。したがって、寒、熱、痰、食、気、血などが胃の腑を阻害したり、脾胃の気血陰陽が毀虚して昇降作用が減退すると、胃の和降作用が失調して、気のめぐりが不順となって逆上し、悪心、嘔吐、噯気、呃逆、翻胃などの証候が現れる。

③衝脈

　衝脈はそれらの藏府の気機証候を調節する作用がある。

『血證論』（清・唐宗海：1884 年）

> 「衝脉は、陽明に麗（つ）く。衝、氣逆すれば則（すなわ）ち陽明の氣、逆に随（したが）う」

　妊娠すると、経血が瀉せず、衝脈の気が盛んとなり、衝脈は陽明を絡うから、その気が盛んになると上逆して胃を犯し、胃の和降作用が失調して、胃気上逆が起こり、悪心、嘔吐となるのである。これが妊娠悪阻のメカニズムである。

　このほか、衝脈は下焦より起こり、腹部をめぐって胸中に至り、喉や

唇に達するから、気、寒、水の邪気は、肝腎の気を惹起して衝脈にめぐり胃気を挟んで上逆させるので、腹腔内の拘急疼痛が現れ、気が少腹より胸咽喉に衝き上げる感じを自覚する。これが「奔豚」といわれるものである。

（2）昇挙に節度がなくなり、昇りすぎてしまう

　肝は春木に応じ、昇発を主る。しかし、鬱怒が過激になると、肝気有余となり化火上炎してしまう。あるいは水が木を潤すことがないと、陰が陽を制御できなくなり、肝陽上亢となる。これらはいずれも肝気の昇挙に節度がなくなり、昇発しすぎてしまったものであり、肝気上逆の病理変化を引き起こす。

『素問』生氣通天論

> 「大いに怒ればすなわち形氣絶し、而して血、上に菀して、人をして薄厥たらしむ」

　（人体の陽気は大いなる怒りによって逆乱し、経路を隔絶して通じなくさせ、血液を上部に鬱積させ、昏厥を引き起こす。これを薄厥という）。

　怒は肝を傷り、肝気は上逆し、血は気逆に従う。故に甚だしければ、嘔血す。
　臨床ではそわそわとして落ち着きがなく、イライラして起こりやすく、顔面紅潮、眼の充血、頭痛、眩暈、口苦、耳鳴り、甚だしいときは突然倒れて四肢が厥冷し、意識不明、人事不省に陥ったり、吐血したりする。

①肝火上炎
　もし、鬱度が過激で、肝気鬱血し、気鬱化火するか、または情志の激しい変動が生じるか、湿熱の邪が内鬱するかすると、肝火上炎が起こる。

各論―5．気逆証

　激しい頭痛、面紅、目赤、口乾、暴鳴、暴聾、大便秘結、弦滑、舌紅、黄膩苔、易怒、急躁、その他喀血、衄血、月経過多。

　肝火上炎は火が上に盛んなことで、一般には陰血不足といった下虚の症状は無い。

②肝陽上亢

　肝陰の失調した病理で、肝腎の陰虚のため、肝陽を制約する事が出来ず、昇動しすぎて、亢じて起こるものである。肝陽上亢は、その根本に肝陰の不足のため、肝陽を制約することが出来なくなって、肝陽の昇動が生じたもの。

　肝火上炎は、肝気が鬱結して化火し上逆したもので、その根本は肝気鬱結である。

　肝気鬱結は、肝の疎泄の失調したもので、肝の陽気が昇動しすぎたものではないが、これが進展すれば肝陽上亢、気鬱化火して肝火上炎を生ずることもある。

　精神的興奮、易怒、眩暈、頭脹頭痛、面紅、目やに、目赤、耳鳴、失眠、心悸、腰痠、脚弱、弦または弦細、偏紅苔。

③肝気横逆

　このほか肝気の昇発過多によって肝気横逆という状態を引き起こしもする。肝気横逆して脾に乗じると、脾の清陽を引き上げる作用が障害されて、脘腹脹満、大便の不調などの症状が現れる。肝気横逆して胃を犯すと、胃の降濁の作用が傷害されて、食欲減退、脂ものを嫌がり、悪心、嘔吐などの症状が現れる。

『素問』舉痛論

「怒れば則ち氣逆し、甚しければ則ち嘔血及び飧泄す」

（激しく怒れば気は上逆し、甚しければ血を吐いたり、下痢したりする）。

― 409 ―

（3）血が気逆に随う

　血は陰に属し静を主り、自ら動くことはできず、必ず気の統率を受けてめぐるものである。気がめぐれば血もそれに随ってめぐり、気が至れば血もまた至り、気が至らなければ血もまた至らない。もし気機昇降がうまくはたらかなくなって、昇挙過度になったり、昇ばかりで降がなければ、上逆することになり、これに随って血もまた上逆あるいは上に溢れてしまう。

　肝気上逆、胃気上逆、肺気上逆のいずれにおいても血もまたこれに随って逆し、吐血、咳血、喀血を起こしたり、鼻衄、目や舌からも出血したりする。

　衝脈の気逆では、経血がこれに随って上を衝き、鼻衄などを引き起こす。

　このほか、大いに怒ったりすると気が昇り、血も気逆に随って上がって脳に溢れ、卒中発作を起こして危険な状態になったりもする。

『素問』調經論

> 「血と氣と併して上に走れば、すなわち大厥となり、厥すれば則ち暴死す」

　（血と気が併して経絡にそって上逆すると『大厥』の病となり、その症状は突然昏倒して急に病死したかのようになる）。

（4）気逆証と季節

　本証を形成する病因は非常に多く、すでに述べた外感、内傷の病因の外に、季節も一定の関係がある。

各論—5. 気逆証

『古今醫統大全』嘔吐門（明・徐春甫：1556 年）

> 「卒然として嘔吐し、定めて是れ邪、胃府に客す。長夏に在っては暑邪、干す所なり。秋冬に在っては風寒、犯す所なり」

（突然に嘔吐するのは、邪が胃の府にやどったためである、長夏に暑邪によって乾燥したため、秋冬は風寒によって犯されたためである）。

嘔吐ばかりでなく、喘病も顕著に関係し、毎年冬と春、夏と秋の交わりの頃の気候の寒暖が突然変化する時、気逆を発生しやすく喘促となる。

ゆえに臨床で弁証する時には、季節の違いに応じて、病邪の特徴を論治しなければならない。

（5）気逆証と情緒

臨床上、本証の発生は往々にして情緒の変動の影響を受け、突然の喜怒驚駭はいずれも気機の逆乱を造成する。とりわけ怒りによるものは気が上がって触発しやすい。症状としては、眩暈、嘔吐、喀血、脇痛、口苦、噯気などである。

（6）気逆証と飲食

暴飲暴食したり、生ものや冷たいものを過食したり、腐敗変質した食品を誤って食べたりすると、胃気を損傷してしまい、胃失和降となって脘腹脹満、疼痛、嘔吐などが出現する。

ゆえに情志をのびやかにして、寒暖を適度にし、節度のある飲食をすれば、本証の発生を防止あるいは減少させることができる。

— 411 —

（7）気逆証と気滞および気虚

気逆証は気機の昇降出入異常の一種の病理変化であり、気滞あるいは気虚によって起こるものである。

すなわち、まず肝鬱気滞、胃気虚弱の病変があって、それに情緒の変動、飲食の不摂生が加わると、気滞は逆上して、気虚は和降を失い、咳嗽、喘息、噯気、嘔吐、呃逆などの病証が出現するのである。

（8）気逆証の発展

胃気上逆によって、嘔吐が止まらない場合は、津液を虧損して、元気は大いに傷なわれて、正気虚脱の危険な現象が現れる。

また気機逆乱によって、邪気の壅滞が盛んとなって、上の清竅を蒙うと、神昏、牙関緊急、両手を固く握りしめるなどの気閉証が出現する。

〔2〕各種疾病に見られる気逆証

本証は臨床上、その病を藏府および病邪の性質によって分別する。

1．咳　嗽

外感内傷にかかわらず咳嗽するのは、いずれも病邪が肺を犯して、肺の宣散と粛降の作用に影響して、呼吸が塞がって少ししか息を吸えず、気逆して降りないものである。

〔A〕外感咳嗽の肺気上逆

この証の勢いは急であり、病程も短く、初めから肺に病があり、多くは実証が現れる。

— 412 —

各論―5．気逆証

（1）風寒咳嗽

証　　候：咳嗽、咳声有力、痰は水様で白、頭痛、鼻塞流涕、無汗、悪寒、
　　　　　関節疼痛、脈浮緊など。

証候分析：咳嗽、咳声有力
　　　　　風寒の邪が肺に侵襲し、肺気が閉塞して宣通しないと起こる。

　　　　　・痰は水様で白
　　　　　寒邪が肺に鬱して肺が津液を輸布できないと津液が集まって
　　　　　痰となる。白に寒によるものであり、熱化していないことを
　　　　　意味する。

　　　　　・頭痛、鼻塞流涕、無汗、悪寒、関節疼痛
　　　　　風寒が肌腠に外束して肺竅不利になると起こる。

治　　法：疏解風寒、宣粛肺気

方　　剤：杏蘇散（『温病條辨』清・呉鞠通：1798年）を加減。
　　　構成：紫蘇葉、半夏、茯苓、前胡、桔梗、杏仁、枳殻、甘草、
　　　　　　生姜、大棗、橘皮

　　　分析：〔君薬〕杏仁は、苦温にして潤、宣利肺気、止咳除痰。蘇葉は、
　　　　　　辛温、軽宣達表、微発其汗、涼燥を使って表より解く。
　　　　　　〔臣薬〕桔梗と枳殻は、一つは昇、一つは降で、杏仁の宣利
　　　　　　止咳を助けて、枳殻はまた排痰に効果がある。前胡は疏風降
　　　　　　気の作用があり、杏仁、蘇葉の達表除痰を助ける。
　　　　　　〔佐薬〕半夏、橘皮、茯苓は理気健脾化痰の作用がある。
　　　　　　〔使薬〕生姜、大棗は調和営衛、甘草は桔梗と合わせて咽喉
　　　　　　に効いて、諸薬を協調する。

　　　　　・以上の薬を合わせて用いると、表を解いて痰を化し、肺気を
　　　　　のびやかにして調える。

古今配穴：天突、肺兪
　　　出典：『丹渓心法』（明・朱丹渓：1481年）

― 413 ―

「治嗽灸天突穴、肺兪穴、大瀉肺氣」

《百症賦》(『鍼灸聚英』明・高武：1529 年)

「咳嗽連声、肺兪須迎天突穴」

用法：肺兪は鍼先を下に向けて斜刺 0.5 ～ 1 寸。

　　　・天突は胸骨の後縁に沿って鍼先を下に向けて 1 ～ 1.2 寸。

　　　・いずれも瀉法。灸法も瀉法。

解説：天突は任脈の穴位で、瀉肺降逆、止咳平嗽の要穴である。

　　　・肺兪は肺気の注ぐところの背部兪穴であり、肺気の上逆を降
　　　　ろして咳嗽を止めるはたらきがある。

　　　・二穴を合わせて用いると、一つは前一つは後、一つは陰一つ
　　　　は陽で、前後で呼応して、両面から挟むような形で、直接病
　　　　所に達して、肺気を大いに瀉して、降逆止咳の効果が現れる。

古今配穴：列缺、太淵

出典：《玉龍賦》(『鍼灸聚英』明・高武：1529 年)

「咳嗽風痰、太淵、列缺宜刺」

《玉龍歌》(『扁鵲神應鍼灸玉龍經』元・王国瑞：1295 年以前)

「寒痰咳嗽更兼風、列缺二穴最堪攻、先把太淵一穴瀉、多加
艾火即収効」

《通玄指要賦》(『鍼經指南』金・竇傑：1295 年)

「咳嗽寒痰、列缺堪治」

用法：鍼はいずれも瀉法を用い、鍼の後に太淵に施灸する。

解説：太淵は肺経の「原穴」で、経絡の中で三焦の原気の最も強い
　　　所であり、散邪清肺の効能がある。

　　　・列缺は肺経の「絡穴」であり、肺と大腸は表裏の関係にあり、
　　　　疏風散寒解表の作用がある。

　　　・二穴を合わせて用いると、宣通肺気、解表発汗の効果が現れ
　　　　て、外邪を外に追い出し、汗が出て表が解けると、咳嗽も自
　　　　然と消失する。

各論—5．気逆証

古今配穴：風門

出典：《玉龍歌》（『扁鵲神應鍼灸玉龍經』元・王国瑞：1295 年以前）

「膝理不密咳嗽頻、鼻流清涕氣昏沈、須知噴嚏風門穴、咳嗽宜加艾火深」

《玉龍賦》（『鍼灸聚英』明・高武：1529 年）

「風門主傷冒寒邪之嗽」

《十四経要穴主治歌》（『医宗金鑑』清・呉謙等編集：1742 年）

「風門主治易感風、風寒痰嗽吐血紅、兼治一切鼻中病、艾火加嗅自通」

《行鍼指要歌》（『鍼灸聚英』明・高武：1529 年）

「或鍼嗽、肺兪、風門兼用灸」

用法：瀉法

解説：風門の穴名の由来は、「風邪が出入りする門戸」であるから、風に関係する病の要穴である。また風門は、足の太陽膀胱経の穴で、太陽は一身の表を主る。肺は気を主り、衛気とも密接に関係し、外は皮毛を合し、外邪が侵襲すると、肺がまず損傷される。したがって風門は風邪によって表が侵された咳嗽を主治するのである。

古今配穴：肺兪、膏肓、霊台、至陽、合谷、列缺、天突、足三里

出典：『神灸經論』（清・呉亦鼎：1851 年）

「寒嗽、肺兪、膏肓、霊台、至陽、合谷、列缺、天突、三里」

『備急千金要方』（唐・孫思邈：581 年）

「膏肓腧穴、無所不治……上氣咳逆……此灸訖後、令人陽氣康盛、当消息以自補養」

《席弘賦》（『鍼灸大全』明・徐鳳：1439 年）

「冷嗽先宜補合谷、却須鍼瀉三陰交」

用法：いずれの穴も灸法を用いる。

解説：膏肓は、足の太陽膀胱経の穴で、太陽は三陽の首で、六経の

— 415 —

藩籬<ruby>藩<rt>はん</rt></ruby><ruby>籬<rt>り</rt></ruby>（かきね）である。

- 霊台、至陽は督脈の穴で、督脈は諸陽を総督し、陽脈の海となし、陽は表を主り、陽気は温煦を主るから、膏肓、霊台、至陽への灸によって、祛風散寒の効果を収めることができる。
- 肺兪は、肺気の注ぐところの「背兪穴」であり、列缺は、手の太陰肺経の「絡穴」で、内は手の陽明大腸経を絡う。2穴を合わせて用いると、宣降肺気、逐散風寒の効果を達することができる。

『素問』評熱病論

> 「邪の聚<ruby>聚<rt>あつ</rt></ruby>まる所、其<ruby>其<rt>そ</rt></ruby>の氣、必ず虚す」

　（邪気に冒されるものは、その正気が必ず虚して弱くなっている）。

- 風寒が肺を侵すということは、肺気も虚していることを説明しており、ゆえに肺気を調理して、肺の宣発・粛降のはたらきをよくすれば、必ず風寒は除かれる。
- 合谷は、手の陽明大腸経の「原穴」であり、大腸と肺とは表裏であるから、合谷と列缺は原絡配穴となり、大腸に効き、肺気を降ろし、咳嗽を止める作用を起こし達することができる。
- 足三里は、足の陽明胃経の「合穴」で、中州を斡旋し、胃気を降ろし、肺気をしずめ、咳逆を止める作用がある。
- 天突は、粛肺止咳の要穴である。
- 諸穴を合わせて用いると、祛風散寒、粛肺止咳の功を奏することができ、風寒咳嗽は自然と治癒するのである。

各論─5. 気逆証

（2）風熱咳嗽

証　　候：頻繁な咳嗽、呼吸が粗い、痰が黄色で粘る、少し口渇がある、
　　　　　咽痛、悪風、微熱、汗出、喉の痒み、頭痛、舌尖紅、舌苔薄黄、
　　　　　脈浮数など。

証候分析：<u>頻繁な咳嗽、呼吸が粗い</u>
　　　　　風熱の邪が肺に侵襲して、肺の粛降作用が失調するために起
　　　　　こる。熱が作用すると呼吸が粗くなる。

　　　　・<u>痰が黄色で粘る</u>
　　　　　肺熱が内鬱して津液に作用するために黄色で粘る痰を形成す
　　　　　る。

　　　　・<u>口渇、咽痛、喉の痒み</u>
　　　　　肺熱により津液を損傷するため。

　　　　・<u>微熱、悪風</u>
　　　　　風熱の邪が表に侵襲したために衛表不和となるため。

　　　　・<u>舌尖紅、舌苔薄黄、脈浮数</u>
　　　　　風熱の邪が表にある象。

治　　法：疏解風熱、宣粛肺気

方　　剤：桑菊飲（『温病條辨』清・呉鞠通：1798 年）を加減。

　　　　構成：桑葉、菊花、杏仁、桔梗、連翹、薄荷、生甘草、鮮蘆根。

　　　　分析：〔君薬〕桑葉、菊花は、甘涼軽清でいずれも肺肝に二経に入り、
　　　　　　　風熱の邪を疏散して、肺肝の熱をよく清す。桑葉は肺絡に走
　　　　　　　り、肺絡中の風熱を捜し出して駆逐し、菊花は肺経の風熱を
　　　　　　　よく清散し、とりわけ上にある風熱をよく清散する。ゆえに
　　　　　　　この二薬は、肺経の風熱をよく清散し、邪の出路をつくり、
　　　　　　　風熱の邪を外に発散させて、咳嗽を治癒する。
　　　　　　　〔臣薬〕薄荷は辛涼透邪の作用がある。薄荷を多く用いると、
　　　　　　　津液を更に損傷してしまう。しかし桑葉、菊花はいずれも生
　　　　　　　津の作用があり、薄荷よりも量を多く用いることで、桑葉、

─ 417 ─

菊花の疏散風熱の作用を助けるようになっている。桔梗は開肺、杏仁は降肺であり、一つは開き一つは降ろすことによって、咳嗽を止める。

〔佐薬〕連翹は清熱、蘆根は生津、甘草と蘆根と桔梗は相互に咽喉の気に効果がある。

諸薬を合わせて用いると、疏風清熱、宣肺止咳の効能がある。

古今配穴：肺兪、膻中、尺沢、太谿
　　出典：『神灸經論』（清・呉亦鼎：1851 年）
　　　　　「熱嗽、肺兪、膻中、尺沢、太谿」
　　　　　『類經圖翼』（明・張介賓：1624 年）
　　　　　「熱痰嗽、肺兪、膻中、尺沢、太谿」
　　解説：尺沢は手の太陰肺経の「合水穴」であり、太谿は足の少陰腎経の「原穴」であり、腎は水藏である。水は五行では金の子であり、肺は金に属する。実すればその子を瀉するから、尺沢、太谿に瀉法を用いれば瀉肺清熱することができる。
　　　　・肺兪は肺気の注ぐところの兪穴であり、膻中は気会の穴である。二穴で肺気を調達して、粛肺止咳の作用がある。
　　　　・諸穴を合わせて用いると、清瀉肺熱、粛肺止咳の作用がある。

古今配穴：魄戸
　　出典：《標幽賦》（『鍼經指南』金・竇傑撰：1295 年）
　　　　　「躰熱労嗽而瀉魄戸」
　　解説：魄戸は、肺兪の傍ら 1.5 寸の所にある。肺兪は肺経の経気の注ぐところの兪穴であるから、魄戸もまた肺部の病変を主治することができる。とりわけ風熱犯肺による咳嗽を止める、肺失粛降し作用がある。よって熱灼津液による体熱労嗽の症状によく効く。

各論―5．気逆証

〔B〕内傷咳嗽の肺気上逆

　この証は勢いが緩やかであり病程が長く、はじめは他の藏府に病があり、累が肺に及んだもので、多くは虚証、あるいは虚実夾雑証が現れる。

（1）脾虚累肺（痰湿犯肺）

病　　機：脾の運化がうまく作用しなくなると痰濁を化すことができなくなる。脾は生痰の源であり、肺は貯痰の器である。痰濁が上逆して肺気を壅滞、閉塞したもの。

証　　候：咳嗽、咳声は重い、痰が多い、痰は白く粘い、胸悶、胃脘部のつかえ、精神疲労、脱力感、体が重だるい、食欲不振、大便溏薄、舌苔白膩、脈濡または滑など。

証候分析：咳嗽、咳声は重い、痰が多い、痰は白く粘い
　　　　　脾虚により痰湿が生じ、痰濁が上逆して肺気を閉塞させるため。痰湿により咳声は重くなる。

　　　　・胸悶、胃脘部のつかえ
　　　　　痰湿が中焦に阻滞するため。

　　　　・精神疲労、脱力感、体が重だるい、食欲不振、大便溏薄
　　　　　脾気虚弱によって起こる。

　　　　・舌苔白膩、脈濡または滑
　　　　　痰湿内盛の象である。

方　　剤：二陳湯（『太平恵民和剤局方』宋・太医局編：1078 年）を加減。
　　　構成：半夏、陳皮、茯苓、生姜、甘草

　　　分析：〔君薬〕半夏は、辛温にして燥で、燥湿化痰の効能があり、また和胃降逆の作用によって咳を止める。湿痰を治す要薬である。

　　　　　　〔臣薬〕陳皮は、理気燥湿、和胃化痰、とりわけ理気化痰の作用が強く、気をめぐらせて痰を消し去るのである。

― 419 ―

〔佐薬〕茯苓は、健脾滲湿の効能によって湿が集まらないようにして、痰を生じないようにする。生姜は、降逆化痰の効能の他にも、半夏の毒を制御する作用がある。

〔使薬〕甘草は、諸薬を調和させ、また健脾和中の効能があり、半夏、陳皮の燥散の作用を制御する。

諸薬を合わせて用いると燥湿化痰、理気和中の効能がある。

古今配穴：豊隆、肺兪

出典：《玉龍歌》（『扁鵲神應鍼灸玉龍經』元・王国瑞：1295 年以前）

「傷風不解嗽頻頻、久不醫時勞便成；咳嗽須鍼肺兪穴、痰多宜向豊隆尋」

《玉龍賦》（『鍼灸聚英』明・高武：1529 年）

「豊隆、肺兪、痰嗽称奇」

用法：豊隆は瀉法、肺兪は補法（あるいは平補平瀉法）。

解説：豊隆は足の陽明胃経の「絡穴」であり、別れて足の太陰脾経に走り、脾胃は表裏の関係にある。豊隆には脾胃を健やかにして、痰濁を清滌して、化湿降逆の作用がある。したがって豊隆を用いることは「標本」でいえば「本」を治療することになる。

・肺兪は足の太陽膀胱経に属し、肺気の注ぐ兪穴である。肺は貯痰の器であるから、肺兪を用いると、肺気を通調して、気機がよく降りるようになり、痰飲が存在するための器がなくなる。したがって本病において「標」を治療することとなる。

・二穴を合わせて用いると、健脾理肺、化痰祛湿の効能が現れて、痰湿による咳嗽を治療することができる。

古今配穴：豊隆、列缺

出典：『鍼灸對穴臨床経験集』（呂景山編：1986 年）

「豊隆列缺伍用、是為治療湿痰咳喘而設。筆者体会、二穴合用、

— 420 —

有二陳湯之妙用、即燥湿化痰、理気和中、下気平喘是矣」

用法：豊隆は瀉法、列缺は補法あるいは平補平瀉法（提挿の上下と
捻転の左右を均等にする刺法）。

解説：豊隆（省略）

・列缺は、手の太陰肺経の「絡穴」であり、別れて手の陽明大
腸経に走り、肺と大腸の二経によく通じて、宣肺止咳の要穴
である。

・二穴を合わせて用いると、宣降肺気、理気和中、燥湿化痰、
降気平喘の効果が顕著に現れる。

（2）肝火犯肺

病　　機：多くは情緒の抑鬱などによって起こる肝鬱化火による。火の
性質は炎上であり、肺気がこれに随って気火上逆したもの。

証　　候：咳嗽がしばらく続く、咳をすると胸脇部が痛む、常に痰が咽
喉につまったように感じて喀出しにくい、痰は出ても量が少
なく粘っている、甚だしい場合は喀血、咳嗽時に顔面潮紅と
なる、情緒の変動に影響を受ける、口苦、咽喉が乾燥する、
舌質紅、舌苔薄黄少津、脈弦数。

証候分析：咳嗽

肝鬱化火によって、肺気がこれに随って上逆したもの。

・口苦

胆木の気が上逆するため。

・顔面紅潮

肝火上炎するため。

・咽喉が乾燥

肺脈は喉嚨に連なり、火熱が津液を損傷するため。

・脇部痛

足の厥陰肝経脈は両脇部に分布して肺に上注しているため、

咳をすると胸脇部に痛みを起こす。

・痰が咽喉につまったように感じて喀出しにくい、痰は出ても量が少なく粘っている

木火刑金によって、脾の運化作用が失調して、水液が停滞する。肝火によって津液が焼灼されると痰を形成し、痰が咽喉に滞るために起こる。

・喀血

肝火が肺絡を損傷してしまうと、喀血または痰の中に血が混じるようになる。

・情緒の変動を受ける、舌質紅、舌苔薄黄少津、脈弦数

肝火有余、肺熱の象である。

治　　法：肺胃気逆は病の標で、肝強胃弱が病の本であるから、降気平逆、瀉肝補胃して、標本兼治する。

方　　剤：瀉白散（『小児薬証直訣』宋・銭乙：1072年）と黛蛤散（『験方新編』清・鮑相璈：1846年）の合方を加減して用いる。

構成：瀉白散：地骨皮、桑白皮、炙甘草、粳米

黛蛤散：青黛、蛤殻

分析：瀉白散

・桑白皮は、瀉肺清熱、化痰止咳。

・地骨皮は、肺中の伏火を清す、虚熱を退ける。

・甘草、粳米は、和中健脾、止咳定喘の作用がある。

・諸薬を合わせて用いると、肺熱を清し、喘咳を平定する。

黛蛤散

・青黛は、肝胆の鬱火を瀉し、涼血止血の効能がある。

・蛤殻は、肺熱を降し稠痰を化する作用があり、痰火による咳嗽をよく治す。

・二薬を合わせて用いると、肝火を降ろし、肺熱を清し、化痰止咳、涼血止血の作用が現れる。

・瀉白散と黛蛤散を合方すると、木火刑金、肺熱陰傷に適用

して、気火が下降し、肺気の粛降がうまく作用して、咳嗽
は自然と止まる。

古今配穴：膻中、中脘、大陵
　　出典：『鍼灸大成』（明・楊継洲：1601年）
　　　　　「咳逆発噫：膻中、中脘、大陵。問曰：此症従何而得？答曰：
　　　　　皆因怒氣傷肝、胃氣不足。亦有胃受風邪、痰飲停滞得者；亦
　　　　　有氣逆不順者、故不一也。刺前未効、復刺後穴：三里、肺兪、
　　　　　行間（瀉肝経怒氣）」
　　用法：膻中、大陵は瀉法。中脘は補法。
　　解説：「気会」穴である膻中でもって降気平逆をはかり、病の標を
　　　　　治し、大陵、中脘でもって瀉肝補胃をはかって、病の本を治
　　　　　すのである。
　　　　・大陵は、手の厥陰心包経の「原穴」であり、手の厥陰心包経
　　　　　と足の厥陰肝経は同名経で、心は火に属して、肝木の子であ
　　　　　り、「実すれば則ちその子を瀉す」であるから、心包の「原穴」
　　　　　の大陵を瀉して、肝火を瀉することができる。
　　　　・中脘は、胃の「募穴」であり、胃は陽に属する府であり、陽
　　　　　病は陰に行き、腹部は背部の陽に対して陰であるから、中脘
　　　　　を用いて陰より陽に引き、補益胃気をはかるのである。
　　　　・三穴を合わせて用いると、降気平逆、瀉肝補胃をはかること
　　　　　ができ、咳逆発噫は自然と平らぐのである。

（3）腎不納気

病　　機：多くは咳嗽が長引いて腎にまで累が及んだものである。肺は
　　　　　呼気を主り、腎は吸気を主るから、腎虚不納となると、呼気
　　　　　が多く吸気が少なくなり気逆する。
証　　候：咳嗽に呼吸困難を伴ったり、呼吸困難が起こりそれに引きつ

いで咳嗽が生じたりする、咳嗽時に臍下から気が上に奔逆するような感じを自覚する、動くと咳が激しくなる、あるいは咳をすると腰がだるい、咳がつよいと尿を失禁する、泡沫状のうすい痰、息切れ、顔色が白く少し浮腫、汗出、手足が冷たく、甚だしければ肢体の浮腫、舌質淡、舌苔白、脈沈細。

証候分析：<u>咳嗽、呼吸困難、動くと咳が激しくなる</u>
　　　　　咳嗽が長く続いて、病が腎にまで及び、腎気虚衰となったため。

　　　・<u>咳嗽時に臍下から気が上に奔逆するような感じを自覚する、顔面浮腫、肢体浮腫</u>
　　　　腎陽が虧損、消耗すると、温化水液がうまく作用せず、水邪が泛濫して上逆するため。

　　　・<u>泡沫状のうすい痰</u>
　　　　腎陽が不足すると、火不生土となり、脾陽がうまく作用せず水寒が化せずに凝集して痰となるため。

　　　・<u>汗出</u>
　　　　腎陽が衰えると、衛陽不固となるため。

　　　・<u>手足の冷え、顔色が白い</u>
　　　　陽気が衰えて温養できないため。

　　　・<u>舌質淡、舌苔白、脈沈細</u>
　　　　陽気衰弱の象である。

治　　法：温補腎陽
方　　剤：八味地黄丸（『金匱要略』後漢・張仲景：219年）に五味子、補骨脂を加える。
　　　構成：熟地黄、山薬、山茱萸、沢瀉、茯苓、牡丹皮、桂枝、附子
　　　分析：〔君薬〕熟地黄、山薬、山茱萸は、滋陰補腎。
　　　　　　〔臣薬〕桂枝、附子は、温陽化気。
　　　　　　〔佐薬〕茯苓、沢瀉、牡丹皮は、滲湿泄熱。

各論―5．気逆証

古今配穴：膻中、気海
<ruby>膻中<rt>だんちゅう</rt></ruby> <ruby>気海<rt>き かい</rt></ruby>

　　出典：『鍼灸對穴臨床経験集』（呂景山編：1986 年）

　　　　　「膻中気海伍用、以治咳嗽、気喘、症属虚喘為宜」

　　用法：膻中は鍼尖を下に向けて斜刺。気海は補法。

　　解説：肺は呼気を主り、腎は納気を主る。肺は気の主であり、腎は
　　　　　気の根である。肺、腎のはたらきがうまくいっておれば、一
　　　　　つは呼気一つは吸気で、呼吸は正常となる。肺気が壅滞した
　　　　　り、腎が虚して納気がうまくできなくなると、どちらも咳嗽、
　　　　　気喘の諸症状を引き起こす。

　　　・膻中は宣肺して壅滞を取り去る作用があり、また気をめぐら
　　　　せて壅滞している気道を開く作用がある。

　　　・気海は元気の海を調え補って、陽を奮い立たせて気を納める
　　　　作用がある。

　　　・二穴を合わせて用いると、一つは肺一つは腎、一つは開一つ
　　　　は納で、平喘の効力が顕著に現れる。

　　　・膻中は上気海であり、気海は下気海であるから、二穴を用い
　　　　ることで、一つは上一つは下で、一身の大気を斡旋して、な
　　　　おかつ諸々の気を大海に帰すことができる。したがって人体
　　　　の気機を調和して百脈が通じ、気機の昇降がうまく行われて
　　　　呼吸が調うのである。

古今配穴：俞府、雲門
<ruby>俞府<rt>ゆ ふ</rt></ruby> <ruby>雲門<rt>うんもん</rt></ruby>

　　出典：『鍼灸對穴臨床経験集』（呂景山編：1986 年）

　　　　　「俞府雲門伍用、是爲治療咳嗽、喘息而設」

　　用法：俞府は肋骨に沿って斜刺、雲門も斜刺。

　　解説：雲門は、手の太陰肺経の腧穴である。雲門は雲の門すなわち
　　　　　天の気が人身に出入する所である。肺は天の清気を人体に取
　　　　　り入れる門であるから、雲門というのである。雲門には、通
　　　　　経行気、粛肺止咳の効能がある。

― 425 ―

- 兪府は輸府ともいい、足の少陰腎経の腧穴である。すなわち腎の経気の集合する所であり、気を下げる作用がある。
- 二穴を合わせて用いると、一つは肺一つは腎、一つは宣一つは降の作用があり、宣散粛降を合わせた方法となり、五行論でいえば金水相生によって咳嗽を止める作用が顕著となる。
- 咳嗽は肺の病症ではあるが、この場合の原因は外にあり、標病である。根本原因は腎にあって肺にあるわけではない。腎は収納を主り、衝脈は腎経に交わり、胸中に至って散ずる。もし下元が空虚となり、収納の作用が失調すると、濁陰の気が衝脈に従って上逆して胸に入り、肺葉を鼓動して、咳嗽を引き起こす。
- この処方の主穴は兪府であり、衝脈気逆を降ろし、腎気の源をととのえるのである。従穴は雲門であり、開胸順気、導痰理肺の作用で、標本同治をはかるのである。

2．喘　証

　多くは肺気上逆によるもので、臨床では虚実を弁別しなければならない。

〔A〕実　喘

病　　機：多くは外邪、痰濁、肝気鬱などの原因によって肺の通道が阻害されて、気逆して喘息を造成したものである。

証　　候：呼吸が粗い、大きな音を立てて喘ぐ、発病は突発である、脈数有力。

（1）風　寒

病　　機：風寒の邪が皮毛に侵襲して、肺は皮毛を合するので、内にお

— 426 —

各論―5．気逆証

いては肺気が壅阻され、外においては皮毛を損傷して、肌表、
肺衛を抑え込むために、表の気は疏泄作用が失調し、肺気壅
実となり、肺気の宣降が失調して呼吸促迫を発症する。

証　　候：喘息発作による呼吸困難、胸脇脹満、白色の薄い痰、頭痛、
身痛、無汗、悪寒、口渇はない、または熱飲を喜ぶ、舌苔薄白、
脈は浮にして緊。

証候分析：喘息、胸脇脹満

肺は呼吸を司り、外は皮毛を合する。風寒が皮毛を侵襲する
と、内は肺に合するから、邪実気壅となって、喘息、胸脇脹
満が起こる。

・白色の薄い痰

津液は肺気の宣発通調を受けることができないと、集まって
痰を形成し、寒邪による損傷を受けると白色の薄い痰となる。

・頭痛

風寒は上がって清陽を冒すため。

・身痛、無汗、悪寒

営衛が風寒によって抑え込まれて全身の経絡に達することが
できないため。

・口渇がなく、熱飲を好む

風寒がまだ熱と化していないことを表す。

・舌苔薄白、脈浮緊

風寒が営衛を束縛した象である。

治　　法：解表散寒、宣肺平喘

方　　剤：三拗湯（『太平恵民和剤局方』宋・太医局編：1078 年）を加減。

構成：麻黄、杏仁、甘草、生姜

分析：麻黄は辛温発汗、散寒平喘。

・杏仁は宣解肺気、降気平喘。

・甘草は麻黄と合わせて、辛甘発散の効能があり、表寒外解と
して効き、杏仁と合わせて、化痰定喘して、肺気の粛降に効

― 427 ―

いて、散寒解表、宣肺定喘の効能となる。

・本方は、麻黄湯から桂枝の通陽発汗の作用を取り除いて、止咳定喘の作用を強調するので、風寒外束のために起こる鼻閉、喘息に用いる。

古今配穴：**列缺、足三里**

出典：《雑病穴法歌》（『醫學入門』明・李梃：1575 年）
「喘急列缺足三里」

用法：瀉法

解説：列缺は肺経の脈気の集まるところであり、「絡穴」であり別れて手の陽明大腸経に入る。効能としては、肺と大腸を清泄する作用を持っており、また祛風散邪、清熱解表、宣肺止咳定喘の効能もある。

・足三里は足の陽明胃経の脈気の入る所であり、「合土穴」に属し、「合は内府を治す」の理論から、脾胃をよく調えるはたらきがあり、健脾和胃、理気消脹、消食化積、強壮健身、調和気血、発汗解表、鎮静安神の効能を持つ。

・列缺は宣肺止咳が主となり、足三里は胃経の合穴で、「合は逆気して泄するを主とする」であるから、健脾和胃、降濁化痰が主な作用である。

・二穴を合わせて用いると、肺、胃を同時に治療することができ、培土生金、粛肺止咳の妙法となる。

（2）風　熱

病　　機：風熱の邪が皮毛を侵襲して肺の宣散粛降を阻害して、熱盛傷津により津液を濃縮して痰を生じる。その痰と熱が結びついて発症する。

証　　候：呼吸促迫、咳嗽、黄色で粘稠な痰、甚だしい場合は鼻翼呼吸、

— 428 —

各論―5．気逆証

口渇、胸痛、発熱、軽度の悪風、自汗、脈浮数。

証候分析：呼吸促迫、咳嗽、黄色で粘稠な痰、口渇、胸痛

風熱の邪が皮毛を侵襲して肺の宣散粛降のはたらきを阻害し、熱盛傷津により津液を濃縮して痰を生じる。その痰と熱が結びついて発症する。

・発熱、軽度の悪風、自汗、脈浮数

風熱が肌表に鬱蒸するために腠理が開泄して起こる風熱表証の象である。

治　　法：清熱解表、宣肺平喘

方　　剤：麻杏石甘湯（『傷寒論』後漢・張仲景：219 年）を加減。

　構成：麻黄、石膏、杏仁、甘草

　分析：麻黄は辛温で、宣肺定喘の効能がある。

　・石膏は辛寒で、清泄肺熱の効能がある。

　・杏仁は苦温で、麻黄を助けて止咳定喘の効能がある。

　・甘草は甘平で、諸薬を調和する作用がある。

　・本方は辛温と寒涼の薬物が配合されており、主に辛涼の作用を持つ方剤であり、鬱熱を宣泄し、清肺定喘する効能がある。

古今配穴：三間、商陽

　出典：《雑病穴法歌》（『醫學入門』明・李梃：1575 年）

　　　「喘満三間商陽宜」

　用法：瀉法

　解説：三間、商陽ともに手の陽明大腸経の経穴であり、手の陽明経と手の太陰経は表裏関係にある。

　・三間には清熱解表の作用がある。

　・商陽は手の陽明大腸経の「井穴」であり、陽経の井穴は五行でいえば金であるから、内は肺金に応じて、肺の気をととのえることができる。

　・二穴を合わせて用いると解表解熱、利気定喘の作用がある。

― 429 ―

（3）痰熱壅肺

病　　機：飲食の不節制によって脾の運化作用が失調すると、湿が集まって痰を生じる。あるいはもともと痰湿が集まりやすい体質の場合、だんだんと湿が累積して、中焦より上がって肺を侵すようになる。そうすると、肺は貯痰の器であるから、肺は痰の為に壅滞されてのびやかでなくなり、気機不利となって、下降できなくなり、肺気が阻害されて、鬱結して上逆して発症する。

証　　候：呼吸促迫、呼吸が粗い、咳嗽、必ず痰が多くて粘稠であり、すっきり喀出できない、あるいは痰に腥臭がある、胸悶、甚だしい場合は咳をすると胸が痛む、泛悪（胃脘部に吐こうとしても吐けず、透明な涎あるいは酸っぱい水があふれ出る症状のこと）、呼吸促迫のために体を真っ直ぐにして寝られない、顔面浮腫、口は乾くが水を飲みたいとは思わない、舌苔白膩、脈滑。

証候分析：痰が多くて粘稠であり、すっきり喀出できない
　　　　　肺気がのびやかでないために、津液が痰湿に変化するため。

・胸悶、甚だしい場合は咳をすると胸が痛む
　　　　　痰湿が脾胃の運化作用の失調により生成され、胸膈に上逆するため。

・泛悪
　　　　　胃気が上逆するため。

・呼吸促迫のために体を真っ直ぐにして寝られない
　　　　　邪実が気を壅滞して、肺気の昇降がうまくはたらかないため。

・顔面浮腫
　　　　　肺は水の上源であり、肺気が失調して宣散がうまくはたらかないと、津液が分布されないため。

・口は乾くが水を飲みたいとは思わない

各論－5．気逆証

痰湿が内阻して、津液が上に充分に上がらないために口が乾燥し、痰湿は陰邪であるから、口が乾いても水を欲しないのである。

治　　法：清化痰濁、降気平喘。

方　　剤：二陳湯（『太平恵民和剤局方』宋・太医局編：1078 年）と三子養親湯（『韓氏醫通』明・韓懋：1522 年）の合方を加減して用いる。

　　　構成：二陳湯（半夏、陳皮、茯苓、生姜、甘草）
　　　　・三子養親湯（紫蘇子、白芥子、莱菔子）

　　分析：二陳湯

　　　　〔君薬〕半夏は、辛温にして燥で燥湿化痰の効能があり、また和胃降逆の作用によって咳を止める。湿痰を治す要薬である。

　　　　〔臣薬〕陳皮は、理気燥湿、和胃化痰、とりわけ理気化痰の作用が強く、気をめぐらせて痰を消し去るのである。

　　　　〔佐薬〕茯苓は、健脾滲湿の効能によって湿が集まらないようにして、痰を生じないようにする。生姜は、降逆化痰の効能の他にも、半夏の毒を制御する作用がある。

　　　　〔使薬〕甘草は、諸薬を調和させ、また健脾和中の効能があり、半夏、陳皮の燥散の作用を制御する。

　　　　・諸薬を合わせて用いると燥湿化痰、理気和中の効能がある。

　　　三子養親湯

　　　　・紫蘇子は気を降ろし、痰をめぐらせる。

　　　　・白芥子は膈を通暢し痰を除く。

　　　　・莱菔子は食を消し痰を化す。

　　　　・三者はいずれも痰を治す薬であるが、その治痰の効能にもそれぞれ特徴があるので、合用すれば胆を化し、食を消し、寂然逆気するものを平らげることができる。

　　　　・もともと老人で少食多痰、咳嗽喘逆するなどの証を発生す

－ 431 －

る場合を治療する。故に「養親」の名がある。

・老人で中焦が虚すると、飲食による水穀が精微に変化せず、かえって痰と化し、痰がふさがれば気は滞り、気が滞れば肺は粛降の作用を失い、咳嗽喘逆の証を現わす。

・病が急なれば、「標」を治療しなければならない。ゆえに化痰消食、順気降逆の薬を用いる。

・ただし老人で中焦が虚している場合、痰を生ずることが発病の根本原因であるから、症状がやや軽快したならばすぐに方剤をかえるべきである。そうしなければ、消導しすぎてしまい中気を損傷してしまう虞れがある。

古今配穴：**豊隆**（ほうりゅう）

　　出典：《肘後歌》（『鍼灸聚英』明・高武：1529年）

　　　　「哮喘發來寝不得、豊隆刺入三分深」

　　用法：瀉法

　　解説：豊隆は足の陽明胃経の「絡穴」であり、別れて足の太陰脾経に走り、脾胃は表裏の関係にある。豊隆には脾胃を健やかにして、痰濁を清滌して、化湿降逆の作用がある。したがって豊隆を用いることは「本」を治療することになる。

古今配穴：**天突（てんとつ）、膻中（だんちゅう）**

　　出典：《玉龍賦》（『鍼灸聚英』明・高武：1529年）

　　　　「天突、膻中醫喘嗽」

　　　　《玉龍歌》（『扁鵲神應鍼灸玉龍經』元・王国瑞：1295年以前）

　　　　「哮喘之症最難当、夜間不睡気遑遑、天突妙穴宜尋得、膻中着艾便安康」

　　　　《霊光賦》（『鍼灸大全』明・徐鳳：1439年）

　　　　「天突宛中治喘痰」

　　用法：天突は胸骨の後縁に沿って、鍼先を下に向けて斜刺（瀉法）。

— 432 —

各論―5．気逆証

・膻中は鍼先を下に向けて斜刺（瀉法）。

解説：天突は任脈の穴で、陰維脈との交会穴でもあり、胸腔の上に
位置し宣肺化痰、下気平喘、利咽開音の作用がある。

・膻中は気会の穴であり、両乳の間で胸の中央に位置し、胸中
の大気を調え、理気散瘀、寛胸利膈、降気平喘、清肺化痰の
作用がある。

・天突は宣通が主であり、膻中は宣降が主となる。

・二穴を合わせて用いると、心肺の気を調え、開瘀散結、下気
平喘、安神定志の効能が現れる。

古今配穴：豊隆、列欠

出典：『鍼灸對穴臨床経験集』（呂景山編：1986 年）

「豊隆列欠伍用、是為治療湿痰咳喘而設。筆者体会、二穴合用、
有二陳湯之妙用、即燥湿化痰、理気和中、下気平喘是矣」

用法：豊隆は瀉法、列欠は補法あるいは平補平瀉法（提挿の上下と
捻転の左右を均等にする刺法）。

解説：豊隆（省略）

・列欠は、手の太陰肺経の「絡穴」であり、別れて陽明に走り、
肺と大腸の二経によく通じて、宣肺止咳の要穴である。

・二穴を合わせて用いると、宣降合法、理気和中、燥湿化痰、
下気平喘の効果が顕著に現れる。

（4）肝気昇発過多

病　　機：七情の損傷による病は、精神刺激と密接な関係があり、病変
部位は肝にある。肝は昇発を主り、肺は粛降を主る。肝気の
昇発、肺気の粛降は、相互制約、相互配合することで、人体
の気機の昇降の一つの重要な構成部分となる。七情が損傷す
ると、肝気が鬱して化火となり、上逆して昇気過度となり、

― 433 ―

　　　　　　肺の清粛作用が失調して、降気が減少したために発症する。

証　　　候：突然の呼吸促迫、必ず精神の抑鬱があり、気喘は情緒の変動
　　　　　　によって誘発される、喉の閉塞感、しきりに瞬きをする、女
　　　　　　性に多く見られ、過去にも発作の経験があったりする、胸悶、
　　　　　　胸痛、不眠、心悸、舌苔薄白、脈弦。

証候分析：<u>突然の呼吸促迫</u>
　　　　　　七情が損傷すると、肝気が鬱結して、疏泄作用が失調し、気
　　　　　　逆して肺を犯す。そうすると肺の清粛の作用が失調するため
　　　　　　に起こる。

　　　　・<u>喉の閉塞感</u>
　　　　　　足の厥陰肝経の脈は、小腹に抵り、胃を挟み、肝に属して胆
　　　　　　を絡い、上がって膈を貫き、脇肋に分布し、喉嚨の後ろを循
　　　　　　るから、肝気が経にしたがって上逆すると喉の閉塞感が起こ
　　　　　　る。

　　　　・<u>しきりに瞬きをする</u>
　　　　　　肝は条達を失うと、情緒の変動によって激しく動きやすくな
　　　　　　るため。

　　　　・<u>女性に多く見らる</u>
　　　　　　女性は肝が先天であり、もっとも七情の損傷を受けやすいた
　　　　　　め。

　　　　・<u>過去にも発作の経験があったりする</u>
　　　　　　七情による損傷は一度発すると再発しやすいため。

　　　　・<u>胸悶、胸痛</u>
　　　　　　肝と肺の絡気が不和となるため。

　　　　・<u>不眠、心悸</u>
　　　　　　心肝気鬱による。

　　　　・<u>舌苔薄白</u>
　　　　　　他の藏は調和していることを表す。

　　　　・<u>脈弦</u>

各論―5．気逆証

肝鬱による象。

治　　法：開鬱、降気平喘

方　　剤：半夏厚朴湯（『金匱要略』後漢・張仲景：219 年）、あるいは
　　　　　甘麦大棗湯（『金匱要略』）を加減して用いる。

　　構成：半夏厚朴湯（半夏、厚朴、茯苓、生姜、紫蘇葉）
　　　　　甘麦大棗湯（甘草、小麦、大棗）

　　分析：半夏厚朴湯

　　　　・半夏は散結除痰、厚朴は降気除満、紫蘇葉は寛中散鬱、茯
　　　　　苓は滲湿消飲、生姜は降逆散寒。

　　　　・合わせて用いると、辛は結を散じ、苦は降逆し、気を宣暢
　　　　　して化痰する効能を持つ。

　　　　・したがって、七情の鬱結によって、肺胃の宣降が失調する
　　　　　ために起こる胸満喘急に本方を用いて行気開鬱、降逆化痰
　　　　　をはかれば、気はめぐり痰は消失して、喘息も治癒する。

　　　　甘麦大棗湯

　　　　・甘草は甘緩和中の作用で急迫しているものを緩める作用が
　　　　　ある。

　　　　・小麦は甘微寒で、心気を養う作用がある。

　　　　・大棗は甘平で中気をよく補益して、堅志除煩の作用がある。

　　　　・合わせて用いると、養心寧神、甘潤緩急の作用があり、七
　　　　　情が鬱結して起こった胸満喘急を治療することができる。

古今配穴：中脘、期門、上廉

　　出典：《雑病穴法歌》（『醫學入門』明・李梴：1575 年）

　　　　　「喘息難行治中脘、期門上廉穴善（注：上廉は足の陽明胃経
　　　　　の巨虚上廉穴のこと）」

　　用法：瀉法

　　解説：期門は足の厥陰肝経の穴であり、肝の「募穴」である。募穴
　　　　　は藏府の経気が胸腹部に結集した腧穴であり、藏府の効能を

― 435 ―

調節する作用がある。したがって期門を用いると、疏肝理気をはかることができる。

・中脘は任脈の穴で、任脈は肺をめぐって咽中に抵る。また手の太陰肺経は中焦の中脘穴より起こるから、中脘穴を用いることで肺部の病変を治療することができる。また中脘は胃の「募穴」でもあり、足の陽明胃経の上廉を配することで、胃の府の気を調理して、清濁を分けて痰湿を取り除くことができる。

・三穴を合わせて用いると、開鬱降気、平喘の効果を得ることができる。

〔B〕虚　喘

（1）肺虚を主とする気喘（肺気陰両虚）

病　　機：過度の労働、病後の衰弱、長引く咳嗽による気の損傷など、いずれも肺気虚を引き起こす。肺気虚は全身の気虚証の一つの表現であり、肺気が虚すれば肺の精微を皮毛に輸送する作用に影響して、表衛不固となる。また肺陰虚も同時に生じるために、虚火上炎して肺気の上逆が見られる。

・肺気は腎にその根本があり、宗気は心脈を貫いて呼吸を行っているから、肺気虚が一定程度発展すると、心肺気虚、腎不納気と心腎陽虚などの病理変化を引起し、心悸、動くと悪化する、汗出、手足の冷えなどの症状が見られる。

証　　候：慢性的な呼吸困難、呼吸促迫。

・気虚を主体とする場合は、気短、少気乏力、咳嗽の声が低微、痰涎はうすい、あるいは胸痛を兼ねる、顔色白、疲労倦怠、話をするのがおっくう、体が冷たい、冷えを嫌がる、自汗畏風、舌質は淡、胖嫩、舌苔薄白、脈細弱無力。

— 436 —

各論－5．気逆証

・陰虚を主体とする場合は、痰が少なく粘稠である、煩熱、口乾、
　顔面紅潮、舌質紅、舌苔の剥げ、脈細数。

証候分析：気短、少気乏力、咳嗽の声が低微
　　　　　肺は気の主であり、肺虚すれば気は主とするところを失うた
　　　　　め。

・顔色白、疲労倦怠、話をするのがおっくう
　　　　　肺気虚弱すると、百脈はうまく循行せず、血が上を栄養でき
　　　　　ないために、顔色が白くなり、精気が内から奪われる。その
　　　　　ために、疲労倦怠、話をするのがおっくうとなる。

・体が冷たい、冷えを嫌がる、自汗畏風
　　　　　肺は皮毛に合するから、肺気虚すれば皮膚皮毛を温煦する作
　　　　　用が不足するため、体が冷たく、冷えを嫌がり、衛外不固の
　　　　　ために自汗畏風が起こる。

・痰涎はうすい
　　　　　気虚すると津液の運化がうまく作用せず痰湿を形成するた
　　　　　め。

・胸痛を兼ねる
　　　　　気虚して血瘀なると、気血の流通がスムースでなくなり、通
　　　　　じなければ痛みを発するため。

・舌質は淡、胖嫩、舌苔薄白、脈細弱無力
　　　　　肺気虚弱の象である。

・痰が少なく粘稠である、煩熱、口乾、顔面紅潮、舌質紅、舌
　苔の剥げ、脈細数
　　　　　肺陰虚による、虚火上炎の象である。

治　　法：補益肺気、養陰、降逆定喘
方　　剤：生脈散（しょうみゃくさん）（『内外傷辨惑論』金・李東垣：1247 年）を加減。
　構成：人参（にんじん）、麦門冬（ばくもんどう）、五味子（ごみし）
　分析：人参は甘温で温肺益気、麦門冬は甘寒で潤肺養陰、五味子は
　　　　酸温で斂肺止汗。

— 437 —

・三薬を合わせて用いると、補肺、潤肺、斂肺の効能がある。

・本方は慢性的な呼吸困難、呼吸促迫のために津液と気の両方が損傷された肺気陰両虚の純粋な虚証であって、邪気の無い場合に用いるものである。表邪や痰濁による肺気壅塞の実証には用いてはいけない。

古今配穴：曲沢、大陵、神門、魚際、三間、商陽、解渓、崑崙、膻中、肺兪

出典：《雑病穴法歌》（『醫學入門』明・李梴：1575 年）

「上喘曲沢大陵中、神門魚際三間攻、商陽解渓崑崙穴、膻中肺兪十穴同」

用法：肺兪は補法、その他の穴は平補平瀉法。

解説：膻中、肺兪が主穴となる。

・肺兪は背部兪穴で肺の疾病を治療し、肺気を益す重要な穴であり、膻中は胸中の気会の穴で、肺兪を助けて肺気を宣散粛降させて、喘息を平らげる作用がある。

・咽喉不利、口乾、顔面紅潮などの気陰両虚の証を伴っている場合は、手の陽明大腸経の経別が咽喉を循っているから、商陽、三間を取って治療するのである。

・曲沢は手の厥陰心包経の「合穴」であり、「合は逆気して泄するを主る」から肺兪と協調して、胸中の気機の昇降を促進する。

・曲沢に大陵を配することで、咳嗽が甚だしく、病が長引くために起こる心胸疼痛を治療することができる。

・魚際は手の太陰肺経の「滎穴」であり、「滎は身熱を主る」から肺熱を清す作用があり、神門と配することで咳血を治療することができる。

・諸穴を合わせて用いると、肺気を益して、虚熱を清し、定喘利咽の効果が現れる。

— 438 —

各論―5．気逆証

古今配穴：肺兪、膻中、大椎、風門

出典：『現代鍼灸医案選』李志明（劉冠軍編：1985年）

「陣×、男、３４歳、問診6485号、1963年11月9日初診。

〔主訴および経過〕1954年に風邪を引いてから喘息を引き起こし、発病時は呼吸困難、口を開けて肩で息をする、横になれない、秋冬の両季節に悪化する。喘息の発作時には必ず、医院にてアミノフィリン、エフェドリン、ペニシリンを注射して、はじめは喘息が治まった。最近は喘息の発作が起こると治らず、咳喘して横になることもできなくなり、夜になると悪化する。口が乾燥し、冷えを嫌がり、熱飲を喜び、飲食はなお良好、大便は日に３回ある。

〔検査〕発育栄養状態は中等度。顔色黄、舌は無苔、脈細数、心のリズムは一定して、心拍数は毎分105回、雑音無し、右肺に湿性のラ音を聴く、血液、尿検査は正常、胸部X線では、両肺紋理が比較的重く、肺気腫、気管支喘息の印象がある。

〔弁証〕古くからの喘息のために、気虚となり、なおかつ舌は無苔、脈は細数より、証は虚喘に属する。

〔治療〕扶正固本、養肺平喘をはかる。

〔処置及び経過〕第１回目は、大椎、左風門、右肺兪、膻中に各５壮灸をすえ、灸の後の化膿の情況は良好である。灸瘡は45日で治った。灸の後４ヵ月経つが喘息はいまだに発症していない。第２回目は、瘢痕灸を右風門、左肺兪、紫宮に各５壮、・・・灸後10年経つが発病していない。・・・肺虚痰喘には、中脘、豊隆を加えて各灸３～９壮。腎虚喘には膏肓、腎兪、気海を加えて、各灸３～９壮。軽いものは１回、重いものでも２～３回の灸で効果が現れる。一般には半年あるいは１年に１回灸をすえる。中医の「冬の病は夏に治療する」という原則に照らして、夏の季節に灸をするとよい。

用法：各灸３～７壮、化膿灸。

― 439 ―

解説：肺気が注ぐところである肺兪は、肺の気陰を益し、扶正固本
し、肺の宣発・粛降をうまく作用させる。

・膻中は気の会穴で、一つは補益肺気の方面、一つは降気平喘
の方面に作用する。

・大椎は督脈の穴で、督脈は諸陽を総督し、陽脈の海である。

・風門は足の太陽膀胱経の穴で、太陽は六経の藩籬である。

・大椎、風門を合わせて用いると、固表して肺を養う作用が起
こる。

・諸穴を配合すると、扶正固本、養肺平喘の功を収めることが
できるために、肺虚による喘息は自然と治癒するのである。

（２）脾虚を主とする気喘

病　　機：五行論では「土生金」であるから、肺気の強弱は、脾から吸
収され運搬された食物の栄養と水液の運化作用に頼ってい
る。脾虚が長引くと、当然肺気に影響して虚弱となる。運化
作用が失調すると、水液の輸布、排泄に影響して、湿が集まっ
て痰飲を形成する。痰飲邪は肺気の下降作用を阻害するから、
喘証を引き起こす。

・飲食の不節制、食べ過ぎ飲みすぎ、生活習慣の乱れなどいず
れも脾気虚弱の原因となる。

・情緒の変動、思い悩んだり憂いたりすることが過剰となるこ
とが、最も脾を傷つけやすい。

・他の藏の虚弱や不和もまた脾に影響を及ぼす。脾は後天の本
であり、五藏六府を養うことを主とするから、他の藏府の不
和もまた脾気虚弱の証候を発生させるのである。

証　　候：喘息の声が低い、顔色が淡白、精神疲労、倦怠、四肢無力、
飲食が減少する、脘腹脹悶、大便は希薄、舌質淡で胖嫩ある
いは歯痕がある、舌苔は薄白、脈虚。

各論―5. 気逆証

証候分析：喘息の声が低い

脾気虚弱となると、水穀の精微の運化がうまく作用せず、上がって肺を養えなくなり、肺が虚して気を主る所がなくなるため。

・顔色が淡白、精神疲労、倦怠

脾気虚弱になると、気血の生化の源が不足するため。

・四肢無力

脾は四肢を主るから、脾気虚弱になると、気虚によって充分に四肢に達することができなくなるため。

・飲食が減少する

脾胃は表裏の関係にあり、脾気虚弱となると、当然胃の受納作用も減弱するため。

・脘腹脹悶、大便は希薄

脾気虚弱となると、運化作用が衰えて、寒湿が内に滞るため。

・舌質淡で胖嫩あるいは歯痕がある、舌苔は薄白、脈虚

いずれも脾気虚弱の象である。

治　　法：健脾益気、降逆平喘

方　　剤：六君子湯（『醫學正傳』明・虞搏：1515 年）を加減。

構成：人参、甘草、茯苓、白朮、半夏、陳皮、大棗、生姜

分析：人参は甘温で、脾を助け胃を養い、中を補して気を益す。

・白朮は苦温で、健脾燥湿して、脾の運化作用をたすける。

・茯苓は甘淡で、白朮と配合して健脾滲湿する。

・甘草は甘温で、気を益し、中を補って胃を和す。

・陳皮、半夏は苦温で、下気降逆、豁痰利気の効能がある。

・六味を合わせて用いると、健脾益気、降逆平喘の効果が得られる。

古今配穴：足三里

出典：《席弘賦》（『鍼灸大全』明・徐鳳：1439 年）

― 441 ―

「虚喘須尋三里中」

用法：補法

解説：足の陽明胃経は五行でいえば「土」に属する。足三里は、足の陽明胃経の「合土穴」であるから、「土中の土」であり、これを補うことで脾胃を調え補うことができる。生化の源を助ければ、水穀は肺に上がって、肺気を助けることができ、肺の通気量が増加して、気喘が緩解するのである。これが「土生金」の意味である。

（3）腎虚を主とする気喘

病　　機：久病、高齢で体が弱っており、頻繁に喘息発作を繰り返し、病が深く腎にまで及んでしまったもの。腎は納気を主り、呼吸と密接な関係にあり、腎気が充実して納気が正常に作用することではじめて肺の気道がのびやかとなり、呼吸がスムースに行われるのである。もし、腎虚があると根本を固めることができず、吸入された気が腎に帰納しなくなるために、呼気が多くて吸気が少ないという難治性の喘息が出現する。

証　　候：慢性の呼気性の呼吸困難、呼吸促迫、呼吸がとぎれとぎれになる、動くと喘息がひどくなる、体が痩せてしまい精神疲労がある、心が動揺して汗が出る、手足が冷えて青白くなる、口唇や爪甲が赤みのかかった黒色になる、舌質淡あるいは紫が隠れている、舌苔薄白、脈沈細無力。

証候分析：慢性の呼気性の呼吸困難

過度の労働、色欲で腎を損傷したり、大病、久病の後は、正気が衰敗して、精気が内で損傷するために、肺の気陰が消耗し、下がって腎を庇護できなくなる。そうすると腎の真元が損傷して、根本が固まらず、気を納めるところが少なくなり、上がって肺に出るため、呼気が多く吸気が少なくなり、気逆

— 442 —

各論―5. 気逆証

上奔して喘息となる。

・体が痩せてしまい精神疲労がある
喘息発作が長引くと、病は腎にまで及ぶ。腎は作強の官であるから、腎気が虚衰すれば、人体機能の活動は低下するため。

・心が動揺する
腎は水藏であり、気化して水道を通じることを主る。腎水が泛濫すると、上がって心神をかき乱すため。

・呼気が多く吸気が少ない、呼吸がとぎれとぎれになる、動くと喘息が悪化する
腎は気の根であり、下元が固まらないと気はその摂納を失うため。

・汗出
腎陽がすでに衰え、衛外の陽を固められないため。

・手足が冷えて青白くなる
衛気が外を温養できなくなるため。

・口唇や爪甲が赤みのかかった黒色になる、舌色に紫が隠れている
気は血の帥、気がめぐれば血もめぐり、気が虚せば血は滞り、陽気が充分でないために、血瘀が続発するため。

・舌質淡、舌苔薄白、脈沈細無力
いずれも腎気不足の象である。

治　　法：補腎納気、下気定喘

方　　剤：八味地黄丸（『金匱要略』後漢・張仲景：219 年）を加減。

構成：熟地黄、山薬、山茱萸、沢瀉、茯苓、牡丹皮、桂枝、附子

分析：〔君薬〕熟地黄、山薬、山茱萸は、滋陰補腎。

〔臣薬〕桂枝、附子は、温陽化気。

〔佐薬〕茯苓、沢瀉、牡丹皮は、滲湿泄熱。

・八味地黄丸は六味地黄丸に腎陰を補う附子、肉桂を加えたもの。

― 443 ―

・本方は水火をともに補うことによって、陰陽は協調し、邪気が去り正気が回復して、腎気は自ずから健やかとなる。
・本方は滋腎薬の中に少量の温腎薬を用いて、少火は気を生ずるの意味から「腎気」の名がある。

古今配穴：兪府、乳根
　　出典：《玉龍歌》（『扁鵲神應鍼灸玉龍經』元・王国瑞：1295 年以前）
　　　　　「吼喘之症嗽痰多、若用金鍼疾自和、兪府乳根一様刺、氣喘風痰漸漸磨」
　　　　　《玉龍賦》（『鍼灸聚英』明・高武：1529 年）
　　　　　「乳根兪府、療氣嗽痰哮」
　　用法：いずれも斜刺にて補法。
　　解説：乳根は足の陽明胃経の腧穴で、通経活絡、宣通乳絡、活血化瘀の効能がある。
　　　　・兪府は足の少陰腎経の腧穴である。すなわち腎の経気の集合する所であり、気を下げる効能がある。
　　　　・胃の気は降りるのが順であり、腎気は昇が正常であるから、二穴を合わせて用いると、一つは降一つは昇で、清昇濁降、気機通暢の効果が現れ、咳喘を治癒することができる。

古今配穴：関元、腎兪
　　出典：『鍼灸對穴臨床経験集』（呂景山編：1986 年）
　　　　　「関元腎兪伍用、善治一切虚弱之証。鍼刺用補法、腎陽不足者、宜予重灸、艾条灸 20 ～ 30 分間、艾炷灸 7 ～ 20 壮」
　　用法：補法、灸法
　　解説：関元は精血の室、元気の所であり、人の生命の根本があるところである。培腎固本、補益気、温中散寒、回陽固脱、暖宮固精、止血止帯、分別清濁、祛除寒湿、強壮保健の効能がある。
　　　　・腎は精を蔵し、先天の本である。腎は水を主り、内にあって

各論―5. 気逆証

は相火であるから、水火の藏である。腎は上がって肺に連なり、元気の根であり、納気を主る。腎兪は腎の「背兪穴」で、滋補腎陰、温補腎陽、益陰填髄、聡耳明目、気化を促進し、水湿を利し、筋骨を壮くし、腰膝を強くし、下元を固め、渋精縮尿止帯の効能がある。

・関元は補気を主とし、腎兪は補陰を要とする。

・二穴を合わせて用いると、どちらも下焦にあるから、共同して、培補先天、温養後天、納気平喘の効能が現れる。

　一般には、実喘は邪気壅阻によるものであるから、邪を取り除き利気をはかれば治療効果は比較的よい。

　虚喘は気が衰えてその摂納が失調し、根本が固まらないものであるから、これを補っても必ずしもすぐに効果が現れるものではない。また邪を感受しやすいために反復発作を繰り返し、往々にして喘息が甚だしくなると難治性のものになりやすい。

　ゆえに虚喘は外感によって発作を起こし、実喘は長引く発作のために、虚となるのであるから、喘証は慢性疾患となり、一般には「発作時には肺を治療し、寛解時には脾腎を調節する」という原則がある。

（4）虚実挟雑

　喘証は虚実に分かれるといっても、臨床では多くは外感によって触発された虚実夾雑証が多く見らる。

病　　機：肺虚証の呼吸困難、呼吸促迫を呈し、上焦においては痰気の壅阻、下焦においては腎気の虧損が見られた場合は、「上実下虚」の証が見られる。

証　　候：喘息発作で呼吸困難、痰が多い、胸悶、汗出、動くと甚だしい、腰膝がおもだるい。

― 445 ―

治　　法：逆気を降ろして痰濁を化し、腎元を温め納気をはからなければならない。

方　　剤：**蘇子降気湯**（『太平恵民和剤局方』宋・太医局編：1078 年）を加減して用いる。

　　構成：蘇子、前胡、半夏、厚朴、陳皮、生姜、肉桂、甘草、当帰

　　分析：蘇子、前胡は降気平喘して風寒を散じる作用がある。

　　　　　半夏、厚朴は降逆寛胸、燥湿化痰の作用がある。

　　・陳皮、生姜は気をめぐらせて痰を取り除く作用がある。

　　・肉桂には温腎散寒、納気平喘の作用がある。

　　・甘草、当帰には益気養血、降逆順気の作用がある。

　　・総合して、本方は疏泄と納気の作用を併用しており、肺腎同治（治療の主体は肺にある）、虚実同治（治療の主体は上実にある）するもので、本来風寒の喘証に、下焦の虚を兼ねるものによい。

古今配穴：膻中、気海

　　出典：『鍼灸對穴臨床経験集』（呂景山編：1986 年）

　　　　　「膻中気海伍用、以治咳嗽、気喘、症属虚喘爲宜」

　　用法：膻中は鍼尖を下に向けて斜刺。気海は補法。

　　解説：肺は呼気を主り、腎は納気を主る。肺は気の主であり、腎は気の根である。肺、腎のはたらきがうまくいっておれば、一つは呼気一つは吸気で、呼吸は正常となる。肺気の壅滞、腎が虚して納気がうまくできなくなると、どちらも咳嗽、気喘の諸症状を引き起こす。

　　・膻中は宣肺して壅滞を取り去る作用があり、また気をめぐらせて壅滞している気道を開く作用がある。

　　・気海は、元気の海を調え補って、陽を奮い立たせて気を納める作用がある。

　　・二穴を合わせて用いると、一つは肺一つは腎、一つは開一つ

― 446 ―

各論―5．気逆証

は納で、平喘の効力が顕著に現れる。

・膻中は上気海であり、気海は下気海であるから、二穴を用いることで、一つは上一つは下で、一身の大気を斡旋して、なおかつ諸々の気を大海に帰すことができる。したがって人体の気機を調和して、百脈が通じ、気機の昇降がうまく行われて、呼吸が調うのである。

古今配穴：兪府、雲門

　出典：『鍼灸對穴臨床経験集』（呂景山編：1986年）

　　　　「兪府雲門伍用、是為治療咳嗽、喘息而設」

　用法：兪府は肋骨に沿って斜刺、雲門も斜刺。

　解説：雲門は、手の太陰肺経の腧穴である。雲門は雲の門すなわち天の気が人身に出入する所である。肺は天の清気を人体に取り入れる門であるから、雲門というのである。雲門には、通経行気、粛肺止咳の効能がある。

・兪府はまた輸府ともいい、足の少陰腎経の腧穴である。すなわち腎の経気の集合する所であり、気を下げる作用がある。

・二穴を合わせて用いると、一つは肺一つは腎、一つは宣一つは降の作用があり、宣降を合わせた方法となり、五行でいえば金水相生によって咳嗽を止める作用が顕著となる。

・この処方の主穴は兪府であり、衝気の逆を降ろし、腎気の源をととのえるのである。従穴は雲門であり、開胸順気、導痰理肺の効能で、標本同治をはかるのである。

古今配穴：璇璣、気海

　出典：《玉龍歌》（『扁鵲神應鍼灸玉龍經』元・王国瑞：1295年以前）

　　　　「氣喘急急不可眠、何当日夜苦憂煎、若得璇璣鍼瀉動、更取氣海自安然」

　　　　《玉龍賦》（『鍼灸聚英』明・高武：1529年）

― 447 ―

「厄羸喘促、琁璣、氣海当知」

用法：琁璣は瀉法、気海は灸を用いる。

解説：琁璣は任脈の穴であり、胸骨柄の前に位置し、胸脇部の疾病を主治し、とりわけ咳逆上気、喘息のために話もできないものを治療するのに有効な穴である。また宣発気機、通滞祛痰、消腫止痛、滋枯潤燥、止咳平喘の効能がある。

・気海は任脈の穴で、本経脈気の発するところであり、生気の海であり、調気補気、培腎補虚、温陽固精、散寒止痛、利湿消腫、止血止帯、納気平喘の効能がある。

・琁璣は上に位置して、肺気を宣通することが主となり、気海は下にあって培補元気の要である。一つは上一つは下、一つは補一つは瀉で、相互に制約し、互いの短所を制限しあいながら長所を発展させることで、通宣理肺、納気平喘の効果が現れる。

---

3. 呃 逆

病　　機：胃気の和降の作用が失調して、気が上に逆して、膈間が不利となりしゃっくりが続けて頻繁に起こり、自ら止めることができない。

・『景岳全書』呃逆では次のように指摘している。

「致呃之由、総由氣逆」

・呃逆の症は、多くは情志抑鬱、肝気鬱結によって、胃気が降りずに、上逆して起こる。

・または生冷寒涼の品を過食して、肝気が中焦を阻害し、胃陽が抑え込まれて、気が順行せずに、上逆して起こることもある。

・また少数ではあるが、病が久しいと胃陰を耗傷して、虚火が上逆して発することもある。

— 448 —

各論―5．気逆証

・老人の慢性病で元気が衰敗して正気がまさに離脱しようとして起こる呃逆は、予後不良であり多くは危険な兆候である。急いで腎の納気を補って呃逆を止めなければならない。

治　法：和胃降逆。

方　剤：旋覆花代赭石湯（『傷寒論』後漢・張仲景：219 年）
　　　　或は丁香柿蒂湯（『症因脉治』明・秦景明撰、清・秦皇士補輯：1766 年）を加減して用いる。

構成：旋覆代赭湯（旋覆花、人参、生姜、代赭石、甘草、半夏、大棗）
　　　丁香柿蒂湯（丁香、柿蒂、人参、生姜）

分析：旋覆花代赭石湯

・旋覆花は気を下し痰を消除する。

・代赭石は重鎮降逆し、人参、甘草、大棗を配合して脾を扶け胃を益することによってその虚を治す。

・半夏、生姜は降逆化痰により結気を散ずる。

・以上を総合すると、正気を扶けて胃を益し、逆を下げて化痰する作用が生じる。

丁香柿蒂湯

・丁香は脾胃を温め滞った気をめぐらす。

・柿蒂は苦温で気を降ろし、呃逆を止める。

・人参は益気補虚の作用がある。

・生姜は胃を温め寒を散ずる。

・以上を総合すると、寒を散じ気をめぐらし、胃虚を回復させて呃逆を止める。

【参考】『腹證奇覽翼』旋覆花代赭石湯図解

「図の如く、心下痞硬して、其の人、常に噯気（おくび）を患い、大便硬く、若しくは反胃、若しくは噦逆、若しくは食噎（むせぶ）等の患いあるものは、旋覆花代赭石湯の證なり。

凡そ嘔吐の諸證、大便秘するものに効あり。故に、妊婦の悪阻（つわり）も、亦、此の方の證あり。考え用うべし」

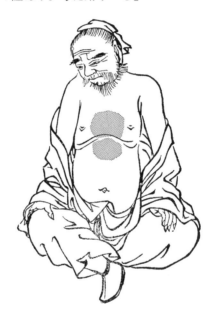

図 12. 旋覆花代赭石湯図

古今配穴：璇璣、巨闕
　せんき　こけつ

　出典：『鍼灸對穴臨床経験集』（呂景山編：1986 年）

　　「璇璣——巨闕伍用、原為治療由于宗気不宣而引起的痰飲咳喘、胸痛満悶、嘔吐呃逆、癲癇等症而設」

　解説：璇璣は任脈の腧穴で、天位にあり、宣通胸陽、降逆の効能が

— 450 —

各論－5．気逆証

ある。

・巨闕も任脈の腧穴で、心の募穴であり、上腹部に位置し、和
　胃利膈、調気安神の効能がある。

・璇璣は上に走って、肺気を宣調するのが主となる。巨闕は下
　に行って、清心安神の要となる。

・二穴を合わせて用いると、一つは上一つは下、一つは肺一つ
　は心であり、宗気を宣導して、寛胸利膈、寧心安神の効果が
　現れる。

古今配穴：期門、膻中、中脘
　　　　　き もん　だんちゅう　ちゅうかん
　　出典：『醫學綱目』（明・楼英：1565 年）
　　　　　「苦逆、期門、膻中、中脘、用灸法」
　　　　　『萬病回春』（明・龔延賢：1587 年）
　　　　　「呃逆不止、取中脘、膻中、期門」
　　　　　『衛生寶鑑』（元・羅天益：1281 年）
　　　　　「呃逆不止、灸乳下黒尽処一韮葉許」
　　　　　『類經圖翼』（明・張介賓：1624 年）
　　　　　「呃逆、灸乳根、承漿、中府、風門、肩井、膻中、中脘、期門、
　　　　　気海、足三里、三陰交」
　　　　　『證治準縄』（明・王肯堂：1602 年）
　　　　　「産後呃逆、灸期門三壮、乳直下一指陥中」
　　用法：以上の３穴はいずれも艾炷灸７～ 14 壮。
　　　　　・気逆の原因に基づいて、穴位の前後、施灸の順序を決定する。
　　効能：疏肝和胃、降気止呃
　　解説：期門は肝の「募穴」である。これに灸をすえると肝経の気を
　　　　　通調し、疏肝解鬱をはかることができる。
　　　　・膻中は「気会」であり、これに灸をすえると降気止逆、通利
　　　　　気機をはかることができる。
　　　　・中脘は胃の「募穴」であり、「腑会」でもあるから、これに

— 451 —

灸をすえると調和胃気して、胃気を降ろさしめ、呃逆を止めることができる。

加減：情志抑鬱して、大きなため息をつく者は、太衝を加えて、鍼は平補平瀉法を用いて、疏肝解鬱の効果を強める。

・胃中寒飲して呃逆が止まらない者は、膈兪を加えて、鍼は補法を用いて、それから艾炷灸を 7 ～ 10 壮加えて、温胃化飲、降逆止呃をはかる。

4．嘔　吐

　中焦の脾胃の気機の昇降が失調して、胃が和降を失い、気が上に逆したことによるもので、悪心、泛々として嘔吐する。

　ゆえに『聖済総録』嘔吐では次のように指摘している。

　「嘔吐者、胃氣上而不下也」臨床では虚実に分ける必要がある。

〔A〕実　証

　寒、熱、痰、食、気、血が胃の府を阻害して、気が上に逆し嘔吐を発する。

（1）外邪犯胃

病　　機：外邪を感受して、気機が調和を失い、胃気が上逆して起こる。
　　　　　風寒と暑湿のものがある。

証　　候：風寒（表寒実証）…突然の嘔吐、悪寒発熱、頭痛などを伴う、脈は浮。
　　　　　暑湿（表熱実証）…突然の嘔吐、高熱、胃疼痛、悪心、胸苦しい、腹瀉、脈は浮。

証候分析：突然の嘔吐
　　　　　風寒・暑湿の邪が外に侵襲したり、穢濁の気が人を侵すと、

— 452 —

各論―5．気逆証

　　いずれも営衛の調和が失われ、気機が逆乱して、胃がその和
　　降作用を失調して上逆するため。

・悪寒発熱、頭痛
　　風寒の邪が肌表を束縛して、営衛の調和が失われるため。

・胃脘疼痛、悪心、胸苦しい、あるいは腹瀉
　　暑湿穢濁の気を感受すると、湿が中焦を阻害して、昇降の作
　　用が失調して、清濁が分かれないため。

・脈浮
　　表証に属する。

治　　法：風寒：辛温解表
　　　　　暑湿：疏散表邪、芳香化濁

方　　剤：風寒：麻黄湯（『傷寒論』後漢・張仲景：219年）
　　　　　暑湿：藿香正気散（『太平恵民和剤局方』宋・太医局編：
　　　　　1078年）

　　構成：麻黄湯（麻黄、桂枝、甘草、杏仁）
　　　　　藿香正気散（藿香、紫蘇、白芷、大腹皮、茯苓、白朮、陳
　　　　　皮、半夏、厚朴、桔梗、甘草）

　　分析：麻黄湯
　　　　・麻黄は発汗解表、宣肺平喘の効能を持つ。
　　　　・桂枝はその温経散寒の作用により麻黄の発汗を助け表邪を
　　　　　解く。
　　　　・杏仁は肺を利し気を下げ、麻黄の平喘を助ける。
　　　　・甘草は諸薬を調和する。

　　　　藿香正気散
　　　　・藿香の芳香は穢邪を除き、理気和中の作用があり、主薬。
　　　　・紫蘇、白芷、桔梗は表邪を解き、気機を利する。
　　　　・厚朴、大腹皮は湿を乾かし、満を除く。
　　　　・半夏、陳皮は利気化痰の作用がある。
　　　　・茯苓、白朮、甘草は和中健脾化湿の作用がある。

— 453 —

・以上を合わせて用いると、解表和中、理気化濁の効果を得ることができる。
・夏期にかぜをひき外に表寒があり、腸胃不和の場合によく用いられる。

古今配穴：百会、曲池、間使、労宮、商丘

　出典：《雑病歌》（『鍼灸聚英』明・高武：1529 年）

　　　「嘔穢百会曲池中、間使労宮商丘底」

　解説：手の太陰肺経は中焦に起こり、下って大腸を絡い還って胃口を循る。肺は表を主るから外邪は肺経を循って直接胃を侵す。とりわけ暑湿の邪は、胃の府をかき乱して、濁気が上逆するために突然の嘔吐が起こるのである。

・百会は三陽五会の穴であり、交会している足の太陽膀胱経は開を主り、一身の藩籬である。百会を取ることで外邪を取り除くことができる。

・曲池には解表清暑化濁の作用がある。

・間使は手の厥陰心包経の「経穴」であり、五行でいえば金に属し肺に応じる。ゆえに解表して外邪を取り除く作用がある。

・労宮は清熱の効能があり、間使とともに清暑の作用を発揮する。

・商丘は足の太陰脾経の「経穴」で、『難経』六十八難に「経は寒熱咳嗽を主る」とあるから、商丘は一つには健脾和胃、昇清降濁の作用があり、二つめには和胃解表の作用もある。

・五穴を合わせて用いると、互いに助け合って、清暑化湿、健脾和胃、昇清降濁、止嘔の作用を発揮される。

（2）胃熱熏蒸

病　　機：脂っこいもの、味の濃いものの嗜好や酒癖により湿熱が生じ、

各論―5．気逆証

　　　　　湿熱が胃の和降を阻害して発生する。

証　　候：嘔吐とともに呑散、腐臭のある穢気、口臭、腹満、胃脘灼熱痛、
　　　　　口渇、冷飲を好む、便秘。

証候分析：嘔吐とともに呑散
　　　　　湿熱が胃の和降を阻害するため。

　　　　・腹満、胃脘灼熱痛
　　　　　湿熱が気機の昇降を阻害するため。

　　　　・腐臭のある穢気、口臭、口渇、冷飲を好む、便秘
　　　　　熱盛の象である。

治　　法：清胃降逆

方　　剤：二陳湯（『太平恵民和剤局方』宋・太医局編：1078 年）に炒
　　　　　山梔子、黄連、生姜などを加えて用いる。

　　構成：二陳湯（半夏、陳皮、茯苓、生姜、甘草）

　　分析：〔君薬〕半夏は、辛温にして燥で、燥湿化痰の効能があり、
　　　　　また和胃降逆の作用によって嘔吐を止める。湿痰を治す要薬
　　　　　である。
　　　　　〔臣薬〕陳皮は、理気燥湿、和胃化痰、とりわけ理気化痰の
　　　　　作用が強く、気をめぐらせて痰を消し去るのである。
　　　　　〔佐薬〕茯苓は、健脾滲湿の効能によって湿が集まらないよ
　　　　　うにして、痰を生じないようにする。生姜は、降逆化痰の効
　　　　　能の他にも、半夏の毒を制御する作用がある。
　　　　　〔使薬〕甘草は、諸薬を調和させ、また健脾和中の効能があり、
　　　　　半夏、陳皮の燥散の作用を制御する。

　　　　・諸薬を合わせて用いると、燥湿化痰、理気和中の効能がある。

　　　　・山梔子は、清熱瀉火の作用がある。

　　　　・黄連は中焦の大熱を清して、熱毒をよく解く作用があり、実
　　　　　熱火邪鬱結の主薬である。

　　　　・生姜は温中止嘔の作用がある。

― 455 ―

古今配穴：足三里、内庭

出典：《雑病穴法歌》（『醫學入門』明・李梃：1575 年）

「泄瀉肚腹諸般疾、三里（足）、内庭功無比」

解説：足三里は足の陽明胃経の「合土穴」であり、培補中宮をはかることができる主穴である。

・内庭は足の陽明胃経の「滎水穴」であり、胃熱を清瀉する作用がある。

・二穴を合わせて用いると、一つは補一つは瀉、相互に制約しあって、陽明の経気を疏通、調節することができ、和胃降逆の効果が顕著となる。

（3）痰濁中阻

病　　機：病因は、一つは湿気の多いところで生活していて、外邪の侵襲を受けたため、一つは飲食の損傷による。前記の病因により肺、脾、腎の三藏の作用（気を化し、津液を分布し、水を主る作用）が失調すると、外からの湿邪の侵襲と内からも湿邪が生じて、水津が停聚して痰となり飲となる。その痰飲が胃中に停滞して、胃の和降作用が失調して嘔吐する。

証　　候：嘔吐、清水痰涎、胸脘満悶、胃内停水音が聞こえる、食欲不振、眩暈、心悸、舌苔白滑膩。

証候分析：胸脘満悶、食欲不振、反って上逆して、清水痰涎を嘔吐したり胃内停水音が聞こえたりする

痰飲が集まって胃を侵すと胃はその和降作用が失調するため。

・頭暈

痰飲邪が上を犯すと、清陽の気はのびやかでなくなるために起こる。

・心悸

痰飲邪が心を凌駕するために起こる。

・舌苔白膩、脈滑

いずれも痰飲内阻の象である。

治　法：清化痰濁止嘔

方　剤：小半夏湯（『金匱要略』後漢・張仲景：219年）と
　　　　苓桂朮甘湯（『金匱要略』後漢・張仲景：219年）の合方。
　　　　温胆湯（『備急千金要方』唐・孫思邈：652年）

構成：小半夏湯合苓桂朮甘湯

　〔小半夏湯〕半夏、生姜

　〔苓桂朮甘湯〕茯苓、桂枝、白朮、甘草

　〔温胆湯〕半夏、陳皮、茯苓、甘草、生姜、竹茹、枳実、大棗

分析：小半夏湯

　・半夏は、燥湿化痰、降逆止嘔の効能がある。

　・生姜は、散寒、温中、止嘔、化飲の効能がある。

　苓桂朮甘湯

　・茯苓は健脾利水の効能があり、君薬。

　・桂枝は温陽化気の効能があり、臣薬。

　・白朮は健脾燥湿の効能があり、佐薬。

　・甘草は脾胃を調和する効能があり、使薬。

　・本方は健脾燥湿、温化痰飲の効能がある。

　・合方ですることで、痰飲内阻で寒に偏っている嘔吐に用いることができる。

　温胆湯

　・二陳湯から烏梅を取り除き、竹茹、枳実、大棗を加えたもの。

　・二陳湯には燥湿化痰、理気和中の効能がある。

　・竹茹は清熱利痰、降濁止嘔の効能がある。

　・枳実は破気消積、化痰除痞の効能がある。

　・本方には燥湿化痰、清胆和胃の効能があり、痰濁中阻で熱

に偏ったものに用いられる。

古今配穴：中脘、豊隆

出典：『鍼灸對穴臨床経験集』（呂景山編：1986 年）

「中脘豊隆伍用、是為治療痰飲諸症而設」

解説：中脘は胃の「募穴」であり、内において胃の府に応じ、本穴
に鍼灸すると、直接病所に達して、中焦を強め、消脹除満、
祛湿化痰のはたらきをする。

・豊隆は、足の陽明胃経の「絡穴」であるから、脾経に通じて
おり、本穴に鍼灸すると、脾胃の運化作用を健やかにし、化
痰降濁の作用がある。

・二穴を合わせて用いると、相互に作用を促進しあって、疏通
経絡、燥湿化痰の作用が増強される。

（4）宿食内停、有食傷史

病　　機：本証は多くは飲食の不節制、暴飲暴食によって脾胃が損傷さ
れて、胃の受納作用、脾の精微の運化作用が失調して、胃気
上逆を起こして発症する。

証　　候：嘔吐、腐臭のある曖気、食べたくない、上腹部が脹って痛い、
疼痛拒按、食べると気持ちが悪くなって嘔吐するとすっきり
する、大便秘結あるいは腐臭のある下痢便、舌苔は厚膩、脈
は滑実。

証候分析：嘔吐

飲食の不節制や冷たいものや脂濃いものを多く取り過ぎる
と、胃の中に阻滞して、胃気が降りられなくなり、上逆する
ため。

・腐臭のある曖気

胃中に飲食が長く停滞すると熱と化するため。

— 458 —

各論―5. 気逆証

・食べると気持ちが悪くなり、嘔吐するとすっきりする
　　胃中に飲食が停滞して、これ以上受納できないため。
・上腹部が脹って痛い
　　胃は受納作用、脾は運化作用であるから、脾の運化作用が失
　　調すると、中焦がうまく作用せず、気機が阻滞して、痰湿凝
　　集を起こすため。
・大便秘結あるいは腐臭のある下痢便
　　中焦の食滞が化熱して、大腸の伝導作用が失調するため。
・舌苔厚膩、脈滑実
　　食滞内停の象である。

治　　法：消食化滞、和胃降逆
方　　剤：**保和丸**（『丹渓心法』明・朱丹渓：1481 年）を加減。
　　構成：山楂子、神麹、半夏、茯苓、陳皮、連翹、莱菔子
　　分析：山楂子、神麹、莱菔子はよく食を化するが、それぞれに特徴
　　　　　がある。
　　・山楂子の酸温は肉食を最もよく消化する。
　　・神麹の辛温は、地下で蒸してでき、よく酒の気を醒まし、胃
　　　を健やかにして、陳腐の積を除く作用がある。
　　・莱菔子はよく積滞を消除し、さらに豁痰下気、胸膈を寛げる
　　　作用を兼ねる。
　　・半夏、陳皮、茯苓を配合して和胃利湿をはかる。
　　・連翹の芳香は結を散じ熱を清する効能がある。
　　・これらを合せて用いると和胃をはかって食を消導する効能が
　　　ある。

古今配穴：**内関、公孫**
　　出典：『鍼灸對穴臨床経験集』（呂景山編著：1986 年）
　　解説：内関は手の厥陰心包経の「絡穴」で、別れて手の少陽三焦経
　　　　　に走る。また八脈交会穴の一つで陰維脈に通じ、清泄包絡、

― 459 ―

疏利三焦、寛胸理気、和胃降逆、鎮静止痛、寧心安神の効能
がある。

・公孫は足の太陰脾経の「絡穴」で、別れて足の陽明胃経に走る。
また八脈交会穴の一つで衝脈に通じ、陰維脈に通じている内
関と相関する。

・公孫には気機の昇降を調え、脾土をたすけて、血海を調え、
衝脈任脈を調和して、下焦を調える作用がある。

・内関は心胸の鬱熱を清泄して、水逆の気を下行させる作用が
ある。

・公孫は脾胃を調えて清陽を昇挙することが主要な作用であ
る。

・内関は専ら上焦に走り、公孫は専ら下焦に行くのである。

・二穴を合わせて用いると、上下に直に通じ、理気健脾、寛中
消積の効能が顕著となる。

・内関は陰維脈に通じ、公孫は衝脈に達するから、合わせて用
いると、心、胸、胃、腹の一切の病証を統治することができる。

古今配穴：太白^{たいはく}

　出典：《雑病歌》（『鍼灸聚英』明・高武：1529 年）
　　　　「嘔食不化治太白」

　解説：太白は足の太陰脾経の「原穴」であり、五兪穴では「兪穴」
　　　　に属し、五行では土に属するから、内は脾胃に応じる。した
　　　　がって太白には、健脾和中して、運化を促進し、清降逆の作
　　　　用によって食滞の証に対して消食化滞、和胃降逆の作用があ
　　　　る。

（5）肝気犯胃

病　　機：内傷七情による肝気が鬱結して、肝気が胃に横逆し、胃気が

各論―5. 気逆証

上逆して発生する。

証　　候：嘔吐、呑酸、干嘔、悪心、噯気、精神抑鬱、のどの閉塞感、脇肋満悶、脘脇脹痛、口苦、心煩して怒りやすい、女性では乳房の脹痛があってしこりが触れる、少腹脹痛、月経異常などが見られる。情緒が激しく変動すると嘔吐を繰り返す、舌辺紅赤、舌苔は薄膩あるいは微黄、脈は弦。

証候分析：嘔吐、呑酸、干嘔、悪心
　　　　　肝気が胃を犯し、胃の和降作用が失調したため。

　　　　・噯気、精神抑鬱
　　　　　肝気が鬱結してのびやかでないため。

　　　　・脇肋満悶、脘脇脹痛
　　　　　肝経は両脇を循り、胃は中脘に位置するから、肝胃不和、気滞があると脇肋満悶、脇脹痛が起こる。

　　　　・のどの閉塞感
　　　　　痰気が咽喉に結ばれたため。

　　　　・乳房の脹痛があってしこりが触れる
　　　　　肝経は両乳を循行しているから、気が滞ってのびやかでなくなるため。

　　　　・月経異常
　　　　　肝は衝任を主り、血を蔵するから、肝鬱気逆すると、気衝血乱となるため。

　　　　・舌辺紅赤、舌苔は薄膩あるいは微黄、脈は弦
　　　　　いずれも肝胃不和の象である。

治　　法：辛開苦降

方　　剤：半夏厚朴湯（『金匱要略』後漢・張仲景：219年）と左金丸（『丹溪心法』明・朱丹溪：1481年）の合方。

　　　　構成：〔半夏厚朴湯〕半夏、厚朴、紫蘇葉、茯苓、生姜
　　　　　　　〔左金丸〕黄蓮、呉茱萸

　　　　分析：半夏厚朴湯

― 461 ―

・半夏は散結除痰の作用がある。

・厚朴は降気除満の作用がある。

・紫蘇葉は寛中散鬱の作用がある。

・茯苓は滲湿消飲の作用がある。

・生姜は降逆散寒の作用がある。

・半夏、茯苓、生姜で降逆和胃止嘔、厚朴、紫蘇で理気寛和
の効能が生じる。

左金丸

・黄連は苦寒瀉火、降逆止嘔の作用がある。

・呉茱萸は辛温で開鬱散結、下気降逆の作用がある。

・黄連と呉茱萸を合わせて用いると、辛開、苦降、泄肝、和
胃の作用がある。

古今配穴：合谷、内関、陰交

出典：《雑病穴法歌》（『醫學入門』 明・李梃：1575 年）

「汗吐下法非有他、合谷、内関、陰交杵」

解説：内関は手の厥陰心包経の「絡穴」であるから、手の少陽三焦
経に通じている。したがって気機を調理する作用がある。

・手の厥陰心包経と足の厥陰肝経は胸中で交わり、「同気相応」
の理論から、内関穴には疏肝理気の作用もある。

・合谷は手の陽明大腸経の「原穴」であり、降逆和胃の効能が
ある。

・陰交は任脈の腧穴であり、下腹部に位置して、合谷の作用を
強化する。

・三穴を合わせて用いると、肝をのびやかにして気機を調理し、
降逆和胃止嘔をはかることができる。

— 462 —

各論—5．気逆証

〔B〕虚　証

　脾胃気虚および胃陰不足によって、中焦の昇降が調和を失って上に逆して、嘔吐を発する。

（1）脾胃虚弱

病　　機：もともと虚弱体質であったり、飲食の不節制によって脾胃を損傷したり、あるいは過労によって中気が損傷消耗したり、あるいは久病で治らず損傷が脾胃に及んでしいまったりして、脾胃の調和が失われ、胃気が降りず、胃気が上逆して嘔吐を発症する。

証　　候：時々嘔吐する、飲食が少し多いと吐いてしまう、顔色が青白い、胃脘部は痞えて苦しい、食欲不振、倦怠感、力が入らない、口が乾燥しても飲みたくない、手足が冷たい、溏便（希薄な便）、舌質は淡、脈は緩あるいは濡弱。

証候分析：嘔吐

　　　　　脾胃が虚弱になると、中陽が不振となり、脾の運化作用と胃の納穀作用がうまくはたらかないために、飲食が少し多くなると胃が受納できなくなる。

　　　　・顔色が青白い、手足が冷たい、倦怠感、力が入らない

　　　　　中気が虚弱であると、脾陽が水穀の精微を顔にまで上げることができず、全身を温煦できなくなるために起こる。

　　　　・胃脘部が痞えて苦しい

　　　　　脾は清陽を昇らせて水湿を運化することを主り、胃は濁気を降ろして水穀を受納することを主るから、脾胃が虚すると昇降作用が失調して、水液がうまく運ばれず、湿邪が内停して、気機を阻害するため。

　　　　・食欲不振、倦怠感、溏便

— 463 —

脾の運化作用がはたらかず、胃の受納して腐熟する作用もはたらかないため。

・口が乾燥しても飲みたくない
気が津液を化して、上がって咽喉を潤すことができず、水湿が停滞しているため。

・舌質は淡、脈は緩あるいは濡弱
脾胃虚弱の象である。

治　　法：温中健脾、和胃降逆
方　　剤：**理中湯**（『傷寒論』後漢・張仲景：219年）を加減して用いる。
　構成：人参、乾姜、甘草、白朮
　分析：乾姜は温中去寒の作用がある。

・白朮は健脾燥湿の作用がある。

・人参は補気益脾の作用がある。

・甘草は和中補土の作用がある。

・以上を合わせて用いれば、脾胃を温補する作用を発揮して、中焦の虚寒を治療する重要な方剤となる。

・中焦を温め、脾胃を補養すれば土は機能を回復して、昇降作用が性状に戻り、諸症状は自然と治癒する。

　加減：清水を嘔吐して止まらない場合は、呉茱萸を加えて温中降逆をはかって嘔吐を止める。

古今配穴：**中脘、気海、膻中**
　出典：《行鍼指要歌》（『鍼灸聚英』明・高武：1529年）
　　　　「或鍼吐、中脘気海膻中補、翻胃吐食一般醫、鍼中有妙少人知」
　解説：中脘は胃の「募穴」であり、胃の気の結集するところであり、手の太陽、手の少陽、足の陽明、任脈の交会穴であり、穴位は胃の部にあるから、脾胃を調理する作用がある。温灸の温熱を利用すると中陽を温め奮い立たせて、運化を促進することができる。

— 464 —

各論─5．気逆証

・その次に中脘と同一直線上の下は気海を取るのである。

・膻中は気の会穴であり、上焦の気を調えて、胸をひろげて中
　焦を和ませ、気機を通暢して、気化すれば水も化して、気が
　めぐれば嘔吐も自然と止まるのである。

・合わせて気海に灸をすると、下焦の気機を充実させて、昇降
　作用が正常に回復する。同時に、気海にはまた元気を補益す
　る作用があるから、脾胃の虚弱があるものに対して調え補う
　作用がある。

・上中下の三焦の三穴を合わせて用いると、上下が呼応し、互
　いに助け合って顕著な効果を得ることができるのである。

（2）胃陰不足

病　　機：多くは熱病の後であったり、あるいは肝鬱化火によって胃中
　　　　　の津液が毀損、消耗して、胃陰不足となり、胃の濡潤作用が
　　　　　失われて胃気上逆して嘔吐する。

証　　候：繰り返す嘔吐、あるいは干嘔、悪心、食べるとすぐに嘔吐し
　　　　　てしまう、口やのどが乾燥し、空腹であっても食べたくない、
　　　　　微熱、心煩、舌質は紅で津液が少ない、舌苔が剥げる、脈細数。

証候分析：<u>繰り返す嘔吐、あるいは干嘔、悪心</u>
　　　　　胃中の津液が消耗すると、胃の濡潤作用が失われ胃気の和降
　　　　　作用が失調するために起こる。

　　　　　・<u>空腹でも食べたくない</u>
　　　　　胃の腐熟作用、受納作用が影響を受けるため。

　　　　　・<u>口やのどが乾燥</u>
　　　　　胃陰が消耗すると津液が上を潤すことができなくなるために
　　　　　起こる。

　　　　　・<u>微熱、心煩</u>
　　　　　陰虚による内熱を生じるため。

— 465 —

・舌質は紅、津液が少ない、舌苔が剥げる、脈細数

いずれも熱が津液を損傷した胃陰不足の象である。

治　　法：滋養胃陰して降逆止嘔をはかる。

方　　剤：麦門冬湯を加減して用いる。

出典：『金匱要略』（後漢・張仲景：219年）

「火逆上氣、咽喉不利、止逆下氣者、麦門冬湯主之」

構成：麦門冬、人参、半夏、甘草、粳米、大棗

分析：人参、麦門冬、粳米、甘草は、益気生津をはかって胃を養う効能がある。

・半夏は降逆止嘔の作用がある。これは手の太陰、足の陽明の薬である。

・本方は肺胃陰傷によって起こった嘔吐に適用する。

古今配穴：幽門、玉堂

出典：《百症賦》（『鍼灸聚英』明・高武：1529年）

「煩心嘔吐、幽門開徹玉堂明」

用法：補法

解説：幽門は足の少陰腎経の穴で、腎経と衝脈の交会穴であり、気逆によって上を衝く病変を治療することができる。また穴位は上腹部の第7肋軟骨付着部下縁にあり、その深部は左は胃、右は肝がある。よって病所に直接達する作用があり、胃の疾患を治療することができるのである。

・玉堂は任脈に属し、任脈は陰経を総任する作用があり、また胃の中脘部を循行しているから、ここに鍼をすると滋養胃陰、降濁止嘔をはかることができる。

（3）胃中虚寒

病　　機：外寒の侵襲によって、風寒の邪が中焦の脾胃にやどったため

各論－5．気逆証

に発症。

・もともと虚弱体質であるのに、生ものや冷たいものを好んで食べたり、久病で陽虚となり、脾胃まで損傷が及んで、胃中虚寒となって、胃気が上逆して発症。

証　　候：嘔吐、平素から温かい物を好んで飲食する、冷たいものや生ものは食べたくない、食べ過ぎるとすぐに嘔吐する。口が淡い、透明な涎を吐く、手足が温まらない、腹痛が時々ある、大便は水様便。舌質は淡、舌体は胖嫩、脈は沈遅。

証候分析：温かいものを好んで飲食する

胃中に虚冷があるため。

・嘔吐

寒が中焦にやどっていたり、あるいは生冷の寒が中焦に積もったりすると、脾胃の陽気が寒邪に遭遇するため、胃が和降作用が失調して上逆する。

・腹痛を時々起こす

寒は陰邪で、その性質は収斂凝滞であるから、脾胃の陽気が凝集して通じなくなるため。

・手足の冷えや、口淡、透明な涎を吐く

脾陽がうまく作用しないと津液を輸送したり液を化したり、手足を温煦したりすることができなくなるから。

・水様便

脾の運化作用がうまくはたらかないため。

・舌質は淡、胖嫩、脈沈遅

いずれも中焦虚寒の象である。

治　　法：温中散寒、降逆止嘔

方　　剤：附子理中湯（『閻氏小児方論』）に半夏を加える。

構成：乾姜、白朮、人参、甘草、附子、半夏

分析：乾姜は、中焦を温めて寒を取り除く作用がある。

・白朮は健脾燥湿の作用がある。

― 467 ―

・人参は補中益気の作用がある。

・甘草は中焦を和する。

・附子は陽を補い、祛寒止痛の作用がある。

・半夏は降逆止嘔の作用がある。

・本方は、胃寒によって引き起こされた嘔吐に効果がある。

古今配穴：沢田流命門（命門の上５分、脊柱を開く５分の処に取る）

　　出典：『沢田流聞書・鍼灸真髄』（代田文誌著、医道の日本社）

「博士の娘の五歳位になるのが、ひどい嘔吐で食物を受け付けず、………沢田先生が招かれて往診し、直ちに診断を下して曰く、『水は腎に属する。水を吐くのは腎の故障で、水のサバキがよくない為です』とて、命門（沢田流）へ灸をすること５、６壮。直ちに吐き気が泊まり、２、30分もすると食べ物が食べたいと言い出したので食事をさせると、その食物がおさまった」

　　解説：沢田流命門は小児の病の必須穴である。左右どちらか反応のある方を使用する。

５．翻胃（反胃）

病　　機：これもまた脾胃の虚寒にかかわるものであり、胃気上逆して朝に食べたものを夕方に嘔吐して、夕方食べたものを朝に嘔吐する、穀物を消化することができないのは、まず胃寒によって穀物を腐熟できなくなり、脾虚のために運化がうまく作用しなくなったからである。

治　　法：益気温中、和胃止嘔

方　　剤：丁香透膈散（『太平恵民和剤局方』宋・太医局編：1078年）を加減して用いる。

　　構成：白朮、香附、人参、砂仁、丁香、麦芽、木香、小豆蔲、神曲、

－ 468 －

各論―5．気逆証

炙甘草
しゃかんぞう

分析：人参、白朮、甘草は、益気健脾。

・香附、木香、砂仁、白豆蔲、丁香は理中理気、和胃降逆。

・麦芽、神曲は健胃消食。

・諸薬を合わせて用いると、健脾和胃、温中降逆の効果が得られ、中焦の運化がうまくはたらかないと清昇濁降ができ、翻胃が自然と治癒するのである。

古今配穴：中脘、気海、膻中

出典：《行鍼指要歌》（『鍼灸聚英』明・高武：1529 年）

「或鍼吐、中脘気海膻中補、翻胃吐食一般醫、鍼中有妙少人知」

解説：中脘は、胃の「募穴」であり、胃の気の結集するところであり、手の太陽、手の少陽、足の陽明、任脈の交会穴であり、穴位は胃の部にあるから、脾胃を調理する作用がある。温灸の温熱を利用すると中陽を温め奮い立たせて、運化を促進することができる。

・その次に中脘と同一直線上の上は膻中を取り、下は気海を取るのである。

・膻中は気の会穴であり、上焦の気を調えて、胸をひろげて中焦を和ませ、気機を通暢する作用がある。気化すれば水も化して、気がめぐれば嘔吐も自然と止まるのである。あわせて気海に灸をすえると、下焦の気機を充実させて、昇降作用が正常に回復する。同時に、気海にはまた元気を補益する作用があるから、脾胃の虚弱があるものに対して調え補うことができる。

・上中下の三焦の三穴を合わせて用いると、上下が呼応し、互いに助け合って顕著な効果を得ることができるのである。

― 469 ―

■■■ 類　証　鑑　別 ■■■

1．中風水逆証と気逆証

（1）共通点
　両者はいずれも上逆して嘔吐する症状がある。

（2）中風水逆証
　外感熱病の過程中において出現するものであり、発熱、煩渇、口渇して水分を飲みたがり、水分を過剰に摂取するために、水が下に行かず上逆して嘔吐するものである。

『傷寒論』（後漢・張仲景：219 年）

> 「中風、發熱して六七日、解せずして煩するは、表と裏の證有り、渇して水を飲まんと欲し、水入れば則ち吐く者は、名づけて水逆と曰う、五苓散之を主る」

（3）鑑別の要点
　両者の鑑別の要点は次の通りである。

①病　因

中風水逆証：外感熱病中に出現するもので、表には発熱があり、裏には煩渇の表裏同病であり、渇くために水分を飲み、水分を飲み過ぎるために内停して、ゆえに水が下がらず、上に格拒して、水が上に逆して吐くのである。

気　逆　証：すなわち邪が胃の腑にやどり、胃失和降となって、気逆して吐くのである。

— 470 —

各論—5．気逆証

　両者の嘔吐の病因が異なっており、一つは水であり、一つは気である。

②吐物の違い

中風水逆証：飲水過多であり、脾の運化作用がうまくはたらかなくなり
　　　　　　水飲が内停して、飲泛上逆したもので、主に清水を吐く。

気　逆　証：病変部位は主に胃にあり、胃気上逆であるから、主に食物
　　　　　　を嘔吐する。

③治　　法

中風水逆証：運脾化飲、淡滲利水となる。

気　逆　証：和胃降逆、理気止吐である。

２．病後虚羸気逆証と気逆証

（1）共通点

　両者はいずれも胃気上逆の現象である。

（2）虚実軽重の区別

〔病後虚羸気逆証〕

病　　機：外感熱病が解けた後でも、正気がすでに虚しており、余熱が
　　　　　まだ残っていて清めておらず、胃気が虚弱となって和降の作
　　　　　用が失調したものである。

証　　候：神疲乏力、虚羸少気、気逆欲嘔、納穀少聲、舌淡苔薄、脈細
　　　　　軟無力。

〔気逆証〕

病　　機：邪気が胃を犯し、胃気上逆して出現する泛悪、嘔吐があり、
　　　　　病後虚羸気逆証とは異なる。

— 471 —

（3）虚実の違い

　病後虚羸気逆証は、病後で邪が去ったあと正気が虚してしまっている
ものである。気逆証は実証である。

（4）病状の軽重の違い

　病後虚羸気逆証の主な症状は、虚羸少気であり、併せて余邪未清によっ
て「気逆欲吐」が見られるものである。

　気逆証の主な症状は、嘔吐である。

　両者には虚実軽重の区別がある。

3．気滞証と気逆証

（1）病機および臨床表現の違い

〔気滞証〕

　主要な症状は、局部の疼痛、脹満であり、脹を主とし、時に軽く、時
に重くなり、部位が不定であり、常に精神情緒の影響を受け、肝の疏泄
を主る効能の失調と関係がある。

〔気逆証〕

　気機が降りるべきところが降りず、入るべきところが入らず、気が節
度無く昇ってしまい、気が順の方向に行かずに逆に上がってしまうもの
であり、咳嗽、喘息、噯気、嘔吐が主要な症状である。病機および臨床
表現が異なっている。

（2）気滞証から気逆証へ発展

　気が滞ってのびやかでなくなると、気機の和降に影響して、気逆証に
演繹変化する可能性がある。気逆証もまた気滞証の症状がある。

　気滞証は往々にして、気逆証の初期の段階であり、しかも気逆証は「気」
の病変中において一種の特殊な表現である。

　ゆえに両者の鑑別は難しくない。

各論―5．気逆証

４．気閉証と気逆証

（1）共通点
　両者はいずれも、気機の逆乱の病変、なおかつ精神情緒の影響を受けて触発されるものである。

（2）気閉証
　邪気壅盛で、九竅閉塞して出現する神志の変化であり、突然の神志昏迷、気粗痰鳴、牙関緊急、両手を固く握りしめるといった症状が見られる。

（3）鑑別点
　気逆証との鑑別の要点は次の通りである。
　〔気閉証〕
病　　機：気機逆乱、清竅閉塞である。
証　　候：神志の症状が主であり、神昏が現れる。
治　　法：啓閉通竅
　〔気逆証〕
病　　機：気機逆乱、藏府効能の失調である。
証　　候：気機の昇降の逆乱、気が上に逆する症状が主となる。例えば、咳嗽、喘息、吃逆、眩暈、頭痛など。
治　　法：平逆降気

文 献 選 録

『素問』擧痛論

「怒則氣逆、甚則嘔血及飧泄、故氣上矣」

「寒氣客於腸胃、厥逆上出、故痛而嘔也」

『素問』調經論

「血之與氣併走於上、則爲大厥、厥則暴死、氣復反則生、不反則死」

『素問』脉解

「所謂嘔頏上氣喘者、陰氣在下、陽氣在上、諸陽氣浮、無以依従、故嘔頏上氣喘也」

「所謂少氣善怒者、陽氣不治、陰氣不治、則陽氣不得出、肝氣当治而未得、故善怒、善怒者、名曰煎厥」

『素問』厥論

「陽氣盛于上、則下氣重上而邪氣逆、逆則陽氣乱、陽氣乱則不知人也」

『素問』生氣通天論

「陽氣者、大怒則形氣絶而血菀於上、使人薄厥」

『素問』奇病論

「病脇下満、氣逆、二三歳不已、病名息積」

『靈樞』邪氣藏府病形

「有所大怒、氣上而不下、積於脇下則傷肝」

『素問』宣明五氣篇

「胃爲氣逆、爲噯、爲恐」

『靈樞』四時氣

「腹中常鳴、氣上衝胸、喘不能久立、邪在大腸」

『諸病源候論』上氣喘鳴候（隋・巣元方 610 年）

「肺主於氣、邪乗于肺則肺脹、脹則肺管不利、不利則氣道渋、故氣上喘逆、鳴息不通」

『金匱要略』（後漢・張仲景：219 年）

— 474 —

各論—5. 気逆証

「大逆上氣、咽喉不利。頻而上氣、喉中水鶏声」

「奔豚氣上衝胸、腹痛、往来寒熱、奔豚湯主之」

『中藏經』（漢・華陀）

「肝氣逆、則頭痛耳聾頰赤、其脉沈而急、浮而急亦然。病耳無聞、其
脉浮大而澀者死」

『諸病源候論』（隋・巣元方：610 年）

「肺主於氣、若肺氣虚實不調、或暴爲風邪所乘、則藏府不利、經絡否渋、
氣不宜和、則上氣也。又因有所怒、則氣卒逆上、甚則變嘔血、氣血俱傷」

『普濟本事方』（南宋・許叔微：1132 年）

「腦逆故令頭痛、齒亦痛乃厥逆頭痛也。形氣逆上陽經而作痛、甚則發厥、
頭痛齒亦痛」

『劉河間醫學六書』（金・劉完素等撰：1601 年）

「病脇下痛、逆氣不已、氣聚脇下、息而不消、積而不散」

『東垣十書』（李東垣ら宋、金、元の醫家著作十種：1529 年）

「厥逆頭痛、当有所犯大寒、内至骨髓、髓以腦爲主、腦逆故令頭痛齒亦病、
乃厥逆頭痛也」

「厥者逆也、邪氣逆上陽経而作痛、甚則發厥、頭痛齒亦痛」

『證治要訣』（明・戴復庵：1443 年）

「怒氣傷肝、及肺氣不順、上衝于腦、令人頭痛」

「肝積在左脇下、狀如復杯、或如鼈、或嘔逆、或痛在両脇、牽引小腹、
足寒転筋、久則如虐、名曰肥氣、宜大七氣湯」

『醫宗必讀』（明・李中梓：1637 年）

「経氣逆上干于清道、不得運行、壅遏而痛也」

『證治準繩』（明・王肯堂：1602 年）

「氣逆耳聾有三、肝与手太陽、少陽也。經云、肝氣逆、則頭痛、耳聾、不聰、
頰腫。羅謙莆云、手太陽氣逆而耳聾者、其候聾而耳内氣滿也。手少陽
氣厥而耳聾者、其候耳内洋洋焞焞、此皆氣逆而聾也」

「夫吐血、営衛氣逆也、……氣逆則血随氣上、故令吐血也」

「逆氣者、但氣上而奔急、肺壅而不下、宜詳辨之」

— 475 —

『類經』疾病六十六（明・張介賓：1624 年）

「衝脉起于胞中、即関元也。其脉併足少陰腎経、夾臍上行、会于咽喉、而腎脉上連于肺、若寒氣客之則脉不通、脉不通則氣亦逆、故喘動応手也」

『景岳全書』（明・張介賓：1640 年）

「耳聾證……氣閉者、多因肝膽氣逆、其證非虚非火、或因喜怒憂鬱、氣有所結而然」

「耳聾證總因氣閉不通耳。……怒則氣逆、逆則閉也」

「胸脅氣逆、多驚多怒者、病在肝膽」

「再如氣逆而不行者有之、由肝之滯也」

「阻隔者、因邪氣之隔滯、血有所逆也」

「妊娠将理失宜、或七情鬱怒、以致氣逆多有上逼之證、若氣逆氣實而脹逼者、宜解肝煎」

「妊娠忽然下血者、其證有四、……或因鬱怒氣逆而動血」

「婦人多鬱怒者有之、肝氣逆則血有不調而胎失所養也」

「然致呃之由、總由氣逆、氣逆于下、則直衝于上、無氣則無呃、無陽亦無呃、此病呃之源、所以必由氣也」

『醫門法律』肺癰肺痿（清・喩嘉言：1658 年）

「人身之氣禀命于肺、肺氣清粛、則周身之氣莫不服従而順行、肺氣壅濁、則周身之氣易致橫逆而犯上」

『雑病源流犀燭』諸氣（清・沈金鰲：1773 年）

「氣逆、火病也。故内経曰：諸逆衝于上、皆属于火也。又曰：何謂逆而乱？曰：清氣在陰、濁氣在陽。……故氣乱于心、則心煩、密黙俛首静伏；乱于肺、則俯仰喘喝、按手以呼；乱于腸胃、則爲霍乱；乱于臂脛、則爲四厥；乱于頭、則爲厥逆、頭重眩僕。則知逆乱之故、皆由火熱上衝、氣不得順之所致也。然則治逆、惟有散火、而散火必先降氣、氣降則火自清、火清而逆自平也」

『仁齋直指方論』喘嗽方論（宋・楊士瀛：1264 年）

「肺主氣也、一呼一吸、上昇下降、营衛息数、往来流通、安有所謂喘！惟夫邪氣伏藏、痰涎浮湧、呼不得吸、吸不得吸、于是上氣促急、填塞

各論―5. 気逆証

肺脘、激乱争鳴、如鼎之沸、而喘之形状具矣」

6．気閉証

各論―6. 気閉証

■■■■ 概　　説　■■■■

概　　念：気閉証は、邪気壅盛、気機逆乱によって、九竅が閉塞不通と
　　　　　なって出現する危急の症状の総称である。
別　　名：清竅被蒙証、九竅閉塞証
病　　機：風、痰、火、瘀の邪が清竅を閉塞するために起こる。ゆえに
　　　　　実証である。
主 証 候：神志昏迷、牙関緊急、両手を固く握りしめる、大便秘結、小
　　　　　便不通。
随伴証候：躁動不安、舌がこわばり話すことができない、呼吸が粗く鼾
　　　　　をかく、喉の間に痰のごろごろという音がある、手足の拘攣、
　　　　　あるいは半身不随、少腹脹満あるいは疼痛、噯気（げっぷ）
　　　　　が頻繁にある。
舌　　象：苔膩
脈　　象：弦滑あるいは沈滑
診断基準：①神志昏迷、牙関緊急、両手を固く握りしめる、大便秘結、
　　　　　　小便不通、苔膩、脈弦滑あるいは沈滑。
　　　　　②神志昏迷、牙関緊急、両手を固く握りしめる、大便秘結、
　　　　　　小便不通、舌がこわばり話すことができない、半身不随、
　　　　　　苔膩、脈弦滑あるいは沈滑。
　　　　　③神志昏迷、牙関緊急、大便秘結、少腹脹満あるいは疼痛、
　　　　　　噯気頻繁、苔膩、脈弦滑あるいは沈滑。
　　　　　④小便不通、上気咳逆、躁動不安、苔膩、脈弦滑あるいは沈滑。
　　　　　・上記の条件を一つでも備えていれば、本証と診断できる。
治　　法：開竅啓閉、疏通気機
参考方剤：八味順気散、至宝丹、蘇合香丸、六磨湯、沈香散
常見疾病：中風、昏迷、癃閉、便秘、耳聾、小児驚風
鑑 別 証：気逆証、熱入心包証、熱結胃腸証、痰火上蒙証

― 481 ―

本 証 弁 析

〔1〕気閉証の特徴

（1）気閉証になりやすい性格

　本証に現れてくる気機の閉塞は、いずれも情緒の変化によって誘発される。したがって性格がせっかちで騒がしい人、感情表現が激しくなりやすい人は本証を発症しやすい。

（2）小児の気閉証

　気閉証はまた小児の驚風病にも見られる。それは小児の藏府が充分に発達しておらず、元気も充分でなく、神気も怯弱であるから、突然の恐怖や驚きは、気機をかき乱し、気機が閉塞して、神明が蒙閉して、気閉証を発してしまうのである。

　したがって、臨床においては、性格の違い、年齢的特徴を充分に考慮に入れ弁析を加えなければならない。

（3）気閉証の発展

　本証は気機の病変の発展過程中にあり、主要な臨床表現は、九竅閉塞不通である。臨床上、邪気の閉塞によって、気機の昇降出入が節度を失い、人体の生命活動が障害されて、陰陽離決の状態が出現してしまい、気閉から気脱に至ってしまう。
　例えば、「中風」では、神昏、牙関緊急、両手を固く握りしめるなどが見られるだけでなく、同時に二便の不通、脂汗が出る。この時には、

— 482 —

各論―6. 気閉証

すぐに啓閉救脱を併せて施さなければならない。

（4）気閉証の挟雑症状

　風・火・痰・瘀の邪は、気機の閉塞を造成する重要な要素であるから、本証の臨床表現の中にも、往々にして前述の病邪によるものが併せて見られる。

　　（例）気閉に痰を挟んでいれば、喘促痰鳴が見られる。

　　　　　気閉に風を挟んでいれば、手足の抽搐（ちゅうちく）が見られる。

　　　　　気閉に火を挟んでいれば、顔面紅潮、目の充血が見られる。

　　　　　気閉に瘀血を挟んでいれば、手足や体がしびれて動けない。

　治療に時には、開竅啓閉、疏通気機をはかると同時に、邪を取り除くことも考慮しなければならない。甚だしい場合は、本証において救急の処置を施し効果があった後で、上述のそれぞれの病因に対して的確に対処して、積極的に治療を行えば、再度、気機が閉塞して病状がさらに険悪な状態になることを防ぐことができる。ぜひとも慎重に対処してほしい。

〔2〕各種疾病に見られる気閉証

1. 中　風（閉証）

病　　機：いろいろな感情を使いすぎるために心火暴盛となったり、あるいは激しく怒って肝を傷り、肝陽暴張となり、非常に亢進して風動となり、気血が上逆し、それに痰や火がからんで、清竅を蒙閉したものである。一般には病状は比較的重く、予後は不良である。したがって、中風を発病した後に治療するよりも、まだ発病していない内に予防するに越したことはな

― 483 ―

い。

『證治匯補』（しょうちかいほ）中風には次のように述べている。

「平人の手指麻木し、時に眩暈するは、乃ち中風の先兆なり、
須らくこれを予防すべし」

証　　候：突然の昏倒、不省人事、牙関緊急、両手を固く握りしめる、
顔面紅潮、呼吸が粗い、喉の痰鳴、躁動不安、大小便が出ない、
舌質紅、舌苔黄膩、脈弦滑数。

証候分析：突然の昏倒、人事不省
肝陽が非常に亢進して内風が動し、痰や火がからんで気血が
上逆し清竅を蒙閉すると起こる。

・牙関緊急、両手を固く握りしめる、顔面紅潮、呼吸が粗い、
喉の痰鳴、躁動不安、大小便がでない
痰熱が鬱して阻滞し、風火が内閉すると起こる。風痰が盛ん
であれば、喉に痰鳴が起こる。

・舌質紅、舌苔黄膩、脈弦滑数
内風痰火の象である。

治　　法：開竅啓閉、熄風豁痰（そくふうかったん）

方　　剤：至宝丹（しほうたん）（『太平恵民和剤局方』宋・太医局編：1078年）を加
減して用いる。

構成：朱砂（しゅしゃ）、麝香（じゃこう）、安息香（あんそくこう）、金銀箔（きんぎんぱく）、犀角（さいかく）、牛黄（ごおう）、琥珀（こはく）、雄黄（ゆうおう）、玳
瑁（たいまい）、龍脳（りゅうのう）

分析：犀角、牛黄、玳瑁は清熱解毒の作用がある。

・龍脳、麝香、安息香は、芳香があり開竅の作用がある。

・朱砂、琥珀、金箔、銀箔は鎮心安神の作用がある。

・雄黄は去痰解毒の作用がある。

・本方の組成よりみると、清熱解毒作用の薬物と開竅安神の薬
物とが同じように用いられているが、総体的には開竅安神の
作用が主であり、それの清熱解毒の作用を兼ねているとみる
ことができる。

各論―6．気閉証

・古人は本方を人参湯に溶かして用いている。それは、病情が複雑で正気が衰えている時には、益気養心作用のある人参と芳香開竅薬とを同時に用いると、神明を回復させ正気を助けて邪を除くのに顕著な効果があるためである。

古今配穴：百会、大椎、風池、肩井、曲池、足三里、間使

文献：『衛生寶鑑』（元・羅天益：1281 年）

「灸風中臓、気塞涎上不語昏危者、下火立效。百会一穴、大椎一穴、風池二穴、肩井二穴、曲池二穴、足三里二穴、間使二穴。凡心中擾乱、神思不怡、或手足麻痺、此中臓之候、不問是風与気、可連灸此七穴、但依次第自急灸之、可灸五七壮。日後別灸之、随年壮」

『神灸經論』（消・呉亦鼎：1851 年）

「中風気塞痰湧、昏迷不省人事、取百会、風池、大椎、肩井、間使、曲池、足三里、肩髃、環跳、絶骨」

用法：百会、大椎、風池、肩井、曲池、足三里、間使の順番に灸をすえる。それぞれの穴に 5 ～ 7 壮、あるいは艾条灸 10 分間。

効能：平肝熄風、清火豁痰、寧心開竅

解説：督脈は諸陽経の総督であるから、百会、大椎への灸は督脈を調え、陽経の気が上亢して火となったものを清して泄することができ、主穴となる。

・風池、肩井の灸は肝胆の経気を調え、上逆した風陽を平熄し、輔穴となる。

・足陽明の「合穴」である足三里への灸によって、健脾助運をはかり生痰の源を絶ち、佐穴となる。

・間使は心包経の「経穴」で、これに灸をすえると寧心安神、通経活絡、和胃祛痰をはかることができる。使穴として用いる。

・諸穴を合わせて用いることで、平肝熄風、清火豁痰、寧心開

竅の効果がある。

加減：顔面麻痺には、地倉、頬車、攅竹を加え経気の疏通をはかる。
・言語障害には、廉泉、通里を加えて心竅を開く。
・手指の震顫には、八邪を加えて舒経活絡をはかる。
・頭眩、多痰には、豊隆を加えて豁痰清竅をはかる。

古今配穴：十二井穴、水溝、太衝、豊隆、労宮
出典：『鍼灸学（臨床篇）』（兵頭明監訳：1993 年）
『乾坤生意』（明・朱権：1406 年）
「中風跌倒、卒暴昏沈、痰涎壅滞、不省人事、牙関緊閉、急以三稜鍼刺手指十二井穴、当去悪血」
用法：水溝は上に向けて 0.5 寸斜刺し、十二井穴は点刺出血を施す。太衝、労宮は 0.5 寸直刺し、豊隆は 1 寸直刺して瀉法を施す。置鍼はしない。
解説：十二井穴に点刺出血を施し、さらに水溝を瀉すことで醒脳開竅をはかる。
・太衝にて肝経の逆気を降ろし、平肝熄風をはかる。
・豊隆は、足の陽明胃経の「絡穴」であり、これにより脾胃の気機を調節し、痰濁の除去をはかる。
・労宮は、手の厥陰心包経の腧穴であり、これを瀉して清心泄熱をはかる。

古今配穴：十宣、水溝（人中）、太衝、豊隆、労宮
出典：『急症鍼灸』（張仁編：1988 年）
用法：十宣は三稜鍼を用いて刺絡する。
・続いて水溝は、鍼を上に向けて歯に及ぶまで深刺し、運鍼して瀉法を反復する。
・その他の穴は上述を参考。
解説：十宣は経外奇穴であり、点刺出血を施して泄熱宣閉をはかる。

各論―6. 気閉証

・水溝、太衝、豊隆、労宮は上述を参考。

古今配穴：人中、頬車

出典：《勝玉歌》（『鍼灸大成』明・楊継洲：1601 年）

「瀉怯人中及頬車、治療中風口吐沫」

用法：瀉法

解説：人中は督脈の臓穴で、口と鼻の間に位置し、地気は口に通じ、
天気は鼻に通じるから、天、地、人の三才で称すれば、本穴
はまさに天地の二気の間にある人の気となる。ゆえに人中は、
天地の二気、任督の二脈に通じる溝である。

・任脈は諸々の陰経を総じて納め、督脈は諸々の陽経を総じて
監督し、また督脈は脳に入り絡う、その分支は心と関係があ
る。したがって、任督の二脈の経気の失調は、陰陽の失調と
なり閉証を引き起こすのである。

・人中には、祛風清熱、調和陰陽、醒脳開竅、回陽救逆、鎮静
安神、活絡止痛の効能がある。

・頬車は、足の陽明胃経に属し、胃経の分布は、上がって歯に
入り、出て口唇を循り、頬車に沿って耳前に上行する。した
がって、循経および局部取穴として、牙関緊急、口噤、しゃ
べれないなどに選用する。

古今配穴：人中、中衝

出典：《玉龍歌》（『扁鵲神應鍼灸玉龍經』元・王国瑞：1295 年以前）

「中風之症非軽、中衝二穴可安寧、先補後瀉如無応、再刺人
中立便軽」

用法：中衝を先補後瀉の後、人中に刺鍼する。

解説：中衝は手の厥陰心包経の「井穴」であり、五行では木に属する。
「井穴」は陰陽経の交接穴であるから、陰陽の気血の会絡す
る処である。

― 487 ―

・中衝を先補後瀉の後、人中を配合すると、清心開竅、平肝熄
風の効能が現れる。

2．昏　迷（閉証）

病　　機：多くは情緒の変化によって、怒れば気が上がり、逆気して衝
き上げて清竅蒙蔽、閉塞不通となって起こる。

証　　候：神昏卒倒、牙関緊急、手足拘攣、その状態は中風のようであ
るが顔面麻痺はない、半身不随の後遺症、脈沈遅。

治　　法：降逆理気、散結啓閉

方　　剤：八味順気散（『世醫得効方』（元・危亦林：1337年）、あるい
は七気湯（『太平恵民和剤局方』太医局編：1078年）を加減。

古今配穴：水溝、十二井穴、合谷、太衝
　　出典：『急症鍼灸』（張仁編：1988年）
　　用法：瀉法を主とする。
　　　　・まず水溝を取り、鍼先を上に向けて、反復して運鍼し、強さ
は適当に大きくする。
　　　　・次に三稜鍼を用いて十二井穴に刺鍼し、悪血を数滴取り去る。
　　　　・合谷、太衝はいずれも置鍼して置鍼している間に、断続的に
運鍼を持続し瀉法を施す。
　　　　・意識が回復するまで置鍼する。
　　　　・効果が現れなかった場合、その他の中西医の治療法を用いる。
　　解説：水溝は督脈であり、手足の陽明経と督脈の交会穴であり、開
竅泄熱、醒脳安神の効能がある。
　　　　・十二井穴は、陰陽経の交接するところであるから、ここに刺
絡すると陰陽を協調することができる。
　　　　・合谷、太衝は合わせて四関と称し、大腸経と肝経の二経に属
し、解鬱利竅、一身の気機を疏調することができる。

— 488 —

各論―6. 気閉証

・四穴を合わせて用いると、陰陽の気機を通調し、開竅醒脳安
神の目的を達することができる。
・熱閉に属する場合は、督脈の大椎を加えて清瀉邪熱をはかる。
・痰閉に属する場合は、胃経の「絡穴」である豊隆を加えて化
痰濁をはかる。

参考：『神應經』諸風門（明・陳会撰、劉瑾編：1425 年）
「不認人：水溝、臨泣、合谷」

3．癃　閉（肺熱気壅）

病　　機：多くは風熱の邪が肺衛を襲ったり、風寒が束縛されて熱と化
して肺に蘊もったり、あるいは七情が鬱して火炎となって肺
金を焼灼したり、辛辣な食品を食べ過ぎたりし、それば長引
くと熱を生じ、火が肺に迫って、肺の粛降のはたらきが失調
して、水道を通調できなくなり、開闔が失調して閉塞不通と
なるために起こる。

証　　候：小便がスムースに出ない、排尿困難、甚だしい場合は小便不
通、呼吸急促、あるいは咳嗽、気喘、咽喉が乾燥する、煩渇
して飲みたがる、少腹脹満、舌質は紅、舌苔は黄または黄膩
で津液が少ない、脈沈滑あるいは滑数有力。

証候分析：小便がスムースに出ない、排尿困難、甚だしい場合は小便不
通
肺の作用の一つに粛降があり、肺熱があると上を壅閉し、気
逆して降りず、水道作用を通調して膀胱に輸送できなくなる
ために起こる。

・咳嗽、気喘、咽喉の乾燥、口渇して水を欲しがる
肺は粛降の藏であり、潤を喜び燥を嫌う。熱邪が肺に迫ると
肺気が上逆して、熱が津液を損傷すれば肺が乾燥するために
起こる。

— 489 —

・<u>少腹脹満</u>

膀胱が不利となり、尿が膀胱に蓄積するために起こる。

・<u>舌質は紅、舌苔は黄または黄膩で津液が少ない、脈沈滑あるいは滑数有力</u>

肺熱壅盛が津液に及んで損傷した象である。

治　　法：清熱宣肺、通利水道

方　　剤：清肺飲（『證治匯補』清・李用粋：1687 年）を加減。

　構成：黄芩、梔子、桑白皮、麦冬、木通、車前子、茯苓、杏仁

　分析：黄芩、梔子は苦寒清熱、上焦の肺衛の火邪を清す作用がある。

　　・桑白皮は、宣通肺気、通利水道の作用がある。

　　・麦冬は、養陰清熱、生津止渇の作用があり、肺陰が回復すれば利水の上源となる。

　　・木通、車前子は淡滲利湿、通利水道の作用がある。

　　・茯苓は健脾利湿の作用がある。

　　・諸薬を合わせて用いると清熱宣肺、通利水道の方剤となる。

古今配穴：中極、三陰交

　出典：『急症鍼灸』（張仁編：1988 年）

　用法：中極は速やかに皮下に刺入して、病人に深呼吸をさせながら、息を深く吸い込んだ時に、鍼先をゆっくりと進め、適度の深度に達すると、鍼感が放射される。瀉法を反復する。

　　・三陰交はまた膝関節あるいは大腿内側まで鍼感が拡散するように平補平瀉法を行う。

　解説：中極は膀胱の「募穴」であり、膀胱を調節し、膀胱の壅滞を通じる効能がある。

　　・三陰交は、下焦の気機を疏調し、開閉通竅のはたらきがある。

　加減：肺熱壅滞には、大杼を加えて肺中の鬱熱を清泄し、肺気の粛降作用が回復すれば、水道が得られて通調する。

　　・湿熱が膀胱に蘊結している場合は、膀胱兪を配合して、清化

— 490 —

湿濁をはかる。

4．便　秘（気秘）

病　　機：憂愁思慮の過度、あるいは長く座って動くことが少ないなど
　　　　　は、いずれも気機を鬱滞させて、腸胃の消化を障害して、通
　　　　　降がうまく働かなくなり、伝導が失職して、糟粕が内に停滞
　　　　　し、下行することができず大便秘結となるのである。

証　　候：大便秘結、胸脇脹痛、胸脘痞悶、嘔吐上逆、咳嗽気喘、曖気
　　　　　頻数、腹脹口干、舌質偏紅、舌苔白膩、脈弦数あるいは沈実。

証候分析：胸脇脹痛：肝は疏泄を主り、条達を喜ぶから、怒りによって
　　　　　　肝を損傷して、肝気が横逆するために起こる。

　　　　　・胸脘痞悶：肝気が脾を犯すために起こる。

　　　　　・嘔吐上逆：胃気の上逆のために起こる。

　　　　　・咳嗽気喘：肺気が降りないために起こる。

　　　　　・曖気頻数：腑気が通ぜず、濁気が上逆すると起こる。

　　　　　・舌質偏紅、舌苔白膩、脈弦数あるいは沈実
　　　　　　肝脾不調で内に積滞のある象である。

治　　法：疏肝和胃して理気をはかり、散結行気して通閉をはかる。

方　　剤：六磨湯（『世醫得効方』元・危亦林：1337 年）を加減。
　　構成：沈香、木香、檳榔子、烏薬、枳殻、大黄
　　分析：沈香は降気、木香は調気、烏薬は散気、檳榔子、枳殻、大黄
　　　　　は行気の作用があり、導滞通秘をはかることができる。

古今配穴：支溝、大陵、外関
　　出典：《玉龍賦》（『鍼灸聚英』明・高武：1529 年）
　　　　　「腹中疼痛亦難当、大陵外関可消詳、若是脇通併閉結、支溝
　　　　　奇妙効非常」
　　　　　《玉龍賦》（『鍼灸聚英』明・高武：1529 年）

— 491 —

「肚通秘結、大陵含外関于支溝」

用法：瀉法

解説：外関、支溝は手の少陽三焦経の腧穴であり、手の少陽経と足
の少陽経は同気相求であり、両経はいずれも脇肋を循行して
いる。

・三焦は気を主り、気機を調理する作用がある。したがって手
の少陽三焦経の穴を重点的に用いるのである。

・外関は三焦経の「絡穴」であり、手の厥陰経と直接連なって
おり、大陵は手の厥陰心包経の「原穴」である。

・外関、大陵は、一つは気一つは血であるから、気血を調理す
ることができる。

・三穴を合わせて用いると、気機を通暢し、気血が寧和し、疼
痛が緩解して、導除積滞をはかることができる。

古今配穴：章門、照海、支溝、太白

出典：『鍼灸大成』（明・楊継洲：1601年）

「大便不通：章門、照海、支溝、太白」

『靈樞』雑病

「腹満、食不化。腹響響然、不能大便、取足太陰」

「腹満、大便不利、腹大、亦上走胸嗌、喘息喝喝然、取足少陰」

用法：まず支溝に鍼して、鍼感を下に向けて手指にまで放散させて、
上に向けては肘、肩にまで放散させる。

・照海、太白は鍼の後に両穴の局部に脹痛が起こるようにする。

・章門は刺鍼して、鍼感は腹の後壁に向けるべきである。

解説：主に手の少陽三焦経の経穴の支溝を用いて、三焦の気機を清
利し、通関開竅をはかって、津液を下げて、胃気を和ませれば、
府気も自ずと調うのである。

・脾の「募穴」の章門を輔穴として、疏肝理気、健脾助運をは
かって、清を昇らせ濁を降ろさせる。

各論―6. 気閉証

・脾の「原穴」の太白を佐穴として、調脾和胃、通経活絡をはかって、糟粕を下行させる。

・照海でもって支溝の通関開竅、調理蔵府の作用を増強して、なおかつよく滋陰潤燥、増液行舟をはかる。

加減：噯気がしばしば起こる者は、内関、合谷を加えて理気寛胸をはかる。

・腹中脹痛する者は、天枢、大腸兪を加えて腸腑の気機を疏導する。

・食欲減退の者は、中脘、足三里を加えて健脾助運をはかる。

古今配穴：支溝（しこう）、陽陵泉（ようりょうせん）

　出典：『鍼灸對穴臨床経験集』（呂景山編：1986 年）

　　「筆者は 1928 年の初夏、妊娠 4 ヵ月の婦人で、この 2 ヵ月来大便秘結で、3 〜 5 日に 1 回しかでず、腹部脹満する患者を治療した。舌苔は白膩、脈は弦滑であった。脈証を合参して、熱鬱が内にあり、腸のめぐりが不暢であると診断し、治法は清泄湿熱、化滞散結、宣導通便とした。処方は支溝と陽陵泉で、鍼刺は瀉法を用い、20 分間置鍼した。治療経過は、鍼の後直ちに軽快し、腹部脹満が現象し、その晩大便が一度出たとのこと。その後、大便が出なくなると、同様の処置を施し、毎回鍼の後は、いずれも頓挫した。治療は 2 ヵ月余りで、大便は正常に回復した」

　用法：瀉法

　解説：支溝は前述の通り。

・陽陵泉は、足の少陽胆経の臓穴であり、疏泄肝胆、和解少陽、清熱除湿、祛風散邪、舒筋活絡、緩急止痛の作用がある。

・二穴を合わせて用いると、一つは上一つは下、同経相応、同気相求して、相互に促進しあって顕著な効果を得ることができ、疏散鬱結、和解少陽の効力が増強する。

― 493 ―

5. 耳　聾（肝胆火盛）

病　　機：多くは激しい怒りの為に肝を傷り、肝気が鬱結し、それに痰火を挟み、上がって清竅をかき乱して閉塞し、耳脈瘀阻となったものである。

証　　候：突然の耳鳴、情緒の変化にしたがって軽重があり、続いて耳聾が起こる。随伴症状としては、頭痛、顔面紅潮、めまい、口苦、のどの乾燥、心煩、いらいらしやすく、いらつくとひどくなる、あるいは夜不安で眠れない、胸脇脹悶、大便秘結、小便短黄赤、舌質紅、舌苔黄膩、脈弦数あるいは弦滑。

証候分析：耳鳴、耳聾、頭痛、顔面紅潮、口苦、のどの乾燥
　　　　　激しい怒りの為に肝を傷り、肝気が鬱結し、肝火が少陽経脈上をかき乱すため起こる。

　　　　・心煩、いらいらしやすく、いらつくとひどくなる、あるいは夜不安でねむれない
　　　　　肝胆火旺によって、心神を擾動するために起こる。

　　　　・胸脇脹悶
　　　　　肝気が鬱して、絡気がのびやかでなくなるために起こる。

　　　　・耳鳴、耳聾が甚だしい
　　　　　いらいらが激しくなると気逆するから。

　　　　・大便秘結、小便短黄赤
　　　　　肝火が内鬱して、腸中の津液を焼灼してしまうために起こる。

　　　　・舌質紅、舌苔黄膩、脈弦数あるいは弦滑
　　　　　肝胆火盛の象である。

治　　法：清肝瀉熱、化痰開閉

方　　剤：龍胆瀉肝湯（『醫方集解』清・汪昂：1682 年）を加減。

　　構成：龍胆草、山梔子、柴胡、黄芩、木通、車前子、沢瀉、当帰、生地黄

　　分析：龍胆草、山梔子は苦薬で胆火を泄す。

— 494 —

各論―6. 気閉証

・柴胡、黄芩は疏肝清熱の作用がある。

・木通、車前子、沢瀉は導熱下行の作用がある。

・当帰、生地黄は滋陰養肝の作用がある。

・便秘には大黄を加える。

古今配穴：聴宮、聴会、翳風
<ruby>聴宮<rt>ちょうきゅう</rt></ruby>、<ruby>聴会<rt>ちょうえ</rt></ruby>、<ruby>翳風<rt>えいふう</rt></ruby>

出典：『鍼灸大成』（明・楊継洲：1601 年）

「耳聾氣閉：聴宮、聴会、翳風。問曰：此症從何而得？答曰：傷寒大熱、汗閉、氣不舒、故有此症。前鍼不效、復刺後穴：三里、合谷」

用法：鍼刺は瀉法を用いる。灸 7 ～ 14 壮。

解説：手の太陽小腸経と足の少陽経は耳の周囲に分布しているから、手の太陽小腸経の穴である聴宮を取って、表にある邪を取り除くのであり、主穴となる。

・手の少陽三焦経の穴である翳風、足の少陽胆経の穴である聴会を配すると、経気を疏通する配穴となり、併せて瀉法を施せば、行気開閉の功を奏することができ、気が暢びやかとなって耳がはっきりして、気閉耳聾が自ずと治るのである。

加減：効果がなければ、足三里、合谷を加えて邪熱を清瀉し、行気開閉をはかる。

参考：《百症賦》（『鍼灸聚英』明・高武：1529 年）

「耳聾氣閉、全凭聴会翳風」

古今配穴：聴会、迎香
<ruby>聴会<rt>ちょうえ</rt></ruby>、<ruby>迎香<rt>げいこう</rt></ruby>

出典：《席弘賦》（『鍼灸大全』明・徐鳳：1439 年）

「耳聾氣痞聴会鍼、迎香穴瀉功如神」

用法：瀉法

解説：聴会は足の少陽胆経の腧穴であり、耳前の陥凹した処にあり、肝胆の湿熱を清泄し、耳竅の気機を疏通し、閉じた竅を開く

作用がある。

・迎香は手の陽明大腸経の臉穴で、鼻の傍らにあって、肺気を宣通し、鼻竅を通じ、風邪を散じ、火熱を清する作用がある。

・聴会は肝胆を清泄する要穴であり、迎香は宣肺清腸をはかる要穴となる。

・二穴を合わせて用いると、清泄散邪、啓閉通竅の効果が顕著となる。

古今配穴：聴会、翳風、中渚、行間

　出典：『急症鍼灸』（張仁編：1988 年）

　用法：聴会、翳風は深刺で瀉法、運鍼 1 ～ 2 分後抜鍼する。

　　　　中渚、行間は瀉法を施して置鍼する。

　解説：聴会、翳風は前述の通り。

・中渚は手の少陽三焦経の「滎穴」で、三焦の気機を利して耳竅を開く作用がある。

・行間は足の厥陰肝経の「滎穴」で、肝熱下行の作用がある。

・四穴を合わせて用いると、遠近配合となって、肝胆の火を清し、耳部の気を疏通して、通竅をはかることができる。

各論―6．気閉証

■■■ 類 証 鑑 別 ■■■

１．気逆証と気閉証

(1) 共通点
　両者は、いずれも気機の昇降出入の効能が失調した病変であり、なおかつ情緒不安、肝の疏泄作用の失調、気機逆乱と関係がある。

(2) 鑑別点
〈病　　機〉
・気逆証は、気機逆上であり、昇があって降がない。
・気閉証は、気機逆乱して気道の閉塞不通が造成されたものである。
〈臨床表現〉
・気逆証は、咳嗽、喘息、嘔吐、吃逆、眩暈、頭痛が主である。
・気閉証は、神志昏迷、牙関緊急、二便不通が主である。
〈病変部位〉
・気逆証は、主に肺、胃、肝である。
・気閉証は、九竅（目、鼻、耳、口、二陰部）の閉塞に反映する。
〈治　　法〉
・気逆証は、平逆降気が主となる。
・気閉証は、啓閉通竅が先である。

２．熱入心包証と気閉証

　臨床表現において、神志昏迷、顔面紅潮、呼吸が粗いなどがいずれも見られる。ただし病因、病位が異なっている。

― 497 ―

（1）熱入心包証

病　　機：外感熱病によって、邪熱が心包に内陥して、神明を攪乱した
　　　　　ものである。

証　　候：高熱、神昏、譫語、煩躁、舌紅絳、苔焦黄、脈細数など。

（2）気閉証

病　　機：気機が逆乱して、清竅を閉塞したものである。

証　　候：神昏竅閉、牙関緊急、二便不通が特徴である。

３．熱結腸胃証と気閉証

（1）共通点

　臨床上では、いずれも大便秘結の症状が見られる。

（2）熱結腸胃証

病　　機：外感六淫によって、邪熱が裏に入り、陽明にやどって、胃腸
　　　　　に燥熱が蘊って結ばれ、府気が通じなくなったものである。
　　　　　つまり燥熱内結が主である。

証　　候：発熱、譫語、大便不通、腹部脹満、これを按じると堅硬であ
　　　　　るのが特徴。

治　　法：通腑瀉熱を主とする。

（3）気閉証

病　　機：肝気鬱滞によって、気鬱化火となり、胃腸の気機が鬱滞不通
　　　　　となり、伝動作用が失調したものである。つまり気阻不通が
　　　　　主である。

証　　候：大便秘結、少腹脹満にして堅くない。随伴症状としては、胸
　　　　　脇脹満などの肝鬱気滞の症状がある。

治　　法：瀉肝理気、散結通閉が主である。

各論―6. 気閉証

ゆえに、両者は病因、病機および臨床症状が異なる。

４．痰火上蒙証と気閉証

（1）共通点
両者はいずれも神昏、呼吸が粗い、痰鳴の症状が見られる。

（2）痰火上蒙証
病　　機：飲食の不摂生、酒や脂っこい物を多く摂ると、湿熱が壅滞して、痰火が上をかき乱して、清竅が被われてしまったものである。
証　　候：呼吸が粗い、喉間痰鳴、神昏、躁動不安が主である。

（3）気閉証
病　　機：肝気鬱結、肝鬱化火に、痰濁を挟んで、上がって清空をかき乱したものである。
証　　候：神昏、牙関緊急、両手を固く握りしめるが主である。

このように、病因、病機および臨床症状の重点とするところが異なり、詳しく弁別できる。

― 499 ―

文 献 選 録

『素問』生氣通天論

「故聖人傳精神、服天氣、而通神明。失之則内閉九竅、外壅肌肉、衛
氣散解、此謂自傷、氣之削也」

『普濟本事方』中風肝胆筋骨諸風（南宋・許叔微：1132 年）

「世言氣中者、雖不見于方書、然暴喜傷陽、暴怒傷陰、愁不意、氣多厥逆、
往往多得此疾」

『張氏醫通』小便不通（清・張璐：1695 年）

「癃閉者、合而言之、一病也、分而言之、有暴久之殊。蓋閉者、暴病、
為溺点滴不出、俗名小便不通是也」

『醫宗金鑑』雑病心法（清・呉謙等編集：1742 年）

「中風死候、注：忽然卒中而死者、皆因中邪太甚、閉塞九竅天眞之氣、
不能与人生相通、則獨絶于内也」

『醫學心悟』大便不通（清・程国彭・1732 年）

「然有實閉、虚閉、熱閉、冷閉之不同、如陰陽胃實、燥渇譫語、不大便者、
實閉也」

7．血虚証

各論―7．血虚証

■■■■ 概　　説 ■■■■■■■■■■■

概　　念：血虚証は、体内の血液不足によって、肢体藏府百脈が濡養を
　　　　　失って出現する全身性の虚弱証候の総称である。

別　　名：血虧証

病　　機：生まれつき稟賦不足、労倦内傷、思慮過度、出血、藏府の損傷、
　　　　　瘀血がある、寄生虫などの病因によって、血液の虧損が造成
　　　　　され、藏府経絡の局所および全身が血液の濡養を充分に受け
　　　　　れなくなって起こるものである。
　　　　　また脾胃虚弱によって、気血の化生不足が起こり、久病で治
　　　　　らなかったり、温病の後期にもまた引き起こされる。

主 証 候：顔色が白く艶がない、あるいは萎黄、眼瞼および口唇が蒼白、
　　　　　爪甲は淡白、頭暈、眩暈、心悸、健忘、不眠、多夢、手足が
　　　　　しびれる。

随伴証候：怔忡（心臓が激しく不規則に拍動する一種の症状）、毛髪に
　　　　　膏沢がなくて脱毛しやすい、爪甲が薄く脆い、しくしくと頭
　　　　　が痛い。女子では、月経周期の延長、稀発月経、月経の量が
　　　　　少ない、甚だしい場合は血枯閉経となる、流産・早産しやすい、
　　　　　産後の血暈あるいは便難。

舌　　象：舌質淡、舌苔薄白

脈　　象：細無力あるいは芤

診断基準：①顔色が白くつやがない、あるいは萎黄、眼瞼および口唇が
　　　　　　蒼白、爪甲は淡白、頭暈目眩、心悸、健忘、不眠、多夢、
　　　　　　手足がしびれる、舌質淡、舌苔薄白、脈細無力あるいは芤。
　　　　　②顔色が白くつやがない、あるいは萎黄、頭暈眩暈、心悸、
　　　　　　健忘、毛髪に膏沢がなくて脱毛しやすい、舌質淡、舌苔薄白、
　　　　　　脈細無力あるいは芤。
　　　　　③顔色が白くつやがない、あるいは萎黄、眼瞼および口唇が

― 503 ―

蒼白、爪甲は淡白、頭暈、目眩、心悸、健忘、不眠、多夢、手足がしびれる、しくしくと頭が痛い、舌質淡、舌苔薄白、脈細無力。

④女子では、月経周期延長、稀発月経、月経の量が少ない、あるいは血枯閉経、あるいは流産、あるいは早産、あるいは産後の血暈、あるいは産後の便難、舌質淡、舌苔薄白、脈細無力あるいは芤。

・上記の条件を一つでも具えていれば、本証と診断できる。

治　　法：補血、あるいは益気生血
参考方剤：四物湯、当帰補血湯、帰脾湯
常見疾病：心悸、虚労、頭痛、便秘、血証、痙証、月経不調
鑑 別 証：陰虚証、血脱証

各論―7．血虚証

■■■ 本 証 弁 析 ■■■

〔1〕血虚証の特徴

（1）血虚の病理変化

①神失血養

　心は神を蔵し、神志をつかさどる。心はまた血を主り、血は神をやどし、神は血液中に蔵するから、血が虚すると神が衰え、亡血すれば当然失神してしまう。

『素問』八正神明論

　「血氣なる者は、人の神、謹みて養わざるべからず」

　（人の血気というものはまことに貴いもので、謹んで養い調えないわけにはいかないからでである）。

　血液は経脈中を絶え間なく流れており、五藏六府、手足の末端まで滋養しているから、もし勞倦で脾を傷り、気血化源の不足になったり、思慮過度で心液を消耗して、血液が心身を養うのが不足したり、あるいは出血性疾患などでは、いずれも血虚の状態となり、神が養いを失う状態となって、神のいろいろな病変が出現する。

　血虚して神を養うことができなくなると、不眠、健忘となる。

『景岳全書』不寐（明・張介賓：1640 年）

　「邪なくして不寐のものは、心營の氣の不足なり。營は血を主り、血虚すれば則ち以て心を養うところ無く、心虚すれば則ち神は舎を守れず」

— 505 —

血虚して神を養うことができなくなると、また怯えだしたりする。

『素問』調経論

> 「血有餘すればすなわち怒り、不足すればすなわち恐れる」

血虚して神を養うことができなくなると、悪夢やある場合には幻覚、幻視、頭暈眼花、精神異常などを引き起こす。脳は元神の府であり、髄海と称し、血と髄は互生の関係にあるから、血虚すれば髄も減じて脳が充分に養われず、元神不寧となって、上記のような症状が発症する。

神は全身の各種の運動を統帥制御するものであるから、元神のはたらきが正常であれば、人体の各運動は協調して思い通りに動く。しかし血虚して髄が減少すると脳が充分に養われず、元神のはたらきが失調して、各種の運動障害を引き起こしたりもする。

②蔵血作用の失調
　肝は血液の貯蔵と血流の調節をするはたらきがあるから、血虚不足となると、肝の蔵血作用が失調して、次のような二つの状況が生じる。

ⅰ. 肝血不足
　肝血不足で調節作用が失調し、全身の各所の生理的活動に必要な血液が充分に行き渡らなくなる。
　目が充分に養われないと物がかすんで見えたり立ちくらみを起こしたりする。甚だしくなると夜盲になったりする。
　爪甲が充分に養われないと、爪の艶が無く、薄く脆くなる。
　筋肉が充分に養われないと、筋肉がひきつけたりしびれたりする。
　関節が充分に養われないと、屈伸がのびやかにできなくなる。
　肝はまた血の海であるから、血海が不足すると月経の量が減少したり閉経となったりする。

各論―7. 血虚証

ⅱ. 血液妄行

　肝は血を蔵するから、肝の蔵血作用が不足すると、そのほかの藏の気も充分に養われなくなり、固摂の力も大幅に減少して、血の堤防が固まらなくなって、出血しやすくなる。臨床的には、血虚の甚だしい病人は出血しやすく、一旦出血するとなかなか止まらなくなったりする。

③血虚傷陰

　血は本来、陰に属する。血虚になってからの期間が短かったり、病変が甚だしくなければ、体内の陰陽の調節作用がはたらいて、一般には陰虚にまではならない。

　しかし、血虚になって久しくなかなか治らなかったり、突然の大量出血があったりすると、自身の調節作用の範疇を超えてしまい、体内の各所で津液精気がそれにしたがって消耗して、体内の広範囲に陰津不足となって、陰虚を形成する。

　臨床上、まず血液の毀虚があり、藏府百脈が充分に養われず、全身の虚弱の症状を現し、顔面蒼白で艶が無く、唇や舌の色は淡白、頭暈、目がちかちかするなどの症状を呈する。それに引き続いて陰津不足、甚だしい場合は陰虚内熱の病変が現れる。つまり心煩、手足の心熱、潮熱盗汗、口の乾燥などの症状が現れる。

④血虚生風化燥

　全身の筋脈、関節は血の濡養作用によって正常な運動ができるのであり、もし血虚して筋脈が充分に養われなければ、筋肉の引きつりや、感覚鈍麻、手足の震顫、肌肉がピクピク動いたり、関節が拘急して動きが悪くなったり、肢体のしびれなど血虚生風の症状が現れる。

　血虚して濡養作用が失われると、皮膚がかさかさになる、毛髪もぱさつく、爪甲も脆くなって折れやすい、唇が乾燥して割れる、舌上が乾燥、口渇、咽燥、目や鼻も乾燥する、大便秘結、小便短少など血虚生風化燥

― 507 ―

の病理変化を起こす。

⑤血虚精少

　血と精は相生の関係にあるから、久病の血虚の時、精の化源が不足して精少を引き起こす。

『血證論』男女異同論（清・唐宗海：1884 年）

> 「男子精薄なればすなわち血虚となす」

　臨床的には久病では虚労、血虚、精少となって生育不全となる。

（２）血虚証と婦人

　血虚証は比較的婦人に多く発生する。月経、妊娠が血を不足する本である。
　臨床表現は、月経周期の延長、月経量の減少、色は淡く、質は清稀である、小腹空痛、甚だしい者は、閉経となる。
　また不妊、早産などの病証にも血虚が出現する。

（３）血虚証と年齢

　高齢で体が弱っている人にもまたよく血虚証が見られる。主に高齢と精気の虧損と血少とは関係があるからである。
　臨床表現としては、精神萎靡、顔色につやがない、心悸、不眠、頭昏眼花、耳鳴、耳聾、あるいは便秘などである。

（４）血と気の関係

　血は陰であり、気は陽である。血は気の母であり、気は血の帥である。

各論—7．血虚証

このように両者は相互に依存しており、相互に用をなしている。

　気には、肌表、腠理を温煦して、化して精血を生じて、血液を統摂する作用がある。しかも血には陽気を運載して、肌肉、腠理を濡養する作用がある。

　このように気血は密接な関係にあるから、血虚証はその病機の演繹進展の過程中において、常に次のような二つの状況を伴う。

①気血両虚証

病　　機：血虚のために気を載せることができなくなり、気もまたこれ
　　　　　に従って減少し、気血両虚の証となってしまう。

証　　候：顔面蒼白、心悸、不眠、少気懶言、乏力、自汗、舌淡にして
　　　　　胖嫩、脈細弱。

②血脱証

　ⅰ．血脱証

病　　機：長期に亘る慢性の出血、突然の大量の出血によって、血海が
　　　　　空虚となり、真陰が不足して血脱の証を引き起こしてしまう。

証　　候：顔色が白い、夭然不沢、頭暈目花、四肢清冷、脈空虚など。

　ⅱ．気随血脱証

病　　機：出血過多によって、血脱すると気は依存するところを失い、
　　　　　気もそれに従って暴脱してしまい、気随血脱証を形成する。

証　　候：顔面蒼白、汗出、皮膚が冷たい、四肢が温まらない、甚だし
　　　　　い者は、暈厥を起こす、脈微細あるいは芤。

治　　法：治療の時には、「有形の血は速生することができないから、
　　　　　無形の気を急いで固めなければならない」という理論に基づ
　　　　　いて、補気固脱をはかるのがよく、そうすることによって亡
　　　　　陽に変化することを防ぐことができる。

— 509 —

〔2〕各種疾病中に見られる血虚証

1. 心 悸

病　　機：思慮過度、労傷心脾、あるいは久病体虚によって、気血が不
　　　　　足したり、あるいは出血過多によって心がやどる処を失った
　　　　　ものである。

証　　候：心悸、慌てて落ち着かない、不眠、多夢。顔色が白くつやが
　　　　　ない。頭暈、めまい、頭痛して両目が乾燥する、倦怠無力、
　　　　　手足のしびれ。舌質淡白、脈細弱。

証候分析：心悸、慌てて落ち着かない
　　　　　脾胃の虚弱あるはい労倦による脾の損傷があると、血の生化
　　　　　の源が不足して、それが血の毀損となり、血が養えないため
　　　　　に起こる。

　　　　・不眠、多夢
　　　　　心が血によって養われないと、神が守る舎がなくなり、神志
　　　　　が動揺して、安寧を得られないために起こる。

　　　　・顔色が白くつやがない
　　　　　心は血脈を主り、顔面部の血脈は比較的充満しているので、
　　　　　心気の盛衰によって、顔色が変化する。心厥虧損の脈は虚あ
　　　　　るいは細弱であるから、血が十分に顔面を栄養できないため
　　　　　に起こる。

　　　　・頭暈、めまい、頭痛
　　　　　血が脳に上がって栄養することができないために起こる。

　　　　・舌質淡白
　　　　　舌は心の苗であるから、心血が不足すると舌色は淡白となる。

治　　法：補血養心、益気安神

方　　剤：帰脾湯（き ひ とう）

　　出典：『濟生方』（宋・厳用和：1253年）

各論─7．血虚証

構成：人参、黄耆、白朮、炙甘草、茯神、遠志、当帰、龍眼肉、
　　　酸棗仁、木香

分析：人参、黄耆、白朮、炙甘草の甘温は脾を温補して益気する。

　　・茯神、遠志、龍眼肉、酸棗仁、当帰の甘温酸苦は養血補心安
　　　神の効能がある。

　　・木香は理気し脾を元気づけ、補って滞らせない。

古今配穴：神門、三陰交

出典：『鍼灸對穴臨床経験集』（呂景山編：1986 年）

用法：補法

解説：神門は、手の少陰心経の腧穴で、心経脈気の注ぐところの原
　　　穴であり、兪土穴でもある。

　　　『素問』靈蘭秘典論

　　　「心は君主の官、神明出づ」

　　・心は神を蔵し、神を主る。神門は神気の出入する門戸である
　　　から、神志病を主治。安神定志、清心涼営、通絡止痛の効能
　　　がある。

　　・三陰交は、足の太陰脾経の腧穴で、足の太陰、足の少陰、足
　　　の厥陰の三経の交会穴であり、脾土を補い、運化を助け、気
　　　滞を通じ、風湿を取り除き、気血を調え、下焦を疏通し、血
　　　室を調え、精宮を理する効能がある。また血証の要穴でもあ
　　　る。したがって、血証の常用穴である。

　　・神門は気分に走り、三陰交は血分にゆき、神門は調気を主と
　　　し、三陰交は養陰の要穴となる。

　　・一つは気一つは血で、気血を調え陰陽を和することができる。

古今配穴：内関、通里、心兪、足三里

出典：『急症鍼灸』（張仁編：1988 年）

用法：補法

─ 511 ─

解説：内関は、手の厥陰心包経の「絡穴」であり、八脈交会穴とし
　　　て陰維脈に通じ、養寧心神して心悸を止める作用がある。
　　・通里は、手の少陰心経の「絡穴」で、心気を調え心悸を収め
　　　る作用がある。
　　・心兪は、足の太陽膀胱経の腧穴で、心脈の気血を協調させて
　　　心を鎮静させる効能がある。
　　・足三里は、足の陽明胃経の「合土穴」で、気血を資生する効
　　　能がある。

古今配穴：脾兪（ひゆ）、聴宮（ちょうきゅう）
　　出典：《百症賦》（『鍼灸聚英』明・高武：1529 年）
　　　　　「聴宮、脾兪、祛残心下之悲凄」
　　用法：補法
　　解説：本病は思慮過度によって起こるものである。思慮は脾の志で
　　　　　あり、五行論でいえば心は脾の母であるから、母の気のめぐ
　　　　　りが悪くなると病は子に及ぶから思慮過度によって脾を傷る（やぶ）
　　　　　のである。
　　・脾兪は養血健脾の効能があり本治法となる。気血の生化の源
　　　のはたらきをよくすると、気血が充満して諸症状は改善され
　　　る。
　　・聴宮は手の太陽小腸経の腧穴で、手の少陽三焦経、足の少陽
　　　胆経、手の太陽小腸経の三つの経絡の交会穴である。小腸と
　　　心は表裏関係にあるから、聴宮を用いると寧心安神の作用を
　　　発揮するのである。

文献引用：『霊枢』平人絶穀
　　　　　「氣得上下、五藏安定、血脉和利、精神乃居」
　　　　　『丹渓心法』（明・朱丹渓：1481 年）
　　　　　「驚悸者血虚、驚悸有時………怔忡者血虚、怔忡無時、血少

— 512 —

各論―7．血虚証

者多」

2．虚　労 （心、肝血虚の症状が主となる）

（1）心血虚

病　　機：稟賦不足、精血が旺盛でない、思慮によって心血を耗傷した
り、大病の後に調理が失調して、陰血虧虚となったり、慢性
化して回復せずに虚損を造成してしまったものである。

証　　候：心悸、怔忡、心煩、驚きやすい、不眠、健忘、多夢、頭暈、
顔色蒼白、舌質淡、脈細弱あるいは結代。

証候分析：心血虚は、脾虚の証候と同時に見られることが多い。したがっ
てよく心脾血虚と称している。

　　　　・心悸、怔忡、心煩、驚きやすい、不眠、健忘、多夢
過度の思慮や労心によって、営血の虧損となり、心血が不足
して、心がその営養を失い、その結果心陽が相対的に亢進状
態となるために起こる。

　　　　・頭暈、顔色蒼白、舌質淡
血が不足すると上を充満し外を営養することができなくなる
ために起こる。

　　　　・脈細弱あるいは結代
心血不足の象である。

治　　法：養血安神。

方　　剤：養心湯あるいは帰脾湯（『婦人大全良方』宋・陳自明：1237年）
〔養心湯〕

　　出典：『仁斎直指方論』（宋・楊士瀛：1264年）

　　構成：人参、黄耆、茯苓、当帰、川芎、柏子仁、酸棗仁、遠志、五
味子、茯神、半夏麹、炙甘草、肉桂

　　分析：人参、黄耆、茯苓、当帰、川芎は益気養血の作用がある。

― 513 ―

- 柏子仁、酸棗仁、遠志、五味子、茯神は寧心安神の作用がある。
- 半夏菊、炙甘草は健脾和中の作用がある。
- 肉桂は引火帰源、交通心腎の作用がある。
- 諸薬を合わせて用いると、養血益気、寧神安神の作用がある。

古今配穴:**神門、心兪、三陰交**

　　出典:『鍼灸臨床辨証論治』（李世珍ら:1995 年）

　　用法:補法（養心湯の効能に類似）

　　解説:神門は、手の少陰心経の兪土、原穴である。心は血脈を主り、血液は心気の鼓動によって全身に流れ、機体を栄養し機体の正常活動を維持する。

- 心兪は、足の太陽膀胱経の腧穴で、心脈の気血を協調させて心藏を鎮静させる効能がある。
- 三陰交は、足の太陰脾経の腧穴で、足の太陰、足の少陰、足の厥陰の三経絡の交会穴であり、脾土を補い、運化を助け気滞を通じ、風湿を取り除き、気血を調え、下焦を疏通し、血室を調え、精宮を理する効能がある。また血証の要穴もある。したがって、血証の常用穴である。

（2）肝血虚

病　　機:情志が鬱結して肝血を暗耗したり、出血過多や久病の後で調理が失調して陰血が虧虚となったり、甚だしい場合は血虚化燥となる。慢性化して回復せずに虚損を造成してしまったものである。

証　　候:頭暈、目眩、耳鳴、驚悸不安、脇痛、皮膚のしびれ、あるいは筋脈拘急、攣縮、月経不調、経血量も少なく色も淡い、閉経、甚だしい場合は皮膚がカサカサに乾燥する、顔面蒼白、舌質淡白、苔少ない、脈弦細無力あるいは細渋。

— 514 —

各論―7. 血虚証

証候分析：<u>頭暈</u>
肝血が不足すると肝の濡養作用が失われて、肝陽上亢が起こるため。

・<u>目眩、耳鳴</u>
肝は目に開竅し、腎は耳に開竅する。肝腎同源であるから、肝血が不足すると、耳目を充分に養うことができなくなるために起こる。

・<u>驚悸</u>
肝血が不足すると涵養作用が失調するために驚悸が起こる。

・<u>皮膚のしびれ、あるいは筋脈拘急、攣縮</u>
肝は血を蔵し筋を主るので、肝血が不足すると筋脈を養うことができなくなるため起こる。

・<u>閉経</u>
血虚のため衝任脈を営養できず、血海が空虚となって起こる。

・<u>皮膚がカサカサに乾燥する</u>
血虚のため血燥となり皮膚を潤せないと起こる。

・<u>顔面蒼白</u>
血虚のため顔面部の血が不足するために起こる。

・<u>舌質淡白、少苔、脈細弦無力あるいは細渋</u>
肝血不足の象である。

治　　法：補血養肝
方　　剤：四物湯

出典：『太平恵民和剤局方』（宋・太医局編：1078年）
構成：熟地黄、白芍、当帰、川芎
分析：地黄は陰を滋養し血を補う。

・当帰は血を養い血を調和する。
・白芍は和営理血、川芎は行気活血の作用がある。
・地黄、芍薬は血中の血薬であり、川芎、当帰は血中の気薬である。

― 515 ―

古今配穴：①三陰交、曲泉

②肝兪、膈兪または三陰交

出典：『鍼灸臨床辨証論治』（李世珍ら：1995 年）

用法：補法

解説：三陰交は、足の太陰脾経の腧穴で、足の太陰、足の少陰、足
の厥陰の三経の交会穴であり、脾土を補い、運化を助け気滞
を通じ、風湿を取り除き、気血を調え、下焦を疏通し、血室
を調え、精宮を理する効能がある。また血証の要穴でもある。
したがって、血証の常用穴である。

・曲泉は足の厥陰肝経の腧穴で、本経の脈気の入るところであ
り、合水穴である。本穴には、清胆泄肝、清熱利湿、舒筋活絡、
緩急止痛の効能がある。

・肝兪は足の太陽膀胱経の背部兪穴で、足の厥陰肝経の経気が
背部に輸注するところである。肝は血藏であり、血液の貯蔵
と調節を主っている。したがって、肝兪を補うと肝血を補
養することができる。

・膈兪は足の太陽膀胱経の背部穴で、八会穴の一つ、血気の集
まるところ血会穴であるから、血証を主治する。

参　考：疲労による損傷には七種類の病因がある。

『諸病源候論』虚勞候（隋・巣元方：610 年）

> 「一日大飽傷脾……。二日大怒氣逆傷肝。……三日強力擧
> 重、久坐湿地傷腎、……四日形寒、寒飲傷肺。……五日憂
> 愁思慮傷心。……六日風雨寒暑傷形。……七日大恐惧不節
> 傷志」

（一に曰く、大いに飽食すれば脾を傷める……。二に曰く、
大いに怒り気逆すれば肝を傷める。……三に曰く、強い力で
重いものを持ち上げたり、長く湿地に座っていたりすると腎

各論―7. 血虚証

を傷める。……四に曰く、形が寒、もしくは寒飲すれば肺を傷める。……五に曰く、憂愁にして考え込むと心を傷めす。……六に曰く、風雨寒暑は形を傷める。……七に曰く、大いに恐れ節度をはずれると志を傷める）。

古今配穴：崔氏四花六穴（膈兪、至陽、胆兪、中枢）、気海、長強
　出典：『鍼灸聚英』（明・高武：1529 年）
　　　「四花穴法：崔知悌云。灸骨蒸勞熱。灸四花穴、以稲秤心量口縫如何闊、断其多少、以如此長、裁紙四方、当中剪小孔、別用長稲秤、踏脚下、前取脚大指為止、後取脚曲横紋中爲止、断了、却環在結喉下垂向背後、看稲秤止処、即以前小孔紙當中安、分為四花灸紙角。可灸七壮。初疑四花穴、古人恐人不認点穴、故立此捷法、当必有合于五藏兪也。今依此法点穴、果合太陽行背二行鬲兪、胆兪四穴。難経曰：血会膈兪。疏曰：血病治此。蓋骨蒸勞熱、血虚火王、故取此以補之。胆者肝之府、藏血、故亦取是兪。崔氏止言四花。而不言鬲兪、胆兪四穴者、為粗工告也。今只依揣摸脊骨鬲兪、胆兪為正、然人口有大小、闊狭不同、故四花亦不准」
　用法：脊柱の両傍らの４穴（膈兪、胆兪）に同時に灸をし、７壮あるいは 14 壮あるいは 21 壮からはじめて、100 壮まで灸するとうまくいく。灸瘡が治るのを待つ。
　　・灸による火傷がある場合は、脊柱上の２穴（至陽、中枢）に灸をすえる。１回につき３〜５壮すえるだけで、多壮灸をしてはいけない。多くすえると倦怠感を起こす恐れがある。
　　・この六穴は、立春、立夏、立秋、立冬の前日を灸日として選んで、これに灸をすえるとよい。
　　・灸後百日内は、房労、思慮を慎み、飲食を時節に合わせ、暑さ寒さを避け、まさに養い調え護ること。
　　・灸瘡が治っても、病が治癒しなければ、前法のように再び灸

をすえれば、必ず治癒する。

解説：本方の主治する証は、諸種の労傷病に属する。すなわち気血
虚損が慢性化して、陰精を大いに虧って形成されたものであ
る。

・病が甚だしい時は、治療は本を求める。すなわち「陽病は陰
を治し、陰病は陽を治す」（『素問』陰陽応象大論）である。

・陽は陰の根本であるから、本方では益陽補陰を設けて「陰病
を陽で治す」という治法でこれを治すのである。

・崔氏四花六穴はいずれも督脈、足の太陽膀胱経の循行する所
に分布している。

・長強は督脈の「絡穴」で、督脈は諸陽を総督し、陽脈の海で
ある。

・太陽経は一身の陽であり、陽気が盛大である。

・元気をよせ集める気海穴を合わせて配すると、大補元陽の作
用を起こし、陰の根を補い、陰精を使って生長変化の源を発
生させる。

・気海は任脈の腧穴で、任脈は諸陰を総任し陰脈の海である。
四花穴中の脊柱の傍らの四穴もまた、心兪、肝兪に相近く陰
に通じ、これは本を治しながら標も忘れていないという意味
がある。

・諸穴を合わせて用いると、益陽補陰、陰病治陽の効果を収め
ることができ、諸虚勞損、陰精不足の疾病は自然と治癒する
のである。

加減：足三里に灸すると、後天の本を補う作用を強化できる。

文献引用：『素問』金匱眞言論
「藏精於寒、其病發驚駭」
『靈樞』本神
「肝氣虚則恐、實則怒」

— 518 —

各論―7．血虚証

3．頭　痛

病　　因：出血過多。
　　　　　・脾胃虚弱のための生化不足。
　　　　　・瘀血阻滞のために、新たな血を生ずることができない。
　　　　　・貧血
　　　　　・体虚久病、産後、崩漏など。
病　　理：以上の病因によって、営血が虧虚となって脳を養うことができなくなったものである。
証　　候：頭痛頭暈、シクシクと痛む、起き上がると痛みが増し、横になっていると痛みが軽減する、目眩を兼ねることがある。
　　　　　・午後に痛みが激しくなる。
　　　　　・顔面蒼白、口唇蒼白。
　　　　　・心悸、怔忡。
　　　　　・目がしぶる。
　　　　　・手足がしびれる。
　　　　　・健忘、不眠、舌質淡、舌苔薄白少、脈沈細無力。
証候分析：頭痛頭暈、シクシクと痛む、起き上がると痛みが増し、横になっていると痛みが軽減する
　　　　　営血虧虚のため脳を営養することができないために起こる。
　　　　　・午後に痛みが激しくなる
　　　　　血は陰に属し、午後は陽気が次第に衰えて、陰陽がいずれも不足する時であるから、気血が上を充分に営養することができないため。
　　　　　・顔面蒼白、口唇蒼白
　　　　　血虚のために顔面を営養できないため。
　　　　　・心悸、怔忡
　　　　　血が心を養うことができないため。
　　　　　・目がしぶる

― 519 ―

肝は目に開竅し、肝は蔵血を主るから、血虚であれば肝血もまた虧損するため。

・手足がしびれる

血が充分でないために四肢、筋脈が営養不足となるため。

・健忘不眠、舌質淡、舌苔薄白少、脈沈細無力

血虚の象である。

・瘀血があると新血を生じないことによる血虚となり、脈は微渋となる。

治　　法：補養気血

方　　剤：加味四物湯（か み し もつとう）

　　出典：『正體類要』（明・薛己（せつき）：1529 年）

　　構成：熟地黄（じゆくじおう）、当帰（とうき）、白芍（びやくしやく）、川芎（せんきゆう）、黄耆（おうぎ）

　　分析：熟地、当帰は血を補う作用がある。

　　　・白芍は柔肝養血の作用がある。

　　　・川芎は行気活血の作用がある。

　　　・黄耆を加えて気を補う。有形の血は無形の気より生じ、血は気にしたがって生ずるから、補血の効果をますます増強する。

古今配穴：三陰交（さんいんこう）、膈兪（かくゆ）

　　出典：『鍼灸臨床辨証論治』（李世珍ら：1995 年）

　　用法：補法

　　解説：三陰交は、足の太陰脾経の腧穴で、足の太陰、足の少陰、足の厥陰の三経絡の交会穴であり、脾土を補い、運化を助け気滞を通じ、風湿を取り除き、気血を調え、下焦を疏通し、血室を調え、精宮を理する効能がある。また血証の要穴もある。したがって、血証の常用穴である。

　　　・膈兪は、足の太陽膀胱経の背部穴で、八会穴の一つ、血気の集まるところ血会穴であるから、血証を主治する。

　　　・二穴はともに用いることで、養血補血の効能が高まり、血が

各論－7．血虚証

補われ、脳が栄養されて頭痛は取り除かれる。

古今配穴：上星、血海、足三里、三陰交
　　　出典：『鍼灸治療学（高等医薬院校試用教材）』（楊長森主編：1994 年）
　　　用法：補法
　　　解説：督脈は脊裏から脳に配流する。上星を選穴して督脈を疏通さ
　　　　　　せ、和絡止痛をはかる。
　　　　　・足三里、血海、三陰交は補脾健胃、益気養血の効能があり、
　　　　　　気血を充実させて、髄海を濡養するようにすれば頭痛は取り
　　　　　　除かれる。
　　　加減：頭痛が緩解した後に、肝兪、脾兪、腎兪、気海などの穴に斟
　　　　　　酌して灸をすえるとよい。

文献引用：『丹渓心法』（明・朱丹渓：1481 年）
　　　　　「如形痩蒼黒之人頭痛、乃是血虚、宜當歸、川芎、酒黄芩」
　　　　　『金匱翼』（清・尤怡：1764 年）
　　　　　「血虚頭痛者、血虚脉空、自魚尾上攻頭痛者是也、産後多有
　　　　　　此證。魚尾、眉尖後近髪際是（魚尾在眉梢後陥中、即絲竹空
　　　　　　是也）」

4．便　秘

病　　機：高齢者は、精血不足であり、下焦の陰が弱くなっているため
　　　　　　に六府の気が不利となりやすい。
　　　　　・産後の出血が止まらないと、亡血亡汗となる。
　　　　　・熱病の後は、津血ともに虧いやすい。
　　　　　・癰疽の後、胃中にもともと熱がこもりやすい人、汗吐下の適
　　　　　　応証に、小便を利するなどの誤治をすると、津液が亡失して
　　　　　　しまう。

— 521 —

・以上いずれの場合も津液が亡失し、血虚津少を造成して、腸道が滋潤を失うために、大便が硬くないのに排便困難となったり、兎糞状になったりする。

証　　候：大便が長期に亘って乾燥して秘結、排便が非常に困難、努力排便、往々にして数週間に1回。

・のどが乾燥して津液が少ない。

・顔色が白くつやがない、唇や爪甲、舌の色が淡白。

・頭暈目眩、心悸。

・舌淡あるいは紅で少津、やせる、脈細あるいは細数無力。

証候分析：排便が困難
　　　　　腎は二便を主（つかさど）るから高齢のために腎陰が虧損すると、津液もまた不足して、腸道を滋潤できなくなる。

・産後に出血が止まらないとか、汗が止まらない場合、汗血と津液は同源であるから、腸の津液も不足するためになる。

・高熱病の後は、熱が津液を焼灼しており、気津がともに損傷する。津液が損傷すると腸を滋潤できなくなり、気が損傷すると津液を腸にまで輸布させる力がなくなって、腸道はその潤いを失うために便秘となる。

・癰疽の人は、膿血を流出して、津液と血が大いに損傷し、腸道に津液を輸布できないために便秘となる。

・誤って汗吐下したり小便を利したりすると、津液が耗傷すると、腸の津液が欠乏してしまい便秘となる。

・脂物や肉類を多く取りすぎると、脾胃に熱があつまって、津液が消耗し、胃陰不足となり、それが大腸にまで及ぶと便秘する。

・心悸、脈細
　　　　　血虚によって心が十分に養われないために起こる。

・口唇や爪甲、舌の色が淡白、顔色が白くつやがない
　　　　　血虚の象である。

— 522 —

各論―7．血虚証

・舌紅で少津、やせる、脈細数無力

陰虚を兼ねると起こる。

方　　剤：**益血潤腸丸**

出典：『沈氏尊生書』（清・沈金鰲：1773年）

構成：熟地黄、阿膠、当帰、肉蓯蓉、杏仁、紫蘇子、橘紅、枳殻、荊芥

分析：熟地黄、阿膠、当帰は育陰養血して腸を潤す作用がある。

・蓉は腎を補い腸を潤す作用がある。

・杏仁、紫蘇子は肺気を利し大腸を和して潤下する作用がある。

・橘紅、枳殻は腸道の蠕動作用を増強して、伝送を助ける作用がある。

・荊芥は血中風薬で、産後の出血過多によって、陰が陽を収めることが出来ないときに用いるとよい薬である。

古今配穴：足三里、支溝

出典：《雑病穴法歌》（『醫學入門』明・李梴：1575年）

「大便虚秘補支溝、瀉足三里効可擬」

用法：支溝は補法、足三里は瀉法。

解説：足三里は、足の陽明胃経の「合穴」であり、経気が隆盛となっているところである。また胃は脾と表裏関係にあり、人体の後天の本で、気血生化の源であるから、足三里で益気生血をはかることができる。

・支溝を配合すると、気機を調え流れをよくして、三焦の道を借りて、気血を全身に行き渡らせて、下は大腸を潤すことができる。

古今配穴：照海、章門、太白

出典：『醫學綱目』（明・楼英：1565年）

用法：灸法、照海20壮、章門14壮、太白5壮。

― 523 ―

鍼の場合は、補法。

解説：照海は、足の少陰腎経の腧穴であり、陰脈に通じ、八脈交会
　　　穴の一つであり、腎陰を補うことができる。

・章門は、足の厥陰肝経の経穴であり、足の厥陰、少陽経の交
　会穴である。また本穴には、脾の経気が集まっており、脾の「募
　穴」である。さらに五藏の気が集まったところであり、藏の
　会穴である。

・太白は、足の太陰脾経の腧穴であり、足の太陰脈の注ぐとこ
　ろ土穴であり、土経中の土穴であり、原穴である。脾は後天
　の本であり、気血生化の源であるから、本穴で健脾益胃をは
　かることができる。

・三穴を合わせて用いることで、腎陰を補い健脾益胃をはかっ
　て津液が充足され腸道を滋潤して便秘を改善することができ
　る。

文献引用：『金匱翼』（清・尤怡：1764 年）
　　　　　「下焦陰虚、則精血枯燥、精血枯燥、則津液不到、而腸臟于稿」
　　　　　『脾胃論』（金・李東垣：1249 年）
　　　　　「夫腎主五液、津液潤則大便如常。若飢飽失節、勞役過度、
　　　　　損傷胃氣、及食辛熱厚味之物、而助火邪、傷于血中、耗散眞陰、
　　　　　津液虧少、故大便結燥」

5．発　熱

病　　因：思慮労心過度により、脾が血を生じることができず営血虧虚
　　　　　となる。

・産後の血虚。

・久病による心肝血虚。

証　　候：発熱は多くは低熱で少し動いただけで熱が出る、夜は重く昼

— 524 —

各論—7．血虚証

は軽い。

・心悸、怔忡、不眠、多夢。

・頭暈、目眩。

・甚だしい場合は筋のひきつりや関節の屈伸不利がある。

・月経量が少ないかまたは閉経となる。

・月経後の発熱。

・顔色は白でつやがない、舌質は淡白、舌苔は少ない、脈象は沈細数。

・脈はあるいは浮大で無根。

証候分析：<u>発熱</u>

血は精気を化生するから、血虚となると内を営養して守れなくなり、陽気が頼りとするところを失い浮越するために微熱を起こす。

・<u>心悸、怔忡、不眠、多夢</u>

心は神を蔵する。心血が不足すると神が安寧できないために起こる。

・<u>頭暈、目眩</u>

血虚となると陽を配することができず、虚陽が上がって清空をかき乱すために起こる。

・<u>筋のひきつり、関節の屈伸不利がある、爪甲が乾燥し黄色い</u>

肝は筋を主り、その華は爪にあるから、肝血不足となると、筋脈が営養失調となるために起こる。

・<u>月経量が少ないかまたは閉経</u>

肝血虚のために、衝任が空虚となるために起こる。

・<u>月経後の発熱</u>

月経の後は、肝血がいよいよ不足するから、月経後に発熱が起こる。

・<u>顔色は白でつやがない、舌質は淡白、脈象は沈細数</u>

心は血脈を主り、その華は面にあるから心血が不足するため。

— 525 —

　　　　・脈が浮大で無根

　　　　　血虚が非常に重く、虚陽浮張の象である。

弁証要点：熱型の特徴は、少し動いただけで熱勢が増す。

　　　　・血虚の脈証（心悸、顔色が白＃、月経量が少ない、脈が沈細
　　　　　など）が随伴症状として見られる。

　　　　・月経後の発熱がある。

治　　法：養血益気

方　　剤：人参養栄湯
　　　　　　　にんじんようえいとう

　　出典：『太平惠民和剤局方』（宋・太医局編：1078年）

　　構成：熟地黄、当帰、白芍、人参、白朮、茯苓、炙甘草、五味子、
　　　　　じゅくじおう　とうき　びゃくしゃく　にんじん　びゃくじゅつ　ぶくりょう　しゃかんぞう　　ごみし
　　　　　遠志、黄耆、肉桂、陳皮、生姜、大棗
　　　　　おんじ　おうぎ　にっけい　ちんぴ　しょうきょう　たいそう

　　分析：熟地黄、当帰、白芍は補血作用がある。

　　　　・黄耆、人参、白朮、茯苓、炙甘草は補気の作用がある。

　　　　・肉桂は引火帰源、五味子、遠志は遠志安神、陳皮は理気、生姜、
　　　　　大棗は気血を調和させる作用がある。

古今配穴：心兪、脾兪、内関、足三里、三陰交、陰郄
　　　　　　　しんゆ　ひゆ　ないかん　あしさんり　さんいんこう　いんげき

　　出典：『鍼灸学〔臨床編〕』（兵頭明監訳：1993年）

　　用法：心兪、脾兪、三陰交、足三里には、鍼にて補法を施す。

　　　　・内関、陰郄には鍼にて瀉法を施す。

　　　　・刺激量は中程度とし、15〜20分間置鍼する。

　　　　・1日1回または隔日に治療を行う。

　　解説：心兪、脾兪により心陰と心血を滋養し、内関を配して清心瀉
　　　　　火、寧心安神をはかる。

　　　　・三陰交にて滋陰補腎をはかり、腎陰の側から心陰を助ける。

　　　　・また足三里にて健脾、健胃をはかり生化（生血）を促す。

　　　　・陰郄は盗汗を改善する目的と収斂させる目的で用いている。

　　　　・このようにして血虚の状態が改善すれば、熱勢は消失する。

各論―7. 血虚証

文献引用：『血證論』（清・唐宗海：1884 年）

「血虚者發熱汗出、以血不配氣、則氣盛而外泄也、或夜則發熱、以夜主血分故也、或寅卯即發熱、以寅卯属少陽、肝血即虚、則少陽之相火当寅卯旺時而發熱、………又或胞中之火、因血不足、上合陽明燥氣、日晡潮熱」

『金匱翼』（清・尤怡：1764 年）

「血虚發熱、亦從勞倦得之」

『金匱翼』

「東垣云、飢困勞役之後、肌熱煩躁、因渇引飲、目赤面紅、昼夜不息、其脉大虚、按之無力、經云、脉虚則血虚、血虚則發熱、症象白虎、惟脉不長實爲辨也、誤服白虎旬日必變」

6. 痙 証

病　　機：多くは出血後や産後、癰疽瘡瘍後、汗吐下後に気血津液をひどく損傷して、筋脈の栄養が悪くなるために起こる。

証　　候：角弓反張、項背部の強急

・直視、口噤（歯茎を固く閉じ、口を噤んで開かない）

・四肢麻木、四肢の痙攣、または下腿のひきつり

・顔色萎黄あるいは蒼白、眩暈

・自汗

・眠りが浅く多夢

・精神疲労、倦怠

・意識はハッキリとしている、熱象がない

・二便正常

・舌質淡、脈細弱あるいは虚弦

証候分析：突然の出血で、気血をひどく損傷すると、筋脈の栄養が悪くなり、風を動かすために角弓反張が出現する。

・出産後の血虚の状態の時に、汗が出て風に損傷されるとまた

― 527 ―

<u>痙_{けい}証_{しょう}を発する</u>ことがある。

・月経過多で、経脈の栄養が悪くなりと痙証を発することがある。

・汗吐下の誤治によって津液を損傷、消耗するといずれも痙病となる。

・<u>顔色萎黄あるいは蒼白、眩暈、舌質淡、脈細弱</u>
　いずれも血虚の象である。

・<u>四肢麻木、四肢の痙攣、下腿のひきつり</u>
　血虚動風の象である。

・<u>意識はハッキリとしている、熱象がない、二便正常</u>
　血が筋を栄養できないために起こる痙証であり、熱極生風によるものではないから、熱象がなく、意識もハッキリとしており、二便の正常なのである。

・<u>自汗</u>
　血虚があれば必ず気虚もあり、気も血に随って虚するから、自汗を伴うのである。

・<u>眠りが浅く多夢</u>
　血が神を養えず、神が舎る処を守れなくなるため。

・<u>精神疲労、倦怠</u>
　気血が不足しているため。

・<u>直視</u>
　目は血を十分に得ることでよく見えるのであるから、血虚となると目を十分に灌すことができなくなり、目に係わる筋脈の栄養が悪くなって拘急を引き起こすために、目を動かしがたくなって直視となる。

・<u>口噤</u>
　血虚すれば口の肌肉の栄養が悪くなるために起こる。

治　　法：益気養血定痙
方　　剤：<ruby>十全大補湯<rt>じゅうぜんたいほとう</rt></ruby>

各論―7. 血虚証

出典：『醫學發明』（金・李東垣：1249 年）

構成：八珍湯（当帰、川芎、白芍薬、熟地黄、人参、白朮、茯苓、炙甘草）に黄耆、肉桂を加えたもの。

分析：八珍湯は四物湯（当帰、川芎、地黄、白芍薬）と四君子湯（人参、茯苓、白朮、甘草）の複方である。

・四物湯でもって補養肝血をはかり、四君子湯で補気しているのである。

・黄耆は補気の作用があり、肉桂は命門の火を補う作用がある。

・血虚の証に補気するのは、気は血の帥であり、血は気に随って生ずる、すなわち「陽生陰長」の意味があるためである。

古今配穴：命門、肝兪、脾兪、風府、後谿

出典：『急症鍼灸』（張仁編：1988 年）

用法：命門、肝兪、脾兪は補法を用いる。

3～5分間置鍼して痙証が止まるまで、持続的に運鍼する。風府、後谿は瀉法を用いる。

解説：命門は督脈の要穴で、培元補腎、通利腰脊の効能があり、本方の主穴となる。

・肝兪、脾兪は肝脾の二藏の経気の輸注する処であり、肝は血を藏して筋を主る、脾は血を統率し生化の源でもあるから、この二穴を用いると養血潤筋の効能が得られる。これは本を治療しているのである。

・後谿は八脈交会穴の一つで督脈に通じ、これに鍼をすると遏痙止搐をはかることができる。

・風府は虚風内動の証候を消すはたらきがあり、後谿とともに標を治療する。

参考：『銅人腧穴鍼灸圖經』巻四（宋・王惟一：1027 年）

「命門………瘈瘲裏急、腰腹相引痛、鍼入五分、可灸三壯」

『鍼灸資生經』巻四（宋・王執中：1220 年）

― 529 ―

「肝兪、主筋寒熱痙、筋急手相引」

《雑病歌》（『鍼灸聚英』明・高武：1529 年）

「身体反折肝兪中」

「脊僂折兮治風府、并治啞門眞有補」

古今配穴：承　漿（しょうしょう）

　　出典：《通玄指要賦》（『鍼經指南』金・竇傑：1295 年）

　　　　　「頭項強、承漿可保」（とうけつ）

　　　　　《勝玉歌》（『鍼灸大成』明・楊継洲：1601 年）

　　　　　「頭項強急、承漿可保」

　　用法：補法

　　解説：承漿は、頤唇溝の中央に位置し、任脈と足の陽明胃経の交会
　　　　　穴である。任脈は血の海であり、胃経もまた水穀気血の海と
　　　　　称するから、承漿に鍼を施すと、気血を調理して、脾胃の生
　　　　　血の源の作用を促進させることができる。

　　　　・承漿は任脈の終わりの穴であり、督脈の気の接続する処であ
　　　　　る。督脈は頭と躯幹の後側の正中に分布する。したがって承
　　　　　漿に鍼を施し、鍼感を頭項にひびかせると、気血を調和して、
　　　　　頭項強急を緩解する作用が発揮される。

　　　　・つまり承漿一穴でもって標本同治の方法を取っているのであ
　　　　　る。

文献引用：『女科輯要』（清・堯封：1823 年）（じょかしゅうよう）（ぎょうふう）

　　　　　「産後發痙、因去血過多、元気虧極、或外邪相搏。其形牙関緊急、
　　　　　四肢勁強、或腰脊反張、肢体抽搐。産後患之、實由亡血過多、
　　　　　筋無所養所致。大補厥氣、多保無虞、若攻風邪、死無疑矣」

　　　　　『醫宗必讀』（明・李中梓：1637 年）

　　　　　「新産血虚、汗出傷風亦成痙」

　　　　　『古今醫案按』（清・兪震纂輯：1778 年）

各論―7．血虚証

「一婦、年三十、身小形痩、月經後、忽発痙口噤、手足攣縮、
角弓反張、虞知其去血過多、風邪乘虚而入。用四物湯加羌、防、
荊芥、少加附子行經、二帖病減半、六帖全安」

『景岳全書』（明・張介賓：1640年）

「痙之爲病、強直反張病也。其病在筋脉、筋脉拘急、所以反張。
其病在血液、血液枯燥、所以筋攣。觀仲景曰：太陽病、發汗
太多、因致痙。風病下之則成痙。瘡家不可發汗、汗之亦成痙。
只此數言、可見病痙物、多由誤治之壞證、・・・蓋誤汗者、
必傷血液。誤下者、必傷眞陰。陰血受傷則血燥、血燥則筋失
所滋、筋失所滋則爲拘爲攣、反張強直之病勢所必至」

7．月経後期　（月経周期の延長、稀発月経）

病　　機：慢性病による消耗、慢性の出血、多産などによって精血を消
耗したり、脾胃虚弱で血の生化が不足して、営血が虚したこ
とにより血海が充満するのに時間がかかるために発生する。

証　　候：月経周期の延長、経血量が少ない淡紅色で清薄、顔色萎黄あ
るいは蒼白でつやがない、頭暈、眼花、心悸、不眠。甚だし
い場合は小腹の隠痛があり、綿々として止まらず揉んだり按
じたりすると軽減する、皮膚につやがない。口唇と舌が淡、
舌苔薄白、脈細弱。

証候分析：<u>顔色萎黄あるいは蒼白でつやなし、頭暈、眼花、心悸、不眠</u>
血虚となると、内においては藏府を栄養できず、外において
は皮膚を潤沢することができなくなるため。

・<u>小腹の隠痛</u>
血虚して胞脈を養うことができないために起こる。

・<u>脈細弱</u>
血虚の象である。

治　　法：補血益気

― 531 ―

注　　意：月経後期の痛経は、月経期間中の治療は避け、平時にこれを
　　　　　調えるようにする。

方　　剤：**人参養栄湯**

　　出典：『太平恵民和剤局方』（宋・太医局編：1078 年）

　　構成：十全大補湯（当帰、川芎、白芍薬、熟地黄、人参、白朮、茯苓、
　　　　　炙甘草、黄耆、肉桂）から川芎を取り去り、五味子、遠志、陳
　　　　　皮、生姜、大棗を加えたもの。

　　分析：十全大補湯は四物湯と四君子湯の複方（八珍湯）に黄耆、肉
　　　　　桂を加えたものである。

　　　　・五味子は補肺、遠志は心腎の交通をはかって、寧心安神のは
　　　　　たらききを増強し、肉桂は諸薬を営に入れて血を生ずるはた
　　　　　らきがある。

古今配穴：**足三里、三陰交**

　　出典：『鍼灸歌賦臨床應用』（賀普仁主編：1992 年）

　　用法：補法

　　解説：足三里は足の陽明胃経の「合穴」であり、三陰交は足の太陰
　　　　　脾経の穴で、足の太陰、足の少陰、足の厥陰の交会穴である。

　　　　・脾胃は後天の本であり、運化を主り、水穀の精微を腐熟する
　　　　　はたらきがあるから、気血が補益されて、血海が充満すれば
　　　　　月経が順調に来るのである。

古今配穴：**合谷、三陰交**

　　出典：『鍼灸臨床弁証論治』（李世珍ら：1995 年）

　　用法：補法

　　解説：合谷は手の陽明大腸経の腧穴であり、本経の脈気の過ぎると
　　　　　ころで、原穴であり、行気開竅の効能がある。

　　　　・三陰交は、足の太陰脾経の腧穴で、足の少陰、足の太陰、足
　　　　　の厥陰の三陰経の交会穴であり、脾胃を補い、運化を助け、

各論─7．血虚証

血室を調える効能がある。

・合谷は理気を主となし、三陰交は理血の要である。二穴を合わせて用いることで、一つは気、一つは血に作用して、気血双方を充足させることができる。

古今配穴：気海
き かい
、気穴
き けつ
、三陰交
さんいんこう
、足三里
あしさんり
、脾兪
ひ ゆ
、肝兪
かん ゆ

出典：『鍼灸学〔臨床編〕』（兵頭明監訳：1993 年）

用法：補法

解説：気海に足の少陰腎経と衝脈の交会穴である気穴を配穴し、衝任脈の調和をはかり、三陰交を用いて益腎調血、衝任脈の補養をはかる。

・足三里、脾兪、膈兪を配穴して気血生化の源である脾胃を調補し、血の生成を促す。

8．不妊症

病　　機：体質が虚弱で陰血が不足していたり、脾胃が虚弱で気血を生化できなかったり、または血や津液を消耗すると、衝任脈が空虚となり、腎精を統摂して妊娠することができなくなる。

証　　候：長年に亘る不妊、月経後期、経血量が少ない、経色は淡。

・顔色萎黄、身体衰弱、精神疲労、倦怠。

・頭暈、目眩、皮膚につやがない。

・舌質は淡、舌苔薄白、脈細弱。

証候分析：月経後期、経血量が少ない、経色は淡

血虚で経血が不足して胞脈が空虚となるために起こる。

・顔色萎黄、身体衰弱、精神疲労、倦怠

脾胃が虚弱で気血を生化できないために起こる。

・頭暈、目眩

血が不足し頭目を滋養できないため。

— 533 —

・舌質は淡、舌苔薄白、脈細弱

　血虚の象である。

治　　法：補益精血、調理衝任

方　　剤：養精種玉湯の加減または**加味四物湯**、

　　　　　養精種玉湯に鹿角膠、紫河車、莵絲子、炒杜仲、続断を加える。

〔養精種玉湯〕

出典：『傳青主女科』（明・傅山：1827 年）

構成：熟地黄、山茱萸、白芍、当帰

分析：熟地黄、鹿角膠、白芍、当帰で養血調経をはかる。

・棗皮、紫河車、莵絲子、炒杜仲、続断で滋腎をはかって、精血を充足させると、衝脈任脈も滋養されて妊娠するようになる。

〔加味四物湯〕

出典：『濟陰綱目』（明・武之望：1626 年）

構成：当帰、川芎、白芍、生地、阿膠、白朮、茯苓、橘紅、甘草、続断、香附

分析：阿膠で養血調経をはかる。

・白朮、茯苓、橘紅、甘草で健脾をはかって生化の源を益す。

・続断で滋腎をはかり、香附で調気をはかる。

　証候は同じであっても、それぞれ異なった疾病中においては、その臨床表現もそれぞれ特徴があるから、臨床においては、それぞれの病証の特徴を拠り所として弁証施治を進めていかなければならない。

古今配穴：中極、三陰交、大赫

出典：『江西中医薬』（1986 年）

用法：いずれも平補平瀉法

解説：本方が原発性不妊症に有効。月経周期に合わせて、月経が始まった日より 12 日目から 3 日間連続して、毎回 15 分間置鍼

— 534 —

各論―7. 血虚証

する。

古今配穴：陰交、石関、関元、胞門、子戸

　　出典：『現代鍼灸医案選』（劉冠軍編：1985 年）

　　治法：補腎養血

　　解説：陰交、石関に軽度の刺鍼のあと、施灸。関元、胞門、子戸に
　　　　　施灸、3 日に 1 回。

類 証 鑑 別

1．陰虚証と血虚証

(1) 共通点

いずれも虚証であり、血は陰に属し、精、津、液もまた陰に属し、なおかつ「精血同源」「津血同源」である。

陰虚証は、血虚証に比較して範囲が広い。

(2) 血虚証

病　　機：脾胃の虚弱、化源不足、七情鬱結、暗耗陰血、久病が治らない、出血過多によって起こる。

証　　候：血虚によって頭や目を滋養することができないために、頭暈目花が見られる。

　　　　・顔面を栄養できないから、顔面蒼白あるいは萎黄、唇の白が淡白となる。

　　　　・営血不足によって、心を養えなくなって心悸、不眠となる。

　　　　・血虚によって筋脈を養えず、手足がしびれる。甚だしい者は、ひきつけを起こす。

　　　　・血海が不足して、衝任が空虚となるから、月経不調があり、甚だしい者は、閉経となる。

　　　　・血虚して舌を養えないから、舌は淡白となる。

　　　　・脈道が充分でないから、脈細弱となる。

(3) 陰虚証

病　　機：多くは久病によって陰分不足を起こしたり、熱病が津液を消耗したり、汗吐下の法をやり過ぎたりして起こる。

証　　候：陰が虚すれば内熱が生じ、虚熱が内をかき乱すために、五心

各論―7. 血虚証

煩熱、午後潮熱が起こる。

・虚熱が内において津液を外に泄らそうとして、盗汗がある。

・体内の津液が虧けて欠乏するために、口や喉が乾燥し、小便短赤となる。

・陰虚火旺となると、舌は紅く少苔あるいは無苔、脈は細数が見られる。

（4）鑑別点

①血虚証：「色」に関するものが突出。顔色蒼白、口唇色淡、爪甲につやがないなど。

②陰虚証：「熱」に関するものが突出。手足心熱、潮熱、盗汗など。

２．血脱証と血虚証

（1）共通点

いずれも体内の血液の虧虚の範疇に入るものである。

（2）血脱証

特　　徴：血脱証は、血虚証に比較して重症である。

　　　　・血脱証は、血虚証のさらに一歩発展したものであり、また突然の大量の出血によっても起こる。

　　　　・陰陽互根の関係から、陰が損傷すれば当然陽にも波及する。

　　　　・出血過多すると、気が依存するところが無くなり、血が脱すると気もまたそれに従って暴脱する。ゆえに血脱の後には、常に気随血脱の証候が出現する。

証　　候：顔面蒼白、四肢が温まらない、自汗、肌が冷たい、呼吸がかすかである、脈微細あるいは芤、甚だしい者は、暈厥が出現する。しかし、血虚証にはこのような症状はなく、弁別は難しくない。

― 537 ―

文 献 選 録

『素問』四時刺逆従論
　「血氣皆脱、令人目不明」
『金匱要略』（後漢・張仲景：219 年）
　「新産血虚多汗出」
『丹渓心法』（明・朱丹渓：1481 年）
　「驚悸者血虚、驚悸有時、以硃砂安神丸」
　「怔忡者血虚、怔忡無時、血少者多」
『症因脉治』巻一（明・秦景明撰、清・秦皇士補輯：1766 年）
　「血分發熱之症、昼則安静、夜則發熱、唇焦口干、反不飲水、睡中盗汗、
　此血分發熱之証也。血分發熱之因、或熱病後、熱伏血中、或陰血素虧、
　血虚火旺、二者皆成血分發熱也」
『婦人大全良方』調經門（宋・陳自明：1237 年）
　「血者、水穀之精氣也、………故雖心主血、肝蔵血、亦皆統攝于脾、
　補脾和胃、血自生矣」
　「若血氣虚損、不能養胎、所以數堕也」
　「産後狂言評語、乃心血虚也」
『東垣十書』（李東垣ら宋、金、元の醫家著作十種：1529 年）
　「血虚頭痛、自魚尾上攻而爲痛」
　「能遠視不能近視者、陽氣有餘、陰氣不足也。乃血虚氣盛。血虚氣盛者、
　皆火有餘、元氣不足」
『古今醫統大全』（明・徐春甫：1556 年）
　「瘦人眩、血虚有火」
　「有血虚者、乃因亡血過多、陽無所附、当益陰補血、此皆不足之證」
『醫宗必讀』（明・李中梓：1637 年）
　「血虚痛者、易驚惕、其脉芤」
『景岳全書』（明・張介賓：1640 年）

— 538 —

各論—7．血虚証

「若陰血虚、水不制火而邪火盛者、或爲夜熱盜汗、或爲煩渇生痰、是即勞損之漸、速宜調治」

「凡胎孕不固、無非氣血損傷之病、蓋氣虚則提攝不固、血虚則灌漑不周、所以多致小産」

「血即精之屬也、但精藏於腎、所蘊不多、而血富於衝、所至皆是。蓋其源源而來、生化於脾、總統於心、藏受於肝、宣布於肺、施泄於腎、灌漑一身、無所不及。……凡形質所在、無非血之用也。是以人有此形、惟賴此血。故血衰則形萎、血敗則形壞、而百骸表裏之屬。凡血虧之處、則必隨所在而各見其偏癈之病」

『證治匯補』上竅門（清・李用粹：1687年）
しょうち かい ほ

「血爲氣配、氣之所麗、以血爲營。凡吐衄崩漏産後亡陰、肝家不能収攝營氣、使諸血失道妄行、此眩暈生于血虚也」

『證治匯補』血證

「血虚者、其症朝凉暮熱、手足心熱、皮膚干涩甲錯、唇白、女子月事前後不調、脉細無力、法宜補之」

『醫方考』（明・呉崑：1584年）

「血弱不能養心、心火旺盛、肝木自實、瞳子散大、視物不清者、干熱地黄丸主之」

『醫學入門』（明・李梴：1575年）

「有血在咽下喀不出血者、甚喀則有之者、此精血竭也」

「血虚熱熾、当滋陰降火、加減熾物湯主之」

「膈中出血不止、乃血虚也、宜服十全大補湯」

『醫貫』（明・趙献可：1617年）

「凡失血之後、必大發熱、名曰血虚發熱、古方立當歸補血湯」

「凡吐血不已、則氣血皆虚、虚則生寒、是故用柏叶」

「凡内傷暴吐血不止、或勞力過度、其血妄行、出如湧泉、口鼻皆流、須臾不救即死。急用人参一両、或二両爲細末、入飛羅面一錢、新汲水調如稀糊、不拘時啜服、或陽独参湯亦可」

『萬家伝痘疹心法』（清・萬全：1694年）

— 539 —

「凡痘子用薬、須分氣血虚實、……痘干者、不紅活者、膿水少者、皆血虚也、宜陽補血之劑」

「応作膿而不作膿者、血虚也」

『薛氏醫案』（明・薛己：1574 年）

「衄血、吐血、若左寸関脉數而無力、血虚也」

『醫學統旨』（清・葉文齢編集：朱応軫参校：1752 年）

「血虚而小便不通者、蓋血即津液之属、血虚即津液干燥而溺道不利、故不通也」

『證治準繩』女科（明・王肯堂：1602 年）
(おうこうどう)

「蓋人之所主者心、心之所養者血、心血一虚、神氣不寧、此驚悸之所由主也」

『證治準繩』

「血虚萎者、凡産後及諸失血後、面色萎黃、手足無力、不能行動者是也」

『雑病源流犀燭』（清・沈金鰲：1773 年）
(ちんきんごう)

「眩暈……有血虚者、乃出血過多、陽無所附而然」

『明醫雑著』（明・薛己注：1502 年）
(せつき)

「凡婦人産後陰血虚、陽無所依、而浮散于外、故多發熱」

『醫學綱目』（明・楼英：1565 年）
(ろうえい)

「毎見婦人之無子者、其經必或前或後、或多或少………其少而淡者、血虚也」

「經後痛者、爲血虚」

『馮氏錦囊』（清・馮兆張：1702 年）
(ひょうしきんのう)(ひょうちょうちょう)

「夜嗽多渇、痰不易出、或發熱者、爲血虚、宜六味丸、加麦門冬、五味子」

『外科證治全生集』（清・王維徳：1740 年）

「又産後血虚昏沈不醒者、用四物湯加参朮干姜香附茯苓治之」

『血證論』怔忡（清・唐宗海：1884 年）

「怔忡、俗名心跳、心爲火臓、無血以養之、則火氣衝動、是以心跳、……凡思慮過度及失血家去血過多者、乃有此虚證」

『血證論』臥寐

「心病不寐者、心蔵神、血虚火妄動、則神不安、煩而不寐」

8．血瘀証

各論―8. 血瘀証

■■■ 概　　説 ■■■■■■■■■■

概　　念：血行がのびやかでなく、甚だしい場合は停滞して凝集したり、
　　　　　経脈を離れて体内に血が蓄積したりして、気血の運行に影響
　　　　　を与えて各種の臨床症状を生み出すものの総称である。
別　　名：血凝証
病　　機：打撲損傷、血寒凝泣（ぎょうきゅう）、血熱煎熬（せんごう）、気滞不行、気虚無力など
　　　　　によって、血が順調に流れなくなり血の運行が阻害されて、
　　　　　藏府経絡の局部あるいは全身に瘀血停滞したもの。
主 証 候：局部の疼痛（頭、胸、脇、腰、上腹部、下腹部、関節など)
　　　　　あるいは腫脹、痛みは鍼で刺すようであり、鈍痛あるいは錐
　　　　　痛（つう）、拒按（きょあん）、痛む部位は固定、腫塊（しゅかい）は移動しない、顔色はすす
　　　　　けたように黒い、あるいは口唇青紫、あるいは皮膚に瘀斑あ
　　　　　るいは出血がある。
随伴証候：口渇して口を漱ぎたがるが飲みたがらない、肌膚甲錯（こうさく）（皮膚
　　　　　は乾燥して粗く光沢がない)、腹壁に青筋が露出、皮膚にク
　　　　　モ状血管腫、細絡、魚際は暗紅色。月経時の腹痛あるいは血
　　　　　塊がある、あるいは閉経。
部別症状：心を瘀阻：胸悶心痛、口唇青紫（チアノーゼ）。
　　　　　・肺を瘀阻：胸痛咳血。
　　　　　・腸胃を瘀阻：吐血、便血。
　　　　　・肝を瘀阻：脇痛痞塊。
　　　　　・瘀熱乗心：発狂を起こす。
　　　　　・胞宮を瘀阻：少腹疼痛、月経不調、痛経、閉経、月経時の出
　　　　　血の色が暗紫で塊がある、あるいは崩漏が見られる。
　　　　　・肢体局部瘀阻：局部の腫痛あるいは青紫。
舌　　象：舌青紫あるいは瘀点
脈　　象：渋あるいは沈細あるいは結代

— 545 —

診断基準：①局部の疼痛あるいは腫脹、痛みは鍼で刺すようであり、鈍痛あるいは錐痛、拒按、痛む部は固定している、腫塊は移動しない、顔色はすすけたように黒い、あるいは口唇青紫、あるいは皮膚の瘀斑、あるいは出血がある、舌青紫あるいは瘀点、脈渋あるいは沈細。

②局部の疼痛、痛む部は固定している、拒按、肌膚甲錯、腹壁に青筋が露出したり、皮膚にクモ状血管腫が現れたり、細絡、魚際は暗紅色舌青紫あるいは瘀点、脈渋あるいは沈細。

③顔色はすすけたように黒い、あるいは口唇青紫、あるいは皮膚の瘀斑、あるいは出血がある、口渇して口を漱ぎたがるが飲みたがらない、舌青紫あるいは瘀点、脈渋あるいは沈細。

④婦人の月経時の腹痛あるいは血塊、あるいは閉経、舌青紫あるいは瘀点、脈渋あるいは沈細。

・上記の条件を一項でも具備していれば、本証と診断できる。

治　　法：活血化瘀。

参考方剤：血府逐瘀湯（けっぷちくおとう）、大黄蟅虫丸（だいおうしゃちゅうがん）

常見疾病：発熱、胃脘痛（いかんつう）、腹痛、噎膈（いつかく）、脇痛、黄疸、鼓脹（こちょう）、腰痛、心悸怔忡（せいちゅう）、胸痛、頭痛、中風、癲狂、痙病（てんきょう）、痛経、閉経

鑑別証：血熱血瘀証、血寒血瘀証、気滞血瘀証、気虚血瘀証

— 546 —

各論―8. 血瘀証

本 証 弁 析

〔1〕血瘀証の特徴

（1）瘀血の形成原因

血液は脈内を運行する紅色の液体であり、人体を構成し人体の生命活動を維持する基本的な物質の一つである。

『霊枢』經水

「經脉は、血を受けて之を營う」

『素問』擧痛論

「經脉流行止まず、環周して休まず」

血液は脈中を循行し、継続的に停留することがないことを説明している。

血液の正常な運行は、五藏の正常な活動にとって必要不可欠である。

『素問』五藏生成篇

「諸血は皆心に屬す」

『素問』痿論

「心は身の血脉を主る」

全身の血液は、心の拍動があってこそ全身に輸送され、潤い養う作用が発揮されるのである。

― 547 ―

肺は気を主宰し、「肺は百脈を朝す（肺は百脉を潮のように潮汐している）」作用によって、心の血液を運行させる働きを助け、促進させている。これは血液の正常な運行の必要条件である。

　脾は血液を統摂しており、その働きによって血液が脈中に運行させているのである。つまり脾は血液が外に溢れ出ることを防いでいるのである。これは血液の正常な運行を保障するものである。

　肝は疏泄を主り血を蔵する。血液の運行と血液の貯蔵を調節している。

　腎は精を蔵し、精気は髄を生じ血を化すはたらきがある。腎中の陽気は一身の陽気の根本であり、全身に対して温煦作用があり、血液の正常な運行に対しても重要な作用を発揮している。

　血液の正常な運行は気の効能と密接な関係がる。

　血は陰に属し静を主るから自ら流れることはできない。気の推動作用があって初めて全身に行き渡るように運行できるのである。

　血が脈中を流れて脉の外に出ないのも、気の固摂作用によるものである。

　血の正常な運行は、必ず気の温煦作用にも依存しているのである。

『仁齋直指方論』血営気衛論（宋・楊士瀛：1264 年）

> 「蓋し氣は血の帥をなすなり。氣行れば則ち血行り、氣止めば則ち血も止む。氣温めむれば則ち血も滑らか。氣寒ならば則ち血凝し、氣に一息の不運有れば、則ち血にも一息の不行有り」

　血液の正常な運行は気に依頼していることを強調しているのである。

　血の正常な運行は津液とも密接な関係にある。

　血と津液は同源であり、一体のものが別れたのであり、不可分の関係であり、相互に転化、用をなすものである。

　血液は経絡に沿ってめぐっているけれども、一定の条件下において血

液の水液成分が脈外に滲みだして、脈外の津液と化合して津液の一部分となり、皮膚、肌肉、腠理を潤すのである。ゆえに血は化生して津液となる。同様に津液は必要に応じて血に転化もする。

　これらをまとめると、血液の正常な運行は複雑な過程によって成り立っているため、各種の病因によって、血行が緩慢になったり、血流が阻滞されたり、藏府経絡において血液が停止したり集まったり、経絡を離れた血が消散されなかったりするといずれも瘀血を形成する。
　瘀血を引き起こす原因は非常に多いけれども、主要な病因は以下の通りである。
　⑴六淫、⑵七情、⑶飲食、⑷労倦、⑸内外の損傷、⑹出血

（1）六淫が瘀血を引き起こす

　六淫とは、風、寒、暑、湿、燥、火の６種類の外感性の病因の総称である。六淫の邪気が人体に侵入した後、血液の正常な運行に影響して瘀血を引き起こす可能性がある。

①寒邪

　古人は生活上の体験より水液が冷えると凝結して氷となることから、血液も寒に遭遇すると瘀滞すると推論した。
　寒邪は陰に属し、その性質は凝滞であり、人体に侵入後、血液の凝滞を引き起こす。あるいは経脈の収縮牽引を引き起こしたりする。そして血流が緩慢となって瘀血を形成するのである。
　血が寒邪を受けると凝滞して病理的変化を引き起こすことを『霊枢』では次のように言明している。

『霊枢』癰疽

┌─────────────────────────────────┐
「寒邪、經絡の中に客れば、則ち血泣り、血泣れば則ち通じず」
└─────────────────────────────────┘

— 549 —

（寒邪が侵襲して経絡の中に繋留すると、血の運行が渋滞して通じなくなり、通じなくなると衛気の運行が阻害され、血が通じないところで停留する）。

『霊枢』百病始生

「血、腸外に溢れ、腸外に寒有りて、汁沫と血相搏てば、則ち并合凝集して散ずるを得ず、而して積りて成る」

（血が腸外へ流れ出て、このときたまたま腸外に寒邪があると、腸外の汁沫と腸外に溢れ出た血とが混ざり合い、両者が一緒になって凝集し、消散できなくなって積になる）。

寒気が裏に入り、脈の流れが通じず悪くなると、通じなければ痛みを起こす。

『素問』挙痛論

「人の五藏の卒に痛むは……經脈、流行して止まず、環周して休まず。寒氣、經に入れば稽遅し、泣りて行らず、脈外に客すれば則ち血少なし、脈中に客すれば則ち氣通じず、故に卒然として痛む」

（五蔵が急に痛むのは、……気血は人の経脈の中にあって休むことなく全身を循環している。寒気が経脈に侵入れば気血の循行に留滞が生じ、凝りしぶって停滞してしまう。もし寒邪が経脈の外を侵襲すれば外部の血は少なくなり、経脈の中に侵襲すれば、脈気は通じなくなって突然に痛みが出現する）。

外寒が瘀血を引き起こすだけでなく、陽虚内生による寒もまた血瘀を形成する。

— 550 —

各論―8. 血瘀証

『醫林改錯』（清・王清任：1830 年）

> 「血が寒を受ければ則ち凝結して塊を成す」

（血が寒邪に遭遇すると血液は凝結して塊を形成する）。

　陽気が虚衰して寒邪が内に生じても、血脈の運行は悪くなり凝集して瘀血を形成する。

『金匱要略』婦人雑病脉證并治（後漢・張仲景：219 年）

> 「婦人の病、虚によって、積冷結氣し、諸々の經水断絶をなし、歴年の血寒、胞門に積結し、寒經絡を傷ることあるに至る」

（婦人の病気は虚が原因で冷えが積もり、気が結ぶことにより月経が止まり、長い間には血が冷えて子宮に集まり、寒が経絡を傷ることがある）。

　寒邪が子宮に侵襲して、瘀血を引き起こして月経異常となるのである。

『諸病源候論』婦人条病諸候月水不調候（隋・巣元方 610 年）

> 「風冷これに乗じて、邪、血を搏つこと有り……寒えれば則ち血は結ぶ」

　風冷の気が血中に侵入すると血と結ばれて血瘀の変化を引き起こすのである。

『醫林改錯』（清・王清任：1830 年）

> 「血が寒を受けると、則ち凝結して塊を成す」

　寒邪が瘀血を形成することをまさしく概括している。

②熱邪

　熱は陽邪であり、血に入ると血中の津液を煎じ消耗するようになり、凝集して瘀血となる。あるいは熱邪が血に迫ると妄行して、出血を引き起こし、経脈から離れた血が散らずに瘀血を形成する。

　『内経』は寒邪による凝滞で瘀血を形成することに重点が置かれているが、以後の医家はしだいに寒凝血泣ばかりでなく、熱結蓄血もまた瘀血の変化を引き起こすという認識に達している。例えば、張仲景は熱邪が鬱滞して瘀血を形成することを多く論述している。

『傷寒論』（後漢・張仲景：219 年）

> 「陽明證、その人善く忘れる者は、必ず蓄血有るなり」
> 「発熱六七日より七八日に至り大便通じざる者は、瘀血有るなり」

　これは熱結より瘀血となることを述べたものである。

『金匱要略』肺痿肺癰欬嗽上氣病脉證治（後漢・張仲景：219 年）

> 「熱の過ぐる所、血これがために凝滞し、癰膿を蓄結し、吐すること米粥の如し」

　（熱があるところは血のめぐりが悪くなり、膿が溜まり米粒のようなものを吐くのが肺膿瘍である）。

　熱邪が瘀血の病変を引き起こす。蓄血証は、熱入血室であるから熱と血が結ばれて瘀血の病理変化を引き起こすのである。

　張仲景以後の多くの医家らも熱邪が瘀血を引き起こす病因であることを論述している。

『醫林改錯』（清・王清任：1830 年）

> 「血が熱を受ければ則ち煎熬して塊を成す」

各論―8．血瘀証

『廣温疫論』（清・戴天章：1722 年）

> 「時疫裏に転じて後、瘀血最も多し」

『温熱論』（清・葉天士：1746 年）

> 「營分熱を受ければ則ち血液却を受く」
> 「瘀血と熱は伍と為す」

『重訂廣温熱論』（清・何廉臣、載天章ら：1911―1949 年）

> 「伏火に因り、血液を鬱蒸し、血は煎熬を被りて瘀を成す」

③湿濁の邪

　湿は陰邪であり、人体に侵入した後、気機の容易に働きを停滞させ、気がめぐらなければ、血行に影響して瘀血を形成する。

『格致餘論』（元・朱丹渓：1347 年）

> 「血痢を患うことに因り、澀藥を用いて効を取りて後、痛風を患い、鄰に撼くに叫び號す。予は之を視て曰く「此れ惡血が經絡に入った證なり。血が溼熱を受け、久しくすれば必ず濁と凝り、下に所として未だ留滯を盡さず、隨道する所、以て痛み作し、久しく經てば治せず、偏枯と成る恐れあり。遂に四物湯を與え、加えること、桃仁、紅花、……委中を刺して、黑血を出すこと、三合近くして安ず」

　（血痢を患っている患者に、渋薬を用いたところ効果があったのだが、その後、痛風を患い、叫ぶが如く非常に痛がった。この場合、次のように考えた。これは悪血が経絡に入った証である。血が湿熱を受けて、それが久しくなると血が凝滞して濁となり、それが下がって滞ってしまい、経絡が不通となって疼痛を発生したもので、長引くほど治りにくくなり、放っておくと片麻痺となる恐れがある。そこで四物湯に桃仁、紅

― 553 ―

花を与え……委中に鍼をして黒い血を出すこと３合ほどで疼痛が落ち着いてきた）。

④風邪

　風は陽邪であり、その性質は昇散してよく動くので、もし血中に入ると、血と結合して瘀血を引き起こす。

『金匱要略』血痹虚労病脈證并治（後漢・張仲景：219 年）

> 「血痹の病は何よりこれを得るや。師曰く、それ尊栄の人は骨弱く肌膚盛ん、重ぬるに疲労に因って汗出で、臥して不時に動揺し、加うるに微風を被り、遂にこれを得」

　（血痹はどうして形成されるのか。それは、平生から高い地位にあって厚遇され、栄養豊富な美食をとり続け、しかも一定の労働に従事していない人は外見は肥胖して豊満であるが、その実、筋骨は非常に虚弱であり、腠理もゆるんでいる。この種の人がたまたま体力を使い疲労するようなことに遭遇すれば、すぎに汗が出て衛陽が虚して抵抗力が失われる。そのため軽微な風邪を受けてもそのまま陰血に侵入し、血が阻まれて滞って不通となり、その結果として血痹が形成されるのである）。

『金匱要略心典』血痹虚勞病脈證并治（清・尤怡：1729 年）

> 「風氣微なると雖も、以って直に血中に入るを得て痹を爲す」

⑤暑邪

　暑邪は陽邪で、人体に侵入すると容易に津液を消耗損傷する。

『素問』擧痛論

> 「炅すれば則ち腠理開き、營衛通じ、汗大いに泄る」

— 554 —

各論―8. 血瘀証

　汗が大いに出るということは、津液が外にもれることである。だから津傷というのである。燥邪の性質は渋であり、容易に津液を損傷する。

『素問』陰陽應象大論

> 「燥が勝れば則ち干く」

『讀醫随筆』巻三（清・周学海：1891 年）

> 「夫れ血は猶舟のごときなり、津液は水のごときなり」

　これは血と津液の関係を形象から指摘したもので、津液が消耗すると血液の凝滞となって血瘀が発生するのである。

『讀醫随筆』巻三

> 「津液、火灼して竭れば則ち血行いよいよ滞る」

　津液を熱灼すると血瘀となる病理過程を説明したものである。

(2) 七情が瘀血を引き起こす

　七情とは、喜、怒、憂、思、悲、恐、驚の七つの種類の感情の変化である。この七情の変化は、人体に対してそれぞれ異なった影響を与える。

　七情と人体の五藏は密接な関係にあり、人の感情は必ず五藏の精気を物質的基礎として発現されるものである。

『素問』陰陽應象大論

> 「人に五藏有り、五氣を化す。以て喜怒悲憂恐を生ず」

　（人には五藏がある。五藏の気すなわち機能の変化に応じて、喜び、怒り、悲しみ、憂い、恐れなどの情動的変化を生成している）。

『素問』陰陽應象大論

> 「東方は風を生ず…藏に在りては肝と爲す…志に在りては怒と爲す。
>
> 　南方は熱を生ず…藏に在りては心と爲す…志に在りては喜と爲す。
>
> 　中央は濕を生ず…藏に在りては脾と爲す…志に在りては思と爲す。
>
> 　西方は燥を生ず…藏に在りては肺と爲す…志に在りては憂と爲す。
>
> 　北方は寒を生ず…藏に在りては腎と爲す…志に在りては恐と爲す」

　これは五藏と七情の関係を明らかにしたものである。この情志活動の異常が、人体本来の正常な生理活動の範囲を超えると、藏府の機能に影響を及ぼし、それが血液の運行にも影響して、結果的に瘀血を形成するのである。

『靈樞』平人絶穀

> 「氣、上下を得れば、五藏安定し、血脉和して利し、精神乃ち居す」

　(気の上下の昇降出入が順調であれば、五藏は安定し、血脈の流れも順調となり、精神もそれぞれ居場所があって安定する)。

『素問』八正神明論

> 「血氣なる者は、人の神なり。謹んで養わざること不可なり」

　(営衛血気の働きこそ人の神気(精気・真気・正気とも称す)であり、医者たるものは謹んで患者の精気を営養してやらねばならない)。

　この外、七情は気血とも密接な関係にあり、血液は情志活動の物質的基礎である。

『素問』調經論

> 「血有餘なるときは則ち怒り、不足なるときは則ち恐れる」

— 556 —

各論―8．血瘀証

『霊枢』本神

> 「肝氣虚すれば則ち恐れ、實すれば則ち怒る」
> 「心氣虚すれば則ち悲しみ、實すれば則ち笑い休らず」

　気血の変化が情志の変化に影響するのである。
　情志の異常もまた往往にして気血の運行に影響して、瘀血を引き起こすのである。

①怒

　怒りが過度になると、気血の上逆を招き、陽気が昇ってしまい、血に影響して瘀血を形成する。

『素問』生氣通天論

> 「大いに怒ればすなわち形氣絶し、而して血、上に菀まり、人をして薄厥せしむ」

　（大いに怒ると陽気が頭に集まり、肉体と精神の連係は断絶し、心身はバラバラにあり、血液は頭に上って鬱積し、急迫した昏迷状態を引き起こす）。

　怒りが気逆を引き起こし、血は気逆に随って上で鬱積する。

『霊枢』百病始生

> 「卒然として外に寒に中たり、若し内、憂怒に傷られれば、則ち氣上に逆す。氣上に逆すれば則ち六輸通ぜず、温氣行らず、凝結して裏に蘊りて散ぜず、津液濇り滲み、著きて去らず、而して皆積りて成す」

　（突然に外は寒邪に感じ、内は憂怒に傷られると、気が逆上する。気が逆上すると、六経の気血の運行が阻害され、陽気の温める作用が影響

― 557 ―

を受けて、血液が温められないため凝結し、凝血が深部に集まって散らなくなり、津液も乾燥して渋滞し、組織を潤すことができなくなり、留着して消散せず、その結果、積が形成される)。

つまり精神的な影響として七情の抑鬱によって気の流れがのびやかでなくなり、気機が上逆して、血液の流れが悪くなって凝結して瘀血を形成することを述べている。

一般に気の流れがのびやかであれば血もスムースに流れ、気が滞ると血もまた流れが悪くなり、色々な病が発生する。

『素問』調經論

> 「五藏の道、皆れも經の隧に出で、以て血氣を行らす。血氣和せざれば、百病乃ち變化して生ず」

(五藏の間を相互に連絡している通路は、すべて血気が流れる経脈によっている。この気血が調和しえなければ、各種の疾病が生じる)。

疾病の過程中、精神的刺激以外でも、肺気の宣散作用が失調したり、肝気の疏泄作用が失調したりしても、血液の運行はスムースでなくなり、最終的には瘀血を形成し、一つの系統だった証候が現れる。

②思

「思」は人体の精神意識活動の一つである。

『靈樞』本神

> 「所以に物を任ずる者は、之を心と謂う。心は憶する所有り、之を意と謂う。意之れ存ずる所、之を志と謂う。志に因りて變を存す。之を思と謂う」

各論—8. 血瘀証

（人体にあってこれを主宰しているものを心という。心には物事を弁える働きがあり、それを意という。意のあるところから志が生じる。志があることでいろいろな考えを持つ。これを思という）。

「思」は脾の志であり、心との関係がある。

『素問』舉痛論

「百病は氣より生ずるを知るなり。……思うときはすなわち氣は結ばれる」

（多くの疾病は気の異常によって発生することを知っている。……思慮すれば気は鬱結する）。

『素問』舉痛論

「思えば則ち心存する所有り、神歸する所有り。正氣留りて行らざるなり。故に氣結す」

（思えば心に思うことがあり、神気はここに集中してしまう。そうすると正気が留まって順調にながれなくなるので、気が結ばれるのである）。

『醫學入門』（明・李梴：1575 年）

「瘀血は痛みは常に処有り、或いは思を逆え鬱を逆えて得る」

（瘀血は必ず痛みを伴う。あるいは思慮しすぎたり抑鬱すると瘀血となる）。

過度の思慮抑鬱が瘀血を引き起こすことを明確に言明している。

この外、過度の思慮は心脾の両藏を損傷し、心の血脈を主る働きと脾

— 559 —

の血を統率する働きに影響して、心血の流れが滞ったり、脾不統血となって出血を引き起こす。その出血が散らずにいると瘀血を引き起こしてしまう。

③喜、悲、驚、恐、憂
　喜び、悲しみ、驚き、恐れ、憂いなどの感情も、気の運行に影響する。

『素問』擧痛論

「百病は氣より生ずるを知るなり。……喜ぶときはすなわち氣は緩み、悲しむときはすなわち氣が消え、恐れるときはすなわち氣は下がり、………驚くときはすなわち氣は乱る」

（多くの疾病は気の異常によって発生することを知っている。……大いに喜べば気は弛緩し、悲しめば気は消沈し、恐れれば気は下降し、………驚けば気は乱れる）。

　気機の失調が前提にあれば、血液の運行に影響を与えるため、瘀血を引き起こすのである。

（3）飲食が瘀血を引き起こす
　飲食は人体が生存する上で必要条件である。飲食の不摂生が続いたり、偏食があったりすると、藏府機能に影響して、気機の異常、血行異常となって瘀血を引き起こす。

『證治準縄』瘀血篇（明・王肯堂：1602年）

「夫れ人の飲食起居、一つその宜を失えば、いずれも血を瘀滞せしめて行らず、故に百病は汚血によるもの多し」

（人の飲食起居において、その一つでも適宜なものでなくなると、瘀

各論─8．血瘀証

血を生じてしまう。つまり病の多くは汚血によるものである）。

　飲食が十分に摂取できないと、気血の化生に影響して、気虚となってしまう。気虚になると、気の推動作用と収摂作用が失調する。そのために血液の運行が緩慢となって瘀積を形成したり、ある場合には血が経に帰らず、経を離れて瘀血を形成したりする。

　食べ過ぎ飲み過ぎが続くと、飲食物が阻害停滞して、気鬱血瘀を引き起こす。
　脂物や甘い物、味の濃いものを取りすぎると、内において容易に熱となって、その内熱によって血瘀を引き起こす。
　辛温の物ばかり飲食してしまうと燥熱となり、乾燥によって津液が消耗され、津液が少なくなると瘀血を引き起こす。
　なま物や冷たいものばかり飲食してしまうと、寒の性質は凝滞であるから、血行に影響して、血行の緩慢停滞から瘀血を引き起こす。

　五味の偏食があると、藏府機能に影響して、藏府機能の異常となる。藏府の機能が異常となると血行に影響し瘀血を引き起こす。

『素問』至眞要大論

> 「夫れ五味の胃に入るや、各おのその喜ぶ所に帰す。故に酸は先ず肝に入り、苦は先ず心に入り、甘は先ず脾に入り、辛は先ず肺に入り、鹹は先ず腎に入る」

　（およそ五味は胃の腑に入ってから後に、それぞれ好む藏に入ってゆく。酸味はまず肝に入り、苦味はまず心に入り、甘味はまず脾に入り、辛味はまず肺に入り、鹹味はまず腎に入る）。

　長期に亘ってある味に嗜好して偏食すると、それぞれ関係する藏府の

─ 561 ─

機能に偏向を起こし、疾病の発生を引き起こす。

『素問』至眞要大論

「久しくして氣を増すは、物化の常なり。氣の増して久しきは、夭の由也」

（長期に亘ってそれらが蓄積されると、それぞれの藏の気を増強することになる。それが五味の人体内における気化の一般的な法則である。五藏の気が長期に亘って増強され続くと、死に至る原因ともなる）。

『素問』五藏生成篇

「多く鹹を食するときは則ち脉凝泣して變色す。多く苦を食するときは則ち皮槁き毛は拔く。多く辛を食するときは則ち筋は急れ而して爪は枯れる。多く酸を食するときは則ち肉胝膹して脣掲る。多く甘を食するときは則ち骨痛みて髮落つ。此れ五味の傷る所なり」

（鹹味のものを食べ過ぎると、すぐに脈の中の血が固まって、流れが滑らかでなくなり、その局所の皮膚の色が変化する。

苦味のものを食べ過ぎると、すぐに皮膚はかさかさになり、そして毛が抜ける。

辛味のものを食べ過ぎると、すぐに筋肉がひきつれ、そして爪の色艶がなくなりかさかさになる。

酸味のものを食べ過ぎると、すぐに肉が厚くなり皺がよる。そして唇が捲れ上がる。

甘味のものを食べ過ぎると、すぐに骨が痛む。そして髪の毛が抜け落ちる。

これらの症状は五味によって起こった障害である）。

各論―8. 血瘀証

『素問』生氣通天論

「是の故に、味、酸に過ぎれば、肝氣以て津し、脾氣は乃ち絶す。
　味、鹹に過ぎれば、大骨の氣勞し、短肌し、心氣抑せらる。
　味、苦に過ぎれば、心氣喘満し、色黒く、腎氣衡ならず。
　味、甘に過ぎれば、脾氣濡せず、胃氣乃ち厚し。
　味、辛に過ぎれば、筋脉は沮弛し、精神乃ち央す」

　（酸味の物を余分に取りすぎると、酸は肝に入るから肝の津液が亢進し、木克土であるから脾土が肝木によって抑制されて機能が次第に衰える。

　塩辛い味の物を余分に取りすぎると、塩辛いのは腎に入るから腎の機能が促進されて過剰な反応を引き起こし、全身の骨が消耗する。腎気が盛んとなると（土克水で）腎水を剋するべき脾土の機能が盛り上がらず、脾は肌肉を主るので、肌肉がやせ衰える。

　苦味の物を余分に取りすぎると、苦味は心に入るから心の機能が促進されて過剰な反応を引き起こし、心火が肺金を克制して喘息や胸満を引き起こす。顔色が腎の黒色を呈するのは、心火を克制するべき腎水の機能が減退して平衡を保てないためである。

　甘味の物を余分に取りすぎると、甘味は脾に入るから脾の機能が亢進し、本来持っている適度の潤いを失い乾燥して、胃の津液を肺に輸送することができず、津液は鬱滞して胃は返ってだんだん異常な過剰反応を引き起こす。

　辛味の物を余分に取りすぎると、辛味は肺に入るから肺の機能が促進されて、肺金が肝木を抑制するため、肝木が支配している筋脈は障害されて軟化して弛緩する。そこで形を維持する精気も、気を統合する神も次第に尽きてしまう）。

　五味は飲食だけでなく、薬物にも配当されている。長期に亘る薬物の服用も人体の藏府の機能にも影響し、血行を阻害し、血脈が渋滞となると瘀血が形成される。

【参考】

　現代の日本では、慢性病、生活習慣病などのために薬物（西洋医の薬物や漢方薬）が処方され、長期に亘って摂取している人たちがいる。また、健康食品、栄養補助食品としてのいわゆるサプリメントを一種類だけでなく、数種類も継続して服用している人もいる。薬によっては一部のサプリメントとの併用が重大な副作用を引き起こすため注意を呼びかけているものもある。

　ここで、中医学の古典から学ぶことは、長期に亘る薬物、サプリメントの摂取が瘀血を引き起こす可能性があるということである。実際の臨床では十分に注意して、問診などでしっかりと薬やサプリメントの種類、量、服用期間などを確認する必要がある。

（4）労倦が瘀血を引き起こす

　労働と休息は生命活動の重要な組成部分である。労働が適度であると気血の流通を助けることになる。過度の労働であったり、逆に過度に動かずに安逸な生活を送ったりしていると、どちらも気血の運行に影響して、瘀血を引き起こす。

　過労に関しては、肉体的過労、精神的過労と房事過労の三つの方面を意識しなければならない。

　過労に関しては、『素問』の時代から気を損傷することを明確に提示している

『素問』舉痛論

　「勞すれば則ち氣耗す」

　気が消耗されて不足すると、気の推動作用が低下して、血行を十分に推し動かすことができなくなり、瘀血を引き起こす。

— 564 —

各論―8．血瘀証

　精神的過労によるものは、前述の「(1) **七情が瘀血を引き起こす**」に
すでに記載したとおりである。

　人体の気血の運行は、本来は日常の正常な活動によって適度に保たれ
ている。つまり適度な労働や鍛錬は、血行の促進には欠かせないもので
ある。したがって、長時間および長期に亘るほとんど動かない生活や、
身体を鍛錬することがあまりない状態では、気血が順調に運行されなく
なり、瘀血を引き起こすのである。

【参考】

　現代社会では、長時間のパーソナルコンピューター（PC）の操作や
スマートフォン（スマホ）の操作、長時間のコンピューターゲームなどが、
過度の精神的、肉体的緊張を引き起こし、それが気の停滞、気の上逆を
招いている。また長時間 PC 画面を見ることは血の過度の消耗に繋がる。
すなわちどちらも瘀血を引き起こす原因となる。

　PC の長時間の操作は、後頸部、肩背部の緊張だけでなく前胸部（筋
肉で言えば大胸筋、経絡経筋でいえば、手太陰肺経、手陽明胃経、足少
陰腎経）の過度の緊張を引き起こしている。いわゆる経絡経筋での気滞
である。経絡経筋の気滞は鍼灸が得意とする。したがって治療に当たっ
ては前胸部の緊張の緩和的処置も忘れてはいけない。

　また、進化論医学では、近代社会が作り出した快適な椅子が結果的に
長時間座ることを可能にしたために、それがかえって体をあまり動かさ
ない状態を作ることになると指摘している。人間は本来長距離を歩ける
ように進化してきた動物である。ところが近代社会では、歩いたり動き
回ったりする作業よりも座位による作業が増えている。そこに腰痛が増
加している大きな原因があるそうである。解剖学的に言えば、仙腸関節
は歩行することによって初めて動く関節であるから、長時間の座位は、
仙腸関節の過緊張を招くことになる。経穴でいえば、大腸兪、小腸兪、
膀胱兪辺りの気血の鬱滞を招くことになる。それが腰痛の一因となって

― 565 ―

いるのである。

　乗り物による同一姿勢での長時間の移動も当然、気血の運行に悪影響を及ぶす。いわゆる飛行機のエコノミー症候群やタクシーや長距離トラックの運転手などの腰痛の原因となるのである。

(5) 内外の損傷が瘀血を引き起こす

　外傷とは、砲弾、刃物傷、打撲捻挫、骨折損傷、火傷、凍傷、虫や獣による噛まれた傷などである。その病の経過中に、軽度の場合は、局部の肌肉の瘀血腫脹、出血などを引き起こす。重度の場合は、すなわち内臓を損傷していたり、出血過多で生命維持に危険が及ぶものである。

　軽度の場合でも重度の場合であっても、その病の経緯か課程中にいずれも瘀血が存在することから、外傷は瘀血を引き起こす原因である。

　外傷は多種多様であるが、瘀血を引き起こすという点が相似するところである。

『靈樞』賊風

「堕墜する所有るが若き、惡血内に在りて去らず」

（つまずき倒れて、瘀血が内にあって去らないようなものだ）。

『靈樞』邪氣藏府病形

「堕墜する所有りて、惡血内に留まる」

（つまずき倒れて瘀血が内に留まる）。

『素問』刺腰痛篇

「衡絡の脉、人をして腰痛せしめ、以て俛仰すること不可なり。仰するときは則ち仆を恐れ、之を得て重きを擧げて腰を傷り、衡絡絶す。

各論―8．血瘀証

> 惡血之に歸す」

　重量物を持ち上げようと力むことによって損傷され、腰部が瘀血によって阻害され腰痛を引き起こす。

『明醫指掌』瘀血篇（明・皇甫中：1502年）

> 「趺僕損傷、或いは人、打踢を被り、或いは物相撞き、或いは閃腰（腰の筋を違える）を取き、或いは奔走努力し、或いは屈すること困むを受け、或いは悩み怒りを発するもの、一時覚えず、過ぎて半日或いは一、二、三日に至りて発する者之有り、十数日或いは半月、一月して発する者之有り」

　損傷を受けて瘀血の表現が見られなくても、実際上は体内に瘀血がすでに形成されて、一定期間の後に発病するものを傷後瘀血内停の証と称する。

【参考】
　打撲捻挫による局部の瘀血に対しては、手足末端の井穴の刺絡で疼痛の緩和を計ることができる。まず足竅陰穴の刺絡、次に打撲部、捻挫部の経絡を調べて、該当する経絡の井穴から刺絡すると効果的である。追突事故によるいわゆるむち打ち損傷や、素人による頸部や肩背部のマッサージや按摩によって起こったいわゆる揉みおこしも局部の瘀血を引き起こしている。この場合、損傷の程度にもよるが、百会穴からの刺絡で局部の緊張や疼痛を緩和することができる。

---

(6) 出血が瘀血を引き起こす

　過去の医家は「離経の血」を「瘀血」ととらえている。

　婦人科の病の月経不順、産後の悪露が充分に排出されていないものも

― 567 ―

瘀血を形成する。

『血證論』瘀血（清・唐宗海：1884 年）

> 「吐衄漏せしめ、その血不経を離れざること無く、凡そ離経の血に系るは営養周身の血とは既に絶して合わず」

　これは瘀血の形成は血液の流れが悪くなったり、またこれが出血して止まらない原因となったりする。

『先醒齊醫學廣筆記』吐血（明・繆希雍：1622 年）

> 「之を止むれば則ち血凝り、血凝れば則ち発熱し、悪食し、病は日に痼となり」

　これは出血の治療が不適当、つまり根源を追求せず、専ら止血のみを行ったり、寒涼の薬物を使い過ぎたりすると、離経の血が凝滞して対外に排出されず、まだ離経の血になっていないものが鬱滞してのびやかでなくなったりして、運行が悪くなり瘀血を形成することを述べたものである。

　瘀血の形成にはまたその他の要素がある。
　例えば、治療が不適切であったり、吐衄が尽きなかったり、ある者は病後の変化など。

『醫林改錯』頭髪脱落（清・王清任：1830 年）

> 「傷寒、瘟病の後の頭髪脱落、各醫書には皆、傷血と言う。皮裏肉外に血瘀、血路を阻塞し、新血髪を養うこと能わず、故に髪脱する、これを知らず。無病で脱髪するは、またこれも血瘀なり」

　これは高熱の後に血瘀が阻害して血液が頭髪に栄養を供給できなくな

り、脱髪するものである。無病で脱髪するのも血瘀である。

　臨床上では手術後、産後などいずれも瘀血を形成し、このような時に瘀血を取り除くことができないと、必ず病情が重くなって新たな病変を産生する。

（2）高齢の弱者に多く発生

　血瘀証は比較的高齢者の弱者に発生することが多い。

　それは高齢の人の気血が虚衰して、気虚して血を運ぶ力が無くなり、しかも血行も瘀阻となるからである。

　疼痛拒按、舌暗紫あるいは瘀斑などの血瘀の現象がよく見られ、また乏力、少気、自汗などの気虚の症状も見られる。

（3）婦人の血瘀証

　婦人の血瘀証の主な症状は次のとおりである。

　月経が遅れる、月経の出血量が渋って少ない、経色が暗紫で塊がある。月経前に少腹疼痛拒按があり、血塊が排出されると痛みが無くなる。甚だしい者は閉経、不妊などを起こす。

（4）血瘀証の病理変化

　瘀血はすでに病理産物であり、病を起こす素因でもある。

　血瘀証の病理変化には常に次の二種の状況がある。

　瘀血が脈道を阻害閉塞するため、血流が通じなくなって脈外に溢れて、吐血、喀血、血便などの出血の証が出現するもの。

　瘀阻が長引いて、新しい血が産生されず、血虚となり、皮膚経脈が濡養されないもの。

　この場合、皮膚が乾燥して粗く光沢がない、顔色がすすけたように黒

い、毛髪が栄養されない、脈細渋などの血瘀血枯証が見られる。活血養血をはかって、瘀血を取り去り新しい血を生じさせる。

〔2〕各種疾病中に見られる血瘀証

血瘀証は、多種類の疾病中に出現し、その臨床表現は異なり、治法もまた尽く異なるので、詳しく弁析を加えることが必要である。

1. 発　熱

病　　機：多くは気滞、気虚、陽虚、寒邪侵襲、津液の消耗、あるいは外傷などによって気血の運行がのびやかでなくなり、気滞血瘀となり、瘀血が営衛を阻害して抑え込むために遂には発熱する。多くは発熱を自覚してなくても実際に体温が上昇する、また血は陰であるから日が暮れると激しくなるために、一晩中発熱する。
　　　　　・尤在涇は次のように説いている。
　　　　　　『傷寒貫珠集』（清・尤在涇：1810 年）
　　　　　　「瘀血発熱は、その脈渋、その人ただ嗽水して咽を欲せず」
　　　　　　これは瘀血が内停して、気血が壅滞して抑え込まれて不通となり、鬱熱が内にあるために起こったものである。

証　　候：固定性の刺痛（胸や腹部に多い）あるいは腫塊がある。
　　　　　・顔色がすすけたように黒い、目の周囲が青黒い、口唇が青紫、あるいは皮膚紫斑。
　　　　　・口や喉が乾燥して、渇きはあるけれども飲みたがらない。
　　　　　・皮膚がカサカサする。
　　　　　・閉経
　　　　　・産後悪露が充分排出されないと少腹疼痛が起こり拒按となる。

各論—8. 血瘀証

・午後あるいは夜間の発熱。

・舌に瘀点あり、脈細渋あるいは渋に弦を帯びる。

証候分析：<u>痛みは固定性で移動せず、鍼で刺したように痛む</u>
瘀血が内蘊（ないいん）して気機が不通となり通じないため。

・<u>顔色がすすけたように黒い、目の周囲が青黒い、口唇が青紫</u>
瘀血が阻滞して、気血の運行がのびやかでなくなるため。

・外傷による瘀血の場合、<u>皮膚に瘀斑、血腫</u>ができる。

・<u>渇きがあっても飲みたがらない</u>
瘀血が陰血や津液の運行を阻害するために、口や喉が乾燥す
るけれども、それは瘀血の内停によるものであって陰血津液
の虧損ではないからである。

・瘀血が取り除かれないと新しい血が生じないために、皮膚の
栄養が失われて、<u>皮膚がカサカサ</u>になる。

・気滞血瘀して、月経が閉止して通じなくなり、久しくなると
瘀熱が内に生じる。「干血癆」という。

・産後の悪露が充分に排出されないと、その色は紫暗で瘀塊と
なり、<u>少腹疼痛拒按</u>となり、瘀血が阻滞するために瘀熱とな
り<u>発熱</u>する。

・<u>舌が紫で瘀点、脈渋</u>
いずれも瘀血の象である。

弁証要点：熱の特徴は一晩中発熱したり夕暮れから発熱がひどくなった
りすること。

・弁証の要点は、舌質が紫で瘀点がある、口唇が青紫、目の周
囲が青黒、皮膚がカサカサ、口が乾くけれども飲みたがらな
い、脈渋である。

治　　法：活血化瘀、調和営衛

方　　剤：血府逐瘀湯（けっぷちくおとう）を加味して用いる。

出典：『醫林改錯』（清・王清任：1830 年）

構成：当帰（とうき）、生地黄（しょうじおう）、桃仁（とうにん）、紅花（こうか）、枳殻（きこく）、赤芍（せきしゃく）、柴胡（さいこ）、甘草（かんぞう）、

— 571 —

桔梗根、川芎、牛膝

分析：当帰、川芎、赤芍、桃仁、紅花は活血化瘀の作用がある。

・牛膝は瘀血を取り除き、血脈を通じて、瘀血を下行する。

・柴胡は、疏肝解鬱、昇達清陽の作用がある。

・桔梗根、枳殻は、一つは昇一つは降に働いて、開胸行気して、気がめぐらせて血をめぐらせるのである。

・生地黄は涼血清熱の働きがあり、当帰と合わせて養血潤燥をはかることができ、瘀血を取り除きながら陰血を損傷させないようにする。

・甘草は諸薬を調和して、活血化瘀をはかりながら血を損傷させないようにする。

文献引用：『證治匯補』（清・李用粋：1687 年）

「瘀血発熱、必脈濇、漱水不咽、或痰涎嘔悪、或両足厥冷、或胸脇小腹急結」

『血證論』（清・唐宗海：1884 年）

「瘀血發熱者、瘀血在肌肉、則翕翕発熱」

『靈樞』癰疽

「營衛稽留於經脉之中、則血泣而不行、不行則衛氣從之而不通、壅遏而不得行、故熱」

『醫門法律』虚勞論（清・喩嘉言：1658 年）

「血瘀則新血不生、併素有之血、亦瘀積不行、血瘀則營虚、營虚則発熱」

2．胃脘痛

病　機：気滞が持続して血瘀を生じたり、寒よる血の凝滞、熱によって血を損傷や胃痛は慢性化して「久痛入絡」し、瘀血が停滞して胃絡を阻害するために発症する。

各論―8．血瘀証

証　　候：針で刺すような、刀で切られたような固定性の疼痛、拒按。

・食後疼痛が増強する。

・吐血、テール便を伴うことがある

・舌質紫、あるいは瘀斑がある、脈細渋あるいは沈弦。

証候分析：<u>固定性の痛みで拒按</u>

　　　　　気は血の帥であり血は気に随ってめぐるから、気滞が長引く
と血瘀内停を引き起こす。瘀血は有形の邪であるから痛みは
固定性で拒按となる。

・<u>鍼で刺すように痛む</u>

瘀血が停滞するところは、脈絡を壅閉して不通となるため。

・<u>食後疼痛が増強する</u>

瘀血が中焦を阻害しているために、飲食をするとその瘀血を
触動するために起こる。

・<u>吐血、テール便</u>

瘀血が胃腸の脈絡を損傷するため。

・<u>舌質紫、あるいは瘀斑、脈細渋</u>

瘀血の象である。

治　　法：化瘀通絡、理気止痛をはかる。

・もし吐血が鮮血であり、心煩不寧があり、舌紅苔黄、脈数の
場合は、胃熱が非常に盛んになり胃絡を損傷して血が溢れた
ものであるから、清胃瀉火止血をはからなければならない。

方　　剤：**失笑散**

出展：『太平恵民和剤局方』（宋・太医局編：1078 年）

構成：蒲黄、五霊脂

解説：本方は瘀血作痛に常用される基本方である。

・特に肝経血瘀証のものによい。

注意：破血作用が強いので、妊婦に使用してはならない。

― 573 ―

古今配穴：膈兪、三陰交、間使

　出展：『鍼灸臨床辨証論治』（李世珍ら：1995 年）

　用法：瀉法

　解説：膈兪は、足の太陽膀胱経の背部穴で、八会穴の一つ、血気の
　　　　集まるところで「血会穴」であるから、血証を主治する。

　　　・三陰交は、足の太陰脾経の腧穴で、足の太陰、足の少陰、足
　　　　の厥陰の三経の交会穴である。脾土を補い、運化を助け、気
　　　　滞を通じ、風湿を取り除き、気血を調え、下焦を疏通し、血
　　　　室を調え、精宮を理する効能がある。また血証の要穴でもあ
　　　　る。したがって、血証の常用穴である。

　　　・間使は、心と心包の間、心包絡と三焦との間で気血を調和さ
　　　　せる使命を追っていることから間使と命名された。間使は、
　　　　情志失調のために気機が悪くなっておこる病証に対して効果
　　　　がある。

　　　・気と血の間には、密接な関係があり、気は血の帥であり、血
　　　　は気に随ってめぐっている。また血は気により生じ、気に依
　　　　存してめぐるという生理関係がある。また病理的にも血が病
　　　　むと気は独力で化することができないし、また逆に気が病む
　　　　と血行は悪くなり、気と血は互いに依存しあっている。

　　　・間使は、気滞により血行が悪くなり瘀血が阻滞している病変
　　　　に、瀉法を施すと、行気、行血散瘀の作用が生じる。

　　　・したがって、三穴を合わせて用いると、間使で気をめぐらし、
　　　　膈兪、三陰交で行血散瘀の働きを得ることができる。

古今配穴：梁丘、肝兪、至陽、胆兪、陽陵泉

　出展：『中医学問答』下冊（楊医亞主編：1985 年）

　用法：梁丘は瀉法、他の穴は平補平瀉法。

　解説：梁丘は、足の陽明胃経の郄穴で、活血化瘀、通経活絡の作用
　　　　があり、血瘀化熱によって引き起こされる胃痛を主治する。

— 574 —

各論—8. 血瘀証

したがって、疼痛がひどいときに本穴に瀉法を施すと活血化瘀、健脾止痛をはかることができる。

・肝兪は、足の太陽膀胱経の背部兪穴であり、肝気の転輸するところで、清泄肝胆、安神定志、補血消瘀、通絡止痛の効能がある。

・胆兪も足の太陽膀胱経の背部兪穴であり、胆気の転輸するところで、清泄肝胆邪熱、疏肝和胃、散邪止痛の効能がある。

・至陽は、督脈の輸穴で第七胸椎棘突起の下の陥凹にあり、理気寛胸、下気平逆、利胆退黄の作用がある。

・陽陵泉は、足の少陽胆経の合土穴であり、「筋会穴」でもあり、和解少陽、疏泄肝胆、清瀉湿熱、祛除風邪、舒筋活絡、緩急止痛の効能がある。

・疼痛が軽度の時には、肝兪、至陽、胆兪、陽陵泉を取って補血活血をはかる。

文献引用：『素問』擧痛論

「寒氣客于腸胃之間、原膜之下、血不得散、小絡急引、故痛」

『丹渓心法』（元・朱丹渓：1481 年）

「平日喜食熱物、以致死血留于胃口作痛」

3. 腹　痛

病　　機：気は血の帥であり、気がめぐれば血もめぐるから、気が滞ると血瘀を生じる。

・本証の多くは気滞がとれず、長く痛んで絡に入り、血が滞って肝経あるいは衝任脈の瘀滞が生じたために起こる。

・また打撲損傷によっても、気血が鬱結して瘀滞が生じることで発症する。

証　　候：腹部の刺痛、固定して移動しない。これを按じると痛みが甚

— 575 —

だしくなる、あるいは包塊などが見られる、経過がながくなかなかなおらない。舌質紫暗、脈象は濇。

証候分析：瘀血が阻滞して通じないために、刺痛は比較的激しいものとなり、なおかつ痛みは固定して移動しないのである。

・瘀血は実証であるから、痛む部位を按じると甚だしくなり拒按となる。

・舌紫、脈濇

瘀血の象である。

治　　法：活血化瘀、緩急刺痛

方　　剤：少腹逐瘀湯

出展：『醫林改錯』（清・王清任：1830 年）

構成：小茴香、乾姜、延胡索、当帰、川芎、肉桂、赤芍、蒲黄、五霊脂

分析：川芎、当帰、赤芍は基礎的薬物で、活血化瘀止痛の作用がある。

・小茴香、乾姜、肉桂などは下焦を温通する作用がある。

・少腹逐瘀湯は、温通止痛の作用が強いので、血瘀少腹の痞塊、月経不調、痛経などを主治する。

古今配穴：気海、阿是穴、三陰交または血海

出展：『鍼灸臨床辨証論治』（李世珍ら：1995 年）

「主証：痛勢較劇、痛処不移、腹有癥瘕。舌質青紫、脈弦或濇。治則：活血化瘀、通経止痛。取穴：鍼瀉気海、阿是穴、三陰交或血海、活血化瘀；偏寒者、阿是穴配艾灸温経止痛」

用法：瀉法

解説：気海は、任脈の腧穴で本経の経脈の発する処で、下焦の気機を調え補い、元気を益し、下焦を温め、寒湿を取り除き、営血を和し、経帯を理し、腎気を納める作用がある。本配穴では衝任脈の調和をはかっている。

・三陰交は足の太陰脾経の腧穴で、足の太陰、足の厥陰、足の

各論—8. 血瘀証

少陰の三陰経の交会する穴であり、血海は足の太陰脾経の腧
穴で、三陰交または血海で活血化瘀をはかることができる。

・阿是穴に灸することで温経止痛をはかる。

文献引用：『傷寒明理論』腹満（巻一）（宋・成無己：1156 年）

「邪氣聚于下焦、則津液不得通、血氣不得行、血溜滞于下、
是生脹満而硬痛也」

『丹渓心法』腹痛（巻四）（元・朱丹渓：1481 年）

「如顛撲損傷而腹痛物、乃是瘀血」

『金匱鈎玄』腹痛（元・朱震亨：1291 年）

「死血痛、毎痛有処、不行移者是」

『症因脉治』血滞腹痛（明・秦景明撰、清・秦皇士補輯：1766 年）

「悩怒傷肝、思慮傷脾、焦勞傷心、甚至跌撲傷損、……血乃凝隊、
原之痛意」

『景岳全書』巻二十五（明・張介賓：1640 年）

「血積之有腹痛者、是即蓄血證也、……若従心下至少腹硬満
而痛、小便利者、則是蓄血之證」

4．噎　膈

病　　機：打撲損傷によって瘀血が内に留まる。

・大いに怒と気が上がり、血も気に随って溢れ、経絡を瘀して
めぐらなくなる。

・以上の病因により、瘀血が内結して、食道を阻滞して、甚だ
しい場合は絡傷血溢となる。

証　　候：病程が長く、胸膈に刺痛拒按、痛む処は移動しない。

・飲食が胸膈でつまったようになり、食べたものをすぐに吐き、
甚だしい者は水を飲み下すのも困難である

・吐物は赤小豆のようである。

・大便は乾燥して硬く羊の糞のようである。

・形体は消痩、皮膚が乾燥してかさかさして光沢がない、顔色はどす黒い。

・口は乾燥するが水を飲んでも喉を通らない。

・舌質は紅で少津あるいは青紫を帯びる、脈細濇。

証候分析：<u>痛みは移動せず、刺すがごとく</u>
血が離経して経脈を阻滞して瘀血を形成するためである。

・飲食が拒まれて受けつけられないので嘔吐して、甚だしい者は水を飲むことすらできなくなる。

・<u>赤小豆のような吐物</u>
瘀血が長引くと、絡が損傷され血が滲み出るためである。

・<u>大便は乾燥して硬くなり、羊の糞のようになる</u>
瘀血が内に結するために、津液がさらに傷つき、腸の潤沢が失われるため。

・<u>形体は痩せて、皮膚はカサカサに乾燥、口は乾燥して水で漱ぎたくなるが咽にまで飲み込むことはできない</u>
飲食ができないことが長引くと、陰血を生成する源がないので形体を充分に営養し皮膚を潤すことができなくなるためである。

・<u>舌紅少津あるいは青紫暗色、脈象の細濇</u>
いずれも瘀血内結の象である。

治　　法：滋陰養血、破結行瘀
方　　剤：**通幽湯**
　　　　　　<ruby>通幽湯<rt>つうゆうとう</rt></ruby>

　　出展：『<ruby>蘭室秘蔵<rt>らんしつ ひ ぞう</rt></ruby>』（金・李東垣：1281 年）

　　構成：<ruby>生地黄<rt>しょうじおう</rt></ruby>、<ruby>熟地黄<rt>じゅくじおう</rt></ruby>、<ruby>桃仁<rt>とうにん</rt></ruby>、<ruby>紅花<rt>こうか</rt></ruby>、<ruby>当帰<rt>とうき</rt></ruby>、<ruby>炙甘草<rt>しゃかんぞう</rt></ruby>、<ruby>升麻<rt>しょうま</rt></ruby>、<ruby>檳榔<rt>びんろう</rt></ruby>

　　分析：当帰は、養血和血の作用がある。

・升麻は、諸薬を病所にまで達しさせる。

・熟地黄、生地黄は滋陰養血の作用がある。

・桃仁、紅花は破結行瘀の作用がある。

各論―8．血瘀証

・方中では攻めながら補い、扶正して邪を助けず、邪を攻めながら正気を傷つけないようになっている。
・瘀血が取り除かれれば、新しい血が生じて、気血が流暢となり、噎膈が治癒するのである。

古今配穴：内関（ないかん）、公孫（こうそん）、中脘（ちゅうかん）、足三里（あしさんり）、膈兪（かくゆ）、肝兪（かんゆ）、膻中（だんちゅう）、豊隆（ほうりゅう）

出展：『現代鍼灸医案選』王鳳儀（おうほうぎ）（劉冠軍編（りゅうかんぐん）：1985 年）

「噎膈（いつかく）（食道狭窄）：于××、男、52 歳。

〔主訴〕1 年余り前より嚥下困難となり、この 2 か月悪化した。1 年前から明確な誘因は無く、嚥下困難が起こり、また胸痛を伴い、しだいに悪化してきた。この 2 か月来、食物をまったく飲み込むことが出来なくなった。かつて中医学、西洋医学の薬物をどちらも服用したことがあるが、効果はなかった。バリウム検査では食道狭窄があり、某院で 1 ヵ月入院治療したがやはり効果はなかった。入院時には水を飲むことも困難となり来院した。

〔検査〕発育は正常、栄養状態は不良、体質は貧血が見られ、診察室に入るのに助けが必要で、精神不振、顔面蒼白、舌質は乾燥、舌苔は少ない。心肺の変化は無く、腹部陥凹、肝臓に触れるほどではない、腹部に包塊はない。四肢の運動は正常、脈は細弱。食道バリウム検査では第三生理的狭窄部において、バリウムが停滞し、噎膈と診断。

〔治法〕開鬱滞、利胸膈

〔処置〕内関、公孫に鍼にて瀉法。刺鍼後、水を比較的飲みやすくなった。中脘、足三里、膈兪、肝兪、膻中に補法を用い、豊隆には瀉法を用いて、以上の処置を 1 ヵ月間行ったところ、麺状のものや粥状のものなどの軟らかい物を食べれるまでになり、完全に回復するまで治療を継続した。

〔考察〕本症例は、情志がのびやかでなくなり、肝鬱気滞が

― 579 ―

長引いて化火生痰となり、痰熱が内に集まり、脈絡を阻害閉塞し、また加齢による体の衰弱によって気血が虚弱となり、そのために気血の瘀滞となって、よく通じなくなって噎膈を発症したものである。内関、公孫によって胸膈を利し、滞った気を取り除き、中脘、足三里で脾胃を調え、もって痰濁を化した。膈兪、肝兪を加えることで利膈舒肝をはかって、鬱結を散らし、気逆を降ろし、噎膈を消失させたのである。最後に膻中、豊隆を用いて行気化痰をはかって通じやすくした。諸穴を合わせて噎膈の疾患に用いることができる。

文献引用：『醫方考』噎膈（明・呉崐：1584 年）

「血瘀噎膈者、或因跌撲、或因大怒、血積胸膈、久久凝結令人妨碍飲食、得熱則寛、得寒則痛是也」

『靈樞』邪気藏府病形

「有所堕墜、悪血留内」

5．脇　痛

病　　機：血は陰に属し、静を主り、陽気の運行に頼っており、気が行ることで血も行るから、気滞が起こると血もまた滞ってしまう。

・本証の多くは肝気鬱結が長引いたために血も気に随って滞り、いわゆる始めの痛みは気にあり、久しくなると必ず血に及んで、気滞血瘀となり、経絡に停滞して阻害し、瘀血となって、脈絡を塞ぎ脇痛を発症する。

証　　候：脇部の疼痛が刺すようであり、動けば痛みが激しくなり、痛む部位は移動しない、痛む部位は拒按、あるいは脇下に痞塊がある、墜脹感がある。

・夜になると最も痛むのが特徴である。

各論―8. 血瘀証

・顔面はどす黒くなる。
・形体は消瘦。
・午後発熱。
・呼吸が速くなって喘逆がある。
・舌質は紫暗、あるいは瘀点がある、脈は沈濇。

証候分析：瘀血は有形の物質であり、それが脈絡を阻害するために、<u>刺痛で部位は固定して拒按となり、脇下に痞塊があったりする</u>。

・血は陰であり、夜もまた陰であるから、瘀血が脇に蓄積している場合は、<u>夜になると疼痛が甚だしくなる</u>。

・瘀血が停滞蓄積すると、気血の運行がのびやかでなくなるために、瘀血が肌に顕著に現れると<u>顔面がどす黒くなる</u>。

・瘀血が取り除かれずにいると、新しい血が生じないために<u>形体は日ごとに痩せてくる</u>。

・瘀血の停滞が顕著であると、鬱蒸化熱して、陰時に発作が起こるために、<u>午後の発熱</u>がみられる。

・瘀血が胸脇部位に停滞蓄積すると、肝木は鬱滞して肺金をかえって侮ってしまうために、<u>呼吸が速くなって喘逆が起こる</u>のである。

・<u>舌質は紫暗、あるいは瘀点がある、脈沈濇</u>
瘀血が内に顕著で、脈絡に停滞蓄積している象である。

治　　法：活血化瘀、疏肝通絡
方　　剤：復元活血湯（ふくげんかっけつとう）

出展：『醫學発明』（金・李東垣：1249 年）
構成：柴胡（さいこ）、瓜蔞根（かろこん）、当帰（とうき）、大黄（だいおう）、紅花（こうか）、穿山甲（せんざんこう）、甘草（かんぞう）、桃仁（とうにん）

分析：大黄はよく瘀血を取り除き、柴胡は疏肝調気の作用があって、二薬を合わせて用いることで、脇下の瘀滞を攻め共に君薬である。

・当帰、桃仁、紅花は活血化瘀、消腫止痛の作用があり、ともに臣薬となる。

― 581 ―

- 穿山甲は破瘀通絡の作用があり、瓜蔞根は諸薬を助けて消瘀散結をはかり、また清熱潤燥の働きがあり、ともに佐薬となる。
- 甘草は緩急止痛、調和諸薬の作用があり、使薬となる。
- これらを合わせて用いることで、瘀血は取り除かれ、新しい血が生じて、気がめぐって絡が通じる。そうして疼痛は自ずと消失するのである。

古今配穴：期門、三陰交、間使または内関

　出展：『常用腧穴臨床発揮』（李世珍：1985 年）

　用法：瀉法

　解説：期門は、足の厥陰肝経の終止穴であり、足の厥陰、足の太陰と陰維脈との交会穴であり、肝の経気の集まるところで、肝の「募穴」でもある。疏泄肝胆、調和表裏、清熱散邪、疏肝理気、活血化瘀、消痞散結の効能があり、肝、胆、胸肋部、胸膈部、脾胃疾患を主治する常用穴である。

- 三陰交は、足の太陰脾経の腧穴で、足の太陰、足の少陰、足の厥陰の三陰経の交会する穴であり、活血化瘀、疏肝化瘀生新の効能がある。
- 間使は、手の厥陰心包経の経金穴である。
- 気と血の間には密接な関係があり、気は血の帥であり、血は気に随ってめぐる。また血は気により生じ、気に依存してめぐるという生理関係にある。また血が病むと気は独力で化することができず、逆に気が病んでも血行は悪くなるというような病理的な関係もある。このように気と血は相互に依存しあっているので、気滞により血行が悪くなり瘀血が阻滞している病変の治療に、間使または内関に瀉法を施すと、行気、行血散瘀の作用がある。
- 三穴を合わせて用いると、活血化瘀、通絡止痛の作用がある。

各論―8．血瘀証

古今配穴：膈兪、章門、太衝、血海、三陰交

　出展：『中医学問答』下冊（楊医亞主編：1985 年）

　用法：瀉法

　解説：膈兪は、足の太陽膀胱経の腧穴であり、血気の集まるところ
　　　　の「血会」である。本穴は心兪の下、肝兪の上に位置している。
　　　　心は血脈を主り、肝は蔵血を主っている。

　　　・章門は、足の厥陰肝経の腧穴であり、足の厥陰、足の少陽経
　　　　の交会穴であり、本穴には脾の経気が集まっており、脾の「募
　　　　穴」でもある。また五藏の気が集まっているところの「臓会穴」
　　　　でもある。

　　　・膈兪と章門の二穴を合わせると、活血化瘀、舒肝止痛の作用
　　　　がある。

　　　・太衝は、足の厥陰肝経の兪土穴であり「原穴」でもある。

　　　・血海は、足の太陰脾経の腧穴であり、陰血の海であって、養
　　　　血行血、涼血調血の作用がある。

　　　・三陰交は、足の太陰脾経の腧穴であり、足の太陰、足の少陰、
　　　　足の厥陰の三陰経の交会する穴である。

　　　・太衝と血海と三陰交を合わせると、平肝活血調血の作用があ
　　　　る。

古今配穴：期門、支溝、胆兪

　出展：『醫學綱目』（明・楼英：1565 年）

　用法：平補平瀉法、期門、胆兪は皮膚に沿って横刺。

　解説：期門は足の厥陰肝経の終止穴であり、足の厥陰、足の太陰と
　　　　陰維脈との交会穴であり、肝の経気の集まるところで、肝の
　　　　「募穴」でもある。疏泄肝胆、調和表裏、清熱散邪、疏肝理気、
　　　　活血化瘀、消痞散結の効能があり、肝、胆、胸肋部、胸膈部、
　　　　脾胃疾患を主治する常用穴である。

　　　・胆兪は足の太陽膀胱経の背部兪穴で、胆気の転輸するところ

― 583 ―

で、疏泄肝胆、散鬱止痛の効能がある。

・支溝は手の少陽三焦経の腧穴で、経脈の気のめぐるところ経火穴であり、調理藏府、活絡散瘀、行気止痛の効能がある。

・3穴を合わせて用いると、理気和血止痛をはかることができ、気滞血瘀による脇痛を治療することができる。

文献引用：『金匱翼（きんきよく）』汚血脇痛（清・尤怡（ゆうい）：1764年）

「汚血脇痛者、凡跌撲損傷、汚染血必帰脇下故也。其證昼軽夜重、或午後發熱、脉短澀或搏、其人喘逆。經云：肝脉搏堅而長、……色不青。当病墜若搏、因血在脇下、令人喘逆是也」

6. 黄 疸

病　　機：本証は「黒疸」「女労疸」などの証治の範疇である。

病程が長引いて気血が衰敗して、湿濁が残留して瘀血がめぐらなくなる。

・性生活の過労で腎を損傷し、性交後に水に入って湿熱が髄に流入する。

・そして多くは黄疸が纏綿として治らず、病が久しくなって血分に入り、血絡瘀血となったものである。

・本証は常に正気の虚と邪気の実の症状が現れる。

・正気の虚では脾腎両虚であり、邪実は肝胆の瘀血不行である。

証　　候：両目及び皮膚に発黄して暗い、顔色は黄で煤けている、あるいは額上の色が煤けている。

・身体は消痩、飲食減少、腹部膨満。甚だしい者は膨隆する。

・脇下に痞塊があり疼痛を伴いこれを按じても広がらない。あるいは低熱で午後にひどくなる。

・出血妄行、あるいは鼻衄あるいは尿血あるいは便血。

・舌質や唇の色は紫瘀、脈は沈澀。

各論―8．血瘀証

証候分析：病が長引いて、肝胆血瘀となるために、<u>黄疸の色は暗く黒く</u>なり、甚だしい者は<u>面部や額の上が煤けた色</u>になる。

・気血が衰敗して脾の運化作用が失調するために、<u>身体が消痩、飲食減少、腹部膨満</u>が起こる。

・脾気が虚衰すると、水湿が内に生じ、土は水を制することができず、水湿が泛濫するために甚だしい者は<u>腹部が膨隆</u>する。

・肝胆血瘀が長引くと、しだいに<u>癥塊</u>を形成し、小さいものは脇の下に、大きくなると臍にまで連なり、瘀血は形のある物であるから、按じると石のように硬くなり、<u>疼痛を伴ったりする</u>。

・肝腎陰虚のために<u>微熱</u>があったり<u>午後にひどく</u>なったりする。

・瘀血が内で阻害して、血行がのびやかでなくなって、時には常軌を逸して外に溢れたりするために、<u>鼻衄、血尿、血便</u>が起こったりする。

・<u>舌質や唇の色は紫瘀、脈の沈濇</u>
瘀血内阻の象である。

治　　法：活血化瘀退黄、養肝健脾
方　　剤：<u>膈下逐瘀湯</u>

出展：『醫林改錯』（清・王清任：1830 年）
構成：五霊脂、当帰、川芎、桃仁、牡丹皮、赤芍、烏薬、延胡索、甘草、香附子、紅花、枳殻

分析：当帰、赤芍、川芎の組み合わせは四物湯から熟地黄を取り除き、白芍を赤芍に改めたものであり、活血化瘀にとりわけ優れている。

・桃仁、紅花、牡丹皮、五霊脂は相補いあって、活血化瘀の力量を増強する作用がある。

― 585 ―

古今配穴：公孫、関元、腎兪、然谷、至陽

　出展：『鍼灸大全』（明・徐鳳：1439 年）

　解説：公孫は足の太陰脾経の「絡穴」であり、衝脈に通じる「八脈
　　　　交会穴」であり、通腸和胃、平衝降逆の効能がある。

　　　・関元は任脈の腧穴であり、足の三陰経、任脈の交会穴、小腸
　　　　の「募穴」であり、腎陽を補益し火を壮んにする作用がある。

　　　・腎兪は足の太陽膀胱経の背部兪穴で、腎気の転輸するところ
　　　　である。

　　　・然谷は足の少陰腎経の滎火穴で、疏厥気、理下焦、滋腎陰、
　　　　退虚熱の作用がある。

　　　・至陽は督脈の腧穴で、第七胸椎の下の陥凹部にあり、理気寛
　　　　胸、下気平喘、利胆退黄の作用がある。

　　　・五穴を合わせて用いると、補腎壮陽、健脾利湿の働きを得て
　　　　肝胆瘀血を取り除くことができる。

文献引用：『仁齋直指方論』（宋・揚士瀛：1264 年）

　　　　「自其湿熱瘀而傷血、此又為血證發黄」

　　　　『傷寒論』（後漢・張仲景：219 年）

　　　　「太陽病、身黄脉沉結、少腹鞭滿、小便不利者、爲無血也。
　　　　小便自利，其人如狂者、血證諦、屬抵當湯」

　　　　『金匱要略』黄疸病脉證并治（後漢・張仲景：219 年）

　　　　「黄家、日晡所發熱而反悪寒、此為女勞得之。膀胱急、少腹満、
　　　　身尽黄、額上黒、足下熱、因作黒疸、其腹脹如水状、大便必黒、
　　　　時溏、此女勞之病」

　　　　『諸病源候論』（隋・巣元方：610 年）

　　　　「夫黄疸、酒疸、女勞疸、久久多變爲黒疸」

　　　　『三因極一病証方論』（宋・陳言：1174 年）

　　　　「夫交接輸瀉、必動三焦。上焦属心、中焦属脾、下焦属腎。
　　　　動則熱、熱則欲火熾、因入水中。中焦熱鬱、故能發黄。上焦

黄勝、故額黒。下焦走血、随瘀熱行、大便溏黒。貴勝人有男女同室而浴者、多成此病、摂生之人、不可不知」

『蒼生司命』（明・虞摶：成立年不詳）（虞摶は 1438―1517 年）

「女勞疸、乃腎虚而成大不足之症、不可作湿熱有余治之」

『張氏醫通』（清・張璐：1695 年）

「黄疸證中、惟黒疸最劇。……土敗水崩之兆」

7．鼓　脹

病　　因：長期に亘る飲酒、飲食の不摂生
・七情の過不足による情志鬱結。思慮過度によって脾を損い、あるいは憂愁鬱怒によって肝を損う。
・過労による損傷。
・打撲。
・産後の瘀血が完全に取り除かれていない。
・黄疸がなかなか治らない。

病　　機：以上の病因によって肝脾にまで波及して肝脾の失調を引起し、それが気滞血瘀となり、経脈を壅塞して水気内聚したものである。

証　　候：肢体がやせこけて、肚腹だけが腫大堅満する、脈絡が怒張する。
・脇下に結症があり痛みは鍼を刺すようである。
・顔面の色が煤けたように暗く黒い、細絡が見られ、特に頭項上腕部などに血痣が出現する。
・口は乾燥するが水は飲みたがらない。
・大便の色は黒。
・舌苔は薄白、舌質紫暗、あるいは瘀斑がある、脈象は細濇あるいは細弦。

証候分析：瘀血が肝脾の絡脈中に阻滞すると、すぐに道が通じなくなり、

水気が内に聚るために、肚腹が腫大堅満して、脈絡が怒張する。

・肝脾血瘀は腫大にして形があるから、脇下に結症があり鍼で刺すような痛みとなる。

・瘀血があるために気血がめぐらず、病邪が深く腎にまで入るために顔面の色が煤けたように暗く黒くなり、細絡が見られ、特に頭項上腕部などに血痣が出現する。

・津液が気を化すことができないために口が乾燥し、瘀血が内停しているので、水を飲みたがらない。

・陰絡の血が外に溢れるために、大便が黒くなる。

・舌苔が薄白、舌質紫暗、あるいは瘀斑がある、脈象が細濇・あるいは細弦は、血瘀気滞の象である。

治　　法：活血化瘀、行気利水
方　　剤：復元活血湯
出展：『醫學發明』（金・李東垣：1249 年）
構成：柴胡、瓜蔞根、当帰、大黄、紅花、穿山甲、甘草、桃仁
分析：大黄はよく瘀血を取り除き、柴胡は疏肝調気の作用があって、二薬を合わせて用いることで、脇下の瘀滞を攻め共に君薬である。

・当帰、桃仁、紅花は活血化瘀、消腫止痛の作用があり、ともに臣薬である。

・穿山甲は破瘀通の作用があり、瓜蔞根は諸薬を助けて消瘀散結、また清熱潤燥の働きがあり、ともに佐薬である。

・甘草は緩急止痛、調和諸薬の作用があり、使薬である。

・これらを合わせて用いることで、瘀血は取り除かれ、新しい血が生じて、気がめぐって絡が通じる。そうして鼓脹は自ずと消失するのである。

各論―8. 血瘀証

古今配穴：期門、中脘

出展：『鍼灸對穴臨床経験集』（呂景山編：1986 年）

用法：瀉法、期門は斜刺、中脘は直刺

解説：期門は、足の厥陰肝経の腧穴で、肝の「募穴」であり、調和表裏、疏肝理気、活血化瘀、消痞散結の効能がある。

・中脘は、任脈の腧穴で、胃の「募穴」であり、和胃気、促健運、化湿滞、理中焦、調昇降、消痞除満の効能がある。

・二穴を合わせて用いると、一つは肝一つは胃に作用して、舒肝理気、和胃健脾、消脹除満、散瘀消痞をはかることができる。

古今配穴：三陰交、陰陵泉、章門（または太衝、または期門）

出展：『鍼灸臨床辨証論治』（李世珍ら：1995 年）

用法：瀉法

解説：三陰交は、足の太陰脾経の腧穴で、足の太陰、足の厥陰、足の少陰の三陰経の交会穴であり、瀉法を施すと、活血化瘀、疏肝、行湿の作用がある。

・陰陵泉も足の太陰脾経の「合水穴」で、瀉法を施すと利水行湿の作用がある。

・章門は足の厥陰肝経の腧穴で、脾の「募穴」であり、また八会穴の一つ「臓会」穴でもあり、瀉法を施すと疏肝理気、活血化瘀、消痞散結の作用がある。

・三穴を合わせて用いると、活血化瘀を顕著にはかることができる。

加減：腹水脹が甚だしく脈象が弦数、体質が比較的強く、攻逐に耐え得るものには、中極、陰陵泉、水道に鍼で瀉法を施して、攻逐水気をはかるべきである。

文献引用：『靈樞』水脹

「鼓脹如何。岐伯日：腹脹、身皆大、大與膚脹等也。色蒼黄、

― 589 ―

腹筋起、此其候也」

『素問』腹中論

「有病心腹満、且食則不能暮食……名為鼓脹……治之以鶏矢醴、一剤知、二剤已」

『景岳全書』（明・張介賓：1640 年）

「単腹脹者、名為鼓脹、以外堅満而中空無物、其象如鼓、故名鼓脹。又或以血気聚結、不可解散、其毒如蠱、亦名蠱脹。且肢体無恙、脹惟在腹、故又名単腹脹也」

『仁齋直指方論』（宋・揚士瀛：1264 年）

「煩躁漱水、迷妄驚狂、痛悶嘔逆、小便多、大便黒、婦人多有之、是爲血脹」

『時方妙用』（清・陳修園：1802 年）

「外有血瘀證、醫書倶云是婦人之病、唯喩嘉言謂男子恒有之」

『石室秘録』（清・陳士鐸：1685 年）

「血瘀之證、其由来漸矣、或跌閃而血瘀不散、或憂鬱而血結不行、或風邪而血蓄不発、遂至因循時日、留在腹中、致成血瘀」

『醫學入門』（明・李梴：1575 年）

「瘀血脹、便血、多跌撲及産後所致」

『臥岩凌先生得効応穴鍼法賦』（明・凌雲：1465 〜 1506 年前後）

「期門罷胸満血瘀而可已」

8．腰　痛

病　機：本証は気滞血瘀、あるいは打撲損傷や捻挫によって瘀血が血脈を溜滞して、下がって腰腎に影響して気血が流暢に流れないために起こる。

証　候：錐で刺すような腰痛、痛みは定まった処にある。

・これを按じると痛みが激しくなり拒按。

・仰臥位困難、甚だしい者は激痛のために寝返りが困難。

各論―8．血瘀証

・寒暖による腰痛の変化はない。

・一般に夜間に疼痛が激しくなる。

・あるいは微熱を伴う。

・大便の色は黒、あるいは秘結。

・舌質は紫暗、あるいは瘀斑、脈は弦濇。

証候分析：瘀血が血脈に留滞して、下がって腰腎に影響して気血が流暢に流れないために、錐で刺すような腰痛となる。

・瘀血が内に顕著であるから痛みは定まった処にあり、拒按となる。

・経脈が阻害閉塞して気血が流暢に運行できなくなるために、活動や仰臥位、寝返りが困難となる。

・瘀血が腸に侵入するために大便の色が黒くなって秘結となる。

・瘀血が鬱蒸化熱するために低熱を伴ったりする。

・舌質は紫暗、あるいは瘀斑、脈の弦濇は血瘀の象である。

弁証要点：弁証するためには、刺痛、夜悪化する、舌紫暗の三つの証候が必要である。

・気滞腰痛は脹疼で情志と関係するが、血瘀腰痛では無関係である。

・寒湿腰痛は温めると軽減するが、血瘀腰痛の場合、寒暖による腰痛の軽減はない。

・風湿腰痛は悪風、発熱、汗出など風湿が表にあるので、血瘀腰痛とは異なる。

治　　法：活血化瘀、理気止痛

方　　剤：**身痛逐瘀湯**
（しんつうちく お とう）

　出典：『醫林改錯』（清・王清任：1830 年）

　構成：秦芃、川芎、桃仁、紅花、甘草、羌活、没薬、当帰、五霊脂、香附子、牛膝、地龍

　分析：桃仁、紅花、当帰、川芎は活血化瘀の作用がある。

― 591 ―

・没薬、五霊脂には消腫定痛をはかって袪瘀の力を増強する作用がある。

・香附は行気して活血の作用がある。

・牛膝は瘀血を下して腰膝を強くする作用がある。

・地龍は通絡袪瘀の作用がある。

・秦艽、羌活には袪風湿の作用がある。

・甘草は諸薬を調和する作用がある。

古今配穴：人中、委中

出典：《玉龍歌》（『扁鵲神應鍼灸玉龍經』元・王国瑞：1295 年以前）

「強痛脊背瀉人中、挫閃腰痠亦可攻、更有委中之一穴、腰間諸疾任君攻」

「人中委中除腰脊痛閃之難制」

用法：三稜鍼にて刺絡

解説：人中は、督脈の腧穴であり、督脈は腰脊を貫いてめぐっており、また本穴には疏通経絡の作用があるから、急性の損傷による腰痛に対して顕著な効果がある。

・委中は、足の太陽膀胱経の「合穴」であり、経気の旺盛な穴であるから、この穴から刺絡すると活血化瘀の効果を得る。

・二穴を合わせて用いると、血を取り除き、経絡の気血の流れをよくする効果を高めることができる。

古今配穴：人中、唖門

出典：『鍼灸對穴臨床経験集』（呂景山編：1986 年）

「人中唖門伍陽、以治急性腰損傷之症爲主、鍼刺手法、均以快速進鍼、在得氣的基礎上、双手同歩行鍼、併令患者活動腰部、活動範囲由小至大、切勿陽力過猛」

用法：人中は上に向けて斜刺、唖門は直刺。

解説：人中は、督脈の腧穴で口と鼻の間にあり、袪風清熱、調和陰陽、

各論―8．血瘀証

醒脳開竅、回陽救逆、鎮静安神、活絡止痛の効能がある。

・唖門は、督脈の腧穴で、脳後にあり、経絡を通じる効能がある。

・二穴を合わせて用いると、一つは前一つは後で相互に対応して、督脈を通調し、経気をよく導いて、散瘀定痛の働きが顕著となる。

古今配穴：委中、腎兪、崑崙

出典：『丹溪心法』（元・朱丹溪：1481 年）

「血滞于下、委中穴刺出血、妙、仍灸腎兪、崑崙尤佳」

用法：まず委中に 2 ～ 4 分刺して、鍼感を足底に放射させ、痛みの甚だしい者は、浅静脈の上を速刺して出血させ吸玉をかける。あるいは灸 3 ～ 5 壮、あるいは艾条灸 5 ～ 10 分間。

・次に腎兪に 5 分～ 1 寸ほど鍼して、鍼感を下外に向けて放散させる。あるいは灸 3 ～ 7 壮、あるいは艾条灸 10 ～ 30 分間。

・崑崙は 1 寸ほど鍼する。

・3 穴はいずれも提插捻転の瀉法を用い、20 ～ 30 分間置鍼する。

解説：『霊枢』經脈に次のように述べている。

「膀胱足の太陽の脈は、目の内眥に起こり……脊を挟みて腰中に抵り、入りて膂を循り、腎を絡い膀胱に属す。……腨中に入り……外踝の後ろに出で、京骨を循り、小指の外側に至る」

・腰痛は足の太陽膀胱経の循行部位であるから、委中、腎兪、崑崙穴を取って腰痛を治すのである。

・委中は、膀胱経の「合穴」であり、四総穴の一つで、腰背の病証を治する要穴であり、足の太陽の経気を疏通し、舒筋活絡、強健腰腿の効能があり主穴となる。

・腎兪は腎の「背兪穴」であり、腎気が転輸するところであり、腎気を補って腰脊を強めることができ輔穴となる。

― 593 ―

・佐穴としては、崑崙が経絡を疏通し、消瘀して止痛し、腰腿
　を強健にする。

・三穴を合わせて用いると、舒経活絡、散瘀定痛の効能を持つ。

加減：急性の腰部損傷で、疼痛が激烈な者は、人中に鍼して、瀉法
　を用い、気血を疏通する。

・膕中絡脈が停滞して腫脹する者は、三稜鍼を用いて点刺して
　出血させ血を取り除くか、疼痛の対応点を探して鍼灸を行う。

文献引用：『症因脉治』（明・秦景明撰、清・秦皇士補輯：1766 年）

「内傷腰痛之證。日軽夜重。痛定一処。不能転側。此瀝血停
蓄之證」

『靈樞』雑病

「腰痛、痛上寒、取足太陽陽明。痛上熱、取足厥陰。不可以俯仰、
取足少陽。中熱而喘、取足少陰膕中血絡」

『素問』刺腰痛篇

「足太陽脈令人腰痛、引項脊尻背如重状、刺其郄中、太陽正
經出血、春無見血」

『神應經』（明・陳会撰、劉瑾編：1425 年）

「挫閃腰脇痛：取尺沢、曲池、合谷、手三里、陰陵泉、陰交、
行間、足三里」

『類經圖翼』（明・張介賓：1624 年）

「腰閃挫疼、起止艱難：脊中、腎兪三壮（七壮）、命門、中膂兪、
腰兪倶七壮」

『鍼灸聚英』（明・高武：1529 年）
　　　　　　　　　こうぶ

「挫閃腰疼脇肋疼、尺沢、曲池、合谷穴、三陰交穴、陰交、行間、
三里、手三里」

『鍼灸大成』（明・楊継洲：1601 年）
　　　　　　　　　ようけいしゅう

「挫閃腰痛：尺沢、委中、人中、崑崙、束骨、支溝、陽陵泉」

各論―8．血瘀証

9．心悸怔忡

病　　機：心気の推動作用によって血液は正常に運行される。心はまた
　　　　　全面的に陽気に依存している。心の陽気が虚損すると、鼓動
　　　　　が無力となり、血の運行も遅滞あるいは閉塞される。

　　　　・また気は血の帥であり、気が行れば血も行るから、気虚や気滞
　　　　　などによって気の効能が障害されると血行不良が起こる。

　　　　・血行不良が起こると心血瘀阻となる。これは実証を呈してい
　　　　　るけれどもその原因は心気の虚衰である。そうして血液を推
　　　　　動して運行する働きが無力となって発症する。

　　　　・心血瘀阻は、痹証、情志の変動などからも発展して起こる。

　　　　・情志によって引き起こされる気機の失調の具体的表現として
　　　　　は、「怒れば則ち気上がり」「喜べば則ち気緩み」「悲しめば
　　　　　則ち気消し」「恐れれば則ち気下り」「驚けば則ち気乱れ」「思
　　　　　えば則ち気結ぶ」がある。

　　　　・心は神志を主り、五藏六府を主宰するものであるから、情志
　　　　　の異常変動は、まず心の効能に影響を与えて、それからその
　　　　　他の藏府に影響して効能が失調する。

　　　　・これらはいずれも脈絡に血阻滞を引き起こす病理機転とな
　　　　　る。

証　　候：心悸気短、チアノーゼ、胸悶、あるいは心胸疼痛、疼痛部位
　　　　　は一定で刺痛。

　　　　・あるいは肩背から上腕にかけて放散痛がある。

　　　　・過労や荷重で疼痛発作を引き起こす。

　　　　・喘息、身体が寒く手足が冷たい。

　　　　・舌質は紫暗あるいは瘀斑がある、脈は濇あるいは結代。

証候分析：心の陽気が虚し、心血が脈絡を瘀阻すると、心はその養う所
　　　　　を失うために、驚悸怔忡が起こる。

　　　　・心は胸中に位置するから、気滞瘀血があると、気短喘息が起

― 595 ―

こる。

・心血瘀阻のために、脈絡が阻害されて不通となり、「通ぜざれば則ち痛む」であるから、心胸疼痛が起こり、その疼痛は刺痛で固定している。

・疼痛が肩や背中、腕に放散するのは、心経、心包経、小腸経などの経絡が通過する部位であるから。

・心の陽気が虚しているから、労倦によって気を損傷すると、症状が悪化する。

・陽虚になると形体を温養作用が失調するために、身体や手足が冷えてくる。

・心は血脈を主り、その華は面にあり、心経の別絡は舌に上行しているから、心の気血は舌に通じている。したがって心血瘀阻となると、舌質が紫暗あるいは瘀斑が現れたり、顔面蒼白にしてつやがなくなったり、脈は濇あるいは結代となる。

治　　法：活血化瘀、益気陽通、行気、止痛
方　　剤：**血府逐瘀湯**（けっぷちくおとう）

出典：『醫林改錯』（清・王清任：1830 年）
構成：当帰（とうき）、生地黄（しょうじおう）、桃仁（とうにん）、紅花（こうか）、枳殻（きこく）、赤芍（せきしゃく）、柴胡（さいこ）、甘草（かんぞう）、桔梗（ききょう）、川芎（せんきゅう）、牛膝（ごしつ）

分析：当帰、川芎、赤芍、桃仁、紅花は活血化瘀の作用がある。

・牛膝は瘀血を取り除き、血脈を通じて、瘀血を下行する。

・柴胡は、疏肝解鬱、昇達清陽の作用がある。

・桔梗、枳殻は、一つは昇、一つは降に働いて、開胸行気して、気がめぐらせて血をめぐらせるのである。

・生地黄は涼血清熱の働きがあり、当帰と合わせて養血潤燥をはかることができ、瘀血を取り除きながら陰血を損傷させないようにする。

・甘草は諸薬を調和して、活血化瘀をはかりながら血を損傷させないようにする。

各論―8. 血瘀証

古今配穴：心兪、内関
　　　出典：『鍼灸對穴臨床経験集』（呂景山編：1986 年）
　　　　　　　「心兪内関伍用、善治各種心臓病証、根拠臨床体験、鍼刺対
　　　　　　　改善心臓効能、減軽症状尚有一定的作用」
　　　用法：心兪は鍼先を下に向けて横刺、内関は直刺。
　　　解説：心兪は心気の注ぐところであり、疏通心絡、調理気血、養心
　　　　　　安神、寧心定志の効能がある。
　　　　　・内関は手厥陰心包経の「絡穴」であり、胃心胸を通じ寛胸理気、
　　　　　　鎮静安神、強心定志、活絡止痛の効能がある。
　　　　　・心兪は心に作用し、内関は心包絡に作用する。２穴合わせ君
　　　　　　臣がともに助け合って共同して、理気止痛、養心強心の力を
　　　　　　増強する。

文献引用：『素問』痿論
　　　　　「心主身之血脉」
　　　　　『素問』疏五過論
　　　　　「離絶菀結、憂恐喜怒、五藏空虚、血氣離守」

10. 胸　痛

病　　機：情志内動によって、気機が不利となり、そして血行がスムー
　　　　　スでなくなって、脈絡が瘀滞して起こる。
　　　　　・あるいは久病が絡に入り、心脈が瘀阻されて、心陽不振となっ
　　　　　　て起こる。
　　　　　・あるいは寒湿の邪が脈に搏結して、内で心を犯し、心脈が塞
　　　　　　がって阻害されたものがある。
証　　候：胸部の刺痛、心痛が背中にまで放散する。
　　　　　・痛みは移動しない。
　　　　　・夜になると甚だしくなる。

― 597 ―

・心悸不寧。

・短気、喘息、咳嗽、喀血、チアノーゼ、爪甲青紫。

・煩躁悶乱。

・舌質は青紫、舌尖に瘀点あり。

・脈は細濇結代。

証候分析：気鬱が長引くと、瘀血が内に停滞して、脈絡が通じなくなる
ために胸部の刺痛が起こる。

・血脈が凝滞するために、痛みが固定して移動しない。

・血は陰に属し、夜もまた陰に属するから、夜になると甚だし
くなる。

・瘀血が阻害閉塞するから、心悸不寧となる。

・血瘀が久しくなって化熱すると、煩躁悶乱が起こる。

・心気が不均衡であると、結代脈が出現する。

・舌青紫、舌尖瘀点、脈細濇結代は血瘀の象である。

治　　法：寛胸通陽、活血化瘀、通絡止痛

方　　剤：血府逐瘀湯
（けっぷちくおとう）

出典：『醫林改錯』（清・王清任：1830 年）

構成：当帰、生地黄、桃仁、紅花、枳殻、赤芍、柴胡、甘草、桔
梗、川芎、牛膝

分析：当帰、川芎、赤芍、桃仁、紅花は活血化瘀の作用がある。

・牛膝は瘀血を取り除き、血脈を通じて、瘀血を下行させる。

・柴胡は、疏肝解鬱、昇達清陽の作用がある。

・桔梗、枳殻は、一つは昇一つは降に働いて、開胸行気して、
気がめぐらせて血をめぐらせるのである。

・生地黄は涼血清熱の働きがあり、当帰と合わせて養血潤燥を
はかることができ、瘀血を取り除きながら陰血を損傷させな
いようにする。

・甘草は諸薬を調和して、活血化瘀をはかりながら血を損傷さ
せないようにする。

— 598 —

各論―8. 血瘀証

古今配穴：内関
ないかん

　出典：『鍼灸治痛』（賀普仁：1987 年）

　用法：瀉法

　解説：内関は手の厥陰心包経の「絡穴」で、別れて手の少陽心経に
　　　　走り、陰維脈に通ずる穴である。

　　　　『難經』「陰維の病を為す、心痛を苦しむ」（二十九難）とある。

　　　・内関は、寛胸理気の作用があるから、うまく運用すると効果
　　　　を得ることができる。

古今配穴：尺沢、内関、大陵
しゃくたく　ないかん　だいりょう

　出典：《馬丹陽天星十二穴治雑病歌》（『鍼灸大成』明・楊継洲：1601 年）
　　　　またんよう
　　　　「心痛者治尺沢、内関大陵三穴著」

　用法：瀉法

　解説：大陵は、心包経の「原穴」であり、原穴は藏府病の治療に用
　　　　いられるから、大陵を用いると明らかな効果を得ることがで
　　　　きる。

　　　・尺沢は、手の太陰肺経の「合穴」であり、肺気を調理し全身
　　　　の気のめぐりをよくする作用がある。

　　　・内関は、手の厥陰心包経の「絡穴」であり、三焦経に通じる
　　　　から気機を調理することができ、また手足の厥陰経として
　　　　同気相応するために疏肝理気の働きを内関で得ることができ
　　　　る。

　　　・三穴を合わせて用いると、疏肝理気をはかることができ、気
　　　　がめぐれば血もめぐり、血がめぐると瘀血を化すことができ、
　　　　瘀血が化すれば経脈の流通は調い、心痛は止まる。

文献引用：『血證論』（清・唐宗海：1884 年）

　　　　「氣爲血之帥、血随之而運行、血爲氣之守、氣得之而静謐、
　　　　氣結則血凝」

― 599 ―

『素問』痺論

「在於脈、則血凝而不流」

11. 頭 痛

病　　機：気滞あるいは気虚によって血行がスムーズに流れずに凝滞して起こる。

・あるいは頭部の外傷や脳震盪の既往があって、瘀血が絡脈を阻害して起こる。

・あるいは久病が絡に入り、瘀血が内停して、脈絡を阻害閉塞したために起こる。

証　　候：痛みは錐で刺すようであり、固定して移動せず、長引いてなかなか治らない。

・夜になるとひどくなる。

・頭部の外傷や、脳震盪の既往がある。

・顔色はすすけたように暗い

・健忘。

・舌辺の色が紫暗、あるいは瘀斑がある、脈は細濇。

証候分析：瘀血は定まった所にあるから、痛みは固定して移動しない。

・瘀血が経絡の流れを阻害して、通じなくなるために錐で刺すような痛みとなる。

・瘀血は陰邪であり、夜もまた陰であるから、夜になるとひどくなる。

・瘀血が阻滞して気血の運行が凝滞しているから、顔色がすすけて暗くなる。

・血が脳を養うことができないために健忘となる。

・舌辺の色が紫暗であったり瘀斑がある、脈細濇は、いずれも瘀血が営を阻害した象である。

治　　法：活血化瘀、通絡定痛

— 600 —

各論―8．血瘀証

方　　剤：通竅活血湯加減

出典：『醫林改錯』（清・王清任：1830 年）

構成：赤芍、川芎、桃仁、紅花、老葱、紅棗、麝香、黄酒

分析：赤芍、桃仁、紅花は活血化瘀の作用がある。

・川芎は行気活血する働きがある。

・生姜、老葱は通陽散寒の作用がある。

・本方は黄酒を用いて煎じ服用することで、十二経を通じさせ、活血開竅、行瘀暢絡の作用を生じる。

古今配穴：三陰交、阿是穴

出典：『鍼灸臨床辨証論治』（李世珍ら：1995 年）

「瘀血頭痛、主証：頭痛経久、纏綿不已、痛有定処、或痛如錐刺。舌質紫暗、脈象沈渋或細渋。治則：活血化瘀、通絡止痛。取穴：鍼瀉三陰交、阿是穴。兼有寒邪或感寒誘発者、阿是穴配艾灸、温経散寒、活血通絡。瘀血阻絡所致之頭痛、軽者往往僅瀉局部腧、以通絡祛瘀止痛、即可収効」

用法：瀉法

解説：三陰交は、足の太陰脾経の腧穴で、足の太陰、足の少陰、足の厥陰の三陰経の交会する穴であり、活血祛瘀、疏肝、祛瘀生新の効能がある。

12．中風後遺症

概　　説：中風発症後に往々にして半身不随、言語障害などの後遺症があり、連綿としてなかなか治らない。しかし、弁証論治の原則に従って、服薬と同時に鍼灸や推拿、按摩などを補助的に行うと高い効果を得ることができる。

病　　機：気虚血滞、脈絡瘀阻が病の本質である。

・気虚のために血液を運搬する働きが充分でない、つまり気の

めぐりが悪いと当然血も充分に栄養することができなくなり、気血瘀滞、脈絡瘀阻となって肢体が萎えて働かなくなる。

証　　候：半身不随、手足に力が入らない、患側の手足の浮腫、言語が上手く話せない、あるいは失語、顔面麻痺、顔色萎黄または暗淡でつやがない、舌苔は薄白、舌淡紫あるいは舌体歪む、脈細濇無力。

治　　法：活血益気、疏通経絡

方　　剤：補陽還五湯

出典：『醫林改錯』（清・王清任：1830年）

構成：当帰、川芎、黄耆、桃仁、地龍、赤芍、紅花

分析：黄耆は補気によく作用する。

・桃仁、紅花、当帰、赤芍、地龍は養血活血化瘀に作用する。

古今配穴：合谷、三陰交

出典：『鍼灸臨床辨証論治』（李世珍ら：1995年）

用法：合谷は補法、8分間連続して捻鍼、三陰交は瀉法で4分間捻鍼、患側の穴を取穴する。

解説：合谷は、手の陽明大腸経の「原穴」であり、「四総穴」の一つでもある。原穴と三焦は密接な関係にあり、臍下の腎間の動気を源として、人体の気化効能と関係があり、生体を増強する要穴である。

・合谷には、通経活絡、行気開竅、疏風解表、清熱退熱、清泄肺気、通降腸胃、鎮静安神の効能がある。

・三陰交は、足の太陰脾経の腧穴で、足の太陰、足の少陰、足の厥陰の三陰経の交会する穴であり、活血化瘀、疏肝、祛瘀生新の効能がある。

・2穴を合わせて用いると、気を補いながら瘀血を取り除く作用が顕著となる。

各論―8．血瘀証

古今配穴：合谷、三陰交、曲池（きょくち）、足三里（あしさんり）、風池（ふうち）

出典：『鍼灸臨床辨証論治』（李世珍ら：1995 年）

「病例 5　気虚血滞、脳絡瘀阻、○××、男、65 歳、南用県金華公社、営大隊、営村在住、1971 年 10 月初診。

〔主　訴〕13 日前に半身不随を患う。

〔現病歴〕左側の手足のしびれが起こり、思うように物を持つことが少しできにくくなり、歩いていると転倒しやすくなった。ただし労働はまだ可能。数日持続した後、10 月 12 日になってひどく悪化して、左側の手足を動かすことができなくなり、顔面も右側が麻痺して、舌が強張り話しにくくなり、口角より涎が流れ、とにかく身体を横にして寝ていたくなったが、精神はまだはっきりしている。

〔脈　舌〕脈は緩で無力、舌は絳、舌心に裂紋あり。

〔血　圧〕120/80mmHg。

〔既往歴〕頭痛、眩暈の病歴はなし。23 歳の時に、左半身不随、32 歳、46 歳の時にそれぞれ一回再発し、今回また再発した。

〔弁　証〕気虚血滞、脳絡瘀阻、経脈失用。

〔治　則〕補気活血通絡、補助的に健壮筋脈をはかる。

〔取　穴〕1、2 診目は合谷に補鍼（十分間置鍼して益気通陽をはかる）、三陰交に瀉鍼（五分間置鍼して祛瘀通絡をはかる）、患側の曲池と足三里に補鍼、右側の風池穴に瀉鍼を行なった。3〜7 診目では、風池穴は使わなかった。

〔効　果〕1 診後、左下肢の屈伸運動が充分にできるようになり、左側の手指も屈伸ができ拳を握ることが可能となった。2 診後、自力による歩行が可能となるが、まだ筋力は比較的無力で、左上肢は充分に動かすことはできなかった。4 診後、百歩ほど歩行可能となり、舌の強張りも軽減して話しやすくなった。また左上肢および手指の運動も基本的に正常に回復したが、まだ物を持つことはできなかった。5 診後、左手は

― 603 ―

充分によく動くようになった。7診後、完全に治癒した。

13. 癲 狂

病　　機：気血は生命活動にとって重要な基礎となるものである。血液が人体の各所を豊富に栄養するためには、気の推動作用によって全身にめぐらなければならない。そうして外は皮毛を潤し、内では五藏六府に致るのである。

・七情の過不足によって、肝鬱気滞を起こすと、気病が血に及び、血行が不利となり、気滞血瘀を形成し、血瘀凝滞によって、気血が脳を栄養できないために起こる。

・外傷、あるいは外感熱病で邪が血室に入り、血が胞中に蓄積すると、いずれも血瘀気滞を形成して、心血瘀滞を引き起こし、癲または狂となる。

証　　候：情緒不安定で時には興奮したり時にはうつ状態になったりする。甚だしい者は、大声を張り上げたり、ケラケラと異常に笑ったり、興奮して叫んだり、煩躁あるいは狂躁したり、あるいは驚いたり恐れたり、不安になったりする、抑鬱状態、幻覚妄想がある。

・罵倒したり歌唱したり、狂って走り出したり、人に対して怒り狂ったり、家族や友人がわからなくなったりする。

・舌質は紫暗、あるいは紫の瘀斑がある、脈は弦濇あるいは弦細。

証候分析：心血が瘀滞して、血が心を養えないために、心神失養、神志不寧となって前記の症状が発症する。

・瘀阻が久しくなると化熱して、「重陽狂」の病機が出現するために、罵倒したり歌唱したり、狂って走り出したり、人に対して怒り狂ったり、家族や友人がわからなくなったりする。

・舌質は紫暗あるいは紫の瘀斑がある、脈は弦濇あるいは弦細

各論―8．血瘀証

は気滞血瘀の象である。

治　　法：疏肝通絡、活血化瘀
方　　剤：桃核 承 気湯
　とうかくじょう き とう

出典：『傷寒論』（後漢・張仲景：219 年）

「太陽病不解、熱結膀胱、其人如狂、血自下、下者愈。其外
不解者、尚未可攻、当先解其外。外解已、但少腹急結者、乃
可攻之、宜桃核承氣湯」

構成：桃仁、大黄、桂枝、甘草、芒硝
　とうにん　だいおう　けい し　かんぞう　ぼうしょう

分析：太陽病が解けず、表の鬱熱が経脈にしたがって裏に入り血と
結びつくと、太陽蓄血初結の証候が形成される。

・太陽と少陰は表裏の関係にあり、少陰心は血を主り神を蔵し
ている。太陽の熱が下焦で血と結びつくと、その濁熱は上行
して表裏関係にある少陰心を乱すので、心神不安となり煩躁
状態となる。

・大黄、芒硝は熱を瀉し、堅を軟らかくし、結を破る。

・桃仁は瘀血を破り新血を生じ、芒硝、大黄と協力して瘀血を
攻逐する。

・桂枝は通陽行気の働きによって血脈を利する。

・甘草は胃を調え、中焦を和して正気を扶助する。

・服用後に瀉痢作用によって瘀熱を大便から排泄する。

【参考】『腹證奇覧翼』桃核承気湯の證

「図の如く、左臍傍、天枢の辺より上下、二・三の間、三指探り按するに、結するものあるを得、之を邪按するに、痛み甚だしく、上へ引きつり痛むことを覚えるものを桃核承気湯の腹證とす」

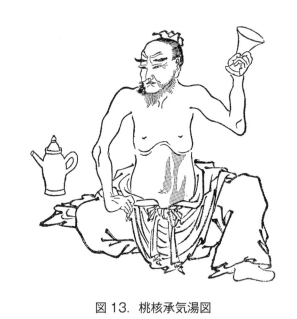

図13. 桃核承気湯図

古今配穴：豊隆、陽陵泉
　　出典：『鍼灸對穴臨床経験集』（呂景山編：1986年）
　　　　「豊隆陽陵泉伍用、有通大便之功。其伍用機理：夫豊隆為足陽明胃経絡穴、別走太陰、其性通降、従陽明以下行、化太陰湿土以潤下也：陽陵泉性亦沈降、向足三里方向斜刺、有従木以疏土之功。是法有承気湯之効、尚無承気湯峻猛、其治癲狂者、非但瀉其実、亦有折其痰之意也」
　　用法：ともに直刺1〜1.5寸。

各論―8. 血瘀証

解説：豊隆は足の陽明胃経の「絡穴」であり、分かれて太陰に走り、
　　　脾胃の二経をよく通じることができる。また胃気を和し、濁
　　　逆を降ろし、痰湿を化し、神志を清し、心神を安じる効能が
　　　ある。
　　・陽陵泉は足の少陽胆経の腧穴で、本経脈気の入るところの「合
　　　土」であり、八脈交会穴の１つで「筋会」の穴である。疏通肝胆、
　　　和解少陽、清熱利湿、舒筋通絡、緩急止痛の効能がある。
　　・豊隆は通降が主体であり、陽陵泉は沈降が主体となる。
　　・二穴を伍用すると、通降腑気、清熱除痰の効果が顕著となる。

古今配穴：人中、合谷、豊隆
　出典：『常用腧穴臨床発揮』（李世珍：1985 年）
　　　「狂証発作時、応先用較粗鍼先刺人中、合谷、均用強刺激手法、
　　　待患者狂勁消失、甚至休軟無力時、再配豊隆穴、弁証施治」
　用法：発作時には太い鍼にてまず人中、合谷に強刺激。
　　・症状が消失緩解するのを待って、豊隆に瀉法（透天涼）。
　解説：人中は督脈経の鼻下にある腧穴であり、鼻は天気（自然界の
　　　大気）に通じ、口は地気（五穀の気）に通じ、人中はその口
　　　と鼻の間、鼻中溝の三分の一の所に位置する。
　　・人中には、祛風清熱、調和陰陽、醒脳開竅、回陽救逆、鎮静
　　　安神、活絡止痛、起死回生の効能がある。
　　・合谷は、手の陽明大腸経の「原穴」であり、「四総穴」の一
　　　つでもある。原穴と三焦は密接な関係にあり、臍下の腎間の
　　　動気を源として、人体の気化効能と関係があり、生体を増強
　　　する要穴である。
　　・合谷には、通経活絡、行気開竅、疏風解表、清熱退熱、清泄
　　　肺気、通降腸胃、鎮静安神の効能がある。
　　・人中は開が主体となり、合谷は降が主体となる。二穴を伍用
　　　すると、一つは開一つは降、一つは上一つは下で相互に働い

― 607 ―

て、醒脳開竅の効果が顕著に現れる。

文献引用：『醫林改錯』（清・王清任：1830 年）
「癲狂一症、哭笑不休、詈罵歌唱、不避親疏、許多悪奮、乃
氣血凝滞、脳氣与藏府氣不接、如同作夢一様」

14．痛　経

　血瘀による痛経の病機には、臨床では気滞血瘀と寒凝血瘀がある。

（1）気滞血瘀

病　　機：衝脈任脈の気血が充満して溢れて泄れたものが月経であり、
　　　　　その時気血のバランスは崩れやすい。
　　　　　・したがって、もともと抑鬱傾向にある者が、さらに情志を損
　　　　　　傷すると、肝気は抑鬱となりやすく、血海の気機が利せず、
　　　　　　経血の流通が悪くなり、胞宮に気滞血瘀が起こって痛経を発
　　　　　　症する。
証　　候：月経前あるいは月経中の少腹脹痛、拒按、月経量は少なかっ
　　　　　たり、経色は紫暗で塊があったり、血塊を排出後月経痛は軽
　　　　　減する。
　　　　　・舌質は紫暗、瘀斑があったりする、脈は弦あるいは滑。
証候分析：もともと肝気が旺盛になりやすい者は、少しの抑鬱恚怒があ
　　　　　ると、肝の疏泄作用は失調して、気機がのびやかでなくなり、
　　　　　経血が停滞する。ゆえに月経前あるいは月経中の少腹脹痛、
　　　　　拒按、月経量は少なかったり、経色は紫暗で塊があったりす
　　　　　る。
　　　　　・血塊を排出すると気血の流通はよくなるために、疼痛が減少
　　　　　する。

各論―8. 血瘀証

- 舌質は紫暗、瘀斑があったりする、脈は弦あるいは滑は、気滞血瘀の象である。

治　　法：理気化瘀止痛
方　　剤：膈下逐瘀湯（かくかちくおとう）

出典：『醫林改錯』（清・王清任：1830 年）
構成：五霊脂（これいし）、当帰（とうき）、川芎（せんきゅう）、桃仁（とうにん）、牡丹皮（ぼたんぴ）、赤芍（せきしゃく）、烏薬（うやく）、延胡索（えんごさく）、甘草（かんぞう）、香附（こうぶ）、紅花（こうか）、枳殻（きこく）

分析：五霊脂、川芎、当帰、桃仁、紅花、牡丹皮、赤芍は、基礎薬物で活血化瘀止痛の作用がある。
- 香附、延胡索、烏薬、枳殻は、疏肝行気止痛の作用がある。

古今配穴：合谷（ごうこく）、三陰交（さんいんこう）

出典：『鍼灸對穴臨床経験集』（呂景山編：1986 年）
用法：合谷は直刺で 0.5 ～ 1.2 寸
- 三陰交は内より外に向けて 0.5 ～ 1 寸
解説：合谷は、手の陽明大腸経の「原穴」であり、通経活絡、行気開竅、疏風解表、清熱退熱、清泄肺気、通降腸胃、鎮静安神の効能がある。
- 三陰交は、足の三陰の交会穴であり、補脾胃、助運化、利水湿、疏下焦、理肝腎、通気滞、調血室、理精宮、通経絡、袪風湿の効能がある。
- 合谷は理気を主とし、三陰交は理血を要とする。
- 二穴を合わせて用いると、一つは気一つは血に働き、気血双方を調えることができる。

古今配穴：帰来（きらい）、阿是穴（あぜけつ）、気海（きかい）、太衝（たいしょう）、三陰交（さんいんこう）

出典：『鍼灸臨床辨証論治』（李世珍ら：1995 年）
用法：帰来、阿是穴に鍼で瀉法
- 気滞に偏重するものは、気海に瀉法を加えて行気をはかる。

― 609 ―

・あるいは太衝に瀉法を加えて、疏肝理気をはかる。

・血瘀に偏重するものは、三陰交あるいは血海に瀉法を施して活血化瘀をはかる。

解説：帰来は、足の陽明胃経の腧穴で、天枢穴の下四寸にあり、中極穴の傍ら二寸の所にあり、下焦の気機の疏調、行気止痛、暖宮散寒、昇陽挙陥の効能がある。

・気海は、任脈の腧穴で、下焦の気機を調え補う、腎気を補う、元気を益す、下焦を温める、寒湿を取り除く、営血を調和する、経帯を理する、腎気を納める、虚喘を止める効能がある。

・太衝は、足の厥陰肝経の「原穴」であり、舒肝理気、活血通絡、清降肝陽、鎮肝熄風、清利下焦湿熱の効能がある。

・三陰交は、足の太陰脾経の腧穴で、足の三陰経の交会穴であり、補脾胃、助運化、利水湿、疏下焦、理肝腎、通気滞、調血室、理精宮、通経絡、祛風湿の効能がある。

加減：気滞に血熱を兼ねる場合は、証候として経色は深紅で塊があり、黄苔、脈数となる。

・間使、三陰交、帰来あるいは水道に瀉法を施して、行気散滞、涼血化瘀をはかる。

（2）寒凝血瘀

病　　機：寒湿風冷は内を侵す。素体として陽虚のために寒涼を受けやすい、あるいは風冷を感受して子宮に停滞したり、月経時に誤って生ものや冷たい物を摂取したりしために寒に内傷して、寒湿が子宮に凝集し、血と寒が凝滞して運行が悪くなると、月経前あるいは月経期間中の小腹冷痛が起こる。

証　　候：月経前あるいは月経期間中の小腹冷痛、温めると痛みは軽減する、経色は暗紅で塊がある、あるいは経血は黒豆の汁のようであったりする、畏寒、手足が温まらない。

各論—8．血瘀証

・舌苔は白く潤、あるいは膩苔、脈は弦あるいは緊あるいは滑。

証候分析：寒は熱を得ると、凝滞したものが緩解するから、<u>温めると痛みが軽減する</u>。

・<u>経色は暗紅で塊がある、あるいは経血は黒豆の汁のようであったりする、畏寒、手足が温まらない、舌苔は白く潤、あるいは膩苔、脈は弦あるいは緊あるいは滑</u>は、寒凝血瘀の象である。

治　　法：温経散寒止痛

方　　剤：<u>少腹逐瘀湯</u>

出典：『醫林改錯』（清・王清任：1830 年）

構成：小茴香（しょういきょう）、乾姜（かんきょう）、延胡索（えんごさく）、没薬（もつやく）、当帰（とうき）、川芎（せんきゅう）、肉桂（にっき）、赤芍（せきしゃく）、蒲黄（ほおう）、五霊脂（これいし）

分析：肉桂、小茴香、乾姜は、温経散寒除湿の作用がある。

・当帰、川芎、赤芍は養血、活血行瘀血の作用がある。

・延胡索、五霊脂、蒲黄、没薬は、化瘀止痛の作用がある。

・蒼朮（しょうじゅつ）を加えて燥湿化濁をはかり、茯苓を加えて健脾滲湿をはかる。

・全方でもって活血化瘀、温経止痛の効能がある。

古今配穴：帰来（きらい）（あるいは水道）、阿是穴、三陰交。

気海、水道、三陰交

出典：『鍼灸臨床辨証論治』（李世珍ら：1995 年）

用法：瀉灸：帰来（あるいは水道）、阿是穴

・鍼瀉：三陰交

・瀉灸：気海、水道

・鍼瀉：三陰交

解説：帰来は、足の陽明胃経の腧穴で、天枢穴の下 4 寸にあり、中極穴の傍ら 2 寸の所にあり、下焦の気機の疏調、行気止痛、暖宮散寒、昇陽挙陥の効能がある。

— 611 —

- 水道は、足の陽明胃経の腧穴で、臍下の下３寸にある関元の傍ら２寸の所にあり、通調水道、清利下焦湿熱の効能がある。
- 三陰交は、足の太陰脾経の腧穴で、足の三陰経の交会穴であり、補脾胃、助運化、利水湿、疏下焦、理肝腎、通気滞、調血室、理精宮、通経絡、祛風湿の効能がある。

加減：腎陽虚弱にために、虚寒内生して、衝脈任脈胞宮の温煦作用が失調すると、虚寒血滞を引起し、月経中あるいは月経後に小腹の冷痛があり、温めたり按じたりすると軽減する。

- 月経量は少なく、経色は暗い淡紅。腰腿がだるく力がない、小便清長、畏寒、手足の冷え、舌苔白潤、脈沈あるいは沈弦あるいは沈緊となる。

治法：温陽暖宮して、止痛をはかる。

関元、帰来（あるいは水道）、腎兪に艾炷灸を加える。

文献引用：『女科輯要』（清・堯封：1850 年）

「經前腹痛無非厥陰氣滯、絡脉不疏」

『傅青主女科』（明・傅山：1607 ～ 1684 年）

「寒湿満二經而内乱、両相争而作痛」

15．無月経

血瘀による無月経の病機には、臨床では気滞血瘀と寒凝血瘀がある。

（1）気滞血瘀

病　　機：情志の失調やイライラしたり怒りのために肝を傷ったり、生活環境が突然改変したために、精神的過度の緊張状態となったり、ストレスを受けやすかったりすると、肝気が鬱結して、気機が不通となり、血が滞りめぐらなくなって、経閉を発症

— 612 —

各論―8．血瘀証

する。

証　　候：数カ月間の無月経、下腹部が張って痛み圧痛がある、抑鬱感、胸が苦しい、脇痛、いらいら、怒りっぽい。

・舌辺が紫暗あるいは瘀点がある。脈は沈弦。

治　　法：疏肝理気、活血通経

方　　剤：**血府逐瘀湯**

出典：『醫林改錯』（清・王清任：1830 年）

構成：当帰、川芎、桃仁、紅花、生地黄、赤芍、柴胡、枳殻、桔梗、牛膝、甘草

分析：当帰には養血活営、川芎は調血行気の効能がある。

・桃仁、紅花には活血化瘀の効能がある。

・牛膝には瘀血を取り去り、血脈を通じ、瘀血を下行させる効能がある。

・柴胡には、疏肝解鬱、昇達清陽の効能がある。

・桔梗、枳殻は一つは昇一つは降に働いて、開胸行気をはかり、気をめぐらせることで、血をめぐらせるのである。

・生地黄には、凉血清熱の効能があり、当帰と合わせて養血潤燥をはかることができ、瘀血を取り去って陰血を傷つかないようにする。

・甘草は、諸薬の調和をはかる。

・以上の薬を合わせて用いることで、活血化瘀をはかって傷血の弊害を無くし、行気解鬱をはかって燥熱の弊害を無くすことができる。

古今配穴：合谷、三陰交、曲泉、地機

出典：『現代鍼灸医案選』（劉冠軍編：1985 年）

「耿××、女、29 歳、営業員。

〔主訴〕平素から身体は丈夫な方で、15 歳で初潮を迎えたが、月経は遅れやすく、45 日前後の周期であった。月経時には毎

― 613 ―

回、腹痛、腹脹、全身乏力、あるいは少腹脹痛があり、月経量に異常はなかったが、経色は暗紅で塊があった。月経時の腹痛に対しては毎回、鎮痛薬を服用して痛みを抑えていたが、効果のある時とも全く効果の無いときがあった。月経は76日間ない。心煩易怒、食欲不振、全身が快適でないなどの症状を伴うようになった。

〔切経〕脈沈弦、舌質暗紅

〔診断〕気滞血瘀証

〔治法〕行気活血化瘀

〔処置〕合谷、三陰交、曲泉、地機、それぞれ左右二穴取り、毎日1回刺鍼した。毎回、先ず合谷の右側から刺鍼し、その後で左側に刺鍼した。得気を確認後、左右二穴の鍼感がいずれも経脈に従って肘部まで伝導した後に、抜鍼した。三陰交は、得気を確認後、鍼感が経脈に逆らって指の方向に伝導した後に抜鍼した。さらに曲泉、地機の二穴に刺鍼した。2日目、3日目も同様の処置を施した。4日目の午後になって、月経が再び来潮したが、以前のような不快な症状は伴わなかった。ただ血量は今までに比べて少し多くなった。

〔考察〕この症例の無月経は、気滞血瘀によって胞脈を壅塞したために、月経が起こらなくなったものであったので、治療は行気活血をして経閉を通じるようにはかった。今回取穴した合谷には清熱調気、三陰交には滋陰養肝と肝脾腎の三藏の瘀血を疏通する効能があり、気血をめぐらせると胞宮を通じさせることができる。さらに曲泉には疏泄肝気、地機には行血去瘀の働きがあり、これらを加えることで、気がめぐり瘀血が取り除かれれば、経は通じて月経は自ずと起こってくるのである。

文献引用：『萬氏女科』（明・萬全：1549年）

— 614 —

各論—8. 血瘀証

「憂愁思慮、悩怒怨恨、気鬱血滞而経不行」

『濟陰綱目』(明・武之望：1626 年)

「人有隠情曲意難以舒其表則氣鬱而不暢、不暢則心氣不開、脾気不化、水穀日少、不能變化氣血以入二陽之血海、血海無余所以不月也」

(2) 寒凝血瘀

病　　機：産後は血室が開いており、調節がまだうまく働いていない時に、寒邪を外感して、風寒が胞内に留まると、任脈衝脈を阻滞して経水が通じなくなって無月経となる。

・月経時に水泳などをして寒を受けたり、冷たいものや生ものを過食したりすると、血が寒凝して、任脈衝脈を阻滞して経水が通じなくなって無月経となる。

証　　候：平素は月経が正常であったものが、突然無月経となって、数カ月止まる。

・少腹疼痛拒按があるが温めると疼痛は軽減する。

・手足が温まらなかったり、帯下が清冷であったりする。

・舌質は紫暗、あるいは舌辺や舌尖に瘀点がある。舌苔は白で、脈は沈濇。

・瘀血阻滞によるものであるから腹痛を起こす部位は固定している。

・流産などの手術歴があると、肛門部に墜脹感がある。

証候分析：本証は、月経時に明らかに寒邪を受けたり、冷たいものを飲食したり、水泳などを行ったりなど、寒邪を受けた病歴がある。

・寒凝血結して、長引くと瘀血を形成し、任脈衝脈の流通が阻滞されて月経が突然来潮しなくなる。

・寒が経絡および胞宮に滞ると、気機が阻滞されるために少腹

— 615 —

疼痛拒按が起こる。

・寒は熱を得ると散じので、温めると疼痛が軽減する。

・寒気が陽気を抑え込むために手足が温まらなくなり、帯下が清冷となる。

・舌質が紫暗、あるいは舌辺や舌尖に瘀点があり、舌苔は白で、脈は沈濇は寒凝血瘀の象である。

・瘀血によるものであるから、血は少腹にて停滞し、経絡を阻滞するために、少腹疼痛は固定して移動しない。

・流産などの手術歴があると、手術による損傷によって胞脈阻滞が起こり、経血が通じる道が阻滞するために脹痛を起こす。その疼痛が腰部および肛門部に波及して肛門部の墜脹感が起こる。

治　　法：温経散寒、活血化瘀

方　　剤：**温経湯**（うんけいとう）

　　出典：『金匱要略』（後漢・張仲景：219 年）

　　構成：呉茱萸（ごしゅゆ）、桂枝（けいし）、当帰（とうき）、白芍（びゃくしゃく）、阿膠（あきょう）、川芎（せんきゅう）、牡丹皮（ぼたんぴ）、党参（とうじん）、半夏（はんげ）、生姜（しょうきょう）、甘草（かんぞう）、麦冬（ばくどう）

　　分析：呉茱萸、桂枝は温経散寒止痛の効能がある。

　　・当帰、白芍、阿膠には養血調経の効能がある。

　　・川芎、牡丹皮には活血行瘀の効能がある。

　　・党参、半夏、生姜、甘草は益気和胃の効能がある。

　　・麦冬には、滋陰潤燥の効能がある。

　　・全方で中焦を温め補う作用、中焦をめぐらせ調える作用がある。

古今配穴：帰来（きらい）（あるいは水道（すいどう））、阿是穴（あぜけつ）、三陰交（さんいんこう）。

　　　　　気海、水道、三陰交

　　出典：『鍼灸臨床辨証論治』（李世珍ら：1995 年）

　　用法：瀉灸：帰来（あるいは水道）、阿是穴

— 616 —

各論－8. 血瘀証

・鍼瀉：三陰交
・瀉灸：気海、水道
・鍼瀉：三陰交

解説：帰来は、足の陽明胃経の腧穴で、天枢穴の下４寸にあり、中
　　　極穴の傍ら２寸の所にあり、下焦の気機の疏調、行気止痛、
　　　暖宮散寒、昇陽挙陥の効能がある。
　　・水道は、足の陽明胃経の腧穴で、臍下の下３寸にある関元の
　　　傍ら２寸の所にあり、通調水道、清利下焦湿熱の効能がある。
　　・三陰交は、足の太陰脾経の腧穴で、足の三陰経の交会穴であ
　　　り、補脾胃、助運化、利水湿、疏下焦、理肝腎、通気滞、調
　　　血室、理精宮、通経絡、祛風湿の効能がある。

加減：腎陽虚弱にために、虚寒内生して、衝脈任脈胞宮の温煦作用
　　　が失調すると、虚寒血滞を引起し、月経中あるいは月経後に
　　　小腹の冷痛があり、温めたり按じたりすると軽減する。
　　・月経量は少なく、経色は暗い淡紅。腰腿がだるく力がない、
　　　小便清長、畏寒、手足の冷え、舌苔白潤、脈沈あるいは沈弦
　　　あるいは沈緊となる。

治法：温陽暖宮止痛をはかる。
　　　関元、帰来（あるいは水道）、腎兪に艾炷灸を加える。

文献引用：『婦人大全良方』（宋・陳自明：1237 年）
　　　　　「寒氣客于血室、以致血氣凝滞」

－ 617 －

■ 類 証 鑑 別 ■

1. 血熱血瘀証と血瘀証

(1) 共通点
　両者はいずれも実証に属する。

(2) 血瘀証
病　　機：外傷打撲、内傷出血、労傷過度によって、瘀血停滞となった
　　　　　ものである。
証　　候：瘀血が停着して、経脈に凝滞し、気血が不利となって、集積
　　　　　して腫塊を形成したり、疼痛は鍼で刺すようであったり刀で
　　　　　割ったような痛みであり、痛いところは移動せず拒按、唇や
　　　　　爪は青紫、舌色は暗紫、あるいは紫斑瘀点などが見られる。
　　　　・瘀血が阻塞すると脈外に溢れて、出血を引き起こす。瘀阻が
　　　　　長引くと、新しい血を産生できず、皮膚や経脈がその濡養を
　　　　　失い、皮膚甲錯、顔色がすすけたように黒く、毛髪が栄養さ
　　　　　れず、脈は細濇あるいは結代を打つ。

(3) 血熱血瘀証
病　　機：多くは温熱の邪を感受して、血分にまで深く入り込んだり、
　　　　　あるいは情志がままならず、五志化火となったり、あるいは
　　　　　瘀血が滞留し、鬱して化熱したものである。
証　　候：瘀血証の外に、なお身熱、心煩、あるいは躁擾発狂、舌紅絳、
　　　　　脈細数など血熱の証が見られる。

(4) 鑑別点
　血熱血瘀証は、血熱証の表現だけでなく、また血瘀証の表現もある。

— 618 —

各論─8．血瘀証

このことから血瘀証との鑑別は難しくない。

２．血寒血瘀証と血瘀証

（1）共通点
両者はいずれも実証に属する。

（2）血寒血瘀証
病　　機：寒なればすなわち血凝し、初期には血流が緩慢となり、長引
　　　　　くと陽気が虧傷して、血を運ぶ力がなくなり、血流が凝滞し
　　　　　て瘀血を形成する。

証　　候：瘀血が主であるけれども、なおかつ疼痛は暖を喜び暖めると
　　　　　痛みが軽減し形寒肢冷、舌淡にして暗、脈沈遅濇など寒象の
　　　　　特徴を持つ。よって単純な血瘀証とは異なる。

３．気滞血瘀証と血瘀証

（1）気滞血瘀証
病　　機：気は血の帥であり、血は気の母である。もし情志がままなら
　　　　　ず、肝気が鬱結して、疏泄作用が失職すると、気が滞りすな
　　　　　わち血も凝滞する。

証　　候：心煩、怒りやすい、胸脇脹満あるいは痞塊疼痛拒按、舌暗紫
　　　　　あるいは瘀斑があるなどである。
　　　　　・婦人においてはさらに閉経、あるいは痛経、経色が暗紫で塊
　　　　　がある、乳房脹痛などが見られる。

特　　徴：血瘀証があるだけでなく気滞証の表現もあること。このこと
　　　　　から鑑別することができる。

— 619 —

４．気虚血瘀証と血瘀証

（1）気虚血瘀証

病　　機：気が行れば血も行り、気が虚すと血液の運行を推動する力が
　　　　　なくなり、血がスムースに流れなくなって瘀血を形成する。

証　　候：心悸、気短、納少乏力、顔面浮腫、あるいは胸中隠痛、ある
　　　　　いは腹中脹満して痛みをなす、あるいは積塊がある、あるい
　　　　　は半身不随、舌青紫あるいは瘀斑がある、脈細緩にして濇な
　　　　　どである。

特　　徴：気虚の症状を兼ねるのが特徴である。

各論—8. 血瘀証

文 献 選 録

『醫徹』蓄血（清・懐遠撰：1808 年）

「其人或勞倦、或跌僕、或閃挫、或鬱怒、皆足以阻其血、而停蓄成瘀」

『醫林改錯』上巻（清・王清任：1830 年）

「青筋暴露、非筋也、沈于皮膚者、血管也、血管青者、内有瘀血也、至肚大堅硬成塊、皆血瘀凝結而成」

『雑病源流犀燭』噎塞反胃関格源流（清・沈金鰲：1773 年）

「噎塞……有由瘀血積滞、陽無陰不能施化、陰失位、陽伏其中、傳化不變、反行上者、脉必芤澁、宜滋血潤腸丸」

『證治匯補』血證（清・李用粹：1687 年）

「血瘀者、其症在上則煩躁、漱水不嚥、在下則如狂譫語、発黄、舌黒、小腹満、小便自長、大便黒而少、法宜下之、在女子則經停腹痛、産後小腹脹痛、手不可按、法宜破之」

『血證論』血瘀（清・唐宗海：1884 年）

「血瘀之證、脇満小腹脹、満身上有絲縷、煩躁漱水、小便赤、大便黒、腹上青筋是也」

『婦人大全良方』（宋・陳自明：1237 年）

「婦人腹中瘀血者、由月経閉積、或産後余血未尽、或風寒滞瘀、久而不消、則爲積聚癥瘕」

『濟生方』（宋・厳用和：1253 年）

「若小腹満脹、此爲内有瘀血、則末可止之、止之非特淋瀝不止、小腹転加脹満」

『劉河間醫學六書』（金・劉完素等：1601 年）

「婦人産後血滞腰重痛。……婦人産後悪血不下、月候不行、必血刺腰痛」

『傷寒明理論』（宋・成無己：1156 年）

「蓄血、血在下焦、結聚而不行、蓄積而不散者、是也。血菀于上而吐血者、謂之薄厥、留于下而瘀者、謂之蓄血」

— 621 —

『類證活人書』（宋・朱肱：1108年）

「婦人熱入血室、其血必結、故使如瘧状、小柴胡湯主之」

『世醫得效方』（元・危亦林：1337～45年）

「目被撞打、疼痛無時、瞳人被驚、昏昏蒙蒙、眼眶停留瘀血」

『古今醫統大全』（明・徐春甫：1556年）

「此證得之經血不通、氣血逆行、而上攻于目、故目毎害之、満眼紅筋、或如血之状、甚者血灌瞳人、治此者但只通經而且随愈」

「如翳包睛狂属瘀血者、脉沈実、多嗽水不固。有無表證、但血蓄下焦、小便自利如狂者、有無表裏證、脉數善飢不大便如狂者、有太陽初證、熱結下焦如狂者、血自下者即愈」

『醫學入門』（明・李梴：1575年）

「經行与産後一般。若其時余血一点未浄、或外被風寒、及湿冷暑熱邪気、或内傷生冷、七情鬱結、爲痰爲瘀、凝積于中、曰血滯」

「經事欲行、臍腹絞痛者、爲血滯」

「産後腹心疼痛、全是瘀血、八味黒神散、四味散、失笑散」

「瘀血痛有常処、或憂思逆鬱、跌僕傷瘀、或婦人經来産後、悪瘀不尽而凝、四物湯去地黄、加桃仁、大黄、紅花」

「瘀血咳則喉間常有腥氣、軽者、瀉白湯加生地、山梔、牡丹皮、麦門冬、桔梗」

「乳懸、乃産後瘀血上攻、忽両乳伸長、細小如腸、直過小腹、痛不可忍、名曰乳懸、危症也」

『薛氏醫案』（明・薛己：1574年）

「肚腹作痛、或大便不通、按之痛甚、瘀血在内也」

『證治準繩』（明・王肯堂：1602年）

「凡打撲砍嗑、従高跌堕、瘀血攻心、不能言語者、用独聖散、次以復元活血湯調理」

「凡打撲跌堕、損破皮肉、紫黒色者、先用破血薬、次用獨聖散、又次用清上瘀血湯、消下破血湯」

「凡堕落傷内有瘀血者、必腹脹満而痛、或胸脇満也。宜用破血薬及清

各論―8. 血瘀証

心藥通利之、痛不可忍、則傷血故也、宜清心藥。更不止、用獨聖散、
大效」

「瘀血灌清、爲病最毒、若人偏執己見、不用開鎌者、其目必壞」

「謂視瞳神不見其黑瑩、但見其一点鮮紅、甚則紫濁色也。今人但見瘀
血灌睛、便呼爲血灌瞳神、謬矣」

『景岳全書』（明・張介賓：1640 年）

「血本陰清、不宜動也、而動則爲病。……或壅瘀於經絡，則發爲癰疽
膿血，或鬱結於腸臟，則留爲血塊血癥，或乘風熱，則爲斑爲疹，或滯
陰寒，則為痛爲瘽、此皆血病之證也」

「所吐之血色黑而暗、必停積失位之血、非由火逼而動也」

「凡火逆上焦、紫黑成塊、或痛或悶、結聚不散者、惟宜行散、或吐出方好」

「若火鬱不散、致血有留滯者、惟于四物湯加炒山梔、大能清胃脘之血」

『明醫雑著』（明・薛己注：1502 年）

「蓋血来多必有瘀于胸膈、不先消化之則止之涼之不應也」

『醫宗必讀』（明・李中梓：1637 年）

「脉洪有力、精神不倦、胸中満痛、或吐血塊、用生地黄、赤芍藥」

『醫貫』（明・趙献可：1617 年）

「有傷寒病五、六日、但頭汗出、身無汗、際頸而環、小便不利、渴飲水漿、
此瘀血證也」

『醫門法律』（清・喩嘉言：1658 年）

「血瘁則新血不生、併素有之血、亦瘀積不行、血瘀則營虚、営虚則発熱、
熱久則蒸其所瘀之血、化而爲虫、遂成伝尺瘵證」

『證治匯補』血證（清・李用粹：1687 年）

「血淋腹鞭莖痛、誠爲死血、法当祛瘀」

「有大怒載血瘀於心胸而暴死者、名曰血厥、宜遂瘀行血」

「腰痛……晝軽夜重、便黑溺清者、跌損血瘀也」

「血瘀痿者、或産後悪露、流于腰膝、或跌撲損傷、積血不消、四肢因
而不運、脉澁而芤」

『石室秘錄』（清・陳士鐸：1685 年）

― 623 ―

「血瘀之證、其由来漸矣、或跌閃而血瘀不散、或憂鬱而血結不行、或
風邪而血蓄不発、遂至因循時日、留在腹中、致成血瘀」

『外科證治全生集』（清・王維徳：1740 年）

「凡産後悪露不尽、亦有發熱悪寒、蓮大、小腹有塊作痛、凡産後腹痛
者血也、腹満者非是食、即是瘀血而作也」

凡跌撲損傷、或被人踢打、或物相撞、或致閃胒、一時不覚、過至半
日或一、二、三日而發者有之、十数日或半月、一月而發者有之、一般寒、
熱交作、其心胸、脇下、小腹満痛、按之手不可近者、此瘀血也」

『血證論』瘀血（清・唐宗海：1884 年）

「瘀血在經絡藏府之間、則周身作痛、以其堵塞氣之往來、故滯礙而痛、
所謂痛則不通也、佛手散、加桃仁紅花血竭續斷秦艽柴胡竹茹甘草酒引、
或用小柴胡、加歸芍丹皮桃仁荊芥、尤通治內外之方、義較穩。

瘀血在上焦、或髪脱不生、或骨膊胸膈頑硬刺痛、目不了了、通竅活
血湯治之、小柴胡湯、加歸芍桃仁紅花大薊、亦治之。

瘀血在中焦、則腹痛脅痛、腰臍間刺痛著滯血府、逐瘀湯治之、小柴
胡湯。加香附薑黄桃仁大黄、亦治之。

瘀血在下焦、則季少腹、脹満刺痛、大便黒色、失笑散、加醋軍桃仁
治之、膈下逐瘀湯亦穩。

瘀血在裏、則口渴、所以然者、血與氣本不相離、內有瘀血、故氣不
得通、不能載水津上升、是以發渴、名曰血渴、瘀血去則不渴矣、四物
湯、加棗仁丹皮蒲黄三七花粉雲苓枳殼甘草、小柴胡湯、加桃仁丹皮牛膝、
皆治之、温經湯、以温藥去瘀、乃能治積久之瘀、數方皆在酌宜而用」

― 624 ―

9．血熱証

各論―9. 血熱証

■■■ 概　　説 ■■■

概　　念：血熱証は血分に熱がある、あるいは熱邪が血分を侵犯して出
　　　　　現した傷陰、動血、熱擾神明（熱によって精神が乱れる）な
　　　　　どの臨床表現の総称である。

別　　名：熱入血分証

病　　機：もともと陽気が盛んな者が辛辣（しんらつ）なものを過食したり、あるい
　　　　　は忿怒（ふんど）過度の者に、熱毒が血分に侵入したり、温熱邪毒が血
　　　　　分に内陥したりして、血熱が熾盛（しせい）となり、血に迫って妄行し
　　　　　たものである。

主証候：発熱に鼻衄、吐血、血尿、血便を兼ねる。斑疹が顕著に現れる。

随伴証候：出血は鮮紅、心煩、怒りやすい、顔面紅潮、目赤、身熱が夜
　　　　　に甚だしい、口渇しても飲みたがらない。

　　　　・婦人では頻発月経で経量も多く色も紅い。熱が心神をかき乱
　　　　　すときは神志昏迷（精神状態が落ちつかず昏迷する）、譫語（せんご）
　　　　　狂乱（支離滅裂なことを口走り狂乱常態となる）、煩躁不寧（手
　　　　　足をばたばたさせて落ちつかない）が見られる。

舌　　象：舌深絳、苔焦黄あるいは少津

脈　　象：細数、あるいは弦数

診断基準：①発熱に鼻衄を伴い、斑疹が顕著に現れ、舌深絳、苔焦黄あ
　　　　　　るいは少津、脈細数あるいは弦数。

　　　　　②発熱に吐血を伴い、出血は鮮紅で、斑疹が顕著に現れ、舌
　　　　　　深絳、苔焦黄あるいは少津、脈細数、あるいは弦数

　　　　　③発熱に尿血を伴い、心煩、怒りやすい、顔面紅潮、目赤、
　　　　　　舌深絳、苔焦黄あるいは少津、脈細数、あるいは弦数

　　　　　④斑疹が顕著に現れ、神志昏糊、譫語狂乱、煩躁不寧、舌深絳、
　　　　　　苔焦黄あるいは少津、脈細数、あるいは弦数。

　　　　　⑤婦人で月経先期、量が多く色は鮮紅、舌絳、苔焦黄あるい

― 627 ―

は少津、脈細数、あるいは弦数。

・上記の条件を一項でも具備していれば、本証と診断できる。

治　　法：涼血清熱、瀉火解毒

参考方剤：犀角地黄湯、清瘟敗毒飲

常見疾病：温熱病、血証、月経先期、崩漏、疔瘡走黄、瘡瘍

鑑 別 証：血燥証、血熱血瘀証

各論―9．血熱証

■■■■ 本 証 弁 析 ■■■■

〔1〕血熱証の特徴

（1）血熱証は女性に多い

病　　機：女性の経血胎妊は血が本であるから、血熱証は女性に発症し
　　　　　やすい。
　　　　・多くは元来内熱傾向にあり、そこへ辛辣な食物を摂取しすぎ
　　　　　たり、熱邪を感受したり、忿怒過度で、気鬱化火となったり、
　　　　　陰虚内熱などによって、熱が衝脈・任脈をかき乱し、迫血妄
　　　　　行したものである。
主要証候：月経周期の短縮、月経の出血の量が多い、色は深紅あるいは
　　　　　紫、粘稠、甚だしい者は崩漏して止まらない。
　　　　・心煩、口渇して冷飲を好む、大便秘結、小便黄である。
　　　　・陰虚血熱の者は、多くは午後に手足心熱、両顴が赤くなるな
　　　　　どが特徴である。

（2）温熱病中における血分証

　温熱病中においては、血分証の病機の演繹経過の過程では常に次の2
種類の状況が見られる。

①肝血腎精の消耗による津液の枯渇
病　　機：熱邪が血にあるために、肝血腎精を消耗し、真陰が虧けて消
　　　　　耗し、津液が枯渇する。
証　　候：皮膚が乾燥して皺があり、唇が乾燥して舌は短縮となり、目
　　　　　が内陥して精彩がなく、両顴は紅赤となり、四肢厥逆し、

― 629 ―

心中火動となったり、神昏、昏睡となったりする。

・舌質は絳、舌苔は少苔あるいは鏡面舌、脈細促など亡陰の証
が現れる。

②亡陰から亡陽

病　　機：陰損が陽に及んで、邪熱もまた陽を傷り気を消耗するために、
亡陰に継続して亡陽が発生する。

・高熱大汗、突然の出血、大吐大瀉の後には、常に亡陽を引き
起こす。

証　　候：顔面蒼白、汗の多くは清冷、畏寒、横になりたがる、四肢が
温まらない。

・意識が昏蒙、呼吸が微弱、脈微にして絶えんと欲すなど陽気
欲脱の証がある。

治　　療：まさに絶えようとしている陽を急いで挽回させなければなら
ない。一分の陽気を得られれば、一筋の生機を得ることがで
きるのである。

〔２〕各種疾病に見られる血熱証

血熱証は多種の疾病中に出現するけれども、温熱病中においては「熱
入営血」の概念とその他の疾病とはまた尽く同じでなく、臨床表現もそ
れぞれ一定の特徴があり、治法もまた異なるので、必ず弁析を加える必
要がある。

1．温熱病

血熱証に属するものでは２種類の臨床表現がある。

— 630 —

各論―9. 血熱証

（1）営分証

病　　機：熱邪が気分より内に伝わって営に入ったり、衛分から逆伝したりしたもので、温熱の病邪が内陥し深くなった重症の段階である。

・営分に病が伝わると、正気が支えることが明らかにできず、邪気が深く入り、内で心包を犯し、神明をかき乱したり、あるいは病が厥陰肝経に及んだりする。

証　　候：身熱が夜になると甚だしくなる、心煩、不眠、甚だしい者は、神昏譫語、口渇、斑疹、舌質紅絳、無苔、脈細数。

・営陰受損、心神被擾の病変が特徴となる。

治　　法：透熱転気、清営泄熱。

方　　剤：清営湯
　　出典：『温病條辨』（清・呉鞠通：1798 年）
　　構成：犀角、生地黄、玄参、竹葉心、金銀花、連翹、黄連、丹参、麦門冬

　　分析：犀角、生地黄、丹参は、営分の熱を清し、兼ねて解毒する。

・熱が甚しければ、必ず陰液を損傷するので、玄参、麦門冬を用いて養陰清熱する。

・身熱煩渇は気分になお運邪があるので、竹葉、黄連、銀花、連翹を用いて清熱解毒し、気分の邪を清し排泄する。

・以上の薬物を合して用いれば清営解毒、泄熱護陰の効を奏する。

（2）血分証

病　　機：営分証が解けず、血分に伝入したり、あるいは気分の邪熱が直に血分に入ったものである。

・邪熱が血分に入ると、営分に熱がある時よりもさらに深く重

― 631 ―

症となる。

- これは温熱病の発展過程中で最も重篤な段階であり、心、肝、腎のいずれもその病を受けるのである。しかし、外科の瘡瘍陽証、血分熱毒証の意義とは異なるものである。

証　　候：熱が甚だしく、神昏譫語、あるいはひきつけ、吐血、衄血、血便、斑疹、舌質紅絳、あるいは舌苔が剥げて鏡面舌、脈虚数あるいは細促など、傷陰、動風、動血、耗血がその特徴となる。

証候分析：傷寒温熱が血分を焼灼し、陽絡を損傷すると血が外に溢れ、陰絡を傷れば血が内に溢れる。したがって、吐血、衄血、血便を生じる。肌膚に溢れると斑疹を引き起こす。

治　　法：清熱解毒、涼血散瘀

方　　剤：**犀角地黄湯**

　　出典：『温病條辨』（清・呉鞠通：1798 年）

　　構成：犀角、生地黄、芍薬、牡丹皮

　　分析：本方は、涼血、止血、及び清熱解毒の効がある。

- 犀角は、清熱涼血の効果があり、さらに解毒の作用を兼ねる。
- 生地黄は養陰清熱の効があり、涼血、止血することができる。
- 芍薬は営を和し熱を泄する作用がある。
- 牡丹は血中の伏熱を瀉し、血熱を清涼し、瘀滞を散ずる。

加減方剤：**羚羊鈎藤湯**

　　出典：『通俗傷寒論』（清・兪根初：1862 年）

　　構成：羚羊角、亀板、生地黄、牡丹皮、白芍、柴胡、薄荷、蟬退、菊花、夏枯草、石決明

　　効能：涼肝熄風

　　解説：羚羊角、釣藤鈎は君薬で、涼肝熄風、清熱解痙をする。

- 桑葉、菊花は臣薬で、熄風の効を増強する。
- 風火相煽なのでもっとも耗陰灼液をする。だから、白芍、生地黄で養陰増液、柔肝舒筋をする。

— 632 —

各論―9．血熱証

- 白芍、生地黄、羚羊角、釣藤鈎の涼肝熄風薬を一緒に使うのは標本兼顧の意義である。
- 邪熱亢盛なのでよく灼津生痰をするが、貝母、竹筎で清熱化痰する。
- 熱擾心神なので茯神木で平肝、寧心安神をする。共に佐薬である。
- 甘草は使薬で諸薬を調和する。また白芍と合わせて酸甘化陰、舒筋緩急を果たす。

加減方剤：加減復脈湯（かげんふくみゃくとう）

出典：『温病條辨』（清・呉鞠通：1798 年）

構成：炙甘草、乾地黄、生白芍、麦門冬、阿膠、麻子仁

効能：滋陰清熱

解説：炙甘草は益気生津、白芍は補血斂陰にはたらき、陰液を滋養する。

- 生地黄・麦門冬・阿膠は滋陰補血し、阿膠は真陰も滋補し、麻子仁は潤腸通便にはたらく。
- 白芍・生地黄・麦門冬は虚熱を清す。
- 全体で滋陰養血・補真陰・清虚熱の効能が得られる。

加減方剤：大定風珠（だいていふうしゅ）

出典：『温病條辨』（清・呉鞠通：1798 年）

構成：生白芍、阿膠、生亀板、乾地黄、麻子仁、五味子、生牡蠣、麦門冬、炙甘草、鶏子黄、鼈甲

効能：滋陰養血、平肝熄風

解説：本方の証は温病に長くかかって邪熱灼傷真陰、あるいは誤って汗法、下法で、陰液が大いに傷つくことによるものである。

- 鶏子黄、阿膠は滋陰養液で、内風を熄し、君薬である。
- 乾地黄、麦門冬、白芍は滋陰柔肝をする。

― 633 ―

・亀板、鼈甲は滋陰潜陽をし、臣薬である。

・麻子仁は養陰潤燥をする。

・牡蠣は平肝潜陽をする。

・五味子、炙甘草は酸甘化陰をし、滋陰熄風の効果を増強し、佐使薬である。

・諸薬は協力して滋陰養液、柔肝熄風の効を果たす。

・本方は温病条弁の加減復脈湯から変化してきたものである。邪熱久羈で、陽がたいへん傷つく。だから、鶏子黄、五味子、亀板、鼈甲、牡蠣等の滋陰潜陽薬を加えて、滋陰復脈剤から滋陰熄風剤に変化した。

2. 血 証

出血性疾病：咳血、鼻衄、吐血、血尿、血便など。

特　　徴：出血は鮮紅、舌紅、脈数。

病　　機：風熱燥邪を外感して、熱が肺絡を傷った。

・辛辣な物を好んで食べたりして、熱が胃腸に蘊った。

・情志がままならず、五志化火となった。

・煩労過度、心火亢盛となって、小腸に熱が移った。

・久病で肝腎の陰が虧けて、相火が妄動した。

・以上の病因によって、「血が熱を得ればすなわち沸く」となり熱が血脈を傷り、迫血妄行して、「陽絡傷れば則ち血は外に溢れ、陰絡傷れば則ち血は内に溢れる」のである。

基本治則：涼血止血

— 634 —

各論—9. 血熱証

〔病因、病位別治療〕

（1）咳　血

証　　候：肝腎の陰虚から虚火上炎して、咽喉が乾燥して痛み、咳嗽、
　　　　　気喘、痰に血が混じる、手足煩熱、舌紅、苔は少ない、脈細数。
証候分析：肺腎の陰虚によって生じる。陰虚すれば内に熱を生じ、虚火
　　　　　上炎して咽喉が乾燥して痛む。
　　　　・肺が火を受ければ咳嗽気喘となる。
　　　　・咳によって肺絡を損傷して痰中に血を帯びる。
　　　　・手足煩熱、舌紅苔少、脈細数は陰虚火旺の現象である。
方　　剤：百合固金湯
　　　　（ひゃくごうこきんとう）
　　出典：『醫方集解』（清・汪昂：1682 年）
　　　　　　　（おうこう）
　　構成：生地黄、熟地黄、麦門冬、貝母、当帰、芍薬、生甘草、
　　　　　（しょうじおう）（じゅくじおう）（ばくもんどう）（ばいも）（とうき）（しゃくやく）（しょうかんぞう）
　　　　　玄参、桔梗
　　　　　（げんじん）（ききょう）
　　効能：滋陰清熱、潤肺化痰、涼血止血
　　分析：百合、麦門冬は潤肺し津液を生じる。
　　　　・玄参、生地黄、熟地黄は、滋陰清熱する。
　　　　・当帰、芍薬は潤し養血するはたらきがある。。
　　　　・桔梗、貝母は清肺化痰するはたらきがある。
　　　　・甘草は諸薬を調和するはたらきがある。
　　　　・合わせて用いることで、陰液は充足され、虚火は静まり、痰
　　　　　は化して熱は除かれ、咳嗽も自然と止むようになる。

古今配穴：列缺、足三里、肺兪、乳根、風門、百労
　　　　　（れつけつ）（あしさんり）（はいゆ）（にゅうこん）（ふうもん）（ひゃくろう）
　　出典：《雑病歌》（『鍼灸聚英』明・高武：1529 年）
　　　　　「欬血列缺三里灣肺兪百勞乳根穴」
　　解説：肺陰虧耗するため津液が損傷して乾燥し、肺の潤沢が失われ
　　　　　てしまい、乾いた咳をする。痰は少ない。咳が肺の絡脈を損

— 635 —

傷することで痰の中に血が混じったり咳血したりする。

・肺兪には、肺気がここに転じて注がれている。

・列缺は、手の太陰肺経の絡穴である。

・百労は、益陰清熱することができる。

・寝汗、咳血、潮熱は陰虚の証である。

・足三里、乳根は足の陽明胃経の腧穴であり、健脾益胃、固摂
　血液の効能がある。

・諸穴を合わせて用いると、陰を回復させ熱を清すことができ、
　肺はその粛降作用を取り戻し、咳血の症状は癒えるのである。

（2）鼻　衄

病　　理：各種の原因によって鼻部の陽絡が損傷された結果である。鼻
　　　　　衄には肺、胃、肝、腎、脾が密接に関係する。

・熱証の鼻衄の内、実証として起こるものは肺経熱盛証、胃熱
　熾盛証、肝火上逆証、虚証から起こるものは肝腎陰虚証であ
　る。

①肺経熱盛

病　　理：初めから温熱病にかかっていたり、外感風熱あるいは燥熱が
　　　　　温熱の邪になったりして、口鼻より肺を侵犯し、邪熱が経絡
　　　　　に従って鼻竅にまで至り、邪熱が脈絡を損傷してしまい、血
　　　　　液が妄行して鼻衄となる。

証　　候：鼻血、点滴のように滴り落ちる、色は紅、量は少ない、鼻や
　　　　　口が干く、舌辺や舌尖は紅、苔は薄く白くて乾燥、脈浮数。

治　　法：疏風清熱、涼血止血

古今配穴：天府、合谷、風府、二間、迎香

　　手法：瀉法

　　解説：天府は脇下三寸にあり、手太陰肺経に属する。天府は、急性

— 636 —

各論—9．血熱証

の発作性の鼻衄に対して古来より取穴されている穴である。

『霊枢』寒熱病

「暴癉内逆、肝肺相搏、血溢鼻口、取天府」

・合谷は、手の陽明大腸経の原穴である。肺と大腸は表裏関係
　にある。大腸経の循行は、手より頭に至り、鼻孔の両端に行る。
　合谷には、鼻部の疏風清熱の効能がある。

・天府と合谷を配合することで、風熱が塞がって盛んになって
　引き起こした鼻出血に対して、瀉熱止血の効能を発揮するこ
　とができる。

・二間は、手の陽明大腸経の滎穴であり、清熱瀉火の要穴であ
　る。清泄肺熱、涼血止血をはかることができる。

・迎香は手の陽明大腸経に属し、鼻翼のすぐ外側に位置する。
　鼻は肺竅であり、肺経に熱があるとその熱が上がって鼻竅を
　蒸すことになり、また肺と大腸は表裏関係になることから、
　迎香には肺気を引き下げ、清肺瀉熱をはかることができ、涼
　血止血の作用を発揮する。

・風府は督脈の穴で、陽維脈との交会穴である。督脈は鼻柱ま
　で下がっている。風府には、その名の通り、祛風の作用がある。
　また風府に鍼をすると、清熱開竅、涼血止血の働きを得るこ
　とができ、鼻出血を止めることができる。

②胃熱熾盛

病　　理：胃経にもともと積熱があったり、あるいは暴飲暴食、辛辣な
　　　　　物の過剰摂取などによって、胃熱熾盛となり、経絡に従って
　　　　　上炎し、鼻の中の陽絡を損傷して、血が外に溢れ出て鼻出血
　　　　　を引き起こす。

証　　候：鼻出血の量は多い、血色は鮮紅、鼻乾燥、口乾燥、口渇、大
　　　　　便も乾燥、舌紅、苔黄、脈洪大。

治　　法：清泄胃火、涼血止血

— 637 —

古今配穴：禾髎、迎香、風府、二間

　　手法：瀉法

　　解説：禾髎は手陽明大腸経の穴で、水溝穴の傍5分にあり、鼻孔外
　　　　　縁の直下に位置する。

　　　・迎香は、手と足の陽明経の交会穴である。

　　　・禾髎、迎香に鍼すると、胃火を清し、鼻衄を止めるはたらき
　　　　がある。

　　　・風府は督脈の穴で、陽維脈との交会穴である。督脈は鼻柱ま
　　　　で下がっている。風府には、その名の通り、祛風の作用がある。
　　　　また風府に鍼をすると、清熱開竅、涼血止血の働きを得るこ
　　　　とができ、鼻出血を止めることができる。

　　　・二間は、手の陽明大腸経の滎穴であり、清熱瀉火の要穴であ
　　　　る。清泄肺熱、涼血止血をはかることができる。

　　　・いずれの穴も鍼をすることで、清熱涼血の作用がある。

文　　　献：《雑病歌》（『鍼灸聚英』明・高武：1529年）
　　　　　「衄衂風府与二間、再兼一穴是迎香」

③肝火上逆

病　　　機：悩みや怒りが酷くなって抑鬱し、情志が不安定になり、肝気
　　　　　鬱結して、それが長引くと化火となる。激しい怒りは肝を傷
　　　　　り、肝火上逆となり、血も火動したがって、鼻竅を蒸す。肝
　　　　　絡が損傷を受けると、血液が外に溢れ出し、鼻出血を引き起
　　　　　こす。

証　　　候：鼻出血の量は多い、色は深紅、頭暈、頭痛、口苦、眼球結膜
　　　　　の充血と乾燥、舌紅、苔黄、脈弦。

治　　　法：清肝瀉火、涼血止血。

古今配穴：上星、絶骨、顖会

　　出典：《雑病歌》（『鍼灸聚英』明・高武：1529年）
　　　　　「鼻衄上星二七壮。兼治絶骨顖会康」

各論—9. 血熱証

手法：瀉法

解説：肝は血を蔵する。肝火上逆して、火邪が血に迫って外に溢れて鼻出血を引き起こす。

　　　・絶骨は、足の少陽胆経の経穴であり、八会穴の一つである。外踝の上三寸、腓骨の後縁に位置する。肝胆は表裏関係にあり、絶骨に鍼をすると肝火を瀉して涼血止血をはかることができ、鼻出血を止める作用がある。

　　　・上星、顖会は、督脈の穴であり、督脈は鼻柱に下行しているから、この二穴に鍼をすると、清熱して出血を止め、瀉火涼血の作用を発揮することができる。

④肝腎陰虚

病　　機：房労過度などで腎精を消耗損傷したり、あるいは病後や年がまだ若かったり、久病で傷陰したりして、肝腎不足となり、血が肝を養えず、虚火が上炎して、血液が昇騰して、鼻竅より外に溢れ出て鼻出血を引き起こす。

証　　候：鼻血が出たり止まったりする、量も少ない、頭暈、耳鳴り、五心煩熱、舌紅、苔少、脈細数。

治　　法：滋養肝腎、涼血止血

古今配穴：上星、絶骨、顖会

手法：上星は瀉法、絶骨は補法

解説：絶骨は髄会であり、肝胆は表裏関係になり、腎は骨、生殖を主る。ゆえに絶骨に鍼して肝腎を補い、肝腎を滋養するようにする。

　　　・上星、顖会は、督脈の穴であり、督脈は鼻柱に下行しているから、この二穴に鍼をすると、清熱して出血を止め、瀉火涼血の作用を発揮することができる。

— 639 —

（3）吐血（胃火熾盛）

証　　候：少陰腎水の不足、陽明の有余、煩熱乾渇、頭痛、歯痛、衄血
　　　　　吐血などの出血。

治　　則：清胃瀉火、涼血止血

方　　剤：玉女煎を加減

　　出典：『景岳全書』（明・張介賓：1640 年）
　　構成：石膏、熟地黄、麦門冬、知母、牛膝
　　効能：清胃滋陰、壮水制火
　　分析：本方の証は陽明の気火に余りあり、少陰の陰精が不足するこ
　　　　　とによって発症する。
　　　　　・白虎湯中の石膏、知母の陽明の有余の火を清す働きを取り、
　　　　　　熟地黄は少陰不足の陰を滋し、麦門冬は養陰清肺し、熟地黄
　　　　　　とともに用いると、金水相生の意味を持つことになる。
　　　　　・牛膝は熱を下に導くはたらきがある。

方　　剤：犀角地黄湯

　　出典：『温病條辨』（清・呉鞠通：1798 年）
　　構成：犀角、生地黄、芍薬、牡丹皮
　　分析：本方は、涼血、止血、及び清熱解毒の効がある。
　　　　　・犀角は、清熱涼血の効果があり、さらに解毒の作用を兼ねる。
　　　　　・生地黄は養陰清熱の効があり、涼血、止血することができる。
　　　　　・芍薬は営を和し熱を泄する作用がある。
　　　　　・牡丹は血中の伏熱を瀉し、血熱を清涼し、瘀滞を散ずる。

古今配穴：胃脘（中脘）、膻中、肝兪

　　出典：『醫學綱目』（明・楼英：1565 年）
　　治法：理気降逆、泄熱涼血
　　手法：瀉法
　　解説：血熱気逆の吐血証に有効

各論—9. 血熱証

・胃脘は中脘のことで、任脈の腧穴であり、胃の募穴でもある。また、手の太陽小腸経、手の少陽三焦経、足陽明胃経の交会穴でもあり、腑会の穴でもある。昇降を調え、胃気を調和し、中焦を理し、湿の滞りを化し、痰飲を取り除くはたらきがある。

・膻中は、上気海とも称す。任脈の気の発する所、両乳の間にあり、宗気の海であり、よく気病を治療する。ゆえに気会の穴である。心包経の募穴であり、足太陰脾経、足少陰腎経、手太陽小腸経、手少陽三焦経と任脈の交会穴である。本穴には調気降逆、止咳平喘、寛胸利膈の効能がある。

・肝兪は足太陽膀胱経の背部兪穴であり、肝気が転輸されているところであり、内は肝に応じている。清泄肝胆湿熱、平肝熄風、安神定志、補血清瘀、養陰明目、通絡止痛の効能がある。

・三穴を合わせて用いると、理気降逆、泄熱涼血をはかることができる。

古今配穴：膈兪、公孫、内関
<ruby>膈兪<rt>かくゆ</rt></ruby>、<ruby>公孫<rt>こうそん</rt></ruby>、<ruby>内関<rt>ないかん</rt></ruby>

　　出典：『急症鍼灸』（張仁編：1988年）

　　治法：瀉肝清胃寧血

　　手法：公孫は補法、膈兪、内関は瀉法

　　解説：膈兪は足太陽膀胱経の腧穴で、八脈交会穴の一つで血会の穴である。血熱を清す、出血を止める、気血を益す、虚損を治療する、胃気を調和する、胸郭を寛く、嘔吐を止める作用がある。

・公孫は足太陰脾経の絡穴であり、衝脈に通じ、八脈交会穴の一つである。衝脈は血海であるから、よく血を統率し止血する作用がある。

・内関は手厥陰心包経の「絡穴」であり、別れて手少陽三焦経に走る。八脈交会穴の一つで陰維脈に通じる。清泄包絡、疏

— 641 —

利三焦、寛胸理気、和胃降逆、鎮静止痛、寧心安神の効能がある。

（4）血　尿

方　　剤：小薊飲子を加減。

　　出典：『濟生方』（宋・厳用和：1253 年）

　　構成：生地黄、小薊根、滑石、木通、炙蒲黄、淡竹葉、藕節、当帰、山梔仁、甘草

　　効能：涼血止血、利水通淋

　　分析：小薊根、生地黄、蒲黄、藕節は涼血止血するはたらきがある。

　　　　・木通、竹葉は心肺の火を降下して小便をより出すはたらきがある。

　　　　・山梔子は三焦の火を排泄し、熱を下に引いて出すはたらきがある。

　　　　・滑石は利水通淋、当帰は引血帰経、甘草は諸薬を調和するはたらきがある。

　　解説：小薊飲子は血淋を治療する常用方剤である。ただし、血淋の原因は非常に多く、本方の証は下焦の瘀熱によるものである。

《血熱による血尿の鍼灸配穴》

①膀胱湿熱

病　　機：脂濃いものや甘いもの、味の濃いものの過食やアルコールの常飲などにより中焦に溜まった湿熱が下焦に流注し、迫血妄行するために血尿となる。

証　　候：鮮紅〜暗紅色の血尿。尿や尿道の灼熱感をともなう。尿意急迫、小腹部脹悶感や脹痛、小便黄赤、頻尿、身熱、口渇少飲または多飲（冷飲を好む）、尿混濁など。舌質紅、舌苔黄膩。

— 642 —

各論―9．血熱証

脉濡数。

治　　法：清熱利湿、涼血止血

古今配穴：中 極、膀胱兪、陰陵泉、次髎

　　手法：瀉法

　　解説：中極は、任脈の腧穴であり、臍の下四寸にあり、膀胱の募穴
　　　　　であり、足の三陰経と交わるところである。気化を助け、血
　　　　　室を調え、精宮を温め、下焦を理し、膀胱を利し、湿熱を清
　　　　　利する効能がある。

　　　　・膀胱兪は、足太陽膀胱経の腧穴であり、膀胱の経気が発する
　　　　　所である。膀胱の気が転輸しており、膀胱の病症をよく治療
　　　　　する。下焦の気機を宣通し、培補下元、膀胱の機能を約束する、
　　　　　通利水道、風湿を取り除く、腰脊を利する作用がある。

　　　　・陰陵泉は、足太陰脾経の「合水穴」であり、運化を促進し、
　　　　　水液を調え、水湿を利し、水腫を消し、泄瀉を止める作用が
　　　　　ある。

　　　　・次髎は、足太陽膀胱経の腧穴で、八髎穴の中でも重要な穴で
　　　　　ある。

②肝胆湿熱

病　　機：脂濃いものや甘いもの、味の濃いものの過食やアルコールの
　　　　　常飲、外界の湿邪などによって生じた湿熱が肝胆に蘊結して
　　　　　膀胱に流注し、その影響で迫血妄行するため血尿となる。

証　　候：鮮紅〜暗紅色の血尿。胸脇部痛、身熱不揚、口苦、口が粘る、
　　　　　食欲不振、厭食、腹脹、尿量減少、下痢または便秘など。舌
　　　　　質紅、舌苔黄膩。脉弦数、弦滑など。

治　　法：清瀉肝胆、清熱止血

古今配穴：太 衝、支溝、陽陵泉、中 極

　　手法：瀉法

　　解説：太衝は、足厥陰肝経の原穴であり、肝気を伸びやかにして気

― 643 ―

を調え、活血通絡、清降肝陽、鎮肝熄風、下焦の湿熱を清利するはたらきがある。

・支溝は、手の少陽三焦経の腧穴で、調理藏府、通関開竅、活絡散瘀、行気止痛、清利三焦、通調腑気、降逆泄火の効能がある。

・陽陵泉は、足の少陽胆経の腧穴である。八会穴の一つで筋会の穴でもなる。和解少陽、疏泄肝胆、清瀉湿熱、袪除風邪、舒筋活絡、緩急止痛の効能がある。

・中極は、任脈の腧穴であり、臍の下四寸にあり、膀胱の募穴であり、足の三陰経と交わるところである。気化を助け、血室を調え、精宮を温め、下焦を理し、膀胱を利し、湿熱を清利する効能がある。

③心火亢盛

病　　機：五志過極による気鬱化火、六淫の邪気の熱化、辛い物の過食などにより心火が亢盛となり、心火が小腸に伝わり、迫血妄行して脉絡を損傷するため血尿となる。

証　　候：鮮紅〜暗紅色の尿血。心悸、心胸煩熱、不眠、多夢、焦燥感、口舌の潰瘍、面紅、口渇多飲（冷飲を好む）、吐血、衄血など。舌尖紅絳または芒刺、舌苔黄で乾燥。脉数で有力など。

治　　法：清心瀉火、涼営止血

古今配穴：大 陵、小腸兪、関元、大敦

　　出典：『急症鍼灸』（張仁編、1988 年）

　　手法：瀉法。大陵は三稜鍼にて刺絡する。

　　解説：大陵は手の厥陰心包経の兪土穴、原穴である。大陵を瀉すると心火の亢進を降ろすことができる。

　　　・小腸兪と関元は、小腸の兪募相配となり、小腸の熱を下降させ、涼血止血のはたらきがある。

　　　・大敦は、足の厥陰肝経の井穴である。七情の過度によって肝

各論―9. 血熱証

火が膀胱の絡を焼灼して血尿となったものに対して優れた効果がある。

④腎陰虚

病　　機：精血不足、津液虚損、熱病による傷陰、久病、房事過多、五志過極、飲酒過度などによって腎陰が虚して内熱が生じ、内熱が膀胱に停滞し、相火が妄動して脈絡を損傷するために血尿となる。

証　　候：鮮紅色の血尿。頬部紅潮、潮熱、盗汗、五心煩熱、口乾、頭のふらつき、消痩、耳鳴り、腰膝酸軟など。舌質紅、舌苔少あるいは無苔、脈細数。

治　　法：滋陰清熱、止血

古今配穴：中 極、太 谿、照 海
　　　　　ちゅうきょく　たいけい　しょうかい

　　手法：中極は瀉法、太谿、照海は補法。

　　解説：中極は、任脈の腧穴であり、臍の下4寸にあり、膀胱の募穴であり、足の三陰経と交わるところである。気化を助け、血室を調え、精宮を温め、下焦を理し、膀胱を利し、湿熱を清利する効能がある。

　　　・太谿、足の少陰腎経の腧穴であり、原穴でもある。腎陰を滋養する、虚熱を退ける、元陽を壮んにする、三焦を利する、命門の火を補う、胞宮を理する、肝腎を補うはたらきがある。

　　　・照海は、足の少陰腎経の腧穴であり、八脈交会穴の一つで陰蹻脈に通じる。滋陰降火、清熱利咽、養心安神の効能がある。

（5）血　便

　結果的に血熱で血便を発症するのは、火熱下迫証と大腸湿熱証があげられる。

― 645 ―

①火熱下迫

病　　機：多くは平素より辛辣なものを嗜好して、腸胃火熱が鬱結し、
　　　　　熱が経絡を塞いだり、暑熱の邪が下って腸絡に迫ったりして
　　　　　下血する。

証　　候：大便下血、色は鮮やか、あるいは紫黒、発熱口渇、小便が赤
　　　　　く渋る、肛門灼熱、あるいは大便が乾燥して硬い、舌紅苔黄、
　　　　　脈洪実。

治　　法：瀉火清熱、和営止血

方　　剤：赤小豆当帰散合地楡散
　　　　　（せきしょうずとうきさん）（ちゆさん）

〔赤小豆当帰散〕

　　出典：『金匱要略』（後漢・張仲景：219 年）

　　　　　「下血、先血後便、此近血也、赤小豆當歸散主之」

　　分析：先血後便の「近血」は大腸湿熱による迫血下行に属すること
　　　　　が多い。

　　　　・赤小豆は水湿を去り、熱毒を解し、当帰は引血帰経の働きを
　　　　　する。

〔地楡散〕

　　出典：『仁斎直指方論』（宋・楊士瀛：1264 年）
　　　　　（じんさいじきししほうろん）（ようしえい）

　　分析：黄芩、黄蓮、山梔子は瀉火清熱の働きがある。
　　　　　（おうごん）（おうれん）（さんしし）

　　　　・地楡は大腸の熱を清し、涼血止血を兼ねる。
　　　　　　　　　　　（さま）

　　　　・茜草は化瘀止血、茯苓は淡滲利湿、薤白の辛味が、黄芩、黄蓮、
　　　　　梔子の苦寒を制して、共に用いると下血を治す。

②大腸湿熱

病　　機：過度の飲酒、辛辣な食物や味の濃い物の過食によって、腸中
　　　　　に湿が積もって熱を生じてしまったもの。飲食の不摂生に
　　　　　よって脾が損傷を受けて積湿化熱したもの。どちらも湿熱が
　　　　　盛んとなって、大腸や肛門に迫って、脈絡を損傷して、肛門
　　　　　腫脹、下血を引き起こす。

— 646 —

各論―9. 血熱証

証　　候：便血の色は濁った紅、先に出血して後から排便する、大便は
　　　　　粘稠であったり泥状であったりする、肛門部の腫脹、腹部の
　　　　　隠痛を伴うこともある、口苦い、舌苔黄厚膩、脈滑数。

治　　法：清化大腸湿熱、涼血止血

方　　剤：解毒湯（げどくとう）

　　出典：『血證論』（清・唐宗海：1884 年）

　　　　　「解毒者、謂解除臟毒也。臟毒由火迫結在肛門、故用泄火之
　　　　　薬極多」

　　構成：大黄、黄蓮、黄芩、山梔子、連翹、黄檗、防風、枳殻、甘
　　　　　草、赤芍

　　分析：大黄、黄蓮、黄芩、梔子、連翹は大腸の熱を清（さ）す。

　　　　　・黄檗は、大腸の湿熱を清泄する。

　　　　　・防風は、風を取り除く。「風はよく湿に勝る」

　　　　　・枳殻は気を調え痛みを緩め、甘草は諸薬を調和する。

　　　　　・赤芍は血を和し瘀滞を化して、熱が清され湿が去れば血も留
　　　　　まらなくなる。

古今配穴：承山（しょうざん）、隠白（いんぱく）、長強（ちょうきょう）

　　出典：《百症賦》（『鍼灸聚英』明・高武：1529 年）

　　　　　「刺長強于承山、善主腸風新下血」

　　手法：瀉法

　　分析：承山は、足太陽膀胱経に属し、足の太陽経脈の支別は肛門に
　　　　　入るから、この穴に鍼すると、腸腑の湿熱を清化する作用が
　　　　　ある。

　　　　　・長強は、督脈の絡穴であり、任脈督脈は通じており腑気を利
　　　　　する。

　　　　　・承山、長強の二穴を配合すると、下血に有効となる。

　　　　　・隠白は、足太陰脾経の井穴であり、脾胃の湿熱を清す作用が
　　　　　ある。

― 647 ―

3. 疔瘡走黄 （敗血症）

病　　機：疔毒走黄[4]によって、毒が血分に入り、藏府を内攻したものである。

証　　候：癰毒が内陥すれば、原発病巣の腫れの勢いはみなぎっており、即座に拡散蔓延し、皮膚の色は暗紅、随伴症状として高熱身震い、飲食できない、悪心嘔吐、煩躁胸悶、甚だしい者は神昏譫語、ひきつけ、舌紅絳、苔黄膩燥、脈洪数などが特徴である。

治　　法：涼血清熱解毒

方　　剤：五味消毒飲と犀角地黄湯の合方を加減して用いる。

〔五味消毒飲〕

出典：（『醫宗金鑑』清・呉謙等編集：1742 年）

構成：金銀花、野菊花、蒲公英根、紫花地丁、紫背天葵

解説：本方は清熱解毒にとくに優れており、疔毒を治療する有効な薬剤である。

・主薬は金銀花で、清熱解毒するとともに邪熱を透発する。

・清熱解毒の紫花地丁・紫背天葵子・蒲公英・野菊花は、主薬を補佐する。

・少量の酒を加えることにより血脈を行らせ、薬効を局所に到

---

[4] 疔（悪性フルンケル）：最初は粟粒だったり米粒のようで、根が硬くて深い。痺れや痒みがあり、頂部が白くて痛むものを疔と呼ぶ。疔毒は、一般の瘡癤より重い。もし患部から一本の赤い線が延び、遠端から近端に向かって蔓延していれば、それを紅絲疔と呼ぶ。

「疔毒走黄」と呼ぶものは、火熱の毒邪が経脈に流れ込み、内攻内陥（体内を攻撃し、体内へ入る）の勢いとなる。疔毒は、暴気毒邪（凶暴な気の毒邪）が皮膚を襲い、経絡へ入ったため陰陽の両気が宣通しなくなり、気血が凝結して発生したものである。

各論―9．血熱証

達させる。

〔犀角地黄湯〕

出典：『温病條辨』（清・呉鞠通：1798 年）

構成：犀角、生地黄、芍薬、牡丹皮

分析：本方は、涼血、止血、及び清熱解毒の効がある。

　・犀角は、清熱涼血の効果があり、さらに解毒の作用を兼ねる。

　・生地黄は養陰清熱の効があり、涼血、止血することができる。

　・芍薬は営を和し熱を泄する作用がある。

　・牡丹皮は血中の伏熱を瀉し、血熱を清涼し、瘀滞を散ずる。

【注意】

　瘡瘍の治療を失敗して、危険な状態に陥ったものを「走黄」と称する。西洋医学では敗血症と呼ばれるもので、適時、急いで救わなければならない。決して時期を誤って治療を先に延ばしたりしてはいけない。そうでないと生命の危険がある。

― 649 ―

類 証 鑑 別

1. 血燥証と血熱証

(1) 共通点

　熱と燥がいずれも津液、血を耗傷しやすい。病因病機上、密接な関係があり、往々にして燥熱は併せて見られるから、臨床表現上は相似するところがある。ただし区別するところもある。

(2) 血熱証

病　　機：多くは熱邪を感受したり、あるいは七情鬱結して、鬱して化火となったり、あるいは脂濃い物、甘い物、辛辣な物を好んで食べたりして、火を助けて熱が蘊まり、熱が血分に入ったために起こる。

証　　候：血分の熱が盛んとなって、心身をかき乱すために、心煩が見られる。甚だしい者は、躁擾発狂が見られる。

　　　　・邪熱が血分にあると、血は陰に属するから、身熱が夜甚だしくなる。

　　　　・陰血が消耗されるために、口が乾燥する。

　　　　・熱が盛んで血を消耗すると、脈を充満することができないために、脈は細数となる。

　　　　・邪熱が血分で盛んとなると、熱が血絡に迫るために、衄血、吐血、尿血および皮下出血などの症が見られる。

(3) 血燥証

病　　機：多くは、高齢者で久病にために、精血衰少となったり、血熱が燥となって、血が内結し、血液が濡養できないために起こる。

— 650 —

各論—9. 血熱証

・その血熱が燥に至る機理は次の通りである。

・邪熱煎熬、血液が濃縮して瘀血を形成して、瘀血内結し、血液枯少となって、濡養を失い、血燥を形成する。

・熱盛耗血傷陰、津液、血が虧けて欠乏して、熱灼血枯して化燥する。

・このことから、血熱では燥となったものの直接の病理の素因は、血燥は血熱の病理の発展の結果である。

証　　候：肌肉が痩せて、皮膚甲錯、皮膚掻痒、鱗屑、爪甲毛髪が干枯して光沢がない、大便秘結、舌燥無津、脈細渋などが特徴である。

2. 血熱血瘀証と血熱証

(1) 共通点

　両証は血熱の範疇に属するものである。

(2) 血熱血瘀証

病　　機：血熱搏結証とも称するものである。

・多くは外邪を感受したり、情志内傷であったり、藏府の効能が失調したり、瘀血溜滞して、鬱して化熱して、血熱搏結証を形成する。

証　　候：一般に刺すような頭痛、発熱、あるいは出血が見られたり、腫塊があったりする。

・舌暗紅、脈数などの症状が見られる。

・血熱搏結が腸胃あるいは下焦にある場合は、譫語、腹脹満痛拒按、大便乾燥で色は黒く解けやすい。あるいは少腹急結、小便自利、ある人は狂ったり発狂などの証が見られる。

・女性の熱入血室では、熱と血とが結ばれて、下腹部あるいは胸脇部の硬満、瘧証のように寒熱往来があり夜になると譫語

— 651 —

する、月経が起こらないなどの証が見られる。

特　　徴：このことから、瘀血証があるだけでなく、血熱証の表現があるものが血熱搏結証である。したがって単純な血熱証とは異なり、鑑別することができる。

文 献 選 録

『聖濟總録』鼻衄門（宋・太医院編：1111 年）

「失血得熱則湧溢、得寒則凝泣、膽受胃熱、循脉而上乃移于脑、蓋陽
絡溢則血妄行、在鼻爲衄、在汗孔爲衊、二者不同、此熱厥血溢之過也」

『濟生方』吐衄（宋・厳用和：1253 年）

「夫血之妄行也、未有不因熱之所發、蓋血得熱則淖溢、血氣倶熱、血
随気上、乃吐衄也」

『證治匯補』血證（清・李用粹：1687 年）

「血熱者、其症吐衄咳喀溺血、午後發熱、女子月事先期而来、脉弦而數、
法宜凉之」

『雑病源流犀燭』巻十七（清・沈金鰲：1773 年）

「血熱宜清之凉之。熱則爲癰腫瘡癤、爲歯衄、爲鼻衄、爲牙齦腫、爲
舌上出血、爲舌腫、爲赤淋、爲血崩、爲月事先期、爲熱入血室、爲赤
游丹、爲眼暴赤腫痛。法宜酸寒苦寒咸寒辛凉以除實熱」

『劉河間醫学六書』（金・劉完素等撰：1601 年）

「血溢者、上出也。心養于血、故熱甚則血有餘而妄行」

「衄者、陽熱怫鬱、干于足陽明而上。熱甚、則血妄行、而爲鼻衄也」

『丹渓心法』（元・朱丹渓：1481 年）

「吐血陽盛陰虚、故血不得下行、因火炎上之勢而上出、脉必大而芤、
大者發熱、芤者、血滞与失血也」

「諸見血、身熱脉大者難治、是火邪勝也」

『醫学入門』（明・李梃：1575 年）

「九竅出血、身熱不臥者、即死」

「傷寒少陰證、醫者不識、強發其汗、則伏熱逼血、従九竅而出、名爲
不厥上竭、不治」

「暑熱逼血、色紅甚則黒者、茅花煎湯、調五苓散」

「傷寒發煩、目瞑甚者、必衄。蓋此血爲熱気所搏、妄行于上而爲衄、

得衄則熱道血散而解、与麻黄湯、或麻黄升麻湯、九味羌活湯」

「經絡中熱盛、逼血從鼻出者、爲衄。多属太陽、名曰陽血」

『證治要訣』（明・戴復庵：1443 年）

「上膈壅熱吐血、四物湯加荊芥、阿膠各半錢」

「熱壅于肺、能嗽血。久嗽損肺、亦能嗽血」

「熱嗽咽痛、痰帯血絲、或痰中多血、其色鮮者、併宜金沸草散」

『明醫雑著』（明・薛己注：1502 年）

「人之一身、陰常不足、陽常有餘。況節欲者少、過欲者多、精血既毀、相火必旺、火旺則陰愈消、而労瘵、喨嗽、喀血、吐血等證作矣」

「男子二十前後、色欲過度、損傷精血、必精陰虚火動之病、睡中盗汗、午後發熱、哈哈咳嗽、倦怠無力、飲食少進、甚則痰證帯血、喀土出血、或咳血、吐血、衄血、身熱脉沈数、肌肉消瘦、此名癆瘵」

「涎唾中有少血散漫者、此腎虚火炎之血也」

『景岳全書』（明・張介賓：1640 年）

「血本陰精、不宜動也、而動則爲病。血主營氣、不宜損也。而損則爲病、蓋動者多由於火、火盛則逼血妄行」

「凡諸口鼻見血、多由陽盛陰虚、二火逼血而妄行諸竅也。悉宜以一陰煎加清降等劑爲主治」

「暑毒傷人、多令人吐衄失血。蓋暑氣通心、大毒刑肺也」

「格陽失血之證、多因色慾勞傷過度、以致真陽失守於陰分、則無根虚火浮泛於上、多見上熱下寒、或頭紅面赤、或喘促躁煩、而大吐大衄、失血不止」

「大抵欬嗽見血、多是肺受熱邪、氣得熱而變爲火、火盛而陰血不寧、從火上升、故治宜瀉火滋陰」

「血從精道出者、是即血淋之屬、多因房勞以致陰虚火動、營血妄行而然」

『證治準繩』（明・王肯堂：1602 年）

「痘色初深紅者、必變紫、紫必變黑、紫黑必至于干枯、此血熱漸變、理勢之一定不移者也」

『證治匯補』血證（清・李用粹：1687 年）

各論―9. 血熱証

「先痰帯血者、由于痰火熾熱、先血兼痰者、由于陰虚火猖」

『救偏瑣言』（清・費啓泰：1659 年）

「證莫暴乎血熱、血熱之症、發見者易知、隠伏変幻者難測。色以胭脂、
便鞕讝語狂煩躁乱、唇烈熾腫、頬紅面赤、發渇不己皮朧肉腫、痛楚難堪、
形圓頂綻、一逆眸而莫掩者」

10. 血寒証

各論—10. 血寒証

■■■ 概　　説 ■■■■■■■■

概　　念：陰寒の邪が血分を侵犯、あるいは気虚のためにその温煦作用
　　　　　が失調して、血脈凝滞、収引などの臨床表現の概称である。

別　　名：血冷証

病　　機：寒邪が経絡、血脈、胞宮にやどって、血脈凝滞、経絡が瘀阻
　　　　　されて不通となったものである。あるいは気虚のために温煦
　　　　　作用が失調しても起こる。

主 証 候：頭あるいは四肢、あるいは胸膺、あるいは少腹などの疼痛、
　　　　　手足が冷えて色は青紫となる。

随伴証候：四肢攣急、肌肉麻痺、胸痛が背中にまで及ぶ、背痛が心にま
　　　　　で及ぶ、腹冷痛、胞宮寒冷、月経疼痛あるいは閉経、月経時
　　　　　の出血量が少なく色は暗く塊がある、白帯清稀にして多い。

舌　　象：舌暗淡あるいは青紫、隠青、苔白膩

脈　　象：緊あるいは沈細

診断基準：①頭あるいは四肢、あるいは胸膺、あるいは少腹などの疼痛、
　　　　　　手足が冷えて色は青紫となる、舌暗淡あるいは青紫、苔白
　　　　　　膩、脈緊あるいは沈細。

　　　　　②四肢疼痛、手足が冷えて色は青紫となる、肌肉麻痺、舌暗
　　　　　　淡あるいは青紫、苔白膩、脈緊あるいは沈細。

　　　　　③四肢厥冷、月経時の出血量が少なく色は暗く塊がある、胞
　　　　　　宮寒冷、舌暗淡あるいは青紫、苔白膩、脈緊あるいは沈細。

　　　　　④手足が冷えて色は青紫となる、胸痛が背中にまで及ぶ、背
　　　　　　痛が心にまで及ぶ、舌暗淡あるいは青紫、苔白膩、脈緊あ
　　　　　　るいは沈細。

　　　　　・上記の条件を一項でも具備していれば、本証と診断するこ
　　　　　　とができる。

治　　法：温経散寒、養血通脈

— 659 —

参考方剤：当帰四逆湯、黄耆桂枝五物湯、当帰生姜羊肉湯、括蔞薤白白
　　　　　酒湯、蜀痹湯、温経湯
常見疾病：凍傷、中寒、脱疽、腹痛、月経不調
鑑別証：血瘀証

【参考】『腹證奇覧翼』当帰四逆湯

「図の如く腹皮拘攣すること、桂枝加芍薬湯、小建中湯の腹状に似たり。且つ左の臍傍天枢の上下に攣痛するものあること、当帰芍薬散・当帰建中湯の證に似たり。右の少腹腰間に於いて結聚するものあり。手足冷え、脈細にして力なきもの、当帰四逆湯の證とす」

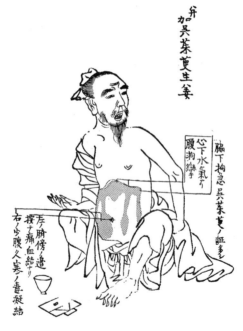

図14. 当帰四逆湯図

各論―10. 血寒証

『腹證奇覧』括蔞薤白白酒湯

「図の如く、胸膈痞塞、喘息、咳唾、及び気促迫、胸背痛のもの、克、案ずるに、旧年喘息を患うるもの此の證多し」

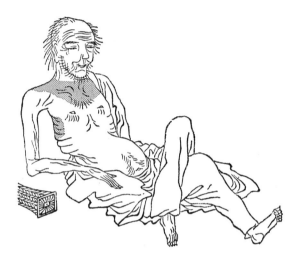

図15. 括蔞薤白白酒湯證

本　証　弁　析

〔1〕血寒証の特徴

（1）病理変化の特徴

およそ寒邪が血脈に侵入したり、体内の陽気不足、温煦作用の低下によって血寒証となる。

血が寒に遭遇すると凝固するという特徴が見られる。これは水が冷えると凍るのと同じである。

『素問』離合眞邪論

「天地寒え凍えれば則ち經水 凝 泣 る……夫れ邪、脉に之く也。寒えれば則ち凝泣る」

（天地の気が寒い時には水も大地も凍り、大河の流れも渋滞してしまう。……邪気が経脈に侵入した際にも、寒邪であれば血は渋滞する）。

血寒に見られる主要な病機は気機を凝滞させ血行不良となることである。軽症の場合は血のめぐりが渋り遅くなり、重症であれば凝結して通じなきなる。

①血寒が疼痛を引き起こす

寒邪が脈に入り、重くなると凝寒して、血気の運行が阻害され通じなくなる。

『素問』擧痛論

「寒氣、經に入れば稽遲し、泣て行らず、脉外に客するときは血少

各論—10. 血寒証

なく、脉中に客するときは氣通ぜず。故に卒然として痛むなり」

　（寒気が経脈に侵入すれば気血の循行に留滞が生じ、凝りしぶって停滞してしまう。もし寒邪が経脈の外を侵襲すれば外部の血は少なくなり、経脈の中に侵襲すれば、脈気は通じなくなって突然に痛みが出現する）。

　寒が血脈に凝して血行が阻滞されるため病変部位は限局性であり、その疼痛も限局痛となる。これは凝寒の部位の違いによって疼痛の部位も当然異なるのである。たとえば寒凝が肌肉、筋骨、血脈にあるとそれぞれ異なった部位で陰疽や痺証の疼痛が見られ、また肝脈に寒が滞ると胸脇少腹の引痛などが見られる。

②血寒陰盛
　血寒証で凝結して塊がまだ形成されていない場合でも、経脈は閉塞されている。どうにか流通するけれども、その流れは遅緩である。そのために血寒陰盛の病理現象が現れる。
　たとえば、陽気不足によって起こったものでは、全身性の藏府組織の機能低下として、精神的にボーっとして物静かで、動きも少なく、手足が冷えて、寒さを嫌がるなどの症状が現れる。
　外寒が脈に入って起こったものは、全身の陰寒が盛んとなり過ぎ、相対的に陽気不足の証候が見られる。陰寒が盛んになりすぎると、寒が血脈を凝し、血気の流行が阻害され、陽気不足となって、気が四肢末端まで到達しなくなり、手足が血気の温養作用を受けることができなくなって、四肢厥冷して温まらないなどの症状が現れる。

『傷寒論』（後漢・張仲景：219 年）

　「手足厥寒、脉細にして絶を欲する者は、當歸四逆湯これを主る」

— 663 —

③血寒実が積を成す

　寒邪が血脈に侵入して、経絡を通じて藏府に入り込むと、血が裏で凝集して塊を形成する。それが月日が経つにつれて次第に増大して、「軟」から「硬」へと変化して積塊を形成する。臨床上腹中の腫瘤の中には、このような経過をたどって形成されたものが見られる。

　『黄帝内経』の中でも、積の形成の主要なメカニズムは、寒凝血滞、血気瘀積によるものであると記載されている。

『靈樞』百病始生

> 「積之れ始に生ずるは、寒を得て乃ち生じ、厥して乃ち積を成すなり」

　（積の始めは、寒邪の侵犯を受けて生じる。寒邪が逆行して上行し、ついに積となる）。

『素問』擧痛論

> 「寒氣、小腸膜原の間、絡血の中に客すれば、血泣りて大經に注ぐことを得ず、血氣、稽留して行ることを得ず。故に宿昔して積を成す」

　（寒気が小腸膜原の間、絡血の中に侵入すれば、小絡の血脈は滞って大きな経脈の中に注ぐことができなくなる。血気が停留して循行できなくなれば、時間の経過とともに積聚を形成する）。

④血寒虚して出血

　人体の正常な生理作用の活動が保持されているのは、陰陽の平衡協調によるものである。

『素問』陰陽應象大論

> 「陰は内にありて、陽の守りなり。陽は外にありて、陰の使いなり」

各論—10. 血寒証

（陰陽は互いに他の用をなすものであり、陰は内にあって陽の守りとなり、陽は外にあって陰の使いとなる）。

『素問』生氣通天論

> 「陰なる者は精を藏して亟に起すなり。陽なる者は外を衛りて固めと爲すなり」

（陰は内に精気を蔵するものであり、人体の気の源である。陽は外部を保護するものであり、肌膜を緻密にするものである）。

　もともと陽虚傾向になると、血脈の虚寒となり、陰血が内を固守できず、血が固摂作用を失うと、出血性の疾病を発症しやすくなる。したがって、臨床において温陽摂血の法が出血の治療に常用されているのである。

（2）弁証の要点

①寒象を弁じる
　血寒証は陰寒の邪が血分に侵犯したものであり、場合によっては気虚を伴い温煦作用が失調して、血寒陰盛、血脈凝滞の証候が出現する。
　その病の性質は寒に属すのであるから、全身性の藏府組織の機能低下などの寒象が見られる。たとえば、精神的にボーっとして物静かで、動きも少なく、手足が冷えて、寒さを嫌がるなどの症状が現れる。
　寒邪が脈中に客すると、凝滞し渋り不通となって病変部位の疼痛を引き起こす。往々にしてその疼痛は甚だしく、持続してなかなか軽減しない。夜になると痛みが激しくなって眠れない。また寒邪が脈に入り、血が裏で凝滞して積もると塊を形成し、たとえば瘀積などの症状が現れる。

②病位を弁じる
　血寒証の症状は往々にして病変部位と密接な関係がある。弁証するに

— 665 —

あたって、充分に注意して病の部位を診断することが重要である。たとえば人体の露出部位に直接寒邪が感受して凍傷を引き起こすと、手足の指、耳、鼻などの露出部位での病変で、軽症の場合は、皮膚の蒼白、冷痛しびれ、重症の場合は、皮膚が暗紅腫脹、紫塊、疼痛、搔痒、ひどい時には潰瘍を形成する。

下腿部の引きつる痛みがあり、足指は暗紅あるいは青紫になって氷のように冷たく、その疼痛は激烈で耐えがたく、少し緩解することはあっても、絶えずうめき声を出し、夜になるとさらにひどくなって眠れず、脱疽となる。

下腹部の刺痛や脹痛、睾丸の牽引痛やひどい場合には脇まで痛み、併せて手足の冷えや畏寒などの症状が現れる場合は、寒滞肝脈証で、これは少腹や生殖器に肝脈が流れているからである。

（3）高齢者に多発

血寒証は、高齢者で虚弱の者に多発する。これは高齢の人は、元陽がしだいに衰弱して、血が温煦作用を失い、精神萎弱、顔色につやがない、下腿の筋痙攣、肌肉の痺痛、四肢の冷え、畏寒などの症状が見られるようになる。

（4）女性の血寒証

女性の血寒証では、主に月経周期の延長、渋って月経時の出血が少ない、色は暗淡で塊がある、あるいは閉経、痛経、あるいは産後の悪露が充分に取り除かれず、小腹冷痛、子宮が冷えて不妊となるなどの症状がある。

寒は陰邪であり、その性質は凝滞であるから、寒邪が血中にやどると、血液が滞り渋ってめぐらず、絡脈が阻滞し、遂に寒が血に客する証を形成する。甚だしければ瘀積を形成する。

各論―10. 血寒証

〔2〕各種疾病中に見られる血寒証

1. 凍　傷

病　　機：寒邪が肌膚に侵襲するために、血脈にまで損傷及んで、気血
凝滞となったものである。
『外科正宗』（明・陳実功撰：1617年）
「凍傷は乃ち天、厳冷の時に、氣血冰凝して成る」

証　　候：手指、足趾、耳、鼻などの露出部位に多発し、初めは局部の
皮膚が蒼白となり、冷痛、しびれて感覚がなくなり、つづけ
て暗紅となって腫れが広がったり、あるいは青紫で塊を形成
し、疼痛、掻痒などが見られる。

治　　法：温陽散寒、調和営衛

方　　剤：桂枝加当帰湯と黄酒を合わせて服用する。
外用薬として紫雲膏（中国の明代に陳実功『外科正宗』には
紫根、当帰、胡麻油、蜜蝋を成分とする潤肌膏が記載されて
いる。紫雲膏は江戸時代の医師である華岡青洲が潤肌膏に
豚脂を加えたものである）。

2. 中　寒

病　　機：もともと体が虚弱で、外からは天地の寒、内からは飲食によ
る冷えによって起こる。

証　　候：突然の戦慄、顔が紫となって歯をがたがたと震わせ、吐瀉腹
痛、四肢が氷のように冷たい、あるいは手足が引きつって縮
こまり、脈は微で絶えようとする。

治　　法：回陽固脱

方　　剤：参附湯と黄酒を合わせて服用する。
出典：『正體類要』（明・薛己：1529年）

― 667 ―

構成：人参、炮附子

解説：救急固脱して危急状態を凌ぐべきで、大いに温め大いに補うことが必要である。 甘温の人参を大量に用いて後天の元気を固め、大辛大熱の附子で先天の腎陽を温壮にし、脾・腎の陽気を固脱して心・肺の陽気を回復させる。

３．脱　疽

病　　機：これは肝腎不足の所へ、寒邪を外感して、寒凝血滞を引起し、経絡を阻害閉塞したために起こる。

証　　候：顔色が暗淡でつやがない、暖めることを喜び冷えを嫌う、患側の手足はしびれて感覚がない、下腿掻痛、足趾暗紅あるいは青紫で氷のように冷たい、肌肉萎縮、足の爪が厚くなる、疼痛が甚だしい者は、夜を徹して痛み眠れない、舌紫黯、脈弦細にして遅渋

治　　法：温陽散寒、活血通絡

方　　剤：陽和湯に桃紅四物湯を合わせて用いる。

〔陽和湯〕

　　出典：『外科證治全生集』（清・王維徳：1740 年）

　　構成：熟地黄、肉桂、麻黄、鹿角膠、白芥子、炮姜、甘草

　　解説：本方は主に営血本虚、寒凝淡滞、痺が肌肉、筋骨、血脈、関節に詰まる等による陰寒証の陰疽を治す。

　　　　・熟地黄は温補営血である。

　　　　・鹿角膠は填精補髄、強壮筋骨をし、血肉有情の薬で、熟地黄を手伝って養血をする。

　　　　・寒凝痰滞は温通経脈をしないと、寒凝を除けない。だから、炮姜、肉桂で温中宣通をする。

　　　　・麻黄は衛に達し散寒する。

　　　　・白芥子は皮裏膜外の痰を除き、温補薬と共用して、補いなが

— 668 —

各論―10. 血寒証

　　ら膩滞を残さないような効を果たす。

　　・生甘草は解毒をし、諸薬を調和する。

　　・全方は、一方では営血の不足を温補し、一方では陰凝寒痰を
　　　解散し、破陰回陽、消寒化痰を果たす。

〔桃紅四物湯〕
　　出典：『醫宗金鑑』（清・呉謙等編集：1742 年）
　　構成：熟地黄、川芎、炒白芍、当帰、桃仁、紅花

　　解説：四物湯に逐瘀行血の桃仁、紅花を加えている。

4．腹　痛

病　　機：下焦に虚寒があり、そこへ再び寒邪を感受して、寒が肝脈に
　　　　　凝滞したものである。

証　　候：下腹部の刺痛（あるいは脹痛）、睾丸を牽引して墜痛があり、
　　　　　甚だしい者は脇に痛みが連なる、合わせて四肢の冷え、畏寒、
　　　　　舌苔白滑、脈沈弦あるいは遅などの特徴的な症状が見られる。

治　　法：温経散寒
方　　剤：温経湯を加減して用いる。

　　出典：『金匱要略』（後漢・張仲景：219 年）
　　構成：呉茱萸、当帰、芍薬、川芎、人参、桂枝、阿膠、牡丹皮、生姜、
　　　　　甘草、半夏、麦門冬

　　解説：本方は衝任虚寒、瘀血阻滞によるもを治す。

　　・呉茱萸、桂枝は温経散寒、通利血脈で君薬である。

　　・当帰、川芎、芍薬は活血袪瘀、養血調経で、牡丹皮は袪瘀通
　　　経かつ退虚熱で共に臣薬である。

　　・阿膠、麦門冬は養陰潤燥、清虚熱で、阿膠は止痛もできる。

　　・人参、甘草は益気健脾で、生血の源を養い、かつ統血の作用
　　　を果たす。衝任二脈はいずれも足陽明胃経につながる。

　　・半夏は通降胃気、散結で、袪瘀調経を助ける。

― 669 ―

・生姜は温胃気、助生化である。これらは共に佐薬である。

・甘草は諸薬を調和し、兼ねて使薬である。

・諸薬は協力して温経通脈、養血祛瘀の効を果たす。

各論—10. 血寒証

■■■ 類 証 鑑 別 ■■■

◆血瘀証と血寒証

(1) 共通点
　両証は、いずれも血脈の凝滞の症状があり、病因病機上でも密接な関係があるけれども、やはり一定の区別がある。

(2) 鑑別点
　血寒証は、多くは元来陽虚の人で、寒邪が血脈中にやどって、気血の運行が遅く緩やかとなったものである。
　血寒は血瘀を形成する病因の一つであり、血瘀証は血寒証がさらに一歩発展した結果である。
　血寒証はすでに体や手足の冷えがあり、疼痛は暖めると軽減するなどの寒の現象があり、また疼痛は刺痛であり、固定して移動しない、甚だしければ、腫瘤があり、舌には瘀斑があり、脈は沈遅などの瘀血の症状があるけれども、単純な血瘀証とははっきりと異なり、鑑別は難しくない。

— 671 —

文　献　選　録

『素問』擧痛論

　「寒氣入經而稽遲、泣而不行。客於脉外則血少、客於脉中則氣不通、故卒然而痛」

『證治匯補』血證（清・李用粹：1687 年）
しょうち かい ほ

　「血寒者、其證麻木疲軟、皮膚不沢、手足清冷、心腹怕寒、腹有塊痛、得熱則止、在女子則月事後期而痛、脉細而緩、法宜温之」

11. 血脱証

各論—11. 血脱証

■■■■ 概　　説 ■■■■

概　　念：人体の血液が突然大量に喪失して起こるもので、非常に重篤
　　　　　な陰血気耗、陽気衰少の証候である。

別　　名：脱血証

病　　機：外傷、咳血、吐血、血崩、産後の大出血などによって、人体
　　　　　の血液が突然大量に喪失して起こる。

主 証 候：出血（外傷後の大出血、噴射するような咯血、大量吐血、出
　　　　　血が潮のように起こる月経、産後の出血が止まらない）、顔
　　　　　面蒼白、譫妄神昏、心悸怔忡。

随伴証候：珠のような汗、二便失禁、口唇爪甲淡白、瞳孔散大などの
　　　　　ショック症状。

舌　　象：舌質淡

脈　　象：散大（空虚）あるいは、あるいは微細で絶えんと欲す。

診断基準：①出血（外傷後の大出血、噴射するような咯血、湧き出るよ
　　　　　　うな吐血、出血が潮のように起こる月経、産後の出血が止
　　　　　　まらない）、顔面蒼白、譫妄神昏、心悸怔忡、舌質淡、脈
　　　　　　散大あるいは、あるいは微細で絶えんと欲す。

　　　　　②出血（同上）、顔面蒼白、大汗淋漓、神昏、二便失禁、舌質淡、
　　　　　　脈散大あるいは、あるいは微細で絶えんと欲す。

　　　　　③出血（同上）、顔面蒼白、神昏、珠のような汗、瞳孔散大、
　　　　　　舌質淡、脈散大あるいは、あるいは微細で絶えんと欲す。

　　　　　④出血（同上）、口唇爪甲淡白、珠のような汗、舌質淡、脈
　　　　　　散大あるいは、あるいは微細で絶えんと欲す。

　　　　　・上記の条件を一項でも具備していれば、本証と診断できる。

治　　法：大補元気、回陽救逆、益気摂血〔止血よりも元気の虚脱によ
　　　　　る生命の危機が問題であるから第一に益気すべきであり、益
　　　　　気によるショック状態の改善後に止血造血をはかる〕。

— 675 —

参考方剤：独参湯、生脈散、十灰散
常見疾病：衄血、吐血、血便、崩漏
鑑 別 証：血虚証

各論—11. 血脱証

■ 本 証 弁 析 ■

〔1〕血脱証の特徴

「血は神気なり」で、人の本は気血がである。「奉をもって身生じ、此れより貴きもの莫し」である。

血脱証は大出血によって血液とともに気が亡失してしまう気随血脱である。常に亡陽の危険な証候、つまり突然の暈厥、顔面糟粕、四肢厥逆、大汗淋漓、脈微にして絶えんと欲すなどのショック症状が現れる。急いで絶えようとしている陽を救わなければならない。いわゆる「一分の陽気を救済すれば、すなわち一筋の生機あり」である。

〔2〕各種疾病中に見られる血脱証

臨床では常に重篤な証の一つである。主に各種の吐血、衄血、血便などの出血性の疾病に見られる。

1. 出血性疾病

病　　機：血は気の母であり、気は血の帥であるから、大量に出血すると必然的に気の依存するところが無くなり、気随血脱の疾患を形成する。

証　　候：突然の大量出血であったり、慢性的に出血が続いたり、長引いて治らず、顔面蒼白、夭然不沢、頭暈眼花、四肢清冷、甚だしい者は、昏厥、不省人事など。

治　　法：新しい血が速やかに産生されないから、元気の力でもって急いで固めなければならない。補気養血をはかるけれども、補気が養血よりも重要で陽生陰長の意味がある。

— 677 —

方　　剤：急いで**当帰補血湯**（『内外傷辨惑論』金・李東垣：1247 年）
　　　　　を用いる。

構成：黄耆、当帰

分析：本方は補気生血の方剤である。

　　　・有形の血は無形の気より生ずるから、方中では黄耆を重用し
　　　　て脾肺の元気を大いに補い、生血の源を豊かにし、さらに当
　　　　帰を用いて血を益し、営を和する。このようにすれば陽を生
　　　　じ陰を長じ、気は旺盛になり血も生じる。

加減：大汗淋漓、手足厥逆、脈細で絶えんと欲する者は、亡陽の証
　　　　候であるから参附湯あるいは四逆湯を用いて、回陽救逆をは
　　　　かる。出血が止まり陽が回復するのを待って、それから審因
　　　　論治する。

　　　・血熱の者は、犀角地黄湯を用いて清熱涼血をはかる。

　　　・憂思悩怒によって、肝火熾盛となって肝が血を蔵しない者は、
　　　　加味逍遥散を用いて疏肝清熱涼血をはかる。

　　　・思慮のために脾を傷り、心脾両虚となり脾が血を統ることが
　　　　できない者は、帰脾湯を用いて益気養血をはかる。

2．虚労病

病　　機：先天稟賦不足によるもの。

　　　・飲食の不摂生、労倦過度によって、脾胃を損傷して、脾の運
　　　　化が上手く働かず、化生不足となって、気血の化生の源が乏
　　　　しいために起こるもの。

　　　・情緒が不安定で、肝気鬱結を起こし、肝の疏泄作用が失調し
　　　　て、しかも血を蔵せなくなり、脾の気虚のために、脾が血を
　　　　統べれなくなって、亡血失血が長引いて治らないもの。

　　　・性欲過度のため、腎精を消耗、損傷して、精が少なくなれば
　　　　血も虧けて、虚が積み重なったもの。

各論―11. 血脱証

証　　候：多くは後期において、羸痩、顔面蒼白、夭然不沢、頭暈眼花、
神疲悪寒、心悸怔忡、不眠、多夢、舌淡、脈弦細あるいは細
渋などが特徴である。

治　　法：養血、補血、益気

方　　剤：人参養栄湯『太平恵民和剤局方』（宋・太医局編：1078 年）
構成：十全大補湯（熟地黄、白芍、当帰、川芎、人参、白朮、茯苓、
炙甘草、黄耆、肉桂）川芎を去り、五味子、遠志、陳皮、生姜、
大棗を加える。

分析：十全大補湯は八珍湯（熟地黄、白芍、当帰、川芎、人参、白朮、
茯苓、炙甘草）に黄耆、肉桂を加えたものである。

・八珍湯は、四物湯（熟地黄、白芍、当帰、川芎）と四君子湯（人
参、白朮、茯苓、炙甘草）の複方である。

・四君子湯は補気剤で、甘温益気、健脾養胃の効能がある。

・四物湯は補血剤で、補血調血の効能がある。

・八珍湯はつまり補気と補血の複方であり、気分と血分の両虚
の証候を主治する。

古今配穴：脾兪、三焦兪、腎兪、章門

出典：『千金翼方』（唐・孫思邈：682 年）

用法：補腎健脾、固精止血

解説：虚労の尿血に有効、主に灸法を用いる。

・脾兪は足の太陽膀胱経の腧穴で、脾を治す重要な腧穴である。
補脾陽、益営血、助運化、除水湿、斂脾精、止漏濁の効能がある。

・三焦兪は足の太陽膀胱経の腧穴で、三焦は一身の気化を主る。
脾は運化を主り、三焦は水道をなすから、脾兪、三焦兪の施
灸で健脾利湿をはかることができる。

・腎兪は足の太陽膀胱経の腧穴で、腎を治す重要な腧穴である。
益水壮火、滋補脳髄、明目聡耳、強健腰膝、温陽化気、利水
滲湿の効能がある。

― 679 ―

・章門は足の厥陰肝経の腧穴で、脾の「募穴」、八会穴の一つ「藏会」である。疏肝理気、活血化瘀、消痞散結の効能がある。
・脾兪と章門は兪募配穴で相互に促進して脾のはたらきを高める。
・三焦兪、腎兪も二穴で腎のはたらきを補うことができる。

　婦人の血脱証は、崩漏、産後の血暈などが特徴である、証候は人によって異なるので、それぞれその人に適した方法で治療しなければならない。

各論—11. 血脱証

■ 類 証 鑑 別 ■

◆血脱証と血虚証

（1）共通点
両者とも血虚の範疇に入る。

（2）鑑別点
①血虚証

病　　機：多くは脾の運化作用が失調して、化源不足となったり、久病
　　　　　で営血を内で消耗したり、各種の慢性出血で、全身の陰血が
　　　　　欠乏して、藏府がその濡養を失って起こる。

証　　候：顔色淡白あるいは萎黄でつやがない、頭暈眼花、口唇爪甲の
　　　　　色が淡く、舌淡、脈細などが見られる。

②血脱証

病　　機：血虚証の発展したものであり、また突然の大量の出血、長期
　　　　　出血によっても起こる。

③軽重緩急の別
　両証は「血虚」の証候に同属するけれども、軽重緩急の別がある。

　血虚証は、多くは久病に関係があり、たとえ出血があっても慢性の少
量の出血であり、その病は軽くて緩慢である。

　血脱証は、多くは突然の大量出血のために起こるものであり、その病
は重く急である。そして常に、暈血、額に珠のような汗がでる、呼吸が
かすかである、四肢厥冷、脈細にして絶えんと欲すなどが見られる。血
虚証とは明らかに区別される。

— 681 —

文 献 選 録

『靈樞』決氣

「血脱者、色白、夭然不沢、其脉空虚」

『證治匯補』吐血（清・李用粹：1687）

「如六脉弦細而澁、面色枯白不沢者、此脱厥大虚而挾寒、宜甘温補血」

『劉河間醫學六書』（金・劉完素等撰：1601 年）

「産婦下血過多、血氣暴虚、未得平復、或因勞役、或因驚怒、致血暴崩、
又有營衛兩傷、氣衰血弱、亦變崩中」

12. 血燥証

各論—12. 血燥証

■ 概　説 ■

概　　念：体内の精血が虧奪して、機体の滋潤が失調して現れるところ
　　　　　の臨床表現の概称。

別　　名：津枯血燥証

病　　機：出血過多、温病後期、久病による精血内奪、高齢による精血
　　　　　衰少、吐瀉や多汗による傷津及血、瘀血内結などによって、
　　　　　血液の化源不足が起こり、新血が生じないために、濡潤滋養
　　　　　作用が失調して、体内の津液の干枯、陰血虧損が造成されて、
　　　　　全身の乾燥失潤の症状が出現する。

主 証 候：鼻孔の乾燥出血、口唇の乾燥と裂口、のどの乾燥と咽痛、手
　　　　　足の乾燥と亀裂、皮膚の乾燥、毛髪の乾枯、大便の乾結。

随伴証候：乾咳無痰、口の乾燥、喀血、頭暈眼花、皮膚甲錯（皮膚は乾
　　　　　燥し粗く光沢なし）、肢軟筋萎、爪甲が脆くなる、閉経。

舌　　象：舌燥、無津

脈　　象：細数あるいは沈渋

診断基準：①鼻孔の乾燥出血、口唇の乾燥と裂口、のどの乾燥と咽痛、
　　　　　　手足の乾燥と亀裂、皮膚の乾燥、毛髪の乾枯、大便の乾結、
　　　　　　舌燥無津、脈細数あるいは沈渋。
　　　　　②鼻孔の乾燥出血、口唇の乾燥と裂口、のどの乾燥と咽痛、
　　　　　　手足の乾燥と亀裂、皮膚の乾燥、毛髪の乾枯、大便の乾結、
　　　　　　頭暈眼花、舌燥無津、脈細数あるいは沈渋。
　　　　　③のどの乾燥と咽痛、皮膚甲錯、閉経、舌燥無津、脈細数あ
　　　　　　るいは沈渋。
　　　　　④口唇の乾燥と裂口、のどの乾燥と咽痛、大便の乾結、乾咳
　　　　　　無痰、口の乾燥、喀血、舌燥無津、脈細数あるいは沈渋。
　　　　　・上記の条件を一項でも具備していれば、本証と診断できる。

治　　法：養血潤燥

— 685 —

参考方剤：瓊玉膏、滋燥養栄湯、清燥救肺湯

常見疾病：噎膈、積聚、虚労、便秘、閉経、湿疹、乾癬

鑑 別 証：陰虚証、血虚証、血熱証

各論—12. 血燥証

■ 本 証 弁 析 ■

〔1〕血燥証の特徴

血燥証は、高齢者で体が弱い者に多く発生する。これは高齢と精血の衰えが少なからず関係があるためであり、臨床では常に精神萎靡、顔色に艶がない、頭暈目眩、耳鳴耳聾、皮膚が乾燥して光沢がない、大便秘結などの症状が見られる。

婦人で血燥証が見られる者は、主に血枯経閉、形体羸痩、皮膚甲錯、顔面や眼瞼がすすけたように黒い、便秘などの症状が見られる。

血燥証はその病機の演繹変化の過程中において、常に血燥生風の証候を伴う。それは、血が肝を養うことをできず、肝風内動するためであり、眩暈、震顫、けいれん、甚だしい者は昏睡転倒などの症状が見られる。治法は滋陰潜陽、養血熄風をはかるのがよい。

〔2〕各種疾病中に見られる血燥証

血燥証は、多種類に出現するけれども、とりわけ慢性病の後期に多く見られ、その臨床表現にはそれぞれ具体的な特徴があり、治法もまたそれぞれ異なっている。

1. 虚労病

病　　機：虚労久日により、憂鬱気滞によって、瘀血内停し、新しい血が生じず、体の濡潤を失って起こったものである。

証　　候：虚が極まり羸痩、腹満して食べられず、皮膚甲錯、両目昏黯など「干血内結」の特徴が見られる。

治　　法：祛瘀生新

— 687 —

方　　剤：**大黄蟅虫丸**_{だいおうしゃちゅうがん}

出典：『金匱要略』（後漢・張仲景：219 年）

構成：大黄、黄芩、甘草、桃仁、芍薬、乾地黄、乾漆、虻虫、水蛭、蠐螬、蟅虫

解説：虻虫・水蛭・蠐螬・蟅虫はすべて動物性駆瘀血薬で、陳旧瘀血を去る。

・乾漆も陳旧性瘀血に有効である。

・桃仁・杏仁は消化管の燥証を滋潤し、乾地黄の滋潤作用も協力する。

・大黄の瀉下作用、芍薬の抗痙攣作用は桃仁・杏仁・乾地黄の滋潤作用と共に便秘に有効である。

・黄芩は駆瘀血薬と共に、血熱による精神症状を除去する。

加　　減：瘀血が取り除かれた後には、八珍湯を用いて、養血益気をはかる。

〔八珍湯〕　四物湯（熟地黄、白芍、当帰、川芎）と四君子湯（人参、白朮、茯苓、炙甘草）の複方である。

・四君子湯は補気剤で、甘温益気、健脾養胃の効能がある。

・四物湯は補血剤で、補血調血の効能がある。

・八珍湯はつまり補気と補血の複方であり、気分と血分の両虚の証候を主治する。

2．噎膈病

病　　機：瘀血内結によって、食道が阻まれ、化源告竭、津血虧乏となり、濡潤を失って起こったものである。

証　　候：胸膈疼痛、咽干渋、食事が飲み込めない、食べもすぐに吐き出す、甚だしい者は、水すら飲む事ができない。大便が堅く乾燥して羊屎のようである。形体は消痩、皮膚は乾燥、舌紅少津あるいは紫黯、脈細渋など瘀血燥化証の特徴が見られる。

各論—12. 血燥証

治　　法：滋陰養血、破結行瘀
方　　剤：通幽湯
　　　出典：『蘭室秘蔵』（金・李東垣：1276 年）
　　　構成：当帰、升麻、桃仁、紅花、炙甘草、生地黄、熟地黄、檳榔
　　　解説：当帰は養血和血、升麻は諸薬を病所に直に達するようにし、
　　　　　　熟地黄、生地黄は滋陰養血、桃仁・紅花は破結行瘀のはたら
　　　　　　きがある。

3．積聚病

病　　機：これは多くは積塊が久しく、血絡が瘀阻されて、新しい血を
　　　　　生じることができず、陰液が大いに損傷したものである。
証　　候：積塊堅硬、疼痛は比較的激しく、顔色萎黄、あるいはすすけ
　　　　　たように黒い、皮膚は乾燥して粗く光沢がない、肌肉枯痩、
　　　　　飲食減少、舌質淡紫あるいは瘀点、苔灰で、脈弦細数など正
　　　　　虚血症の特徴が見られる。
治　　法：滋陰養血、化瘀消積
方　　剤：四物湯に化積丸を合方して加減して用いる。
〔四物湯〕
　　　出典：『太平恵民和剤局方』（宋・太医局編：1078 年）
　　　構成：熟地黄、白芍、当帰、川芎
　　　分析：地黄は陰を滋養し血を補う。
　　　　　・当帰は血を養い血を調和する。
　　　　　・芍薬は和営理血、川芎は行気活血の作用がある。
　　　　　・地黄、芍薬は血中の血薬であり、川芎、当帰は血中の気薬で
　　　　　　ある。
〔化積丸〕
　　　出典：『雑病源流犀燭』六淫門（清・沈金鰲：1773 年）
　　　　　　「化積丸主治積聚」

— 689 —

構成：三稜、莪朮、阿魏、海浮石、香附、雄黄、檳榔、蘇木、瓦
　　　楞子、五霊脂

4．便　秘

病　　機：久病で精血が内奮したり、高齢で体が弱って精血が虧損欠乏
　　　　　したり、あるいは汗吐下が過多であったために、亡津失血と
　　　　　なって津液が虧けて血が少なくなって、腸胃を濡養できない
　　　　　ためである。

証　　候：大便秘結、口唇の乾燥、尿が少ない、形弱神衰、肌肉の消痩
　　　　　が見られる。

治　　法：養血滋陰、潤腸通便

方　　剤：四物湯と五仁丸の合方を加減して用いる。

〔五仁丸〕

　　出典：『世醫得効方』（元・危亦林：1337 年）

　　構成：桃仁、杏仁、柏子仁、松子仁、郁李仁、陳皮

　　分析：五仁にはそれぞれ油質があり、その腸燥を潤す作用を利用し、
　　　　　大便を通じても津液を損うことはない。

　　　・陳皮の理気を佐とし、蜜で煉って丸とすれば、更に良く潤下
　　　　の効を助ける。

5．湿疹、乾癬など慢性の皮膚病

病　　機：これは脾虚血少によって、皮膚が養われず、風を生じて燥と
　　　　　化したものである。

証　　候：皮膚の乾燥、脱屑、粗く光沢がない、肥厚、掻痒などの特徴
　　　　　的な症状が見られ、それに伴って頭暈目眩、顔面蒼白、舌苔
　　　　　薄白、脈弦などが現れる。あるいは、情緒不安によって、掻
　　　　　痒が激しくなり、それに伴って心煩、怒りやすい、口苦、咽

各論─12. 血燥証

　　　　　の乾燥、脈弦数などの症状が現れる。

治　　法：養血潤燥。

方　　剤：湿疹には、**四物消風飲**を加減して用いる。

　　　　　乾癬には、**生血潤膚飲**を用いる。

〔四物消風飲〕

　　出典：『外科證治全生集』（清・王維徳：1740 年）

　　構成：生地黄、当帰、荊芥、防風、赤芍薬、川芎、白鮮皮、蟬蛻、
　　　　　薄荷、獨活、柴胡

〔生血潤膚飲〕

　　出典：『醫學正傳』（明・虞摶：1515 年）

　　構成：当帰、生地黄、熟地黄、黄耆、天門冬、麦門冬、五味子、栝
　　　　　樓仁、桃仁、酒紅花、升麻

─ 691 ─

類 証 鑑 別

１．血虚証と血燥証

　両証は、いずれも血液の虧損、消耗によって出現する病証であり、病因病機、臨床表現においては、よく似ているところがあるけれども、やはり一定の区別がある。

(1) 血燥証
　精少血枯によって、口唇、皮膚、肌肉、腠理が津液、血液の濡潤滋養作用を充分に受けることができないために、唇舌の乾燥、口渇、皮膚の乾燥、ざらざらして光沢がない、肌肉の消痩、毛髪がかさかさして潤いやつやがなく、小便短少、大便秘結が見られるのである。

(2) 血虚証
　常に出血が比較的多いため、あるいは脾胃虚弱のために、生化不足によって、情志の損傷、化火傷陰などを引き起こしたものである。臨床では、顔面蒼白あるいは萎黄、唇の色が淡白、頭暈眼花、心悸、不眠、手足がしびれる、舌質淡、脈細無力などを主症とするものである。

　血燥症は血液不足だけでなく、血少津涸して燥化もあり、臨床表現では血虚証の症状以外にも、燥の病症があり、血虚証とははっきり異なるものであり、このことから鑑別できる。

２．陰虚証と血燥証

　両証はいずれも体内の陰液の虧損、欠乏によって引き起こされた病証である。

各論―12. 血燥証

（1）陰虚証

久病で陰分不足、あるいは熱病で津液を消耗損傷、あるいは汗、吐、下過多などのために、傷陰奪液となったものである。臨床表現では形体消痩せ、口や咽の乾燥、眩暈、不眠、脈細、鏡面舌など陰液不足の表現のほかにも、常に五心煩熱、潮熱、盗汗、舌紅絳、脈数などの陰が陽を制することができないで、虚熱内生の証候を伴う。

（2）血燥証

往々にして陰虚血虚の基礎の上に、さらに一歩発展して燥と化して生成されたものである。ゆえに臨床表現では陰虚の症状のほかにも、なお皮膚甲錯、毛髪がかさかさして潤いやつやがなく、大便秘結などの燥の現象が見られ、このことから鑑別は難しくない。

3．血熱証と血燥証

血熱証と血燥証は、血熱証の「類証鑑別」（P650）を参照。

― 693 ―

文　献　選　録

『慎齋遺書』熱暑燥（明・周之干：1574年）

「燥熱之病、有似熱證、胃氣不行、内無津液而干涸、求湯飲以自救、
非渴也、乃口干。舌雖干而舌根多潤、欲飲而飲湯不多、脉滑大無力、
燥甚者、亦鄭声而不譫語、此血枯之證也」

『張氏醫通』巻二（清・張璐：1695年）

「或大病尅伐太過、或吐利津液内亡；或養生誤餌金石、或房勞致虚、
補陽燥劑、辛熱太多、皆能偏助狂火而損眞陰。陰中伏火、日漸煎熬、
血液衰耗、使燥熱転甚、而爲諸病。在外則皮膚皵揭、在上則咽鼻生干、
在中則水液衰少而煩渴、在下則腸胃枯涸、津不潤而便難、在手足則痿
弱無力、在脉則細澁而微。此皆陰血爲熱所傷、法當治以甘寒滋潤之劑」

『證治匯補』燥證（清・李用粹：1687年）

「風燥、由肝血不能榮筋、故筋通爪裂。火燥、由脾多伏火、故唇揭便秘。
血燥、由心血失散、故頭多白屑、髮脱鬚落。虚燥、由腎陰虚涸、故小
便數、咽干喉腫。此皆燥之初因也、濡潤自愈。若不加嗇養、使眞水涸竭、
為消渴噎膈、為痿痹經閉、為干咳声啞、筋脉勁強、口噤拳攣、筋緩不収、
而千痾競起、則燎原不可遏矣」

13. 気血両虚証

各論—13. 気血両虚証

■■■ 概　　説 ■■■■■■■■■

概　　念：気血両虚証は、もともと元気不足場合、あるいは元気を創り
　　　　　出す源が乏しくなる。そのために気が血を生じさせることが
　　　　　できなくなって、気と血の二方面の毀損となる。つまり人体
　　　　　の生命活動を維持する基礎的なものの不足のために、藏府機
　　　　　能の衰退を引き起こしたものである。本証は、飲食労倦内傷、
　　　　　あるいは久病が癒えない、あるいは出血に伴う気の消耗に
　　　　　よって発症する。

別　　名：気血両毀証

病　　機：気血両虚証は、素体としての稟賦不足、あるいは大病、久病
　　　　　後に造成された藏府気血の生化機能の衰退などによって、中
　　　　　焦の脾胃の化源不足となり、気虚から血虚にまで累が及んだ
　　　　　もの、あるいは血虚から気虚に至ったものである。

主 証 候：顔面蒼白で艶がない、眼瞼口唇淡白
　　　　　神疲乏力（心身疲労、脱力感）
　　　　　呼吸気短（呼吸がとぎれとぎれになる）
　　　　　納穀少馨（少量しか食べられない）、
　　　　　頭暈（頭がくらくらする）眼花、心悸怔忡

随伴証候：なかなか寝付けず夢ばかり見る、声が出なくて低微、健忘、
　　　　　脱毛、手足のしびれ、手足や体が萎える、肌肉が痩せる、月
　　　　　経時の血量が少ないく色が淡い水のよう、崩漏、爪の色が淡
　　　　　い、

舌　　象：淡白、胖嫩

脈　　象：細弱無力

診断基準：①顔面蒼白で艶がない、眼瞼口唇淡白、神疲乏力、呼吸気短、
　　　　　　納穀少馨、頭暈眼花、心悸、舌淡白、胖嫩、脈細弱無力
　　　　　②顔面蒼白で艶がない、眼瞼口唇淡白、神疲乏力、呼吸気短、

— 697 —

納穀少馨、頭暈眼花、心悸怔忡、月経時の血量が少ないく色が淡い水のよう、舌淡白・胖嫩、脈細弱無力

③顔面蒼白、神疲乏力、呼吸気短、納穀少馨、失眠多夢、舌淡白・胖嫩、脈細弱無力

④神疲乏力、納穀少馨、頭暈眼花、心悸怔忡、声が低微、健忘、脱毛、手足や体が萎える、肌肉が痩せる、舌淡白・胖嫩、脈細弱無力

・上記の条件を一項でも具備していれば、本証と診断できる。

治　　法：気血双補

参考方剤：八珍湯、当帰補血湯、帰脾湯、十全大補湯

常見疾病：虚労、眩暈、心悸怔忡、痿証、不寐、月経不調、各種の出血性疾病

鑑 別 証：気陰両虚証、気虚血瘀証

各論―13. 気血両虚証

■ 本 証 弁 析 ■

〔1〕気血両虚証の特徴

　臨床においては、気虚あるいは血虚の多種の疾病の変化過程中に、いずれも気血両虚証を引き起こすものである。本証を造成する病因、病機、病位の違いによって、その症状もまた異なったものとなる。

　気血両虚証は、慢性疾患の後期によく見られるものである。気虚や血虚傾向の人、あるいは慢性の出血性の病の人に特によく見られる。また女性の方が男性よりも多くみられる。

（1）各科の特徴

　本証は各科においてそれぞれの特徴がある。

＜婦人科＞

　月経不調、崩漏、胎漏、乳汁分泌不全などでは、その病機は気が血を生じることができない、気が血を摂することができないために、月経量が少ない、色が淡くなる、回数が少なく稀になる、白くなるなどの特色が見られる。

　月経不調では、月経中は終始、月経量が少ない、色は淡い、月経血が薄い、納呆、顔面蒼白などの症状が現れる。

　閉経では、月経量が毎回少なくなり、色も淡くなり、月経血が薄くなって、だんだんと閉経となり、体も痩せてきて、顔面の色は萎黄などの症状が現れる。

　漏下では、経水漏下、淋漓不浄、色淡い、質は稀薄、顔面の色は白く浮いたようになるなどの症状が現れる。

　胎漏では、妊娠中の下腹部が堕ちる感じがする、陰道より少量の出血、

― 699 ―

色は淡紅、質は稀薄、顔面蒼白などの症状が現れる。

産後の乳汁分泌不全では、乳汁が少ない、薄い、あるいは乳汁が出ない、乳房が張ってこないで柔軟なまま、顔面蒼白などの症状が現れる。

＜外科＞

本証は緩やかに進行して病程が長期に亘るものに見られる。

瘡瘍腫脹が潰瘍とまでにはならず、腫脹の勢いもあまりない、瘡瘍腫脹の根底も散漫としており、癰疽でも痛まずにしびれる程度であったりする、膿液もあまり粘調ではない、瘡面も艶がなく色は暗い、瘡の口も収まらないなどの特色が見られる。

＜小児科＞

小児は柔軟で気血も充分ではなく、経脈もまだ盛んではない。

もし後天の脾胃が十分に働かなかったり、あるいは脾胃が損傷を受けたりすると気血不足となる。その状態で疾病に罹ると往々にして綿綿としてなかなか治らないことになる。

本証は小児の疳積、五遅（立遅、行遅、発遅、歯遅、語遅）、五軟（頭軟、行軟、四肢軟、口軟）などの病症中によく見られる。

臨床上、成長発育緩慢、飲食呆滞、形体は消痩、顔面の色は萎黄、知能の発達が遅れる、髪の毛が少ない、唇が淡い、手足が柔らかく無力、泣き声が低微などが直職となる。

治療する上で大切なことは、気血を補益すると同時に、脾胃を強くし、飲食を摂生し、気血の化生を助けるようにすることである。

（２）主要な病変部位は脾胃

本証の主要な病変部位は脾胃にある。気血は相互に依存し、資生するものである。ゆえに一般には多くは気虚が慢性的となり、その累が血虚に及ぶ場合が多い。また出血過多によって気を消耗してしまう場合もあ

各論―13．気血両虚証

る。

　気は陽に属し、血は陰に属することから、気血両虚証がさらに一歩進行すると「陰陽両虚証」となり、脾の病が腎の病にまで及ぶこととなり、気血の虚が転化して陰陽虚となってしまう。

（３）体質の違いによる寒熱の転化

　患者の体質の違いによって、病変の性質も異なり、本証が演繹変化する過程中に寒と熱の二つの異なった状態に転帰していく。

１．熱に転化
　血虚から陰が傷られることによるもので、すでにある気虚の症状とともに陰虚火旺の症状が同時に現れ、「気陰両虚証」となる。例えば、「心悸」では心脾気血両虚より、演繹変化して心脾気陰両虚となって、心の動悸、結代脈（不整脈）などの症状が現れる。

２．寒に転化
　気虚から陽が傷られることによるもので、脾より腎にまで及ぶものでがあり「脾腎両虚」となる。例えば、「浮腫」では、脾胃気血両虚から演繹変化して脾腎両虚の水腫などになる場合である。

　この二種類の転帰は、もともと素体が陰虚であった場合や陽虚であった場合に突出して見られるものである。

　本証の出現によって、本来持っているはずの病に対する抵抗力が低下してしまい、外邪を感受しやすくなったり、痰や食積、瘀血などの病邪を兼ねやすくなったりして、臨床上では虚実夾雑の症状が現れるから、弁証するときには、必ず兼夾の症状に注意すべきである。

　新しい病には「急なればその標を治す」の原則にのっとり、先に外邪を取り除いてから、その後で本を治療すればよい。

　もし兼夾の症状があれば、正気を扶助すると同時に邪を取り除くこと

が重要であり、正気を扶助することだけに固執すると、邪気が留まってしまう恐れがある。

〔2〕各種疾病中に見られる気血両虚証

1. 虚　労

病　　機：多くは後天の失調、あるいは久病による営養不足によって脾胃が損傷を受け、気血の生成変化の源が不足することによる。

証　　候：神疲乏力、気短自汗、納穀減少、頭暈心悸、体の痩せ、舌淡苔薄、脈細軟。

証候分析：神疲乏力、気短自汗、納穀減少、頭暈心悸、体の痩せ、舌淡苔薄、脈細軟。

治　　法：脾胃を調え理する、気血双補

方　　剤：八珍湯（『正體類要』明・薛己：1529 年）加減

構成：当帰、川芎、白芍薬、人参、白朮、茯苓、甘草

解説：四物湯と四君子湯の複方である。

　　　・四物湯でもって補養肝血をはかり、四君子湯で補気しているのである。

加　　減：薯蕷丸

　　　・気血不足によって腠理が密とならず粗とななれば、外邪の侵襲を受けやすくなる。

　　　・体の痩せ、神疲、気短心悸、感冒に罹りやすい、手足の痛みやしびれなどがある場合は、正気を扶助し邪気を取り除くために、薯蕷丸を加減して用いる。

文　　献：『金匱要略』血痺虚勞病脉證并治（後漢・張仲景：219 年）「虚勞諸不足、風氣百疾、薯蕷丸主之」

— 702 —

各論—13. 気血両虚証

２．眩　暈

病　　機：思慮過度、脾胃がもともと虚弱により、気血が頭目を栄養す
　　　　　るほど上がらず、脳が養われなくなって眩暈が起こる。

証　　候：頭暈目眩、少し動いただけで眩暈が激しくなる、顔面蒼白、
　　　　　口唇や指の爪に艶がない、神疲乏力、夢を多く見る、納呆、
　　　　　便溏、舌淡脈細。

治　　法：補養気血、健運中土

方　　剤：帰脾湯、補中益気湯を加減する。

〔帰脾湯〕

　　出典：『済生方』（宋・厳用和：1253 年）

　　構成：人参、白朮、茯苓、炙甘草、龍眼肉、遠志、当帰、生姜、
　　　　　酸棗仁、黄耆、木香

　　分析：人参、黄耆、白朮、炙甘草の甘温は脾を温補して益気する。

　　　　　・茯苓、遠志、龍眼肉、酸棗仁、当帰の甘温酸苦は養血補心安
　　　　　　神の効能がある。

　　　　　・木香は理気し脾を元気づけ、補って滞らせない。

〔補中益気湯〕

　　出典：『脾胃論』（金・李東垣：1249 年）

　　構成：黄耆、甘草、人参、当帰、橘皮、升麻、柴胡、白朮

　　分析：〔君薬〕

　　　　　黄耆は、補中益気、升陽固表の作用がある。

　　　　　〔臣薬〕

　　　　　人参は、元気を大いに補い、甘草は脾胃を調和して、白朮は
　　　　　脾を健やかにして湿を除く。君薬である黄耆を助けて、補脾
　　　　　益胃の力を増大させる。

　　　　　〔佐薬〕

　　　　　当帰は血を養い営を調え、橘皮は理気和胃の作用がある。

　　　　　〔使薬〕

— 703 —

升麻は陽明の清気、柴胡は少陽の清気を昇挙する。

諸薬を合わせて用いると益気昇陽、健脾益胃のはたらきをする。

古今配穴：太谿、神庭、水溝

　　出典：『鍼灸資生経』目眩（宋・王執中：1220 年）

　　　　　「神庭、水溝、主頭痛、目不可視」

　　解説：太谿は足少陰腎経の原穴であり、腎を滋養することで血虚を補うことができる。

　　　　　・水溝は、督脈の穴で手陽明大腸経と足陽明胃経の交会穴である。醒脳開竅、通経止痛、調理下焦の効能がある。

　　　　　・神庭は、督脈の穴で、潜陽安神、醒脳熄風の効能がある。

　　　　　・三穴を合わせて用いることで、益気養血して気血両虚による目眩を改善することができる。

3．心悸怔忡

病　　機：多くは過度の思い悩み、過度の労働によって心脾を損傷して、気血が損傷消耗され、血が心を養えなくなって起こる。

証　　候：心悸怔忡、健忘失眠、神疲倦怠、納食不思、舌淡、脈細。

治　　法：気血双補、心脾同治

方　　剤：帰脾湯に朱砂、龍歯などを加える。

　　分析：朱砂は、鎮心安神、清熱解毒の効能がある。

　　　　　・龍歯は、重鎮安神に働く。収渋の効能を持たないので、心身不寧の癲狂驚癇、心悸、煩躁失眠に用いる。驚癇、心悸煩躁、不眠、多夢などに用いられる。

古今配穴：内関、通里、心兪、足三里

　　出典：『急症鍼灸』（張仁編：1988 年）

— 704 —

各論―13. 気血両虚証

用法：補法

解説：内関は、手の厥陰心包経の「絡穴」であり、八脈交会穴として陰維脈に通じ、養寧心神して心悸を止める作用がある。

・通里は、手の少陰心経の「絡穴」で、心気を調え心悸を収める作用がある。

・心兪は、足の太陽膀胱経の腧穴で、心脈の気血を協調させて心を鎮静させる効能がある。

・足三里は、足の陽明胃経の「合土穴」で、気血を資生する効能がある。

4. 不寐（ふび）

病　　機：気血両虚によって起こる。

証　　候：夢を多く見てすぐに目が覚める、失眠、心悸、頭脹健忘、神疲乏力、顔面に艶がない、舌淡苔薄、脈細弱。

治　　法：益気生血、寧神定志

方　　剤：帰脾湯あるいは養心湯の加減

〔養心湯〕

出典：『證治準縄（しょうちじゅんじょう）』（明・王肯堂（おうこうどう）：1602 年）

構成：黄耆（おうぎ）、茯苓（ぶくりょう）、茯神（ぶくしん）、当帰（とうき）、川芎（せんきゅう）、半夏麹（はんげきく）、炙甘草（しゃかんぞう）、柏子仁（はくしにん）、酸棗仁（さんそうにん）、五味子（ごみし）、遠志（おんじ）、人参（にんじん）、肉桂（にっけい）

分析：人参、黄耆、茯苓、当帰、川芎は益気養血の作用がある。

・柏子仁、酸棗仁、遠志、五味子、茯神は寧心安神の作用がある。

・半夏麹、炙甘草は健脾和中の作用がある。

・肉桂は引火帰源、交通心腎の作用がある。

・諸薬を合わせて用いると、養血益気、寧神安神の作用がある。

文　　献：『類證治裁』不寐（清・林珮琴（りんはいきん）：1839 年）

「思慮傷脾、脾血毀損、経年不寐」

― 705 ―

古今配穴：神門（しんもん）、心兪（しんゆ）、三陰交（さんいんこう）

> 出典：『鍼灸臨床辨証論治』（李世珍ら：1995 年）
>
> 用法：補法（養心湯の効能に類似）
>
> 解説：神門は、手の少陰心経の兪土、原穴である。心は血脈を主り、血液は心気の鼓動によって全身に流れ、機体を栄養し機体の正常活動を維持する。
>
> ・心兪は、足の太陽膀胱経の臓穴で、心脈の気血を協調させて心臓を鎮静させる効能がある。
>
> ・三陰交は、足の太陰脾経の臓穴で、足の太陰、足の少陰、足の厥陰の三経の交会穴であり、脾土を補い、運化を助け気滞を通じ、風湿を取り除き、気血を調え、下焦を疏通し、血室を調え、精宮を理する効能がある。また血証の要穴でもある。したがって、血証の常用穴である。

5．痿　証

病　　機：多くは邪熱が気を損傷し津液を消耗するために陽明の生成変化が働かなくなる。そして水穀の精微が手足まで灌漑し、宗筋を潤し、骨を束ね関節を滑利することができなくなってしまう。

> ・さらに脾胃虚弱により常に肝の蔵血不足に陥り、肝は筋を主るから肝血不足となれば、筋脈を潤し養うことが困難となり痿えてくる。

証　　候：体全体の痿えと無力、肌肉が痩せこける、飲食減少、神疲乏力、あるいは頭暈眼花、体が重く口が苦い、舌淡紅、苔薄黄膩、脈細弦。

治　　法：補中益気、養血柔肝

方　　剤：**補中益気湯**、あるいは**加減四物湯**（『醫學正傳』（明・虞搏（ぐたん）：1515 年）を用いる。

各論―13. 気血両虚証

6. 血 便

病　　機：脾胃虚弱により脾不統血、気不摂血となって血が内に溢れだ
　　　　　してしまう。
証　　候：大便の色が黒い、胃脘腸満して苦しい、頭暈神疲、顔面蒼白、
　　　　　舌淡、脈細
治　　法：益気摂血
方　　剤：帰脾湯を加減して用いる。

7. 頭 痛

病　　機：一つは、労倦、飲食の不摂生などにより脾胃虚弱となり、そ
　　　　　のために気血が十分に生成されないため頭部をうまく栄養で
　　　　　きなくなる。
　　　　　一つは、病後や産後に気血がともに不足したり、出血によっ
　　　　　て気血を損傷したりして、頭部をうまく栄養できなくなる。
証　　候：頭痛（隠痛）、眩暈、疲労によって増悪する、身体がとても
　　　　　だるい、身体に力が入らない、心悸、顔面蒼白、舌淡、苔薄白、
　　　　　脈細弱。
証候分析：頭痛、眩暈
　　　　　営血が不足し能をうまく栄養できなくなるため。
　　　　　・身体がとてもだるい、身体に力が入らない、顔面蒼白、疲労
　　　　　　によって増悪する
　　　　　　気血両虚によって起こる。
　　　　　・舌淡、苔薄白、脈細弱
　　　　　　気血両虚の象である。
治　　法：気血双補
方　　剤：八珍湯あるいは帰脾湯を用いる。

― 707 ―

■■■■ 類 証 鑑 別 ■■■■

1. 気陰両虚証と気血両虚証

(1) 共通点
　二者はいずれも虚証である。

　一つは気陰同病、一つは気血同病である。

　臨床上、弁証する秘訣は、神疲乏力、呼吸気短などの気虚の症状は共通する。

(2) 相違点
　血虚も陰虚もいずれも営陰の損傷の症状が現れる。

　血虚の主要な表現は営血不足である。症状としては、頭暈眼花、眼瞼、口唇、指の爪の蒼白、心悸、手足しびれ、舌淡、脈細である。

　陰虚の主要な表現は陰虚火旺である。症状としては、頭暈、耳鳴、午後からの昇火、頬が紅くなる、咽痛、五心煩熱、舌紅少苔、脈細数。

　気血両虚から気陰両虚へと演繹変化するものであるから、病機上は相互に関連する。気陰両虚証は、臨床上熱性病の後期および内傷雑病中に見られるが、気血両虚証は主に内傷雑病中に見られるものである。

2. 気虚血瘀証と気血両虚証

(1) 共通点
　いずれも気血同病である。

(2) 相違点
　気虚血瘀証は虚中に実を挟んだ証であり、気血両虚証は虚証である。

　気虚血瘀証は気虚不足、元気毀損によるもので、気虚であるから血を

— 708 —

各論―13. 気血両虚証

推し進め運行させる力がないために、営衛不和となり、経脈あるいは藏府に瘀血が形成される。

気虚から起こる痹証では、手足のしびれと麻痺が出現する。

気虚から動風が起これば、脈絡が瘀血で阻害され、中風、顔面麻痺、手足が痩せて自由に動かないなどが出現する。

脾胃気虚によって藏府が養われなくなると、血の運行が阻害され、胸痛、脇痛、脘腹腸満、鈍痛して拒按となる。部位は固定、癥積腫など。

気血両虚証によって出現する手足のしびれには麻痺は伴わない、脘腹張満も喜按であったりすることが鑑別のポイントとなる。当然、気虚血瘀証では舌に瘀点が出現したり、体に瘀斑があったり、腹部に腫塊があったりする。気血両虚証では、それらの症状はないことから、二者は弁別できる。

気血両虚証が発展して虚より瘀血になると、表現としては気虚血瘀証となるから、二者は病機において一定の関係にある。

文 献 選 録

『素問』調經論

　「五藏之道、皆出於經隧、以行血氣、血氣不和、百病乃變化而生」

『靈樞』陰陽二十五人

　「血氣皆少、則耳焦惡色」

　「足陽明之上、……血氣皆少、則無髯、兩吻多畫」

『金匱要略』五藏篇（後漢・張仲景：219 年）

　「邪哭使魂魄不安者、血氣少也、血氣少者、属于心。心氣虛者、其人則畏、
　合目欲眠、夢遠行而精神離散、魂魄妄行、陰氣衰者爲癲、陽氣衰者爲狂」

『脉經』（西晉・王叔和：280 年）

　「脉微、氣血俱虛、年少者亡血也、乳子不利爲可。不者、此爲居經、
　三月不来」

『諸病源候論』虛勞諸病候上（隋・巣元方：610 年）

　「夫血氣者、所以榮養其身也。虛勞之人、精髓萎竭、血氣虛弱、不能
　充盛肌膚、此故羸瘦也」

　「胃爲府、主盛水穀、脾爲藏、主消水穀。若脾胃温和、則能消化。今
　虛勞血氣衰少、脾胃冷弱、故不消穀也」

『丹溪心法』（明・朱丹溪：1481 年）

　「久病之人氣血俱虛而脈大、痰濁不降也」

　「夫婦人崩中者、由臟腑傷損衝任二脉、血氣俱虛故也」

　「經不調而血水淡色、宜補氣血」

『三因極一病證方論』（宋・陳言：1174 年）

　「産後乳汁不行有二種、……有因血氣少而弱渋不行者、虛當補之、用
　鍾乳粉、猪蹄、鯽魚之属」

『婦人大全良方』（宋・陳自明：1237 年）

　「夫妊娠不長者、因有宿疾、或因失調、以致藏府衰損、氣血虛弱而胎
　不長也。當治其宿疾、益其氣血、則胎自長矣」

— 710 —

各論―13. 気血両虚証

「産後氣血暴虛、未得安静、血随氣上、迷乱心神、故眼前生花、極甚者、令人悶絶不知人、口噤神昏氣冷」

「産後生風、因去血過多、氣無所主、以至唇青肉冷、汗出、目眩神昏、命在須臾、此但虚極生風也」

「産後口噤、由血氣子時風邪乗手三陽經也」

「産後中風、筋脉攣急、乃血氣俱虛」

「産後悪露不下、因藏府勞傷、氣血虛損、或風冷相搏所致」

「夫産後蓐勞者、此由生産日浅、血氣虛弱、飲食未平復、不満日月、氣血虛羸、将養失所、而風冷客之」

「婦人乳汁乃氣血所化、若元氣虛弱、則生子乳汁短少」

『格致餘論』(かくちよろん) 疾病似崇論 (しゅしんこう) (元・朱震亨：1347 年)

「若夫血氣兩虧、痰客中焦、妨礙升降不得運用、以致十二官各失其職、視聴言動皆有虛妄、以邪治之、其人必死吁哉」

『醫學入門』 虛勞 (明・李梴 (りてい)：1575 年)

「氣血俱虛、溺頻食少、或移精咳嗽者、人参養榮湯加地骨皮、烏梅、麦門冬」

「氣血両虛、口沫大出者、死」

「有氣血虛損者、有腎虛及老人忽言不出者、宜于十全大補湯、去桂加菖蒲、遠志」

「經行犯房、勞役過度、損傷衝任、氣血俱虛、不能制約經血、忽然暴下者、宜大補氣血、大温經湯」

「結核、亦有氣血虛弱、略被外感内傷、以致痰涎凝滯、俱以古芷貝散爲主」

「脚軟、乃骨髓不満、氣血不充、筋弱不能束骨」

「癰疽潰後氣血大虛、惟恐毒陷、托裏之法、一日不可缺也」

「或病已十全安全、而忽然有口噤反張、筋搐痰壅、似破傷風症、又似痙症、其實乃氣血俱虛也」

『東垣十書』(とうえんじゅっしょ) (李東垣ら宋、金、元の醫家著作十種：1529 年)

「氣血虛而邪氣逆上爲頭痛」

「婦人脾胃久虛、或形羸氣血俱衰、而致經水断絶不行」

― 711 ―

『景岳全書』（明・張介賓：1640 年）

「蓋脾統血、脾氣虚則不能收攝、脾化血、脾氣虚則不能運化、是皆血無所主、因而脱陥妄行」

「有體素弱、或因過勞、或因病後、此爲不足、宜用養血安神之類．凡病後及婦人産後不得眠者、此皆血氣虚而心脾二臟不足、雖有痰火、亦不宜過於攻治、仍當以補養爲君、或佐以清痰降火之藥」

「氣血虚寒、不能營養心脾者、最多心腹痛證、然必以積勞積損及憂思不遂者、乃有此病。或心脾肝腎氣血本虚、而偶犯勞傷、或偶犯寒氣及飮食不調者亦有此證」

「妊娠胎氣本乎血氣、胎不長者、亦惟血氣之不足耳」

「凡婦人年及中衰、胎元無力、則常有胎不能長、及多小産昏暈之患、此氣血衰敗而然」

「婦人血氣俱虚、經脉不調、不受孕者、惟毓麟珠隨宜加減用之為最妙」

「氣血疲弱、不能傳送而停閣不出者、其證但見無力、而別無痛脹、治當補氣助血」

『薛氏醫案』（明・薛己：1574 年）

「産後寒熱、因氣血虚弱、或脾胃毀損、乃不足之證。……若兼大便不通、尤属氣血虚弱、切不可用發表降火」

『醫學正傳』（明・虞搏：1515 年）

「諸痒爲虚、凡血氣不足多痒、此證所謂諸痒爲虚也」

『片玉心書』（明・萬全：成立年不詳）（萬全は 1499―1582 年）

「瀉泄久而氣血虚、不能上昇元氣毀」

「脚細者禀受不足、氣血不充、故肌肉瘦薄、骨節俱露、知鶴之膝」

『幼科發揮』（明・萬全：1549 年）

「有因大病之後、頭骨不能起者、此血氣虚弱也、宜十全大補湯煉密丸服」

『嬰童百門』（明・魯伯嗣：1542 年）

「顖陥者、始因藏府有熱、渇飲水漿、致成泄利、久則血氣虚弱、不能上充脳髓、故顖陥如坑、不能平満」

『石室秘録』（清・陳士鐸：1685 年）

各論—13. 気血両虚証

「人有氣血全毀、一身多病、或頭痛未巳而身骨痛、或腹痛未巳而四肢尽痛」

「漏胎乃氣血不足之故、急宜従峻補之」

『張氏醫通』（清・張璐：1695 年）

「産後顫振者、乃氣血毀虛、火盛而生風也。治宜十全大補湯」

『證治準繩』（明・王肯堂：1602 年）

「産後百脉皆動、氣血俱傷、大虛不足、邪易以乘」

『奇效良方』（明・董宿原：1470 年）

「若摂護失節、而血氣衰、鬼邪侵傷、故婦人夢中多与鬼魅交通。由臟腑虛、神不守舍、故鬼氣得爲病也」

『東醫寶鑑』（朝鮮・許浚：1596 年）

「発不生者、因禀受氣血不足、不能營于發、宜服蓯蓉丸」

『馮氏錦囊』（清・馮兆張：1702 年）

「婦人經閉不行、有因脾胃久虛、形体羸弱、氣血俱衰、以致經水斷絶者」

『沈氏尊生書』（清・沈金鰲：1773 年）

「陽施陰化、胎孕乃成。血氣虛損、不能養胎、則胎自堕」

『女科經倫』（清・肖壎：1684 年）

「産後浮腫、多属氣血両毀、脾胃虛弱、營衛不能運行所致」

「産後便秘者、由氣虛不能推送、血虛不能濡潤也」

『血證論』陰陽水火氣血論（清・唐宗海：1884 年）

「一陰一陽、互相維繁、而況運血者即是氣、守氣者即是血。氣爲陽、氣盛即爲火盛、血爲陰、血虛即是水虛、一而二、二而一者也。人必深明此理、而後治血理氣、調陰和陽、可以左右逢源」

— 713 —

あとがき

　本書の執筆のきっかけは、30歳頃に人民衛生出版社から出版された『中医証候鑑別診断学』（1985 年 11 月刊行）との出会いである。

　まず自己の勉学の為に翻訳を試みた。すると本証弁析や類証鑑別、文献選録は大いに参考となったが、各証の証候や代表的病変における内容が簡略であり、論治においても治則と代表方剤を挙げているだけで学問的にも実際の臨床でも物足りなさを感じた。また、鍼灸配穴も当然のごとく記載されてはいない。

　そこで、各証候の病機や主要な症状などを分析することにした。方剤に関してもできるだけ出典、構成、それぞれの生薬の薬効なども調べた。鍼灸配穴もその弁証、その病変に相当するものをできるだけ調査した。

　気血弁証に関する各論が一応まとまってみると、気血の生理、病理などに関する総論的なものが必要となり、それをまた調べ追加した。

　気血の生理や病理などの総論的なものをできるだけ詳しくまとめてみると、気血病に関する歴史的な変遷を知らなければいけないという欲求にかられた。

　気血病に関する歴史的変遷を調べていくと、中国の書籍は当然、中国の歴史が記されている。方剤に関する書籍は方剤の歴史だけであり、鍼灸に関する書籍は鍼灸の歴史が中心である。また日本の書籍は日本の漢方、鍼灸の歴史が中心である。そこでそれぞれの歴史的調査から得られた気血病に関するものを年代順にまとめてみると、当然のことだが中医学・東洋医学の一つの大きな流れの中で、中国の方剤・鍼灸、日本の漢方・鍼灸が相互に影響し合いながら発展している歴史を知ることができた。

　歴史的変遷を辿っていくうちに、中医学・東洋医学の根本となる中国哲学の重要性も再度、確認した。それを最後にまとめてみた結果、出来上がったのが本書である。

　つまり本書は、まず各論として各弁証の概論から詳細へ、次に各論か

ら総論へ、総論から歴史へ、歴史から中国哲学へと筆者のその時々の探究心の趣くまま、自己を成長させるためにまとめていったものということである。その間に30年ほどの歳月が流れていった。そういう意味では、本書は気血弁証に関しての筆者の学問的成長記録でもある。

　気血弁証は中医学弁証のなかでも基本中の基本である。何事においても基本が大切であることは周知の事実である。基本的知識なくして臨床での応用はない。その基本的知識が広ければ広いほど、深ければ深いほど、臨床での応用範囲も広く深くなっていく。

　建物で喩えると、建物の大きさ高さなどが、大きくなれば大きくなるほど、高くなれば高くなるほど、より大きくより深く基礎工事をしなければならないのと同じである。深くしっかりとした基礎工事がなされなければその上に立派な高層ビルは建たないのである。

　本書が皆様の臨床における基本となり基礎となって、より広くより深く、多くの病める人たちを救うための一助となれば幸いである。

　ただ、一人の臨床家が自己の成長のためにまとめていった書であるため、学問的にも学術的にも不十分であり、行き届かない点があることは否めない。また『周易』に「書は言を尽くさず、言は意を尽くさず」とあるように、書物で伝えられることの限界も承知している。したがって読者諸賢の皆様からのご指摘、ご批判などはこの上なく有難い。

　本書をまとめるにあたって、多くの人と多くの書籍にお世話になった。とりわけ藤本蓮風先生からは、若い頃「東洋医学の歴史をよく知りなさい」とのご指導を賜ったことが本書をここまでまとめる上で大きな支えとなった。また大八木敏弘先生の気血に関してまとめられた個人的なノートも拝借し大いに参考にさせていただいた。お二人の先生方にはここに謹んで感謝申し上げる。

　また参考にした書籍からは非常に多くのことを学ばせていただいた。その学恩に対して、それぞれの著者・編集者各位に敬意とともに謝意を表したい。

　そして本書の出版を快諾してくださった、たにぐち書店社長の谷口直

あとがき

良様をはじめ、担当の安井様、編集部の皆様にも心より感謝申し上げる。

　最後に今この書を手にしてくださっている鍼灸・漢方の関係各位に感謝。

　　この広い宇宙の中でありがとう　この書繋ぐ皆様との縁

　　　　　　　　　　　　　　　　　平成 30 年 夏　神野英明

参考文献

〔1〕中国医学関係

（1）日本・丹波元堅・丹波元簡編著『聿修堂医書選　傷寒広要　薬治通義救急選方　脈学輯要　医勝』人民衛生出版社、1983 年

（2）中国中医研究院主編『中医証候鑑別診断学』人民衛生出版社、1985 年

（3）楊医亞主編『中医学問答上・下』人民衛生出版社、1985 年

（4）冷方南主編『中医内科臨床治療学』上海科学技術出版社、1987 年

（5）冷方南主編『中医証候辨治軌範』人民衛生出版社、1989 年

（6）印会河、張伯訥主編『中医基礎理論』人民衛生出版社、1989 年

（7）程紹恩等主編『気血病論治学』北京科学技術出版社、1990 年

（8）李聰甫主編『中藏経校注』人民衛生出版社、1990 年

（9）張伯臾主編『中医内科学』上海科学技術出版、1993 年

（10）朱序東、朱儀亭編著『医学心悟雑症要義』中医古籍出版社、1993 年

（11）王洪図総主編『黄帝内経研究大成　中』北京出版社、1994 年

（12）易発銀主編『中医瘀血証治療大全』中国中医薬出版社、1995 年

（13）趙洛匀等編著『《百症賦》精解』上海中医薬大学出版社、1995 年

（14）劉祖貽、孫光栄主編『中国歴代名医名術』中医古籍出版社、2002 年

（15）邢玉瑞著『21 世紀高等中医薬院校研究生試用教材　《黄帝内経》理論与方法論』陝西科学技術出版社、2004 年

（16）王琦主編『62 種疑難病的中医治療』人民衛生出版社、2005 年

（17）曲直瀬道三著、徐長卿点校『日本江戸漢方医学書選編　啓迪集』學苑出版社、2009 年

（18）趙献可著『医貫（中国経典文庫)』中国中医薬出版社、2009 年

（19）陳自明撰『婦人大全良方』人民衛生出版社、1985 年

— 719 —

〔２〕中国鍼灸関係

（１）單玉堂著『傷寒論鍼灸配穴選注』人民衛生出版社、1984 年

（２）劉冠軍編『現代鍼灸医案選』人民衛生出版社、1985 年

（３）楊子雨編著『鍼灸腧穴手冊』山西科学教育出版社、1985 年

（４）呂景山編著『鍼灸對穴臨床経験集』山西科学教育出版社、1986 年

（５）賀普仁編著『鍼灸治痛』科学技術文献出版社、1987 年

（６）張仁編著『急症鍼灸』人民衛生出版社、1988 年

（７）王岱主編『鍼灸処方学』北京出版社、1990 年

（８）賀普仁主編『鍼灸歌賦臨床応用』科学技術出版社、1992 年

（９）鄭魁山著『鍼灸問答―中華医薬家系列』中国医薬科技出版社、
　　　1993 年

(10)黄竹齊纂述『鍼灸經穴圖考』新文編豊出版社、中華民国 80 年（1992
　　　年）

(11)李世珍著『常用腧穴臨床発揮』人民衛生出版社、1985 年

(12)李世珍ら『鍼灸臨床辨証論治』人民衛生出版社、1995 年

(13)黒龍江省祖国医薬研究所校釈『鍼灸大成校釈』人民衛生出版社、
　　　1984 年

(14)張介賓著『類經圖翼』人民衛生出版社、1985 年

(15)竇漢卿原著、李鼎輯注『鍼經指南集注』啓業書局有限公司、中華
　　　民国 80 年（1992 年）

〔３〕日　本

（１）湯本求眞纂著『皇漢医学　上巻・下巻』燎原書店、1976 年

（２）長濱善夫著『東洋医学概説』創元社、昭和 53 年（1978 年）

（３）代田文誌著『沢田流聞書　鍼灸真髄』医道の日本社、1978 年

（４）代田文誌著『鍼灸治療基礎学』医道の日本社、1979 年

（５）宮脇浩志監修『新訂 方剤学』燎原書店、1980 年

（６）小曽戸丈夫、浜田善利共著『意釈黄帝内経霊枢』築地書店、1980
　　　年

参考文献

（7）神戸中医学研究会編著『中医学入門』医歯薬出版株式会社、1981
年

（8）相見三郎著『漢方の心身医学』創元社、昭和57年（1982年）

（9）藤本蓮風著『弁釈鍼道秘訣集』自然社、昭和58年（1983年）

（10）小曽戸丈夫、浜田善利共著『意釈八十一難経』築地書店、1983年

（11）中医学概論邦訳委員会訳編『中国漢方医学概論』中国漢方、1984
年

（12）劉渡舟著、勝田正泰監訳『中国傷寒論解説』東洋学術出版社、
1985年

（13）梶原性全著、石原明外題『萬安方（全）内閣文庫蔵版』科学書院、
昭和61年（1986年）

（14）梶原性全著、石原明外題『頓醫抄（全）内閣文庫蔵版』科学書院、
昭和61年（1986年）

（15）神戸中医学研究会編訳『症状による中医診断と治療上・下』燎原書店、
1987年

（16）鍼灸医学諺解書集成第四冊『医学正伝或問諺解　医方大成論和語
鈔』オリエント出版社、1987年

（17）小田慶一編訳『中神琴溪』燎原書店、1987年

（18）有林著『有林福田方』科学書院、昭和62年（1987）

（19）岡本一抱子撰『醫學三藏辨解』盛文堂漢方医書頒布会、昭和62年
（1987年）

（20）何任著、勝田正泰監訳『金匱要略解説』東洋学術出版社、昭和63
年（1988年）

（21）小曽戸丈夫、浜田善利共著『意釈黄帝内経素問』築地書店、1991
年

（22）小野沢精一、福永光司、山井湧編『気の思想　中国における自然
観と人間観の展開』東京大学出版社、1991年

（23）日本経絡学会第20回学術大会実行委員会編『素問・霊枢』日本経
絡学会、1992年

― 721 ―

(24) 稲葉克文礼、和久田寅叔虎『腹證奇覧　全（復刻）』医道の日本社、平成4年（1992年）

(25) 中医学基本用語邦訳委員会訳編『中国漢方医語辞典』中国漢方、1993年

(26) 日中共同編集『鍼灸学［臨床篇］』東洋学術出版社、1993年

(27) 丸山敏秋著『気──論語からニューサイエンスまで　東京美術選書48』東京美術、平成5年（1993年）

(28) 李鼎著、浅野周訳『鍼灸学釈難』源草社、2000年

(29) 槇佐知子『医心方　巻六　五臓六腑気脈骨皮篇』筑摩書房、2001年

(30) 舘野正美著『吉益東洞『古書醫言』の研究─その書誌と醫學思想─』汲古書院、平成16年（2004年）

(31) 小曽戸洋・長谷部英一・町泉寿郎（著）『五十二病方（馬王堆出土文献訳注叢書)』東方書店、2007年

(32) 西岡由紀著『図説　難経　易経と難経』宝栄企画、2007年

(33) 家本誠一『黄帝内経素問訳注［第1巻］～［第3巻］』医道の日本社、2009年

(34) 家本誠一『黄帝内経霊枢訳注［第1巻］～［第2巻］』医道の日本社、2009年

(35) 寺澤捷年著『症例から学ぶ和漢診療学　第3版』医学書院、2012年

(36) 舘野正美著『中国医学と日本漢方　医学思想の立場から』岩波現代全書、2014年

(37) 大塚敬節、矢数道明編『後藤艮山、山脇東洋（近世漢方医学書集成13)』名著出版、昭和54年（1979年）

(38) 大塚敬節、矢数道明編『中神琴溪（近世漢方医学書集成17)』名著出版、昭和54年（1979年）

(39) 大塚敬節、矢数道明編『吉益南涯（近世漢方医学書集成37)』名著出版、昭和55年（1980年）

（40）大塚敬節、矢数道明編『尾台榕堂（二）（近世漢方医学書集成 58）』名著出版、昭和 55 年（1980 年）

（41）大塚敬節、矢数道明編『浅田宗伯（一）近世漢方医学書集成 95』名著出版、昭和 57 年（1982 年）

（42）大塚敬節、矢数道明編『吉益東洞（一）（近世漢方医学書集成 10）』名著出版、昭和 57 年（1982 年）

（43）神戸中医学研究会編著『中医臨床のための方剤学』医歯薬出版株式会社、1992 年

（44）入江祥史、牧野利明著『漢方・中医学講座—臨床生薬学編』医歯薬出版株式会社、2009 年

（45）立川昭二著『気の日本人』集英社、2010 年

（46）宮崎本草会編著『句読点で読む橘窓書影』万来舎、2015 年

〔4〕インターネット関係（ウェブサイト名のみ記す）

（1）中國哲學書電子化計劃

（2）中医 e 百

（3）訂閱醫學百科

人名・書籍名索引

〔あ〕

浅田宗伯‥‥‥‥‥‥‥‥‥　123

〔い〕

『醫學綱目』‥　85, 451, 523, 540, 583, 640

『醫學三藏辨解』‥‥‥‥‥‥　86, 87

『醫學心悟』‥‥‥‥‥　295, 399, 500

『醫學正傳』‥‥‥‥　441, 691, 706, 712

『醫學衷中参西録』‥‥‥‥‥　337

『醫學統旨』‥‥‥‥‥‥‥‥　540

『醫學入門』‥‥‥‥‥‥　73, 74, 174,
188, 336, 368, 428, 429, 435, 438, 456,
462, 523, 539, 559, 590, 622, 653, 711

『醫學發明』‥‥‥‥‥　529, 581, 588

『醫貫』‥‥‥‥‥‥‥‥　539, 623

『醫經溯洄集』‥‥‥‥‥　348, 394

『醫旨緒餘』‥‥‥‥‥‥‥　172

『醫書大全』‥‥‥‥‥‥‥‥　83

『醫事或問』‥‥‥‥‥‥‥‥　93

『醫心方』‥‥‥‥‥‥‥　59, 60

『醫宗金鑑』‥‥‥　336, 415, 500, 648, 669

『醫宗必讀』‥‥‥　224, 475, 530, 538, 623

『醫斷』‥‥‥‥‥‥‥‥‥‥　93

『醫徹』‥‥‥‥‥‥‥‥‥　621

伊藤仁斎‥‥‥‥‥‥‥‥‥　88

伊藤大介‥‥‥‥‥‥‥‥‥　120

稲葉文礼‥‥‥‥‥‥‥‥‥　98

『醫範』‥‥‥‥‥‥‥‥‥‥　95

『醫方考』‥‥‥‥‥　336, 400, 539, 580

『醫方集解』‥‥‥‥‥‥　166, 494, 635

『醫方大成論』‥‥‥‥‥‥‥　83

『醫方大成論和語鈔』‥‥‥　83, 84, 85

『醫門法律』‥‥‥　136, 139, 476, 572, 623

『醫林改錯』‥‥‥‥　96, 97, 98, 262, 269,
551, 552, 568, 571, 576, 585, 591, 596,
598, 601, 602, 608, 609, 611, 613, 621

尹文‥‥‥‥‥‥‥‥‥‥‥‥　41

〔う〕

『温熱論』‥‥‥‥‥‥‥‥‥　553

『温病條辨』‥‥‥‥‥‥‥345, 413, 417,
631, 632, 633, 640, 649

〔え〕

『衛生寶鑑』‥‥‥‥‥‥　451, 485

『嬰童百門』‥‥‥‥‥‥‥‥　712

『永類鈐方』‥‥‥‥‥‥　291, 298

『閻氏小兒方論』‥‥‥‥‥‥　467

〔お〕

王維德‥‥‥‥‥　540, 624, 668, 691

汪昂‥‥‥‥‥‥‥‥　166, 494, 635

王肯堂‥190, 236, 239, 284, 294, 336, 451, 475, 540, 560, 622, 654, 705, 713

王国瑞‥‥‥‥‥‥‥‥304, 414, 415, 420, 432, 444, 447, 487, 592

王執中‥‥‥‥‥‥‥‥ 71, 529, 704

王充‥‥‥‥‥‥‥‥‥‥‥‥ 49

王叔和‥‥‥‥‥‥‥‥‥‥ 710

王清任‥‥‥‥‥‥‥ 96, 262, 269, 551, 552, 568, 571, 576, 585, 591, 596, 598, 601, 607, 611, 613, 621

王鳳儀‥‥‥‥‥‥‥‥‥‥ 579

王惟一‥‥‥‥‥‥‥‥‥ 71, 529

王履‥‥‥‥‥‥‥‥‥ 348, 394

岡本爲竹一抱‥‥‥‥‥‥ 83, 86

小川新‥‥‥‥‥‥‥‥‥‥ 131

荻野台州‥‥‥‥‥‥‥‥‥ 120

尾台榕堂‥‥‥‥‥‥‥‥‥ 122

〔か〕

懷遠‥‥‥‥‥‥‥‥‥‥‥ 621

『臥岩凌先生得効応穴鍼法賦』
‥‥‥‥‥‥‥‥‥‥ 372, 590

『格致餘論』‥‥‥‥‥ 64, 400, 553, 711

郭有陶（郭志邃）‥‥‥ 119, 120, 121

梶原性全‥‥‥‥‥‥‥‥‥ 66

華陀‥‥‥‥‥‥‥‥‥ 184, 475

『鶡冠子』‥‥‥‥‥‥‥‥ 49

滑寿‥‥‥‥‥‥‥‥‥‥‥ 198

『河南中医』‥‥‥‥‥‥‥ 144

賀普仁‥‥‥‥‥ 385, 387, 532, 599

何廉臣‥‥‥‥‥‥‥‥‥‥ 553

『管子』‥‥‥‥‥‥‥‥ 42, 44

管仲‥‥‥‥‥‥‥‥‥‥‥ 44

『韓氏醫通』‥‥‥‥‥‥‥ 431

顔習齋‥‥‥‥‥‥‥‥‥‥ 229

『顔習齋先生言行録』‥‥‥‥ 229

韓懋‥‥‥‥‥‥‥‥‥‥‥ 431

〔き〕

危亦林‥‥‥‥‥‥ 488, 491, 622, 690

『気血病論治学』‥‥‥‥‥‥ 124

『奇効良方』‥‥‥‥‥‥‥ 713

『橘窓書影』‥‥‥‥‥‥ 123, 124

『「気」の日本人』‥‥‥‥ 83, 134

『急症鍼灸』‥‥‥‥346, 349, 350, 387, 486, 488, 490, 496, 511, 529, 641, 644, 704

『救偏瑣言』‥‥‥‥‥‥‥‥ 655

龔延賢‥‥‥‥ 120, 227, 228, 451, 469

《行鍼指要歌》‥‥‥ 415, 464, 469

堯封‥‥‥‥‥‥‥‥‥ 530, 612

『局方發揮』‥‥‥‥‥‥‥‥ 399

許叔微‥‥‥‥‥‥‥‥ 475, 500

許浚‥‥‥‥‥‥‥‥‥‥‥ 713

《玉龍歌》‥‥‥‥‥‥304, 414, 415, 420, 432, 444, 447, 487, 529

《玉龍賦》‥‥‥‥‥‥304, 414, 415, 420, 432, 444, 447, 491

魏荔‥‥‥‥‥‥‥‥‥‥‥ 336

人名・書籍名索引

『金匱鈎玄』・・・・・・・・・　400, 577

『金匱要略』・・・・・・・・・108, 117, 180,
　215, 303, 356, 373, 424, 443, 457, 461,
　466, 474, 538, 551, 552, 554, 586, 616,
　646, 669, 688, 702, 710

『金匱要略心典』・・・・・・・・　181, 554

『金匱要略方論本義』・・・・・・・・・　336

『金匱翼』・・・・・・・・　521, 524, 527, 584

〔く〕

虞搏・・・・・・・・　441, 587, 691, 706, 712

栗山茂久・・・・・・・・・・・・・・・88

〔け〕

『景岳全書』・・・・・・・・・・・　74, 75, 76,
　77, 152, 164, 173, 174, 180, 182, 191, 208,
　235, 256, 285, 296, 310, 335, 342, 344,
　346, 348, 349, 356, 371, 389, 395, 399,
　400, 448, 476, 505, 531, 538, 577, 590,
　623, 640, 654, 712

『啓迪集』・・・・・・・・・・・・・　78, 79

『外科證治全生集』・・540, 624, 668, 691

『外科正宗』・・・・・・・・・・・・・　667

『血證論』・・・・・・・・・・・102, 103, 104,
　105, 106, 107, 108, 109, 110, 111, 179,
　190, 196, 199, 206, 213, 216, 248, 258,
　259, 263, 259, 263, 264, 267, 407, 508,
　527, 568, 572, 621, 624, 647, 713

『乾坤生意』・・・・・・・・・・・　381, 486

『現代鍼灸医案選』・・・・・298, 320, 374,
　439, 535, 579, 613

『験方新編』・・・・・・・・・・・・・　422

厳用和・・・・・・・・・・・228, 296, 392,
　510, 621, 642, 653, 703

〔こ〕

『廣温疫論』・・・・・・・・・・・・・　553

『皇漢醫学』・・・・・・・112, 114, 115,
　117, 118, 119, 121, 122, 123

黄宮繍・・・・・・・・・・・・・・・　261

『江西中医薬』・・・・・・・・・・・　534

『黄帝内經太素』・・・・・・・・・・　216

高武・・・・・・・・・・・・304, 323, 371,
　373, 378, 414, 415, 420, 432, 444, 447,
　454, 460, 464, 466, 469, 491, 495, 512,
　517, 530, 594, 635, 638, 647

皇甫中・・・・・・・・・・・・・・・　567

呉亦鼎・・・・・・・・　318, 415, 418, 485

呉鞠通・・・・・・・・・・・345, 413, 417,
　631, 632, 633, 640, 649

呉謙・・・・・・・・　336, 415, 500, 648, 669

呉崑・・・・・・・・　336, 400, 539, 580

『古今醫案按』・・・・・・・・・・・　530

『古今醫統大全』・・・・・・・227, 324, 411,
　538, 622

『五十二病方』・・・・・・・・・・・・・　41

『古書醫言』・・・・・・・・・・・・　93, 94

後藤艮山・・・・・・・・・・・・・　88, 93

〔さ〕

『濟陰綱目』・・・・・・・・・・・181, 534, 615

— 727 —

『濟生方』・・・・・・・・・228, 296, 392, 510, 621, 642, 653, 703

『痧脹玉衡』・・・・・・・・・・ 119, 120

《雜病歌》・・・・・・・・・373, 378, 454, 460, 530, 635, 638

《雜病穴法歌》・・・・・・・368, 428, 429, 435, 438, 456, 462, 523

『雜病源流犀燭』・・・・・・399, 476, 540, 621, 653, 689

沢田健・・・・・・・・・・・・・・・・ 53

『沢田流聞書・鍼灸真髄』・・・・・ 468

『三因極一病證方論』・・・・ 293, 586, 710

〔し〕

『史記』・・・・・・・・・・・・・・・ 94

『師説筆記』・・・・・・・・・・・・・ 92

司徒鈴・・・・・・・・・・・・・・・ 374

『時方妙用』・・・・・・・・・・・・ 590

謝元慶・・・・・・・・・・・・・・・ 366

『周易』・・・・・・・・・・・・・・ 94, 135

周学海・・・・・・・ 163, 171, 181, 197, 555

周之干・・・・・・・・・・・・・・・ 694

鄒学熹・・・・・・・・・・・・・・・ 195

《十四經要穴主治歌》・・・・・・・・ 415

朱権・・・・・・・・・・・・・ 381, 486

朱肱・・・・・・・・・・・・・・・ 622

朱震亨（朱丹溪）・・・・・ 64, 79, 171, 193, 296, 399, 400, 413, 459, 461, 512, 521, 538, 553, 575, 577, 653, 711

『壽世保元』・・・・・・・・・ 227, 228

『重訂廣温熱論』・・・・・・・・・ 553

『儒門事親』・・・・・・・・ 60, 61, 62

『荀子』・・・・・・・・・・・・・ 43, 94

『春秋繁露』・・・・・・・・・・・・ 49

『症因脉治』・・・ 386, 449, 538, 577, 594

『傷寒貫珠集』・・・・・・・・・・ 570

『傷寒廣要』・・・・・・・・・ 100, 101

『傷寒明理論』・・・・・・・・ 577, 621

『傷寒論』・・・・・・・・ 54, 55, 94, 165, 211, 273, 367, 376, 380, 382, 429, 449, 453, 464, 552, 586, 605, 663

『傷寒論集注』・・・・・・・・・・・ 399

『傷寒論鍼灸配穴選注』・・・・・・ 383

《勝玉歌》・・・・・・・・・383, 487, 530

邵経明・・・・・・・・・・・・・・・ 320

肖壎・・・・・・・・・・・・・・・ 713

『尚書』・・・・・・・・・・・・・・ 94

『證治匯補』・・・・・・・・ 79, 80, 81, 337, 484, 490, 539, 572, 621, 623, 653, 654, 672, 682, 694

『證治準繩』・・・ 236, 239, 284, 294, 336, 451, 475, 540, 560, 622, 654, 705, 713

『證治要訣』・・・・・・・・・ 475, 654

『小兒藥證直訣』・・・・・・・・・ 422

『常用腧穴臨床発揮』・・・・・ 582, 607

『症例から学ぶ 和漢診療学 第3版』
・・・・・・・・・・・・・・・ 125

徐鳳・・・・・・・・・・・・302, 323, 368, 374, 393, 415, 441, 495, 586

『女科經倫』・・・・・・・・・・・ 713

— 728 —

人名・書籍名索引

『女科輯要』‥‥‥‥‥‥　530, 612

『女科證治準縄』‥‥‥‥‥‥　190

徐春甫‥‥‥‥‥　227, 324, 411, 538, 622

『諸病源候論』‥‥‥‥‥‥　55, 56, 66,
　70, 171, 216, 238, 283, 310, 335, 474, 475,
　516, 551, 586, 710

『刺絡聞見録』‥‥‥‥‥‥　120

『刺絡編』‥‥‥‥‥‥　120

秦越人‥‥‥‥‥‥‥　48, 151, 161,
　166, 170, 191, 197, 262, 356, 363

『鍼灸学〔臨床篇〕』‥‥‥‥　395, 486,
　526, 533

『鍼灸歌賦臨床應用』‥‥‥‥‥　532

『神灸經論』‥‥‥‥　318, 415, 418, 485

『鍼灸資生經』‥‥‥‥‥　71, 529, 704

『鍼灸聚英』‥‥‥‥‥‥304, 323, 371,
　373, 378, 414, 415, 420, 432, 444, 447,
　454, 460, 464, 466, 491, 492, 495, 512,
　517, 530, 594, 638

『鍼灸大成』‥‥‥‥‥‥324, 366, 383,
　393, 423, 487, 492, 495, 530, 594, 599

『鍼灸大全』‥‥‥‥‥‥302, 368, 374,
　393, 415, 432, 441, 495, 586

『鍼灸治痛』‥‥‥‥‥‥　385, 387, 599

『鍼灸治療学』‥‥‥‥‥‥‥　521

『鍼灸對穴臨床経験集』‥‥‥‥304, 328,
　329, 369, 390, 420, 425, 433, 444, 446,
　447, 450, 458, 459, 493, 511, 589, 592,
　597, 606, 609

『鍼灸問答－中華医薬家系列』
　‥‥‥‥‥‥‥　321, 325, 347, 391

『鍼灸臨床辨証論治』‥‥‥‥　514, 516,
　520, 532, 574, 576, 589, 601, 602, 603,
　609, 611, 616, 706

『鍼經指南』‥‥‥‥‥‥　414, 418, 530

秦景明‥‥‥‥　386, 449, 538, 577, 594

秦皇士‥‥‥‥　386, 449, 538, 577, 594

『愼齋遺書』‥‥‥‥‥‥‥　694

『仁齋直指方論』‥‥‥‥　58, 200, 476,
　513, 548, 586, 590, 646

『普濟本事方』‥‥‥‥‥‥　475, 500

『鍼道秘訣集』‥‥‥‥‥‥　52, 82

『神應經』‥‥‥‥‥‥‥　489, 594

〔せ〕

『生々堂醫譚』‥‥‥‥‥‥‥　120

『生々堂治験』‥‥‥‥‥‥‥　121, 122

『聖濟總録』‥‥‥‥‥‥‥　66, 653

『正體類要』‥‥‥‥　349, 520, 667, 702

『世醫得効』‥‥‥‥　488, 491, 622, 690

成無己‥‥‥‥‥‥‥‥　577, 621

《席弘賦》‥‥302, 323, 393, 415, 441, 495

薛己‥‥‥‥‥‥‥‥‥336, 349, 400,
　520, 540, 622, 623, 634, 654, 667, 702,
　712

『薛氏醫案』‥‥‥　336, 400, 540, 622, 712

銭乙‥‥‥‥‥‥‥‥‥‥　422

《千金十一穴歌》‥‥‥‥‥‥　368

『千金翼方』‥‥‥‥‥‥‥　679

『仙授理傷續断秘方』‥‥‥‥‥‥57

『先醒齋醫學廣筆記』‥‥‥‥‥　568

〔そ〕

宗銒……41
巣元方……55, 171, 216, 238, 283, 310, 474, 475, 516, 551, 586, 710
『蒼生司命』……587
『荘子』……42, 135
『續醫斷』……95, 96
『素問』痿論……188, 547, 597
『素問』陰陽應象大論……47, 141, 142, 168, 183, 274, 308, 555, 556, 664
『素問』奇病論……474
『素問』逆調論……309
『素問』擧痛論……46, 70, 79, 186, 210, 220, 221, 223, 231, 232, 272, 274, 386, 409, 474, 547, 550, 554, 559, 560, 564, 575, 662, 664, 672
『素問』金匱眞言論……140, 518
『素問』經脉別論……187, 188, 203
『素問』厥論……226, 335, 474
『素問』五常政大論……204
『素問』五藏生成篇……184, 189, 192, 217, 547, 562
『素問』刺志論……171, 289, 308
『素問』四時刺逆從論……538
『素問』至眞要大論……233, 399, 561, 562
『素問』刺腰痛篇……594
『素問』上古天眞論……167
『素問』鍼解……309
『素問』診要經終論……217
『素問』生氣通天論……182, 217, 225, 249, 274, 408, 474, 500, 557, 563, 665
『素問』宣明五氣篇……181, 229
『素問』藏氣法時論……308
『素問』疏五過論……309, 597
『素問』調經論……46, 146, 168, 256, 260, 309, 410, 474, 506, 556, 558, 710
『素問』通評虚實論……308
『素問』天元紀大論……176
『素問』八正神明論……45, 192, 255, 505, 556
『素問』評熱病論……172, 416
『素問』痹論……157, 160, 162, 600
『素問』平人氣象論……155, 186
『素問』腹中論……590
『素問』方盛衰論……309
『素問』寶命全形論……136, 137
『素問』脉解……474
『素問』脉要精微論……181
『素問』六元正紀大論……63
『素問』六節藏象論……138, 169, 182, 183
『素問』六微旨大論……148, 169, 204
『素問』離合眞邪論……268, 271, 662
『素問』靈蘭祕典論……102, 176, 511
孫一奎……172
孫思邈……378, 415, 457, 679

人名・書籍名索引

〔た〕

『太玄』・・・・・・・・・・・・・・・・・・・・ 49

戴天章・・・・・・・・・・・・・・・・・ 553

戴復庵・・・・・・・・・・・・・ 475, 654

『体表観察学－日本鍼灸の叡智』
・・・・・・・・・・・・・・・・・・・・・ 52

『太平恵民和剤局方』・・・293, 318, 419,
427, 431, 446, 453, 455, 468, 484, 488,
515, 526, 532, 573, 679, 689

『太平聖恵方』・・・・・・・・・・・・・・・ 66

田代三喜・・・・・・・・・・・・・・・・・ 78

立川昭二・・・・・・・・・・・・ 83, 134

舘野正美・・・・・・・・・・・・・ 45, 94

單玉堂・・・・・・・・・・・・・・・・ 383

『丹渓心法』・・・・・・・・・・171, 296, 400,
413, 459, 461, 512, 521, 538, 575, 577,
593, 653, 710

『丹渓心法附餘』・・・・・・・・・・・・ 189

丹波（多紀）元堅・・・・・・・・ 100

丹波康頼・・・・・・・・・・・・・・・・・59

〔ち〕

『中医瘀血証診療大全』・・・・・・・ 125

『中医学問答』・・・・・・・・・・ 574, 583

『中医証候鑑別診断学』・・・・・・・ 124

『中医症状鑑別診断学』・・・・・・・ 342

《肘後歌》・・・・・・・・・・・・・・・・ 432

『中藏經』・・・・・・・・・・・・ 184, 475

張介賓・・・・・・・ 74, 77, 102, 103, 142,
152, 161, 164, 173, 174, 180, 182, 191,

205, 207, 208, 215, 235, 285, 296, 310,
344, 346, 348, 349, 356, 379, 381, 389,
395, 399, 400, 418, 451, 476, 505, 531,
538, 577, 590, 594, 623, 640, 654, 712

趙献可・・・・・・・・・・・・・ 539, 623

『張氏醫通』・・・・・・・・・144, 146, 183,
215, 262, 371, 500, 587, 694, 713

張志聡・・・・・・・・・・・・・・・・ 399

張錫純・・・・・・・・・・・・・・・・ 337

張従正・・・・・・・・・・・・・・・・・60

張仁・・・・・・・ 346, 349, 350, 387, 486,
488, 490, 496, 511, 529, 641, 644, 704

《長桑君天星秘訣歌》・・・・・・・・・ 381

張仲景・・・・・・・・・・ 54, 180, 303, 356,
367, 373, 376, 380, 382, 424, 443, 457,
461, 464, 466, 474, 538, 551, 552, 586,
605, 646, 663, 669, 688, 702, 710

張潞・・・・・・・・・・・・・・144, 146, 183,
215, 262, 371, 500, 587, 694, 713

陳会・・・・・・・・・・・・・・・ 489, 594

沈金鰲・・・・・・・・・・・・・・336, 399, 476,
523, 540, 621, 653, 689, 713

陳言・・・・・・・・・・・・・・ 68, 586, 710

『沈氏尊生書』・・・・・・・・336, 523, 713

陳士鐸・・・・・・・・・・・・590, 623, 712

陳修園・・・・・・・・・・・・・・・・ 590

陳実功・・・・・・・・・・・・・・・・ 667

陳自明・・・・・・・・・・・・・159, 400, 513,
538, 617, 621, 710

陳治・・・・・・・・・・・・・・・・・ 336

陳明・・・・・・・・・・・・・・・・・ 144

731

〔つ〕

《通玄指要賦》‥‥‥‥‥ 380, 414, 530

『通俗傷寒論』‥‥‥‥‥‥‥ 632

鶴田元逸‥‥‥‥‥‥‥‥‥‥‥ 93

〔て〕

鄭魁山‥‥‥‥‥ 321, 325, 347, 391

程国彭‥‥‥‥‥‥‥ 295, 399, 500

寺澤捷年‥‥‥‥‥‥‥ 125, 130

〔と〕

『東醫寶鑑』‥‥‥‥‥‥‥ 713

『東垣十書』‥‥ 311, 400, 475, 538, 711

竇傑‥‥‥‥‥‥ 380, 414, 418, 530

薫宿原‥‥‥‥‥‥‥‥‥ 713

『銅人腧穴鍼灸圖經』‥‥‥‥ 71, 529

唐宗海‥‥‥‥‥‥‥‥‥ 101, 102, 179,
　190, 196, 199, 206, 213, 216, 248, 258,
　259, 263, 264, 267, 407, 508, 527, 540,
　568, 572, 599, 621, 624, 647, 713

董仲舒‥‥‥‥‥‥‥‥‥ 49, 53

『讀醫随筆』‥‥ 163, 171, 181, 197, 555

『頓醫抄』‥‥‥‥‥‥‥ 66, 67, 68

〔な〕

『内外傷辨惑論』‥‥ 348, 385, 437, 678

中神琴溪‥‥‥‥‥ 119, 120, 121, 122

『難經』八難‥‥‥‥ 48, 51, 152, 166

『難經』十四難‥‥‥‥‥‥ 151

『難經』二十難‥‥‥‥‥‥‥ 356

『難經』二十二難‥‥‥ 48, 170, 191,
　196, 197, 363

『難經』三十難‥‥‥‥‥‥‥ 161

『難經』三十六難‥‥‥‥‥‥ 48

『難經』六十難‥‥‥‥‥‥‥ 262

『難經』六十六難‥‥‥‥‥ 48, 50

『難經』六十八難‥‥‥‥‥‥ 454

『難經』の十二原‥‥‥‥‥‥ 50

『難經本義』‥‥‥‥‥‥‥‥ 198

〔は〕

華岡青洲‥‥‥‥‥‥‥‥‥ 667

〔ひ〕

『脾胃論』‥‥‥‥‥‥ 63, 64, 144,
　147, 209, 235, 240, 285, 288, 300, 319,
　322, 327, 703

『備急千金要方』‥‥‥‥ 378, 415, 457

費啓泰‥‥‥‥‥‥‥‥‥‥ 655

《百症賦》‥‥ 323, 371, 466, 495, 512, 647

『病機沙篆』‥‥‥‥‥‥‥ 182

『馮子錦嚢』‥‥‥‥‥‥ 540, 713

兵頭明‥‥‥‥‥ 395, 486, 526, 533

馮兆張‥‥‥‥‥‥‥‥ 540, 713

《標幽賦》‥‥‥‥‥‥‥‥ 418

〔ふ〕

『腹證奇覧』‥‥‥‥‥‥ 52, 98, 387

人名・書籍名索引

『腹證奇覧　全』・・・・・・・・・・・・・ 98

『腹證奇覧翼』・・・・・・・・・ 52, 98, 99,
　　301, 368, 377, 383, 450, 606, 661

傅山・・・・・・・・・・・・・・・ 350, 534, 612

武之望・・・・・・・・・・・・ 181, 534, 615

藤本蓮風・・・・・・・・・・・・・・・・・ 52

『婦人大全良方』・・・・・・・ 159, 400, 513,
　　538, 617, 621, 710

『傅青主女科』・・・・・・・・・ 350, 534, 612

『文子』・・・・・・・・・・・・・・・・・・ 94

〔へ〕

『平治枓萃』・・・・・・・・・・・・・・・ 193

『扁鵲神應鍼灸玉龍經』・・・・ 304, 414,
　　415, 420, 432, 444, 447, 487, 592

『片玉心書』・・・・・・・・・・・・・・・ 712

〔ほ〕

『方伎雑誌』・・・・・・・・・・・・・・・ 122

方広類・・・・・・・・・・・・・・・・・ 189

鮑相璈・・・・・・・・・・・・・・・・・ 422

繆希雍・・・・・・・・・・・・・・・・・ 568

『本草求眞』・・・・・・・・・・・・・・・ 261

〔ま〕

《馬丹陽天星十二穴治雑病歌》
　・・・・・・・・・・・・・・・ 366, 393, 599

曲直瀬道三・・・・・・・・・・・・・・・・ 78

『萬安方』・・・・・・・ 66, 67, 68, 69, 70, 71

『萬家伝痘疹心診』・・・・・・・・・・・ 539

『萬氏女科』・・・・・・・・・・・・・・ 614

萬全・・・・・・・・・・・・ 539, 614, 712

『萬病回春』・・・・・・・・・・・・ 120, 451

〔み〕

味岡三伯・・・・・・・・・・・・・・・・ 83

御園夢分斎・・・・・・・・・・・・・・・ 82

『脉經』・・・・・・・・・・・・・・・・・ 710

〔め〕

『明醫雑著』・・・・・・・・・ 540, 623, 654

『明醫指掌』・・・・・・・・・・・・・・ 567

〔や〕

矢数道明・・・・・・・・・・・・・・・・ 98

『藥治通義』・・・・・・・・・・・・ 100, 101

『薬徴』・・・・・・・・・・・・・・・・・ 93

山田慶児・・・・・・・・・・・・・・・・ 88

山脇東門・・・・・・・・・・・・・・・ 120

〔ゆ〕

尤怡・・・・・・・ 181, 521, 524, 527, 554, 584

尤在涇・・・・・・・・・・・・・・・・ 570

有隣・・・・・・・・・・・・・・・・・・ 72

『有隣福田方』・・・・・・・・・・・・・・ 72

喩嘉言・・・・・・・ 136, 139, 476, 572, 623

兪震・・・・・・・・・・・・・・・・・ 530

兪根初・・・・・・・・・・・・・・・・ 632

— 733 —

湯本求眞・・・・・・・・・・・・・ 112, 121

〔よ〕

楊医亞・・・・・・・・・・・・・・ 574, 583

楊継洲・・・・・・・・・・・・・324, 366, 383,
393, 423, 487, 492, 495, 530, 594, 599

楊士瀛・・・・・・・・・・・・・ 57, 81, 200,
393, 476, 513, 548, 586, 590, 646

楊上善・・・・・・・・・・・・・・・・・ 216

『養生要言』・・・・・・・・・・・・・・ 229

楊長森・・・・・・・・・・・・・・・・・ 521

葉天子・・・・・・・・・・・・ 356, 400, 553

葉文齢・・・・・・・・・・・・・・・・・ 540

楊雄・・・・・・・・・・・・・・・・・・・ 49

『幼科發揮』・・・・・・・・・・・・・・ 712

『幼幼近編』・・・・・・・・・・・・・・ 336

吉益東洞・・・・・・・・・・・・ 88, 93, 94

吉益南涯・・・・・・・・・・・・・・ 79, 95

〔ら〕

羅天益・・・・・・・・・・・・・・ 451, 485

〔り〕

李志明・・・・・・・・・・・・・・ 298, 439

李中梓・・・・・182, 224, 475, 530, 538, 623

李世珍・・・ 514, 516, 520, 532, 574, 576,
582, 601, 602, 603, 607, 609, 611, 616, 706

李仲南・・・・・・・・・・・・・・ 291, 298

李梴・・・・・・・・・・・・・・ 73, 174, 188,

336, 368, 428, 429, 435, 438, 456, 462,
523, 539, 559, 590, 622, 653, 711

李東垣・・・・・・・・・・・ 63, 144, 147, 209,
235, 240, 285, 288, 300, 311, 319, 322,
327, 348, 385, 400, 437, 475, 523, 529,
538, 578, 581, 588, 678, 689, 703, 711

劉完軍・・・・・・・・・・・ 298, 320, 374, 439,
535, 579, 613

劉瑾・・・・・・・・・・・・・・・ 489, 594

凌雲・・・・・・・・・・・・・・・ 372, 590

梁嶸・・・・・・・・・・・・・・・・・・ 88

李用粹・・・・・・・・ 79, 81, 337, 490, 539,
572, 621, 623, 653, 654, 672, 682, 694

『良方集腋合璧』・・・・・・・・・・・・ 366

呂景山・・・・・・・・・・・・304, 328, 329,
369, 390, 420, 425, 433, 444, 446, 447,
450, 458, 459, 493, 511, 589, 592, 606,
609

『呂氏春秋』・・・・・・・・・・・・・ 43, 94

『臨床指南醫案』・・・・・・・・・ 356, 400

藺道人・・・・・・・・・・・・・・・・・ 56

林珮琴・・・・・・・・・・・・・・ 222, 705

〔る〕

『類經』・・・・・・・・・・・・・102, 103, 142,
161, 166, 205, 207, 215, 476

『類經圖翼』・・・・・・・ 323, 381, 418, 594

『類經附翼』・・・・・・・・・・・・・・・ 77

『類證活人書』・・・・・・・・・・・・・ 622

『類證治裁』・・・・・・・・・・・・ 222, 705

— 734 —

人名・書籍名索引

〔れ〕

《霊光賦》・・・・・・・・・・・・・・・・ 374, 432

『靈樞』陰陽二十五人 ・・・・・・・ 710

『靈樞』營衞生會 ・・・・・ 45, 141, 144,
145, 157, 184, 196, 211, 216

『靈樞』營氣 ・・・・・・・・・・・・・・ 145

『靈樞』衞氣行 ・・・・・・・・・ 161, 162

『靈樞』海論 ・・・・・・・・・・・ 5, 51, 310

『靈樞』寒熱病 ・・・・・・・・・・・・・ 637

『靈樞』逆順 ・・・・・・・・・・・・・・・・ 47

『靈樞』九鍼十二原 ・・・・・・・・ 50, 51

『靈樞』經水 ・・・・・・・・・・・・・・ 547

『靈樞』經脉 ・・・・・・・・・・・ 310, 593

『靈樞』決氣 ・・ 111, 140, 180, 185, 682

『靈樞』厥病 ・・・・・・・・・・・・・・ 378

『靈樞』口問 ・・・・・・・・・ 217, 310, 335

『靈樞』五音五味 ・・・・・・・・・・・・ 51

『靈樞』五味 ・・・・・・・・・141, 143, 153,
154, 155, 159, 165

『靈樞』雑病 ・・・・・・・・・・・ 492, 594

『靈樞』四時氣 ・・・・・・・・・・・ 474

『靈樞』刺節眞邪 ・・・・・・・・・・ 154

『靈樞』邪氣藏府病形 ・・186, 474, 580

『靈樞』邪客 ・・・・・・・・・153, 154, 158,
160, 180, 212

『靈樞』壽夭剛柔 ・・・・・・・・・・・ 220

『靈樞』小鍼解 ・・・・・・・・ 209, 309

『靈樞』水脹 ・・・・・・・・・・・・・ 589

『靈樞』賊風 ・・・・・・・・・・・・・ 566

『靈樞』通天 ・・・・・・・・・・・・・・ 356

『靈樞』天年 ・・・・・・・・・・・・・・ 310

『靈樞』の十二原 ・・・・・・・・・・・ 50

『靈樞』背腧 ・・・・・・・・・・・・・・ 374

『靈樞』百病始生 ・・ 273, 550, 557, 664

『靈樞』平人絶穀 ・・ 192, 209, 512, 556

『靈樞』本神 ・・・・・・・・190, 221, 309,
399, 518, 557, 558

『靈樞』本藏 ・・・・・・・・・ 163, 164

『靈樞』癰疽 ・・・・・ 158, 211, 549, 572

『歴史の中の病と医学』・・・・・・・・・・88

〔ろ〕

楼英・・・・・・・・・ 451, 523, 540, 583, 640

『老子』・・・・・・・・・・・・・・・・ 41, 42

魯伯嗣・・・・・・・・・・・・・・・・・・・ 712

『論衡』・・・・・・・・・・・・・・・・・・・ 49

〔わ〕

和久田叔虎・・・・・・・・・・・・・・・・・98

735

方剤索引

〔あ〕

安神定志丸··················· 295

〔う〕

温経湯··············· 616, 660, 669

温胆湯····················· 457

〔え〕

越鞠丸··················· 64, 360

益血潤腸丸················· 523

〔お〕

黄耆桂枝五物湯··········· 660

黄耆湯······················59

〔か〕

膈下逐瘀湯··········· 97, 585, 609

加減四物湯················· 706

加減復脈湯················· 633

藿香正気散················· 453

化積丸····················· 689

加味四君子湯··········· 293, 520

加味四逆散················· 387

加味四物湯················· 534

加味逍遙散················· 678

栝蔞薤白半夏湯··········· 373

〔き〕

括蔞薤白白酒湯·········· 660, 661

甘麦大棗湯················· 435

〔き〕

枳実導滞丸················· 385

橘核丸····················· 392

帰脾湯··········· 198, 200, 335, 336,
　504, 510, 513, 678, 698, 703, 704, 705,
　707, 708

杏蘇散····················· 413

玉女煎····················· 640

玉屏風散··················· 296

挙元煎··················· 315, 335

〔け〕

瓊玉膏····················· 686

桂枝加当帰湯··············· 667

桂枝茯苓丸··········· 54, 122, 123

血府逐瘀湯······· 97, 199, 546, 571,
　596, 598, 613

解毒湯····················· 647

蠲痺湯····················· 660

〔こ〕

五仁丸····················· 690

五福飲····················· 336

— 737 —

固本止崩湯 ・・・・・・・・・・・・・・・・・ 350

五磨飲 ・・・・・・・・・・・・・・・・・・・・・ 360

五味消毒飲 ・・・・・・・・・・・・・・・・・ 648

〔さ〕

犀角地黄湯 ・・628, 632, 640, 648, 649, 678

柴胡疏肝散 ・・・・・・・ 360, 371, 389, 395

左金丸 ・・・・・・・・・・・・・・・・・・・・・ 461

三子養親湯 ・・・・・・・・・・・・・・・・・ 431

三拗湯 ・・・・・・・・・・・・・・・・・・・・・ 427

〔し〕

紫雲膏 ・・・・・・・・・・・・・・・・・・・・・ 667

四逆散 ・・・・・・・・・・・・ 360, 387, 395

四逆湯 ・・・・・・・・・・・・・・・・・・・・・ 678

四君子湯 ・・・281, 529, 532, 679, 688, 702

梔子豉湯 ・・・・・・・・・・・・・・・・・・・ 369

滋燥養栄湯 ・・・・・・・・・・・・・・・・・ 686

七気湯 ・・・・・・・・・・・・・・・・・・・・・ 488

失笑散 ・・・・・・・・・・・・・・・・・・・・・ 573

十灰散 ・・・・・・・・・・・・・・・・・・・・・ 676

至宝丹 ・・・・・・・・・・・・・・・ 484, 481

四物消風飲 ・・・・・・・・・・・・・・・・・ 691

四物湯 ・・・・・・・・・・・・・・504, 515, 529,
532, 679, 688, 689, 690, 702

瀉心湯 ・・・・・・・・・・・・・・・・・・・・・ 108

瀉白散 ・・・・・・・・・・・・・・・・・・・・・ 422

十全大補湯 ・・・・・・・ 528, 532, 679, 698

壽脾煎 ・・・・・・・・・・・・・・・・・・・・・ 336

潤肌膏 ・・・・・・・・・・・・・・・・・・・・・ 667

小陥胸湯 ・・・・・・・・・・・・・・ 376, 377

小薊飲子 ・・・・・・・・・・・・・・・・・・・ 642

小柴胡湯 ・・・・・・・・ 105, 110, 622, 624

小半夏湯 ・・・・・・・・・・・・・・・・・・・ 457

少腹逐瘀湯 ・・・・・・・・・ 97, 576, 611

升麻湯 ・・・・・・・・・・・・・・・・・・・・・・ 60

生脈散 ・・・・・・・・・・・・ 348, 437, 676

逍遥散 ・・・・・・・・・・・・・・・・・・・・・ 360

薯蕷丸 ・・・・・・・・・・・・・・・・・・・・・ 702

腎気丸 ・・・・・・・・・・・・・・・・・・・・・ 304

沈香降気散 ・・・・・・・・・・・・・・・・・ 371

沈香散 ・・・・・・・・・・・・・・・・・・・・・ 481

参蛤散 ・・・・・・・・・・・・・・・・・・・・・ 296

真人養臓湯 ・・・・・・・・・・・・・・・・・ 318

身痛逐瘀湯 ・・・・・・・・・・・・・・・・・ 591

参附湯 ・・・・・・・・・・ 200, 349, 667, 678

参附龍牡湯 ・・・・・・・・・・・・・・・・・ 342

参苓白朮散 ・・・・・・・・・・・・・・・・・ 293

〔せ〕

清瘟敗毒飲 ・・・・・・・・・・・・・・・・・ 628

清営湯 ・・・・・・・・・・・・・・・・・・・・・ 631

生血潤膚飲 ・・・・・・・・・・・・・・・・・ 691

清燥救肺湯 ・・・・・・・・・・・・・・・・・ 686

清肺飲 ・・・・・・・・・・・・・・・・・・・・・ 490

赤小豆当帰散 ・・・・・・・・・・・・・・・ 646

旋覆花代赭石湯 ・・・ 395, 406, 449, 450

― 738 ―

方剤索引

〔そ〕

桑菊飲・・・・・・・・・・・・・・・・・・・・　417

蘇合香丸・・・・・・・・・・・・・・・・・・　481

蘇子降気湯・・・・・・・・・・・・・・　406, 446

〔た〕

大黄䗪虫丸・・・・・・・・・・・・・　546, 688

黛蛤散・・・・・・・・・・・・・・・・・・・・　422

大承気湯・・・・・・・・・・・・・・・　382, 383

大定風珠・・・・・・・・・・・・・・・　345, 633

大補元煎・・・・・・・・・・・・・・・・・・　296

〔ち〕

地楡散・・・・・・・・・・・・・・・・・・・・　646

調胃承気湯・・・・・・・・・・・・・　367, 368

丁香柿蒂湯・・・・・・・・・・・・・　406, 449

丁香透膈散・・・・・・・・・・・・・・・・　468

〔つ〕

通竅活血湯・・・・・・・・・・・・・・・・　601

通幽湯・・・・・・・・・・・・・・・・・　578, 689

〔て〕

定喘湯・・・・・・・・・・・・・・・・・・・・　406

抵当丸・・・・・・・・・・・・・・・・・・・・・54

抵當湯（抵当湯）・・・・・　55, 117, 118

〔と〕

桃核承気湯（桃仁承気湯）・・　54, 98,

117, 121, 605, 606

当帰四逆湯・・・・・・・・・・・・・　660, 663

当帰生姜羊肉湯・・・・・・・・・・・・　660

当帰補血湯・・・・・・・　198, 504, 678, 698

桃紅四物湯・・・・・・・・・・・・・　668, 669

独参湯・・・・・・・・・　200, 201, 281, 342,
346, 348, 349, 676

〔に〕

二陳湯・・・・・・・・・・・・・・・　419, 431, 455

人参養栄湯・・・・　201, 335, 526, 532, 679

〔は〕

麦門冬湯・・・・・・・・・・・・・・・・・・　466

八味順気散・・・・・・・・・・・・・　481, 488

八味地黄丸・・・・・・・・・・・　303, 424, 443

八珍湯・・・・・・・・・・　201, 529, 532, 679,
688, 698, 702, 708

半夏厚朴湯・・・・・・・・・・・・・　435, 461

〔ひ〕

秘元煎・・・・・・・・・・・・・・・・・・・・　336

百合固金湯・・・・・・・・・・・・・・・・　635

〔ふ〕

復元活血湯・・・・・・・・・・・・・・・・　581

附子理中湯・・・・・・・・・・・・・・・・　467

－ 739 －

〔へ〕

鼈甲煎丸・・・・・・・・・・・・・・・・・・54

〔ほ〕

防風丸・・・・・・・・・・・・・・・・・・・60

補中益氣湯・・・・ 63, 251, 300, 301, 315,
319, 322, 327, 328, 335, 336, 703, 706

補肺湯・・・・・・・・・・・・・・・ 291, 298

補陽還五湯・・・・・・・・・・・・ 199, 602

保和丸・・・・・・・・・・・・・・・ 459

〔ま〕

麻黄湯・・・・・・・・・・・・・・・ 453

麻黄升麻湯・・・・・・・・・・・・・・ 654

麻杏石甘湯・・・・・・・・・・・・・・ 429

〔よ〕

養心湯・・・・・・・・・・ 294, 513, 514, 705

養精種玉湯・・・・・・・・・・・・・・ 534

陽和湯・・・・・・・・・・・・・・・ 668

〔り〕

理氣丸・・・・・・・・・・・・・・・・59

六鬱湯・・・・・・・・・・・・・・・・64

六磨湯・・・・・・・・・・・・・・ 481, 491

理中丸・・・・・・・・・・・・・・・ 380

理中湯・・・・・・・・・・・・・・・ 464

六君子湯・・・・・・・・・・・・・・ 441

苓桂朮甘湯・・・・・・・・・・・・・・ 457

良附丸・・・・・・・・・・・・・・・・・ 366

龍胆瀉肝湯・・・・・・・・・・・・・・・ 494

〔れ〕

羚羊鈎藤湯・・・・・・・・・・・・・・・ 632

経穴索引

〔あ〕

足三里·······　71, 302, 319, 320, 321,
323, 349, 350, 366, 368, 374, 379, 381,
385, 387, 395, 415, 428, 441, 456, 485,
493, 495, 511, 518, 521, 523, 526, 532,
579, 603, 635, 704

足竅陰······················　567

足臨泣·················　395, 489

唖門······················　592

安眠2·····················　376

〔い〕

胃脘······················　71

譩譆······················　72

胃上穴·····················　320

委中···············　72, 120, 121

胃兪·········　72, 321, 370, 371, 593

陰郄······················　526

陰交············　72, 381, 462, 535

陰谷······················　380

隠白·················　350, 647

陰陵泉···············　381, 589, 643

〔う〕

雲門·················　425, 447

〔え〕

翳風·················　495, 496

會陰······················　72

液門······················　71

会陽······················　325

〔お〕

横骨······················　393

〔か〕

外関·················　390, 491

解渓·················　71, 438

華蓋······················　72

膈関······················　72

膈兪·········　72, 391, 516,
517, 520, 574, 579, 583, 641

禾髎······················　638

関元·········　72, 304, 346,
347, 349, 376, 382, 444, 535, 586, 617, 644

間使········　454, 485, 574, 582, 610

肝兪·············　71, 72, 387,
391, 516, 521, 529, 533, 574, 579, 640

〔き〕

気海··············　71, 72, 319,
321, 323, 325, 350, 376, 382, 425, 446,
447, 464, 469, 517, 521, 533, 609, 611, 616

— 741 —

気穴・・・・・・・・・・・・・・・・・・ 72, 533

期門・・・・・・・・・・・・・ 72, 372, 387,
　391, 395, 435, 451, 582, 583, 589

丘墟・・・・・・・・・・・・・・・・・・・ 71

鳩尾・・・・・・・・・・・・・・・・・ 72, 323

行間・・・・・・・・・・・・ 370, 387, 496

頰車・・・・・・・・・・・・・・・ 486, 487

曲骨　・・・・・・・・・・・・・・・・・ 72

曲泉・・・・・・・・・・・・・・・ 516, 613

曲沢　・・・・・・・・・・・・・・・・ 438

曲池・・・・・・・・・・ 71, 454, 485, 603

玉堂・・・・・・・・・・・・・・・・ 72, 466

魚際・・・・・・・・・・・・・・・・・・ 438

魚尾・・・・・・・・・・・・・・・・・・ 521

帰来・・・・ 328, 329, 609, 610, 611, 616, 617

筋縮・・・・・・・・・・・・・・・・・・・ 72

〔け〕

京門・・・・・・・・・・・・・・・・・・・ 72

迎香・・・・・・・・・・・・・ 495, 636, 638

厥陰兪・・・・・・・・・・・・ 375, 376, 379

血海・・・・・・・・・・・ 382, 521, 576, 583

缺盆（血盆）・・・・・・・・・・・・ 71, 72

下廉・・・・・・・・・・・・・・・・・・・ 71

懸枢・・・・・・・・・・・・・・・・・・・ 72

肩井・・・・・・・・・・・・・・・・ 71, 485

〔こ〕

後谿・・・・・・・・・・・・・・・・ 71, 529

膏肓（兪）・・・・・・・・ 71, 72, 374, 415

合谷・・・・・・・・・ 370, 385, 415, 462,
　488, 489, 493, 495, 532, 602, 603, 607,
　609, 613, 636

公孫・・・・・・・ 321, 383, 459, 579, 586, 641

合陽・・・・・・・・・・・・・・・・・・・ 72

膏兪・・・・・・・・・・・・・・・・・・・ 72

巨虚上廉・・・・・・・・・・・・・ 367, 435

巨闕・・・・・・・・・・・・・・・ 71, 72, 450

五処・・・・・・・・・・・・・・・・・・・ 71

魂門・・・・・・・・・・・・・・・・・・ 371

崑崙・・・・・・・・・・・・・・ 71, 438, 593

〔さ〕

崔氏四花六穴・・・・・・・・・・・・・・ 517

沢田流命門・・・・・・・・・・・・・・ 468

三陰交・・・・・・・・・・・・ 71, 72, 329, 375,
　382, 490, 511, 514, 516, 520, 521, 526,
　532, 533, 534, 574, 576, 582, 583, 589,
　601, 602, 603, 609, 610, 611, 613, 616, 706

三間・・・・・・・・・・・・・・・・ 429, 438

攅竹・・・・・・・・・・・・・・・・・・ 486

三焦兪・・・・・・・・・・・・・・・・・ 679

〔し〕

至陰・・・・・・・・・・・・・・・・・・・ 71

二間・・・・・・・・・・・・・・・ 636, 638

子戸・・・・・・・・・・・・・・・・・・ 535

支溝・・・・・・・・・・・ 378, 383, 395, 491,
　492, 493, 523, 583, 643

— 742 —

経穴索引

七堆・・・・・・・・・・・・・・・・・・・71

絲竹空・・・・・・・・・・・・・・・・・521

膝眼・・・・・・・・・・・・・・・・・・・71

日月・・・・・・・・・・・・・・・・・・・72

四瀆・・・・・・・・・・・・・・・・・・・71

四縫・・・・・・・・・・・・・・・・・382

四満・・・・・・・・・・・・・・・・・・・72

耳門・・・・・・・・・・・・・・・・・・・71

尺沢（尺澤）・・・・・120, 121, 418, 599

十二井穴・・・・・・・・・・・・486, 488

十宣・・・・・・・・・・・・・・・・・486

至陽・・・・・・・・72, 415, 517, 574, 586

照海・・・・・・・・・・492, 523, 645

上脘・・・・・・・・・・・・・・・・・・・72

上関・・・・・・・・・・・・・・・・・・・71

商丘・・・・・・・・・・・・・・・72, 454

条口・・・・・・・・・・・・・・・・・・・71

承筋・・・・・・・・・・・・・・・・・・・72

上巨虚・・・・・・・・・・・・・・・383

承山・・・・・・・・・・・・・・・・・647

少商・・・・・・・・・・・・・・・・・383

承漿・・・・・・・・・・・・・・・・・530

上星・・・・・・・・71, 521, 628, 639

少沢（小澤）・・・・・・・・・・71, 374

小腸兪・・・・・・・・・・・・・・72, 644

章門・・・・72, 387, 492, 523, 583, 589, 679

商陽・・・・・・・・・・・71, 429, 438

衝陽・・・・・・・・・・・・・・321, 370

上廉・・・・・・・・・・・・・・71, 435

次髎・・・・・・・・・・・・・・・・・・643

顖会・・・・・・・・・・・・・・71, 638, 639

神闕・・・・・・・・・・・・72, 325, 347, 349

人中・・・・・・・347, 486, 487, 592, 594, 607

身柱・・・・・・・・・・・・・・・・・・・72

神庭・・・・・・・・・・・・・・・・71, 704

神門・・・・・・・・376, 438, 511, 514, 706

心兪・・・・・・・・・・・・・・・72, 73, 373,
374, 379, 511, 514, 526, 597, 704, 706

腎兪・・・・・・・・・・・・・71, 72, 304, 318,
444, 521, 586, 617, 679

〔す〕

水溝・・・・・・・・・・・・486, 488, 489, 704

水道・・・・・・・・589, 610, 611, 616, 617

水分・・・・・・・・・・・・・・・・71, 72, 381

〔せ〕

精宮・・・・・・・・・・・・・・・・・324

石関・・・・・・・・・・・・・・・・・535

脊中・・・・・・・・・・・・・・・72, 370

接骨・・・・・・・・・・・・・・・・・370

絶骨・・・・・・・・・・・・・・638, 639

石門・・・・・・・・・・・・・・・・・・・72

前谷・・・・・・・・・・・・・・・・・・・71

前頂・・・・・・・・・・・・・・・・・・・71

璇璣・・・・・・・・・・・・・・72, 447, 450

— 743 —

〔そ〕

卒谷・・・・・・・・・・・・・・・・・・・・・・・・ 71

〔た〕

太淵・・・・・・・・・・・・・ 71, 346, 414

大黄・・・・・・・・・・・・・・・・・・・ 382

大赫・・・・・・・・・・・・・・・・・・・ 534

太谿・・・・・・・・ 72, 378, 418, 645, 704

大巨・・・・・・・・・・・・・・・・・・・ 370

大抒・・・・・・・・・・・・・・・・ 72, 491

太衝・・・・・・・・・ 328, 370, 390, 391,
393, 396, 486, 488, 583, 589, 609, 643

大腸兪・・・・・・・・・・ 72, 382, 383, 493

大椎・・・・・・・・・・ 71, 72, 298, 439, 485

大都・・・・・・・・・・・・・・・・・・・ 393

大敦・・・・・・・・・・・・・・・ 370, 644

太白・・・・・・・・・・・・ 460, 492, 523

大陵・・・・・・・・ 423, 438, 491, 599, 644

膻中（亶中）・・・・・・・・ 71, 72, 298,
375, 391, 418, 423, 425, 432, 438, 439,
446, 451, 464, 469, 579, 640

胆兪（膽兪）・・・・・・・・・・ 72, 375, 387,
517, 574, 583

〔ち〕

地機・・・・・・・・・・・・・・・・・・・ 613

地倉・・・・・・・・・・・・・・・・・・・ 486

中脘・・・・・・・・・・ 72, 319, 320, 321,
323, 371, 373, 378, 379, 382, 385, 387,
423, 435, 451, 458, 464, 469, 490, 493,

579, 589, 640

中極・・・・・・・・・ 72, 534, 589, 643, 645

中渚・・・・・・・・・・・・・・・・ 71, 496

中衝・・・・・・・・・・・・・・・・・ 487

中枢・・・・・・・・・・・・・・・・・ 517

聴会・・・・・・・・・・・・・・ 495, 496

聴宮・・・・・・・・・・・・・・ 495, 512

長強・・・・・・・・ 323, 324, 325, 517, 647

〔つ〕

通里・・・・・・・・・・・・・・ 486, 511, 704

〔て〕

天枢・・・ 72, 321, 370, 381, 383, 385, 493

天突・・・・・・・・・・・ 72, 413, 415, 432

天府・・・・・・・・・・・・・・・・・ 636

〔と〕

瀆鼻・・・・・・・・・・・・・・・・・・・・ 72

陶道・・・・・・・・・・・・・・・・・・・・ 72

〔な〕

内関・・・・・・・・・・・ 347, 369, 374, 379,
383, 459, 462, 463, 511, 526, 579, 582,
597, 599, 641, 704

内庭・・・・・・・・・・・・・・ 321, 368, 456

〔に〕

二白・・・・・・・・・・・・・・・・・・・ 324

— 744 —

経穴索引

乳根・・・・・・・・・・・・・・・ 304, 444, 635

〔ね〕

然谷・・・・・・・・・・・・・・・ 378, 586

〔は〕

肺兪・・・・・・・・・・・・・・・ 72, 298, 413,
415, 418, 420, 438, 439, 635

八邪・・・・・・・・・・・・・・・ 486

魄戸・・・・・・・・・・・・・・・ 72, 418

〔ひ〕

臂臑・・・・・・・・・・・・・・・・・・71

百会（百會）・・・・・・・・・ 71, 318, 323,
324, 325, 346, 350, 370, 376, 454, 485, 567

百労・・・・・・・・・・・・・・・ 635

脾兪・・・・・・・・・・・・・・・ 72, 318, 323,
350, 370, 512, 521, 526, 533, 679

〔ふ〕

風市・・・・・・・・・・・・・・・・・71

風池・・・・・・・・・・・・・・・ 71, 485, 603

風府・・・・・・・・・・・・・・・ 529, 636, 638

風門・・・・・・・ 71, 72, 298, 415, 439, 635

復溜・・・・・・・・・・・・・・・ 72, 346

浮白・・・・・・・・・・・・・・・・・71

不容・・・・・・・・・・・・・・・・・72

〔ほ〕

膀胱兪・・・・・・・・・・・・・ 72, 491, 643

胞門・・・・・・・・・・・・・・・ 535

豊隆・・・・・・・・・・・ 379, 420, 432, 433,
458, 486, 579, 606, 607

〔め〕

命門・・・・・・・・・・・・・・・ 72, 529

〔ゆ〕

湧泉・・・・・・・・・・・・・・71, 72, 381

幽門・・・・・・・・・・・・・・・ 72, 466

兪府・・・・・・・・・ 72, 304, 425, 444, 447

〔よ〕

陽輔・・・・・・・・・・・・・・・ 71, 390

腰兪・・・・・・・・・・・・・・・ 72, 325

陽陵泉・・・・・390, 395, 493, 574, 606, 643

〔り〕

梁丘・・・・・・・・・・・・・・・ 574

〔れ〕

厲兌・・・・・・・・・・・・・・・ 383

霊台（霊臺）・・・・・・・・・ 72, 415

列缺・・・・・・414, 415, 420, 428, 433, 635

廉泉・・・・・・・・・・・・・・・ 486

— 745 —

〔ろ〕

労宮・・・・・・・・・・・・・・・・・・・・ 454, 486

漏谷・・・・・・・・・・・・・・・・・・・・・・71

〔わ〕

或中・・・・・・・・・・・・・・・・・・・・・・72

神野 英明（じんのひであき）プロフィール

〔略歴〕
1959年　広島市生まれ
1978年　岡山県立倉敷青陵高等学校卒業
1981年　明治鍼灸短期大学（現・明治国際医療大学）鍼灸学科卒業
1982年　明治鍼灸短期大学（現・明治国際医療大学）専攻科修了
1989年　大阪医科大学麻酔科ペインクリニック・東洋医学臨床研修修了
　　　　北出利勝先生（現・明治国際医療大学名誉教授）に師事、経絡現象を研究
1986年〜2011年　一般社団法人北辰会　藤本蓮風先生に師事、ほくと編集長・
　　　　会報編集出版部長歴任、医易学を研究

〔著書〕
『鍼灸・漢方の名医になるための秘訣 —張景岳先生の医易学入門—』
　（たにぐち書店）
『和歌で愉しむ 東洋医学の心』（たにぐち書店）
『陰陽論 〜基礎と応用〜』（共著、一般社団法人北辰会）

〔現在〕
神野中医学鍼灸院院長
中医学基礎講習会（藏象学、経絡学、弁証論治）、傷寒論、医易学、刺鍼実技な
どを少人数制で後進指導中

鍼灸・漢方の名医になるための
気 血 弁 証 論 治 学

2019年3月16日　第1刷発行

編著者　神野 英明
発行者　谷口 直良
発行所　㈱たにぐち書店
　　　　〒171-0014 東京都豊島区池袋2-68-10
　　　　TEL. 03-3980-5536　FAX. 03-3590-3630
　　　　たにぐち書店.com

落丁・乱丁本はお取替えいたします。